U0188919

Re-Irradiation New Frontiers

肿瘤再程放疗

原著 [挪] Carsten Nieder　　[荷] Johannes Langendijk

主审 夏廷毅 马林　　主译 任刚 滕峰

原书
第2版

中国科学技术出版社

·北京·

图书在版编目（CIP）数据

肿瘤再程放疗：原书第 2 版 /（挪）卡斯滕·尼德 (Carsten Nieder),（荷）约翰内斯·兰根迪克 (Johannes Langendijk) 原著 ; 任刚 , 滕峰主译 . — 北京 : 中国科学技术出版社 , 2021.3

书名原文 : Re-Irradiation: New Frontiers, 2e

ISBN 978-7-5046-8963-4

Ⅰ .①肿… Ⅱ .①卡… ②约… ③任… ④滕… Ⅲ .①肿瘤—放射疗法 Ⅳ .① R730.55

中国版本图书馆 CIP 数据核字 (2021) 第 019821 号

著作权合同登记号：01-2020-7670

First published in English under the title

Re-Irradiation: New Frontiers, 2e

edited by Carsten Nieder, Johannes Langendijk

Copyright © Springer International Publishing Switzerland 2017

This edition has been translated and published under licence from Springer Nature Switzerland AG.

All rights reserved.

策划编辑	焦健姿	王久红
责任编辑	焦健姿	
装帧设计	佳木水轩	
责任印制	李晓霖	

出 版	中国科学技术出版社
发 行	中国科学技术出版社有限公司发行部
地 址	北京市海淀区中关村南大街 16 号
邮 编	100081
发行电话	010-62173865
传 真	010-62179148
网 址	http://www.cspbooks.com.cn

开 本	889mm×1194mm 1/16
字 数	530 千字
印 张	22
版 次	2021 年 3 月第 1 版
印 次	2021 年 3 月第 1 次印刷
印 刷	天津翔远印刷有限公司
书 号	ISBN 978-7-5046-8963-4 / R·2661
定 价	198.00 元

（凡购买本社图书，如有缺页、倒页、脱页者，本社发行部负责调换）

译者名单

主　审　夏廷毅　马　林

主　译　任　刚　滕　峰

副主译　姚伟荣　杨　昊　刘朝兴　徐寿平

译　者　（以姓氏笔画为序）

丁　昕　徐州医科大学附属医院

王　芹　江西省人民医院

王立新　石家庄市人民医院

王浩然　内蒙古自治区肿瘤医院

王菊萍　内蒙古自治区肿瘤医院

巩汉顺　解放军总医院第一医学中心

朱夫海　空军特色医学中心

任　刚　空军特色医学中心

刘朝兴　石家庄市人民医院

孙利平　内蒙古自治区肿瘤医院

李　晶　空军特色医学中心

李　静　石家庄市人民医院

杨　昊　内蒙古自治区肿瘤医院

杨　涛　解放军总医院第一医学中心

肖　燕　江西省人民医院

沈庆林　江西省人民医院

张玲玲　江西省人民医院

张锡泉　江西省人民医院

范文骏　南方医科大学南方医院

周志勇　江西省人民医院

姚伟荣　江西省人民医院

徐寿平　解放军总医院第一医学中心

郭　燕　石家庄市人民医院

常冬姝　空军特色医学中心

崔　迪　北京大学国际医院

章圣祎　江西省人民医院

舒加明　江西省人民医院

曾　麟　江西省人民医院

蓝美玲　重庆医科大学附属第三医院

甄凯宏　石家庄市人民医院

滕　峰　中日友好医院

檀军丽　石家庄市人民医院

内容提要

　　本书引进自世界知名的 Springer 出版社，是一部肿瘤放疗领域的实用参考书。全书分 21 章，包括再程放疗中正常组织的耐受性、剂量分割的概念、质子束再程放疗等内容，在总结文献里各系统肿瘤再程放疗经验的基础上，聚焦再程放疗的方法与技术、放疗联合手段等方面，帮助读者全面了解肿瘤再程放疗领域的最新研究进展。本书内容系统、图文并茂，对肿瘤再程放疗的诊疗策略及相关研究有很强的指导作用，适合广大放疗科及肿瘤相关医师阅读参考。

补充说明：本书收录图片众多，不少图片以彩色呈现效果更佳。考虑到读者随文阅图习惯并确保版面美观，所有图片均随文排录，有彩色版本者安排在书末单独排录，但不另设页码，特此说明。

中文版序

    肿瘤再程放疗一直是放疗专业的难点，是我们放疗界既想逃避又不得不面对的问题。近些年来，精准放疗已广泛应用于临床，在靶区范围的界定、剂量模式的选取、照射的准确性等方面均有明显进步，这些也促进了再程放疗技术的发展，使许多再程放疗患者的预后结果得到明显改善。

    Re-Irradiation: New Frontiers, 2e 由 Carsten Nieder 和 Johannes Langendijk 联合编撰，由任刚和滕峰共同精心组织翻译，详细阐述了目前肿瘤再程放疗的实践操作技术与临床应用进展。本书先概括总结了再程放疗中正常组织的耐受性、剂量分割的概念、质子束再程放疗等内容，之后按各系统肿瘤分类，逐一介绍了各种肿瘤再程放疗的剂量、联合治疗手段及临床治疗结果等内容。

    本书紧跟前沿，实操性强，能帮助读者全面了解肿瘤再程放疗领域的最新研究进展。很荣幸作为主审参与本书的翻译工作，深感各位译者的用心与努力，高水平的翻译为本书增添了光彩。相信本书可以为临床一线的放疗工作者提供非常有价值的参考和指导！

全军肿瘤放疗中心主任

主任医师，教授，博士研究生导师

    再程放疗对于肿瘤放疗医师来说是一个极大的挑战。由于正常组织具有一定的耐受限制剂量，且放射线的生物学效用持续时间较长，所以再程放疗，尤其是针对既往放疗区域内复发或者转移病灶进行第二次放疗很难给予足够的剂量，且两次放疗的计划需要综合在一起评估。随着近年来放射治疗技术的发展和设备的更新，使得在给予复发病灶较高剂量的同时有效地保护周围正常组织成为可能，从而在减少严重放疗相关不良反应事件发生的前提下，达到复发肿瘤局部控制的目的。

    本书由任刚和滕峰翻译，详细阐述了各个系统肿瘤的再程放疗研究和临床应用的新进展，重点介绍了再程放疗时正常组织的耐受情况及损伤修复，同时还介绍了常见肿瘤再程放疗的治疗原则和临床经验，对于年轻医生和基层医院的医生开展再程放疗具有一定的借鉴和指导作用。

    最后，再程放疗是放射肿瘤学中新兴的一个亚学科，不但涉及多种放疗技术，而且还需要多学科间综合治疗的有机配合。希望此书在指导临床实践的同时，也能启发大家积极开展肿瘤再程放疗的临床研究，进一步优化肿瘤再程放疗方案并提高效果，造福于广大肿瘤患者。

解放军总医院第一医学中心放疗科

主任医师，教授

译者前言

　　肿瘤周围邻近器官所承受的放疗照射剂量是有一定范围限制的，超过限制会导致放疗相关毒性反应显著增加，甚至危及患者生命。首程放疗时接受的照射剂量往往已达到危及器官上限，之后因局部复发或进展，如考虑再次接受放疗，其发生严重放射性损伤的概率将成倍增加，为此既要考虑肿瘤首程放疗接受的剂量、范围及邻近器官的受照情况，也应了解治疗间隔、是否适合联合热疗及全身系统性治疗等情况。再程放疗实施难度大、风险高，相关研究较少，是临床不可避免的疑难问题，近些年来，随着抗肿瘤方法的不断发展，患者总体生存期显著延长，使患者对再程放疗的需求也随之增加，这为临床放疗人员带来了更多挑战。

　　Springer 出版的 *Re-Irradiation: New Frontiers, 2e* 一书，由 Carsten Nieder 和 Johannes Langendijk 联合主编，全面总结了各系统肿瘤再程放疗的治疗策略、再程放疗的方法与技术，以及联合热疗、化疗及靶向药物等多学科诊疗内容，在介绍再程放疗中正常组织的耐受性、剂量分割概念、质子束再程放疗等内容的基础上，详细阐述了肺癌、头颈部肿瘤、直肠癌、脑肿瘤、食管癌等恶性肿瘤再程放疗文献研究结果，并提出了思考和展望。书中所述层次分明、重点突出，形象展示了肿瘤再程放疗的现有成果及研究方向。我们组织临床一线骨干人员对本书进行了翻译，旨在为广大放疗专业人员提供临床实践参考，从而提高诊治与研究水平，使广大患者受益。

　　在本书的翻译过程中，诸多专家、同仁提出了一些宝贵建议和修改意见，在此表示由衷的感谢！我们有幸邀请到夏廷毅教授、马林教授，他们作为主审，保证了本译书的翻译质量，并在百忙之中为本书撰写中文版序，再次诚挚感谢他们给予我们的专业指导。同时也对出版社编辑为本书出版所付出的辛勤劳动，深表谢意！

空军特色医学中心 / 全军肿瘤放疗中心放射治疗科　任刚

中日友好医院放射肿瘤科　滕峰

目　录

第 1 章　再程放疗中正常组织的耐受性
Normal Tissue Tolerance to Reirradiation

Carsten Nieder　Johannes A. Langendijk　著

李　晶　朱夫海　任　刚　译

摘　要

由于肿瘤患者生存期的逐渐延长，在不可治愈的恶性肿瘤中，出现第二原发肿瘤的概率和（或）原照射区域内肿瘤再次复发的风险增高。因而需根据不同治疗路径，制定控制局部病灶和（或）缓解症状的治疗措施，这导致对原受照解剖区域或邻近区域接受第 2 次，甚至第 3 次放疗的需求增加。一方面，随着影像和施照技术（图像引导放疗和调强放疗技术）的改进，使体内原受照区域接受再次放疗成为可能；另一方面需要关注晚期毒性反应，晚期毒性反应对患者的生活质量产生严重影响。因此，了解潜在放射损伤的长期修复至关重要。本章对关于各器官再程放疗效应的试验和临床数据进行总结。

一、概述

再程放疗的研究报道越来越多，体现出许多临床医生会认真考虑根据最佳风险 / 获益比对患者实施再程放疗。目前有很多种再程放疗方案，这可能与完全不同的毒性风险有关，如采用 2Gy×2 次的剂量分割模式治疗复发滤泡型淋巴瘤（Heinzelmann 等，2010），立体定向放疗技术再程治疗颅内病灶（Raza 等，2007；Holt 等，2015），或近距离治疗既往已行放疗的前列腺癌患者，即使是放射诱发的肿瘤，如胶质瘤也可考虑再程放疗（Paulino 等，2008）。通过增加危及器官与高剂量区的距离是一种新颖的方法，如注射或植入间隔物（Kishi 等，2009），但这种方法仅在特定解剖部位和有限比例的患者中可行。试验和临床数据都表明，多数正常组织可以从潜在的放射性损伤中修复。

但事实上决定患者是否可行再程放疗的确是一个复杂的过程，需要考虑包括易损伤组织的类型、总剂量、分次数和既往受照的时间间隔、之前照射引起的正常组织变化、患者预后、疾病严重程度等多种因素。我们现在对不同组织再程放疗耐受性的相关实验和临床数据进行总结，为挑战累积总剂量更高的再程照射提供更好的支持。

二、急性毒性反应

（一）皮肤和黏膜

1989 年，Terry 等报道小鼠足部皮肤接受单次 15～30Gy 照射后 2 个月或更长时间，再程放疗的急性不良反应与未受照射的皮肤无明显差别。同时还发现，首程照射 1 个月后再程照射或单次照射 34.5～37.5Gy（此剂量足以彻底损伤皮肤）时，第二疗程放疗耐受性降低，急性反应潜伏期缩短。1989 年，Simmonds 等报道了首程接受单次导致湿性脱皮阈值以下照射之后，于第 17 周、第 35 周或第 52 周猪皮肤再程放疗后的比较结果。皮肤再程放疗后急性损伤的修复是通过加速再增殖，干细胞迁移到照射组织中，进而促进原始细胞数量和组织完整性的修复。本书其他章节总结的头颈部肿瘤、乳腺癌、非小细胞肺癌等再程放疗的临床资料也表明，再程放疗后的皮肤和黏膜急性反应，完全在首程放疗后观察的范围内（De Crevoisier 等，1998；Montebello 等，1993；Harms 等，2004；Tada 等，2005；Langendijk 等，2006；Würschmidt 等，2008；Tian 等，2014）。若首程放疗已导致持续性的严重黏膜损伤，则再程放疗耐受性可能很差。

（二）肠

关于肠再程放疗耐受性的实验研究目前只有一项（Reynaud 和 Travis，1984）。小鼠接受 9Gy 或 11.5Gy 全腹照射后，虽未造成急性死亡，但却使空肠隐窝数减少了约 10%，且造成了 10% 的小鼠因肠道损伤在照射后 1 年内死亡。这些小鼠在受照后的第 2 个月、第 6 个月或第 12 个月再次接受单次全身照射，再次照射后第 3.5 天评价发现很少的残存肠隐窝能记忆首程照射剂量，表明其对再程照射有显著的耐受性。Haque 等（2009）发现 13 例胃肠癌患者接受腹部再程放疗中，仅 1 例患者出现严重的急性严重毒性反应（3 级及以上），这些作者采用加速超分割放疗模式，每次 1.5Gy，每天 2 次，中位剂量 30Gy（范围 24～48Gy），多数同步化疗。

三、晚期毒性反应

（一）上皮和间叶组织

Simmonds 等（1989）发现猪模型中真皮的迟发缺血坏死损伤并未存在或极少存在（最多相当于首程剂量 2%～7%），且坏死发生的潜伏期也无差别，这种修复的确切机制尚未阐明。然而不同类型肿瘤的临床数据表明，高累积剂量再程照射的晚期并发症比预期发生的更为频繁。蕈样肉芽肿患者（$n = 14$）接受再程全皮肤电子线放疗（首程剂量为 30Gy，再程剂量为 18～24Gy），出现晚期的皮肤毒性反应包括全身性皮肤干燥、指（趾）甲营养不良和分散性毛细血管扩张（Ysebaert 等，2004）。目前多数数据来源于头颈部肿瘤的再程治疗，169 例不可切除的头颈部肿瘤复发患者接受再程放疗，中位间隔时间 33 个月，中位累积剂量 130Gy（部分患者同步化疗），黏膜坏死和放射性骨坏死发生率分别为 21% 和 8%（De Crevoisier 等，1998），41% 的患者出现了晚期中度毒性反应，如牙关紧闭和颈部组织纤维化。在他们各自的研究范围内发现，再程放疗剂量、累积总剂量、再程放疗体积或间隔时间等因素均不是预测晚期严重损伤风险的因素，而术后的灌注障碍或既往心血管病史等其他因素，也可能影响上皮和结缔组织并发症的最终发展。Lee 等（1997）报道了 654 例复发性鼻咽癌患者接受再程放疗的结果，首程中位剂量为 60Gy，再程放疗中位剂量 46Gy，中位间隔时间 2 年，第 5 年时发生有症状的晚期毒性反应（所有并发症）的比例为 50%。他们还发现，首程放疗的生物有效剂量（BED）对晚期毒性反应的发生存在显著影响，再程放疗 BED 对晚期损伤也存在一定影响，但两次放疗的时间间隔长短对其影响无意义，受照体积的可能影响并未评估。随后，他们发现首程放疗时组织损伤的严重程度是再程放疗后并发症发生的主要决定因素（Lee 等，2000）。Xiao 等（2015）收集了 291 例的患者数据发现，肿瘤总体积不仅是预后和远处转移风险的预示因素，还与毒性反应致相关死亡如大出血等密切相关。Tian 等（2014）开展的前瞻性研究结果也显示肿瘤体积对黏膜坏死具有显著影响（肿瘤体积＞ 26cm³ 时，黏膜损伤程度达 53%，而肿瘤体积较小患者 23%）。一项包含 16 例头颈部肿瘤患者接受阿米福汀联合术后再程放疗同步化疗的小样本研究，结果并未表明该策略可降低晚期毒性反应发生率（Machtay 等，2004）。目前虽然没有比较调强放疗（IMRT）与三维适形放疗（3D-CRT）的头对头前瞻性研究，但 IMRT 也会出现严重的毒性反应（Sulman 等，2009）。在 Duprez 等（2009）的 IMRT 报道中，84 例患者接受了中位累积总剂量 130Gy 的再程放疗（中位间隔时间 49.5 个月，再程放疗中位总剂量 69Gy，17 例接受同步化疗），对 52 例随访时间至少 6 个月的患者进行晚期毒性反应评价，8 例出现 3/4 级吞咽困难，3 例出现放射性骨坏死，共计 30 例出现 3/4 级晚期并发症。放射性骨坏死最常见部位为下颌骨，也可见于颈椎（Kosaka 等，2010）。显然，只要部分黏膜和（或）结缔组织落入靶区内且接受高累积剂量照射，即使采用如 IMRT 等高度适形的技术，期望不发生严重的晚期毒性反应是不现实的，此问题将在本书其他章节进一步论述。总体而言，现有数据表明至少在头颈部肿瘤中，间叶组织对放射损伤的修复比表皮和黏膜等快反应组织慢。

（二）胸主动脉和颈动脉

现有关于高剂量再程照射的研究已将大动脉确定为关键危及器官。Evans 等（2013）分析了 35 例肺癌患者中出现 5 级主动脉毒性反应的结果，中位处方剂量分别为 54Gy（每次 1.8Gy）和 60Gy（每次 2Gy），两疗程中位间隔时间 32 个月，主动脉 $1cm^3$ 体积平均的复合累积剂量为 110Gy，当 ≥ 120Gy 时，25% 的患者出现毒性反应，而 < 120Gy 累积未出现上述毒性反应。Yamazaki 等（2013）开展了颈动脉爆裂综合征（CBOS）的研究，他们共收集了 7 家日本射波刀中心治疗的数据，共计分析了 381 例患者，其中 32 例（8.4%）患者在再程放疗后中位 5 个月时出现 CBOS，22 例（69%）患者死亡。随后建立了一个 CBOS 指数预测模型，包括颈动脉侵犯 > 180°，溃疡的发生及淋巴结区域再程照射（0～3 分）（Yamazaki 等，2015）。一项包含 1554 例患者接受头颈部再程放疗的系统回顾研究中（McDonald 等，2012），出现 CBOS 共 41 例，发生率为 2.6%，76% 的 CBOS 死亡，中位发生 CBOS 的时间为 7.5 个月。在持续接受每日 1.8～2Gy 或每日 2 次 1.2Gy 放疗的患者中，36% 的患者同步化疗，CBOS 的发生率为 1.3%，而隔周每日 2 次 1.5Gy 或延迟加速超分割方案，所有患者均接受同步化疗，CBOS 发生率为 4.5%（P = 0.002）。

（三）肠

晚期毒性反应数据来自一项复发性直肠癌患者接受姑息再程放疗的研究（Lingareddy 等，1997），这项研究中 52 例患者在接受中位剂量 50.4Gy 的首程放疗后，再次接受大约 30Gy（30 例患者接受每日 1 次 1.8Gy 或 2Gy；22 例患者每天 2 次 1.2Gy），中位时间间隔 24 个月。其中，20 例患者接受了额外推量放疗，最大至 40.8Gy，大多数患者（n = 47）再程放疗同时接受氟尿嘧啶化疗。按照放疗肿瘤组（RTOG）标准，发生 3～4 级小肠梗阻 9 例（17%）、膀胱炎 3 例（6%）、非肿瘤相关瘘 4 例（8%），总累积剂量、再程放疗剂量和时间间隔与晚期毒性反应无明显相关性。然而，常规分割模式 1.8～2Gy 比超分割模式毒性更大（HR = 3.9），这一结果被包含 103 例患者的后续报道所证实（Mohiuddin 等，2002）。在这项研究中，再程放疗的间隔时间 > 24 个月也明显与较低的晚期毒性反应发生率相关，15% 的患者出现小肠梗阻，2% 出现结肠肛门狭窄，17% 持续性严重腹泻，与本章讨论的许多其他研究一样，此研究并未提及晚期毒性反应的精算率和详细的剂量 - 体积直方图分析。另一研究报道了 12 例局部复发直肠癌患者在大网膜皮瓣置换术（OFT）后接受再程放疗（Kim 等，2010），未发现 3 级及以上小肠或膀胱的严重并发症，因此提示 OFT 术可有效地将小肠排除在靶区照射野以外。肠道并发症也妨碍了女性生殖系统肿瘤接受高剂量再程外照射联合近距离治疗（Russell 等，1987）。首程中位剂量为45Gy 后，腹部接受再程中位剂量 30Gy 姑息性治疗后，患者肠道毒性反应并不常见（1 例患者因胃肠道出血被诊断为 4 级晚期毒性，13 例患者中没有 3 级不良反应）（Haque 等，2009）。Abusaris 等（2011—2012 年）报道了其机构内对胃肠道的剂量限制，尽管在小范围的患者群体中，但此限制使得 3～4 级毒性反应发生率降低。

（四）肺

Terry 等（1988）通过小鼠模型研究了再程照射后肺炎发生的风险。研究以 6Gy、8Gy或 10Gy 作为首程剂量照射整个肺部，未出现呼吸频率改变或死亡，1～6 个月后这些小鼠再次接受照射（多种剂量），研究终点是再程照射后 196 天内放射性肺炎的发生情况，首程剂量大小和间隔时间对再程照射的反应均有显著影响。首程 6Gy 低剂量照射后，肺可耐受再程照射，好像从未接受过照射一样，首程8Gy 剂量照射后，1 个月后仍有部分隐匿性肺损伤残留，首程 10Gy 照射后，无论间隔多久均有 25%～70% 残余肺损伤存在。但与动物实验不同，临床上行再程放疗时仅有限的肺组织接受照射，且心脏受到的照射剂量也会影响肺毒性和晚期肺功能。我们自己尚未发表的关于肺癌姑息性再程放疗临床经验与已发表的研究数据一致，认为再程放疗引起的放射性肺炎少见（Montebello 等，1993）。如 Jackson 和 Ball（1987）发现 22 例非小细胞肺癌患者在接受首程中位 55Gy 剂量放疗后（中位间隔时间 15 个

月），再次接受总剂量为 20～30Gy（每次 2Gy）的放疗，结果未观察到有症状的放射性肺炎。日本一项包含 15 例患者的研究中（中位再程放疗剂量 50Gy/25 次，中位间隔时间 16 个月），1 例发生 3 级放射性肺炎，3 例出现 2 级放射性食管炎（Tada 等，2005）。肺部接受近距离放疗后，严重的毒性反应也并不常见（Hauswald等，2010），显然，至少部分肺可从隐匿性的损伤中修复过来，但气管、支气管或食管的实验数据相对缺乏。除立体定向放疗在治疗中央型病灶以外，大多数的临床研究并没有报道这些关键组织在治疗时遇到的特殊问题。采用质子束的再程放疗，也有食管瘘（最大复合剂量136Gy）和气管坏死（最大复合剂量 147Gy）的报道（McAvoy 等，2013）。但值得注意的是，中等剂量再程放疗后患者的中位生存期仅 5～7个月，因此对评估肺和其他胸部结构的真正晚期损伤来说，时间太短，如图 1-1 所示，生存时间较长的患者肺可能发生纤维化。目前高剂量再程放疗的经验有限，这些经验来源于小野的立体定向放疗研究（Peulen 等，2011；Liu 等，2012；Meijneke 等，2013）。

（五）脊髓

脊髓再程照射的耐受性在动物模型中已得到广泛研究，把啮齿类动物 10～12 个月表现白质坏死引起的轻瘫作为研究终点，计算中位轻瘫剂量（ED_{50}）。两项再程照射的实验结果表明，再程照射的分次照射敏感性与单程照射的相似（Ruifrok 等，1992a；Wong 等，1993）。低位脊椎动物再程照射（成年小鼠 T_{10}～L_2、成年大鼠 $L_{3～5}$、幼年豚鼠 $L_{2～6}$）实验显示，如果首程剂量被限制在 ED_{50} 的 50%～75%，则脊髓远期的放射性损伤可明显修复（Hornsey 等，1982；Lavey 等，1994；Knowles 等，1983；Mason 等，1993），首程照射达到 75%ED_{50} 后，永久性损伤发生程度最高时也仅为 30%。一系列大鼠颈

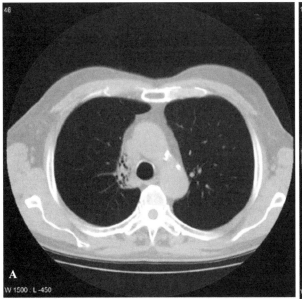
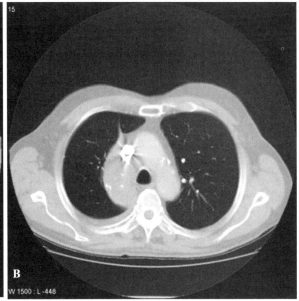
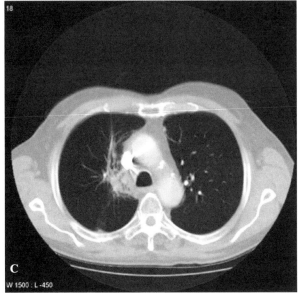

▲ 图 1-1　1995 年，一位 58 岁男性右肺小细胞肺癌患者（局限性）接受联合放化疗后痊愈

A. 2008 年随访 CT 检查显示纵隔旁轻度放射性纤维化。B. 2009 年 1 月，患者被诊断为右肺腺癌Ⅲ B 期，行两周期铂类化疗后评价肿瘤部分缓解，随后行化疗同步三维适形再程放疗（每次 2.8Gy，15 次），他出现 3 级急性食管炎，但无肺部毒性反应。C. 再程放疗 1 年后 CT 检查显示照射区域放射性纤维化增加（无临床症状）。此时患者被诊断多发性脑转移，行姑息性全脑放疗（之前未行预防性全脑放疗）

髓再程照射的实验表明，首程剂量、间隔时间、再程剂量均会影响脊髓病变的潜伏期（Wong 等，1993；Wong 和 Han，1997）。在照射间隔超过 8 周后，随再程照射间隔时间的延长，脊髓的修复速度逐渐增快，但并不能完全修复。成年大鼠的远期修复主要发生在再程照射后 2～6 个月。3 周龄老年大鼠的部分修复发生在照射后的 1 个月内，而在 1～6 个月的修复仅有轻微增加（Ruifrok 等，1992b）。另一项研究中，首程接受单次 15Gy 照射后，8 周或 16 周后再次给与分级剂量（vander Kogel，1979），与其他研究不同，分别获得白质坏死（潜伏期＜ 7 个月）和血管损伤（潜伏期长达 18 个月）的剂量 - 效应曲线，在 8～16 周，白质坏死修复显著，而血管损伤的修复少得多。研究表明脊髓再程照射的耐受性可以被改变（Nieder 等，2005a），在这些实验中，系统性联合地给予胰岛素样生长因子 -1 和鞘内注射阿米福汀治疗可降低大鼠颈髓再程照射后脊髓病变的发生率。但随着放疗设备和软件的发展（如

IMRT、立体定向放疗等），脊髓保护成为可能，导致那些药物策略没有进一步实施。尽管对于研究放射防护药物，再程照射似乎具有吸引力，但其他药理学策略针对不同组织和器官的放射防护，通常在未经照射的动物模型上进行（Greenberger，2009）。

除啮齿动物实验外，MD Anderson 癌症中心的 Ang 等（1995）对成年恒河猴的研究获得了更多的临床应用数据。这些灵长类动物的颈髓接受了每次 2.2Gy 的照射，对照组分别接受了总剂量为 70.4Gy、77Gy 和 83.6Gy 照射，三组中发生脊髓病的数量分别为 3/15、3/6 和 7/8。70.4Gy 组中 12 只无症状猴子在 2 年后给予再程照射，总累积剂量达 83.6Gy、92.4Gy 和 101.2Gy 照射（每组 4 只），仅 2 只于再程照射后出现轻瘫，分别为 83.6Gy 组照射后的 11 个月和 92.4Gy 组照射后的 8 个月。随后，他们又对 16 只猴子进行了研究，初始剂量给予 44Gy/20 次照射，2 年后行再程照射，总累积剂量为 83.6Gy、92.4Gy、101.2Gy 和 110Gy，仅有 2 只出现了脊髓病变，分别为 101.2Gy 组和 110Gy 组。这些数据表明，首程照射引起的隐匿性损伤在 2 年内可得到大量修复。2001 年 Ang 等报道了 56 只恒河猴接受首程 44Gy 照射后，在 1 年（$n = 16$）和 2 年（$n = 20$）后给予 57.2Gy 再程照射，或在 2 年（$n = 4$）和 3 年（$n = 14$）给予 66Gy 再程照射。45 只猴子完成了规定的观察阶段（再程照射后观察 2~2.5 年，共观察 3~5.5 年），其中 4 只出现脊髓病变。采用数学模型拟合数据，假设所有（首程照射和再程照射）剂量 – 效应曲线平行，按照 5% 脊髓病变发病率进行计算，1 年、2 年和 3 年后，脊髓修复的首程照射剂量为 33.6Gy（76%）、37.6Gy（85%）和 44.6Gy（101%）。另一种方法是评价能耐受的总累积剂量，按照每次 2Gy 等效剂量，采用线性二次方程计算，以 EQD_2 表示，照射间隔时间为 1 年、2 年和 3 年，总累积剂量为首程设定耐受剂量的 150%、156% 和 167%。

在对人类进行的研究中，若首程接受 46Gy 照射，每次 2Gy（按照发生 5% 脊髓病变时的耐受剂量计算，许多机构将脊髓受照限制剂量设定低于实际耐受水平）（Kirkpatrick 等，2010），1 年或 2 年后，按照每次 2Gy 计算（50% 的耐受剂量），再程放疗时可给予 23~24Gy 照射。不同机构已发表的临床数据均证实以上结论（Schiff 等，1995；Grosu 等，2002）。由于多为患者接受的是姑息性再程放疗，所以随访往往有限。预后较好的患者，脊髓的累积剂量通常保持在较低水平，如 RTOG 头颈部肿瘤再程放疗方案（Langer 等，2007）。一组随访时间较长的数据资料显示，5 例复发性霍奇金病患者接受再程放疗后随访超过 5 年（Magrini，1990），首程放疗时脊髓受照为 30Gy，每次 1.7Gy（同步化疗），1~3 年后再次接受最高剂量达 40Gy 放疗（每次 2Gy，2~3 个椎体节段），其累积剂量 EQD_2 略低于 150%，没有患者发生脊髓病变。Nieder 等（2005b，2006a）分析了包括 Wong 等（1994）研究结果在内的所有脊髓病变相关报道，共统计了 78 例患者数据，并根据照射时间间隔、累积剂量，导致脊髓高剂量暴露的治疗过程，建立了风险预测模型，结果发现除了累积剂量外，间隔时间 < 6 个月和在首程或再程两个疗程之一的总等效剂量 > 50Gy（每次 2Gy）是导致脊髓病变发生的风险因素。低危患者发生脊髓病变比例 < 5%，中风险患者比例约为 25%。而作者所在的挪威 Bodø 研究所在 2006 年后的治疗患者均无脊髓病变发生，此研究结果表明实际发生脊髓病变的风险可能低于先前预期。本书"第 2 章 剂量分割概念"这章中的表 2-3 采用了该模型计算脊髓病变风险。

体部立体定向放疗为脊髓受照带来了新的挑战，因为这种治疗通常为少分次高剂量或单次照射。它并非均匀照射完整的脊髓横截面，而是通过对小体积施照使其达到陡峭的剂量梯度。Medin 等（2012）采用 30Gy/10 次剂量对 10cm 长的猪脊髓（$C_3 \sim T_1$）进行均匀照射，1 年后再次采用放射外科技术单次大剂量照射先前已被照射的脊髓节段。放射外科照射长约 5cm、直径 2cm 的圆柱形体积，位于颈髓侧面，90%、50% 和 10% 等剂量线分别穿过同侧、中央和对侧脊髓，再照射后随访 1 年。简而言之，30Gy/10 次 1 年后接受放射外科治疗的猪，发生运动障碍的风险与接受单独放射外科治疗的猪相似。再程放疗患者可用数据仍有限。Damast 等（2011）回顾了脊髓首程（中位剂量 30Gy）照射后复发再接受 IMRT 挽救性治疗的患者，分为 4Gy/5 次 / 每天 1 次（20Gy，$n = 42$）和 6Gy/5 次 / 每天 1 次（30Gy，$n = 55$）两组，中位随访 12 个月（范围为 0.2～63.6 个月）。脊髓和马尾最大点剂量限制在分别为 14Gy 和 16Gy。首程脊髓受照剂量或两次照射的时间间隔对这些剂量限制无影响，没有脊髓病损出现。但值得注意的是，IMRT 后 9 例患者出现椎体骨折，1 例出现良性食管狭窄，这可能因放疗所致。36 例接受螺旋断层调强放疗的患者（Sterzing 等，2010）未观察到放射性脊髓病的发生。最常见的首程剂量为 3Gy/10 次。所有患者的累积 EQD_2 均较低，属低风险组。Choi 等（2010）回顾了 42 例脊髓转移瘤患者的 51 个复发病灶（首程中位放疗剂量 40Gy），再程放疗采用立体定向放射外科治疗，中位边缘剂量 20Gy（10～30Gy），1～5 次（中位 2 次），中位随访 7 个月（2～47 个月）。再程治疗脊髓中位最大总剂量 19.3Gy（5.1～31.3Gy），中位分次最大剂量 7.2Gy（2.9～19.3Gy）。1 例（2%）患者出现 4 级神经毒性，此患者在接受再程放疗前 81 个月，$T_4 \sim L_1$ 椎体接受过总剂量 39.6Gy，每次 1.8Gy 照射（脊髓总受量为 40Gy），该患者 T_5 椎体复发时再次接受 20Gy/2

次放疗。处方剂量为 80% 等剂量线，再程照射脊髓最大受量为 19.25Gy，相当于每次 2Gy 模式 56Gy 照射。因此，通过先前所述的风险评分，预测该患者脊髓病发生风险很高（Nieder 等，2006a）。1 例患者在接受高剂量再程放疗（T_1 锥体鞘囊处最大剂量为 20.9Gy/2 次）后 5 个月出现了脊髓病损（Sahgal 等，2012），其首程剂量 25Gy/28 次（间隔时间 70 个月）。同一文献中第 3 例脊髓病损患者，首程放疗剂量已接近耐受剂量，相当于 2Gy/ 次，总剂量 52Gy。鞘囊处再程放疗最大单次剂量 14.7Gy（T_{10} 水平，间隔时间 12 个月），3 个月后出现脊髓病损。第 4 例脊髓病损患者，首程剂量相当于 2Gy/ 次，总剂量 50Gy，鞘囊处再程放疗最大剂量 32.6Gy/3 次（C_1/C_2 椎体水平，间隔时间 18 个月），8 个月后出现脊髓病损。Sahgal 等（2012）在其研究中推荐了首程常规放疗后（至少间隔 5 个月）再行立体定向放疗的合理剂量。若鞘囊最大点剂量 P（max）的 EQD_2 为 20～25Gy 是安全的，对应的总剂量 P（max）的 EQD_2 不超过 70Gy，采用 SBRT 治疗时鞘囊 P（max）的 EQD_2 不超过总正常生物等效剂量的 50%。近期也有研究证实，首程行 SBRT 治疗的脊髓转移瘤患者，经影像学证实肿瘤局部进展仍存在，仍可采用 SBRT 再程挽救性治疗是可行的（Thibault 等，2015）。

（六）脑

脑肿瘤的再程放疗经验通常基于个案报道，目前仍没有高水平的循证医学证据（Veninga 等，2001；Schwartz 等，2015），也没有大宗Ⅲ期随机临床试验发表。经过严格标准评判后，临床经验丰富的医生可对患者实施再程放疗，如胶质母细胞瘤的立体定向放疗，有较好的中位生存期和中低级的晚期毒性反应（Nieder 等，2006b，2008；Fogh 等，2010）。脑肿瘤再程放疗后不可能真正的长期生存，而鉴别肿瘤或治疗相关毒性反应的也是难点之一。因此，评估放疗后的毒性反应发生率比较困难（Mayer 和 Sminia，2008；Sminia 和 Mayer，2012）。事实上，颅内区域的血液供给丰富，与那些仅有少数小分支灌注器官的毒性发生风险不同。而且，与脊髓和其他器官不同，目前尚无脑再程照射的相关动物实验。Flickinger 等（1989）报道了 9 例鞍上或垂体肿瘤接受再程放疗的患者，随访时间超过 5 年，首程放疗总剂量 36～54Gy，再程放疗总剂量 35～50Gy，中位间隔时间 7.5 年，累积总剂量 70～89Gy，每次 2Gy。3 例患者受照剂量不少于 86Gy，仅 1 例接受 86Gy 照射患者出现了严重的视神经病变。Dritschilo 等（1981）报道了 32 例接受治疗的患者，截至分析结果时仍有 11 例患者存活，其中 8 例患者生活正常，3 例患有严重的神经损伤（包括 2 例放射性坏死）。鼻咽癌患者局部放疗后出现颞叶损伤者并不少见（Liu 等，2004），详细内容参见此特定类型肿瘤章节。

Shepherd 等（1997）报道了接受中位首程剂量 55Gy 照射后，再次接受立体定向放疗技术（每次 5Gy，每周 5 次）放疗的胶质瘤患者。照射超过 40Gy 的患者均出现了晚期毒性反应，而照射在 30～40Gy 的患者仅 25% 出现了以上晚期毒性反应。几家研究机构也报道剂量在 30～40Gy（＜每次 4Gy）的再程放疗毒性反应发生率可接受（Combs 等，2005 年；Fogh 等，2010 年），一项前瞻性相关研究也在进行中（Combs 等，2010）。RTOG 对立体定向放射外科治疗展开了系统性研究（Shaw 等，1996，2000）。入组患者为成人大脑或小脑孤立性非脑干肿瘤，肿瘤最大直径≤ 40mm。其中最大直径≤ 20mm 的肿瘤患者，首程剂量 18Gy；21～30mm 肿瘤患者，首程剂量 15Gy；31～40mm 肿瘤患者，首程剂量 12Gy，处方剂量在 50-90% 等剂量线处，假设治疗后 3 个月内出现不可逆≥ 3 级（RTOG 标准）中枢神经系统毒性发生率＜ 20%，以 3Gy 剂量逐级递增。1990—1994 年，156 例可分析的病例入组，其中复发性原发性脑肿瘤患者占 36%（中位首程剂量 60Gy），复发性颅内转移患者 64%（中位首程剂量 30Gy），中位间隔时间 11 个月，最短仅 3 个月。直径≤ 20mm、21～30mm 和 31～40mm 三组患者，再程放疗的最大耐受剂量分别为 24Gy、18Gy 和 15Gy。考虑到超过正常组织最大耐受剂量导致的毒性反应已确定，故未将≤ 20mm 肿瘤的放疗剂量提高到 27Gy。立体定向放疗结束后第 6 个月、第 12 个月、第 18 个月和第 24 个月放射性坏死的发生率分别为 5%、8%、9% 和 11%，肿瘤体积越大越容易出现不可耐受的毒性反应。Sneed 等（2015）报道了首次接受放射外科治疗后颅内复发性脑转移瘤的患者，再次性放射外科治疗后，1 年有症状的毒性反应发生率为 20%（中位再程放疗剂量 18Gy，$n = 72$，风险率为 14%）。与相同病灶未接受再程放疗患者比，放射相关反应风险比为 5.05（95%CI 1.9～13.2）。

（七）心脏

Wondergem 等（1996）通过监测离体大鼠心脏行再程照射 6 个月后心脏功能变化，评价心脏照射间隔 9 个月再程照射的耐受性。心脏耐受剂量（ED_{50}）定义为半数接受治疗的动物至少丧失 50% 心脏功能时的剂量。照射后 6 个月内，再程照射的 ED50 接近首程照射的 ED_{50}，6 个月后，再程照射的 ED_{50} 明显下降。再程照射耐受性随着首程剂量的增加而降低。可理解为首程照射后机体损伤缓慢进展，而随着时间延长其耐受性逐渐下降。目前临床尚缺乏系统的数据证明。

（八）膀胱

Stewart 等（1990）对小鼠全膀胱照射进行了研究。首程剂量 8Gy，未观察到任何膀胱功能性损伤；若首程剂量（相当于完全耐受剂量的 60%）增加到 16Gy 时，约 30 周后开始出现膀胱中等程度损伤。首程照射后第 13 周或第 39 周行再程照射。第 13 周后行再次照射，两剂量组的急性期反应均表现为轻度尿频；但第 39 周后行再次照射，16Gy 组小鼠排尿频率增加更多。晚期膀胱损伤（终点定义为膀胱容积减少 > 50%，再程照射后 ≥ 27 周仍有排尿次数增加），在长达 9 个月的时间间隔内也未能观察到远期损伤的修复。不幸的是，目前尚缺乏膀胱再程照射的实验数据和临床研究。

（九）肾脏

观察小鼠、大鼠和猪研究发现，照射诱导的肾脏损伤会随着时间的推移，逐渐进展而非修复（Robbins 等，1991；Stewart 等，1994）。Stewart 等（1994）通过小鼠实验发现，再程照射的耐受性与首程照射剂量呈负相关，即随时间间隔增加，耐受性下降而非增加。采用线性二次模型对首程低剂量照射后 26 周行再程照射的数据进行分析，α/β 值取 1.4Gy，结果明显低于单次 3.3Gy 的照射，表明增加再程照射时的单次剂量对肾脏具有更好保护作用。大鼠模型研究发现，单侧肾脏受照 1 年后再行单次顺铂（5mg/kg）化疗，随后分别检测 5 周和 11 周（Landuyt 等，1988）后受照肾功能，发现其逐渐恶化。与对侧肾脏相比，即使在亚临床剂量的药物和照射下，受照肾脏对顺铂引起的损伤也更加敏感。

（十）肝脏

目前，越来越多原发或继发性肝癌患者需要接受放疗，所以需要讨论对靶区内或靶区边缘出现进展，或靶区邻近部位出现新病灶行再程放疗的可行性和潜在风险尤为必要。目前数据仍非常有限，Lee 等（2016）治疗了 12 例肝细胞癌患者（首程中位剂量 50Gy，范围 36～60Gy；中位单次剂量 1.8Gy）。再程放疗的最小间隔时间 5 个月（中位 20 个月），中位剂量 50Gy，范围 36～58Gy，中位单次剂量 2.5Gy，要求剩余肝体积 ≥ 700cm^3，且剩余肝平均剂量 ≤ 30Gy。再程放疗后 6 例患者出现肝损伤，其中，4 例出现严重肝损伤（Child-Pugh 评分 ≥ 3 分）。由于多数患者还接受了其他几种局部和全身的治疗方法，所以很难判断导致该结果的原因。

四、讨论

只有在保证正常组织或危及器官均未超过耐受剂量的前提下才能考虑实施再程放疗，即必须仔细分析首程放疗的照射范围及剂量分布，评估器官状况和治疗毒性反应。此外，良好的身体状况和无可替代的低毒性治疗方案是再程放疗的先决条件。重点权衡预期获益与并发症的发生及生活质量的下降情况。某些组织和器官的隐匿性放射性损伤修复数据来源于临床前研究，这些动物实验结果并不完全等同于临床实际情况，如宿主因素的复杂性。癌症患者在生理和实际年龄、心血管疾病和其他并发症、器官储备能力、综合治疗（额外手术或甚至重复手术、不同类型的抗癌药物应用）等方面各不相同。大多数动物实验都是在 IMRT 或立体定向放疗技术出现前完成的，实验动物器官照射的剂量分布很难与临床 IMRT 或立体定向放疗技术的剂量分布比较。所以，收集再程放疗组织耐受性的临床数据至关重要，许多组织和器官越来越多的再程放疗数据发表。然而，对于某些如神经认知功能和内分泌器官的损伤或患儿再程放疗耐受性的认知却仍较少。一般来说，早反应组织在几个月内可基本完全修复行再程放疗，对于晚损伤，心脏、膀胱和肾等器官不能远期修复（图 1-2），而皮肤、黏膜和脊髓却能做到。一定时间段内是否完成远期修复，取决于首程照射剂量，且不同组织、物种和年龄有所不同。临床证据表明纤维化、血液异常灌注，以及一般情况下人类晚期正常组织损伤

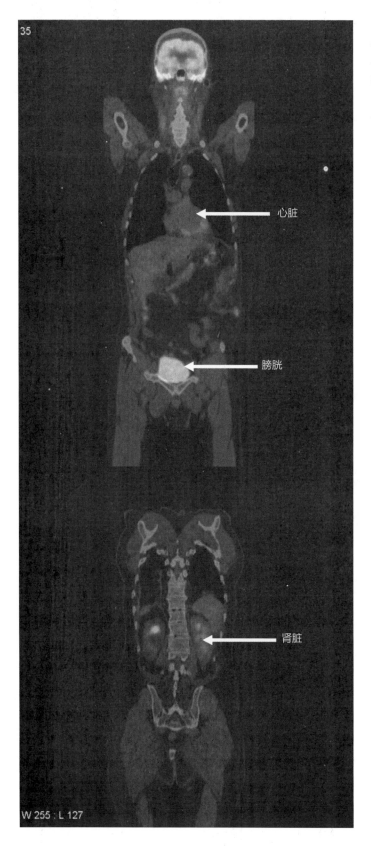

◀图 1-2 动物实验表明，图中箭指示器官（如心脏、肾脏、膀胱）经放疗诱导毒性反应会随着时间的推移而增加，而不是修复。因此，这些器官再程照射会引起相当大的晚期毒性反应（彩图见书末彩插部分）

可能持续多年甚至数十年。Lee 等（1992）分析了 4500 多例接受放疗的鼻咽癌患者，发现除脊髓病损外，所有类型晚期毒性反应的发生均在治疗 10 年后继续上升。当然，毒性风险个体化预测将是迈进最佳治疗强度的重要一步。几篇综述总结了在该领域当前的研究成果（Coates

等，2015；Jentsch 等，2015；Kerns 等，2014，2015），此处不再赘述。本书后续章节提供了文献概要和典型案例，希望能指导选择可接受并发症情况下的再程放疗方案。多数情况下临床医生仍面临缺乏数据支持的困境，因此应开展更多的前瞻性临床试验。

参 考 文 献

[1] Abusaris H, Storchi PR, Brandwijk RP et al (2011) Second re-irradiation: efficacy, dose and toxicity in patients who received three courses of radiotherapy with overlapping fields. Radiother Oncol 99:235–239

[2] Abusaris H, Hoogeman M, Nuyttens JJ (2012) Re-irradiation: outcome, cumulative dose and toxicity in patients retreated with stereotactic radiotherapy in the abdominal or pelvic region. Technol Cancer Res Treat 11:591–597

[3] Ang KK, Price RE, Stephens LC et al (1995) The tolerance of primate spinal cord to re-irradiation. Int J Radiat Oncol Biol Phys 25:459–464

[4] Ang KK, Jiang GL, Feng Y et al (2001) Extent and kinetics of recovery of occult spinal cord injury. Int J Radiat Oncol Biol Phys 50:1013–1020

[5] Choi CY, Adler JR, Gibbs IC et al (2010) Stereotactic radiosurgery for treatment of spinal metastases recurring in close proximity to previously irradiated spinal cord. Int J Radiat Oncol Biol Phys 78:499–506

[6] Coates J, Jeyaseelan AK, Ybarra N et al (2015) Contrasting analytical and data-driven frameworks for radiogenomic modeling of normal tissue toxicities in prostate cancer. Radiother Oncol 115:107–113

[7] Combs SE, Thilmann C, Edler L et al (2005) Efficacy of fractionated stereotactic reirradiation in recurrent gliomas: long-term results in 172 patients treated in a single institution. J Clin Oncol 23:8863–8869

[8] Combs SE, Burkholder I, Edler L et al (2010) Randomised phase I/II study to evaluate carbon ion radiotherapy versus fractionated stereotactic radiotherapy in patients with recurrent or progressive gliomas: the CINDERELLA trial. BMC Cancer 10:533

[9] Damast S, Wright J, Bilsky M et al (2011) Impact of dose on local failure rates after image-guided reirradiation of recurrent paraspinal metastases. Int J Radiat Oncol Biol Phys 81: 819–826

[10] De Crevoisier R, Bourhis J, Domenge C et al (1998) Full-dose reirradiation for unresectable head and neck carcinoma: experience at the Gustave-Roussy Institute in a series of 169 patients. J Clin Oncol 16:3556–3562

[11] Dritschilo A, Bruckman JE, Cassady JR, Belli JA (1981) Tolerance of brain to multiple courses of radiation therapy. I. Clinical experiences. Br J Radiol 54:782–786

[12] Duprez F, Madani I, Bonte K et al (2009) Intensity-modulated radiotherapy for recurrent and second primary head and neck cancer in previously irradiated territory. Radiother Oncol 93:563–569

[13] Evans JD, Gomez DR, Amini A et al (2013) Aortic dose constraints when reirradiating thoracic tumors. Radiother Oncol 106:327–332

[14] Flickinger JC, Deutsch M, Lunsford LD (1989) Repeat megavoltage irradiation of pituitary and suprasellar tumours. Int J Radiat Oncol Biol Phys 17:171–175

[15] Fogh SE, Andrews DW, Glass J et al (2010) Hypofractionated stereotactic radiation therapy: an effective therapy for recurrent high-grade gliomas. J Clin Oncol 28:3048–3053

[16] Greenberger JS. (2009) Radioprotection. In Vivo. 23(2): 323–36

[17] Grosu AL, Andratschke N, Nieder C, Molls M (2002) Retreatment of the spinal cord with palliative radiotherapy. Int J Radiat Oncol Biol Phys 52:1288–1292

[18] Haque W, Crane CH, Krishnan S et al (2009) Reirradiation to the abdomen for gastrointestinal malignancies. Radiat Oncol 4:55

[19] Harms W, Krempien R, Grehn C et al (2004) Reirradiation of chest wall local recurrences from breast cancer. Zentralbl Gynakol 126:19–23

[20] Hauswald H, Stoiber E, Rochet N et al (2010) Treatment of recurrent bronchial carcinoma: the role of high-dose- rate endoluminal brachytherapy. Int J Radiat Oncol Biol Phys 77:373–377

[21] Heinzelmann F, Ottinger H, Engelhard M et al (2010) Advanced-stage III/IV follicular lymphoma: treatment strategies for individual patients. Strahlenther Onkol 186:247–254

[22] Holt DE, Gill BS, Clump DA et al (2015) Tumor bed radiosurgery following resection and prior stereotactic radiosurgery for locally persistent brain metastasis. Front Oncol 5:84

[23] Hornsey S, Myers R, Warren P (1982) Residual injury in the spinal cord after treatment with X-rays or neutrons. Br J Radiol 55:516–519

[24] Jackson MA, Ball DL (1987) Palliative retreatment of locally recurrent lung cancer after radical radiotherapy. Med J Aust 147:391–394

[25] Jentsch C, Beuthien-Baumann B, Troost EG et al (2015) Validation of functional imaging as a biomarker for radiation

treatment response. Br J Radiol 88:20150014

[26] Kerns SL, West CM, Andreassen CN et al (2014) Radiogenomics: the search for genetic predictors of radiotherapy response. Future Oncol 10:2391–2406

[27] Kerns SL, Kundu S, Oh JH et al (2015) The prediction of radiotherapy toxicity using single nucleotide polymorphism-based models: a step toward prevention. Semin Radiat Oncol 25:281–291

[28] Kim TH, Kim DY, Jung KH et al (2010) The role of omental flap transposition in patients with locoregional recurrent rectal cancer treated with reirradiation. J Surg Oncol 102:789–795

[29] Kirkpatrick JP, van der Kogel AJ, Schultheiss TE (2010) Radiation dose–volume effects in the spinal cord. Int J Radiat Oncol Biol Phys. 1;76(3 Suppl):S42–9

[30] Kishi K, Sonomura T, Shirai S et al (2009) Critical organ preservation in reirradiation brachytherapy by injectable spacer. Int J Radiat Oncol Biol Phys 75:587–594

[31] Knowles JW (1983) The radiosensitivity of the guinea pig spinal cord to x–rays: the effect of retreatment at one year and the effect of age at the time of irradiation. Int J Radiat Biol 44:433–442

[32] Kosaka Y, Okuno Y, Tagawa Y et al (2010) Osteoradionecrosis of the cervical vertebrae in patients irradiated for head and neck cancers. Jpn J Radiol 28:388–394

[33] Landuyt W, van der Kogel AJ, de Roo M et al (1988) Unilateral kidney irradiation and late retreatment with cis-dichlorodiammineplatinum (II): functional measurements with 99m technetium–dimercaptosuccinic acid. Int J Radiat Oncol Biol Phys 14:95–101

[34] Langendijk JA, Kasperts N, Leemans CR et al (2006) A phase II study of primary reirradiation in squamous cell carcinoma of head and neck. Radiother Oncol 78:306–312

[35] Langer CJ, Harris J, Horwitz EM et al (2007) Phase II study of low–dose paclitaxel and cisplatin in combination with split–course concomitant twice–daily reirradiation in recurrent squamous cell carcinoma of the head and neck: results of Radiation Therapy Oncology Group Protocol 9911. J Clin Oncol 25:4800–4805

[36] Lavey RS, Taylor J, Tward JD et al (1994) The extent, time course, and fraction size dependence of mouse spinal cord recovery from radiation injury. Int J Radiat Oncol Biol Phys 30:609–617

[37] Lee AW, Law SC, Ng SH et al (1992) Retrospective analysis of nasopharyngeal carcinoma treated during 1976–1985: late complications following megavoltage irradiation. Br J Radiol 65:918–928

[38] Lee AW, Foo W, Law SC (1997) Reirradiation for recurrent nasopharyngeal carcinoma: factors affecting the therapeutic ratio and ways for improvement. Int J Radiat Oncol Biol Phys 38:43–52

[39] Lee AW, Foo W, Law SC et al (2000) Total biological effect on late reactive tissues following reirradiation for recurrent nasopharyngeal carcinoma. Int J Radiat Oncol Biol Phys 46:865–872

[40] Lee DS, Woo JY, Kim JW et al (2016) Re–irradiation of hepatocellular carcinoma: clinical applicability of deformable image registration. Yonsei Med J 57:41–49

[41] Lingareddy V, Ahmad NR, Mohiuddin M (1997) Palliative reirradiation for recurrent rectal cancer. Int J Radiat Oncol Biol Phys 38:785–790

[42] Liu H, Zhang X, Vinogradskiy YY et al (2012) Predicting radiation pneumonitis after stereotactic ablative radiation therapy in patients previously treated with conventional thoracic radiation therapy. Int J Radiat Oncol Biol Phys 84:1017–1023

[43] Liu S, Lu T, Zhao C et al (2014) Temporal lobe injury after re–irradiation of locally recurrent nasopharyngeal carcinoma using intensity modulated radiotherapy: clinical characteristics and prognostic factors. J Neurooncol 119:421–428

[44] Machtay M, Rosenthal DI, Chalian AA et al (2004) Pilot study of postoperative reirradiation, chemotherapy, and amifostine after surgical salvage for recurrent head–and–neck cancer. Int J Radiat Oncol Biol Phys 59:72–77

[45] Magrini SM, Biti GP, de Scisciolo G et al (1990) Neurological damage in patients irradiated twice on the spinal cord: a morphologic and electrophysiological study. Radiother Oncol 17:209–218

[46] Mason KA, Withers HR, Chiang CS (1993) Late effects of radiation on the lumbar spinal cord of guinea pigs: re-treatment tolerance. Int J Radiat Oncol Biol Phys 26: 643–648

[47] Mayer R, Sminia P (2008) Reirradiation tolerance of the human brain. Int J Radiat Oncol Biol Phys 70:1350–1360

[48] McAvoy SA, Ciura KT, Rineer JM et al (2013) Feasibility of proton beam therapy for reirradiation of locoregionally recurrent non–small cell lung cancer. Radiother Oncol 109:38–44

[49] McDonald MW, Moore MG, Johnstone PA (2012) Risk of carotid blowout after reirradiation of the head and neck: a systematic review. Int J Radiat Oncol Biol Phys 82:1083–1089

[50] Medin PM, Foster RD, van der Kogel AJ et al (2012) Spinal cord tolerance to reirradiation with single–fraction radiosurgery: a swine model. Int J Radiat Oncol Biol Phys 83:1031–1037

[51] Meijneke TR, Petit SF, Wentzler D et al (2013) Reirradiation and stereotactic radiotherapy for tumors in the lung: dose summation and toxicity. Radiother Oncol 107:423–427

[52] Mohiuddin M, Marks G, Marks J (2002) Long–term results of reirradiation for patients with recurrent rectal carcinoma. Cancer 95:1144–1150

[53] Moman MR, Van der Poel HG, Battermann JJ et al (2009) Treatment outcome and toxicity after salvage 125–I implantation for prostate cancer recurrences after primary 125–I implantation and external beam radiotherapy. Brachytherapy 9:119–125

[54] Montebello JF, Aron BS, Manatunga AK et al (1993) The reirradiation of recurrent bronchogenic carcinoma with external beam irradiation. Am J Clin Oncol 16:482–488

[55] Nieder C, Price RE, Rivera B et al (2005a) Effects of insulin–like growth factor–1 (IGF–1) and amifostine in spinal cord reirradiation. Strahlenther Onkol 181:691–695

[56] Nieder C, Grosu AL, Andratschke NH, Molls M (2005b) Proposal of human spinal cord reirradiation dose based on

collection of data from 40 patients. Int J Radiat Oncol Biol Phys 61:851–855

[57] Nieder C, Grosu AL, Andratschke NH, Molls M (2006a) Update of human spinal cord reirradiation tolerance based on additional data from 38 patients. Int J Radiat Oncol Biol Phys 66:1446–1449

[58] Nieder C, Adam M, Molls M, Grosu AL (2006b) Therapeutic options for recurrent high–grade glioma in adult patients: recent advances. Crit Rev Oncol Hematol 60:181–193

[59] Nieder C, Astner ST, Mehta MP et al (2008) Improvement, clinical course, and quality of life after palliative radiotherapy for recurrent glioblastoma. Am J Clin Oncol 31:300–305

[60] Paulino AC, Mai WY, Chintagumpala M et al (2008) Radiation–induced malignant gliomas: is there a role for reirradiation? Int J Radiat Oncol Biol Phys 71:1381–1387

[61] Peulen H, Karlsson K, Lindberg K et al (2011) Toxicity after reirradiation of pulmonary tumours with stereotactic body radiotherapy. Radiother Oncol 101:260–266

[62] Raza SM, Jabbour S, Thai QA et al (2007) Repeat stereotactic radiosurgery for high–grade and large intracranial arteriovenous malformations. Surg Neurol 68:24–34

[63] Reynaud A, Travis EL (1984) Late effects of irradiation in mouse jejunum. Int J Radiat Biol 46:125–134

[64] Robbins ME, Bywaters T, Rezvani M et al (1991) Residual radiation–induced damage to the kidney of the pig as assayed by retreatment. Int J Radiat Biol 60:917–928

[65] Ruifrok ACC, Kleiboer BJ, van der Kogel AJ (1992a) Fractionation sensitivity of the rat cervical spinal cord during radiation retreatment. Radiother Oncol 25:295–300

[66] Ruifrok ACC, Kleiboer BJ, van der Kogel AJ (1992b) Reirradiation tolerance of the immature rat spinal cord. Radiother Oncol 23:249–256

[67] Russell AH, Koh WJ, Markette K et al (1987) Radical reirradiation for recurrent or second primary carcinoma of the female reproductive tract. Gynecol Oncol 27:226–232

[68] Sahgal A, Ma L, Weinberg V et al (2012) Reirradiation human spinal cord tolerance for stereotactic body radiotherapy. Int J Radiat Oncol Biol Phys 82:107–116

[69] Schiff D, Shaw E, Cascino TL (1995) Outcome after spinal reirradiation for malignant epidural spinal cord compression. Ann Neurol 37:583–589

[70] Schwartz C, Romagna A, Thon N et al (2015) Outcome and toxicity profile of salvage low–dose–rate iodine–125 stereotactic brachytherapy in recurrent high–grade gliomas. Acta Neurochir (Wien) 157:1757–1764

[71] Shaw E, Scott C, Souhami L et al (1996) Radiosurgery for the treatment of previously irradiated recurrent primary brain tumours and brain metastases: initial report of radiation therapy oncology group protocol (90–05). Int J Radiat Oncol Biol Phys 34:647–654

[72] Shaw E, Scott C, Souhami L et al (2000) Single dose radiosurgical treatment of recurrent previously irradiated primary brain tumours and brain metastases: final report of RTOG protocol 90–05. Int J Radiat Oncol Biol Phys 47:291–298

[73] Shepherd SF, Laing RW, Cosgrove VP et al (1997) Hypofractionated stereotactic radiotherapy in the management of recurrent glioma. Int J Radiat Oncol Biol Phys 37: 393–398

[74] Simmonds RH, Hopewell JW, Robbins MEC (1989) Residual radiation–induced injury in dermal tissue: implications for retreatment. Br J Radiol 62:915–920

[75] Sminia P, Mayer R (2012) External beam radiotherapy of recurrent glioma: radiation tolerance of the human brain. Cancers (Basel) 4:379–399

[76] Sneed PK, Mendez J, Vemer–van den Hoek JG et al (2015) Adverse radiation effect after stereotactic radiosurgery for brain metastases: incidence, time course, and risk factors. J Neurosurg 123:373–386

[77] Sterzing F, Hauswald H, Uhl M et al (2010) Spinal cord sparing reirradiation with helical tomotherapy. Cancer 116:3961–3968

[78] Stewart FA, Oussoren Y, Luts A (1990) Long–term recovery and reirradiation tolerance of mouse bladder. Int J Radiat Oncol Biol Phys 18:1399–1406

[79] Stewart FA, Oussoren Y, van Tinteren H et al (1994) Loss of reirradiation tolerance in the kidney with increasing time after single or fractionated partial tolerance doses. Int J Radiat Biol 66:169–179

[80] Sulman EP, Schwartz DL, Le TT et al (2009) IMRT reirradiation of head and neck cancer–disease control and morbidity outcomes. Int J Radiat Oncol Biol Phys 73: 399–409

[81] Tada T, Fukuda H, Matsui K et al (2005) Non–small–cell lung cancer: reirradiation for loco–regional relapse previously treated with radiation therapy. Int J Clin Oncol 10:247–250

[82] Terry NHA, Tucker SL, Travis EL (1988) Residual radiation damage in murine lung assessed by pneumonitis. Int J Radiat Oncol Biol Phys 14:929–938

[83] Terry NHA, Tucker SL, Travis EL (1989) Time course of loss of residual radiation damage in murine skin assessed by retreatment. Int J Radiat Biol 55:271–283

[84] Thibault I, Campbell M, Tseng CL et al (2015) Salvage stereotactic body radiotherapy (SBRT) following in–field failure of initial SBRT for spinal metastases. Int J Radiat Oncol Biol Phys 93:353–360

[85] Tian YM, Zhao C, Guo Y et al (2014) Effect of total dose and fraction size on survival of patients with locally recurrent nasopharyngeal carcinoma treated with intensity– modulated radiotherapy: a phase 2, single–center, randomized controlled trial. Cancer 120:3502–3509

[86] Van der Kogel AJ (1979) Late effects of radiation on the spinal cord. PhD thesis, University of Amsterdam, Amsterdam

[87] Veninga T, Langendijk HA, Slotman BJ et al (2001) Reirradiation of primary brain tumours: survival, clinical response and prognostic factors. Radiother Oncol 59: 127–137

[88] Wondergem J, van Ravels FJ, Reijnart IW et al (1996) Reirradiation tolerance of the rat heart. Int J Radiat Oncol Biol Phys 36:811–819

[89] Wong CS, Han Y (1997) Long–term recovery kinetics of radiation damage in rat spinal cord. Int J Radiat Oncol Biol Phys 37:171–179

[90] Wong CS, Minkin S, Hill RP (1993) Re-irradiation tolerance of rat spinal cord to fractionated X-ray doses. Radiother Oncol 28:197-202

[91] Wong CS, van Dyk J, Milosevic M et al (1994) Radiation myelopathy following single courses of radiotherapy and retreatment. Int J Radiat Oncol Biol Phys 30:575-581

[92] Würschmidt F, Dahle J, Petersen C et al (2008) Reirradiation of recurrent breast cancer with and without concurrent chemotherapy. Radiat Oncol 3:28

[93] Xiao W, Liu S, Tian Y et al (2015) Prognostic significance of tumor volume in locally recurrent nasopharyngeal carcinoma treated with salvage intensity-modulated radiotherapy. PLoS One 10:e0125351

[94] Yamazaki H, Ogita M, Kodani N et al (2013) Frequency, outcome and prognostic factors of carotid blowout syndrome after hypofractionated re-irradiation of head and neck cancer using CyberKnife: a multi-institutional study. Radiother Oncol 107:305-309

[95] Yamazaki H, Ogita M, Himei K et al (2015) Carotid blowout syndrome in pharyngeal cancer patients treated by hypofractionated stereotactic re-irradiation using CyberKnife: a multi-institutional matched-cohort analysis. Radiother Oncol 115:67-71

[96] Ysebaert L, Truc G, Dalac S et al (2004) Ultimate results of radiation therapy for T1-T2 mycosis fungoides (including reirradiation). Int J Radiat Oncol Biol Phys 58:1128-1134

第 2 章　剂量分割的概念
Fractionation Concepts

Carsten Nieder　Michael Baumann　著

朱夫海　李　晶　任　刚　译

摘　要

　　本章概述了分割放疗的原理和改变剂量分割方案的方法，同时还提供了临床再程放疗的实例和等效剂量的计算。由于目前大部分已发表的再程放疗报道均为回顾性数据或低级别统计功效的小样本前瞻性研究，而且与首程放疗患者不同，再程放疗患者具有更多的异质性。例如，可能包含局部复发、区域复发或第二原发肿瘤的患者。在首程放疗中，许多治疗推荐和指南均基于良好设计的大型前瞻性随机对照试验或一些试验的 Meta 分析。因此，再程放疗的证据级别无法与首程放疗相比。再程放疗通常用于缓解症状，偶尔也采用高累积剂量的根治性治疗，关键是临床要采用高精度的放疗技术。从理论上讲，超分割再程放疗可提高治疗比，但仍需前瞻性试验来证实，目前临床中最新的研究更倾向于简便的大分割放疗方案。

一、背景

　　20 世纪的放射生物学研究表明，在特定的正常组织毒性范围内，总剂量的分次照射往往比单次大剂量照射具有更好的肿瘤局控率。剂量分割间亚致死损伤的修复，能更好地保护正常组织。在正常组织损伤相同的条件下，相比于单次大剂量照射，肿瘤乏氧细胞再氧合、细胞周期再分布等有益效应，使得分次照射可提高肿瘤局部控制率。然而，最近的研究也认识到，延长总治疗时间可能会导致肿瘤细胞的再增殖，产生不利预后。在许多临床实例中把单次剂量每次 1.8～2.0Gy，每天 1 次，每周 5 次作为标准治疗方案（Hellman，1975；Greenberg 等，1976；Holsti 等，1978；Dörr 等，1996；Beck-Bornholdt 等，1997；Baumann 和

Gregoire，2009；Baumann 和 Krause，2009；Mauguen 等，2012）。正常组织的实验研究激发了临床上在根治性放疗中，对更多或更小剂量分割的兴趣（Stewart 等，1984）。目前已发现，相对于早反应组织，降低单次分割剂量（单次分割剂量小于 1.8Gy 的超分割，通常每天照射 2 次）能保护晚反应组织（Withers 等，1982；Withers 等，1985；Niewald 等，1998）。这种现象可以理解为潜在的剂量效应关系，并可用线性二次方程来描述。线性（α）和二次（β）的比 α/β 值能较好地解释剂量效应曲线，晚反应组织的 α/β 值较低（1.5～5Gy），使用比常规放疗 1.8～2Gy 更小的分割剂量，可以大幅避免其放射损伤。相反，在早反应组织中观察到高 α/β 值（6～14Gy），提示在临床感兴趣的剂量范围内，反应呈相对线性。因此，如果给予

单次较小的剂量分割放疗时，预期的组织保护效能也将降低（Hermann 等，2006；Baumann 和 Gregoire，2009；Bentzen 和 Joiner，2009；Joiner 和 Bentzen，2009）。相对于晚反应组织，如果肿瘤组织和早反应组织相似，超分割可能会带来治疗获益，这种影响多是由不同组织的修复能力差异导致的。关于超分割的临床研究认为，适度增加总剂量可提高肿瘤局控率，而且不会产生过多的晚期并发症（图 2-1）。但是，由于不完全损伤修复的存在，分割照射间隔一般不小于 6h（Joiner，1993；Baumann 和 Gregoire，2009；Joiner 和 Bentzen，2009）。

在再程放疗的背景下，正常组织的毒性反应问题至关重要。虽然急性毒性反应在很大程度上与首程放疗相当，但经常可以观察到高累积照射剂量引起的晚期毒性反应（Simmonds 等，1989；Stewart，1999），如慢性进行性纤维化、狭窄和灌注不足导致的组织坏死，严重影响患者的生活质量和器官功能。对行姑息性再程放疗的大部分患者来说，在其有限的生命里，晚期毒性反应可能不会引起明显的临床症状。然而，对根治性放疗的患者，情况可能会不同（Nieder 等，2000）。因此，有必要综合评估首程放疗的生物等效剂量（BED）和远期效应，以排除对首程放疗耐受性较差的患者。此外，必须尽可能减少再程放疗正常组织的受照体积，现今靶区容积成像、勾画方法的改善，以及图像引导下的高精度放疗技术，有助于减少照射体积并改善靶区剂量分布，质子治疗可能会为高度适形再程放疗技术提供更多的选择。临床采用以上高精度技术可进行大分割、短疗程的再程放疗，如头颈部癌的姑息

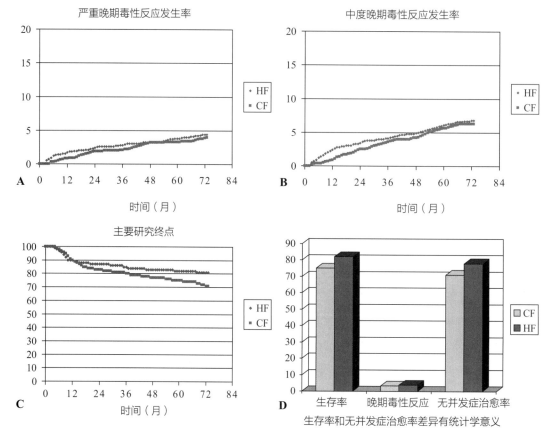

▲ 图 2-1 头颈部鳞癌中超分割放疗（HF）与常规放疗（CF）的临床预后比较

曲线显示了主要研究终点的精算曲线，如总生存率和晚期毒性反应的进展，超分割放疗获得治疗收益，提高无并发症治愈率，即无严重毒性反应的生存率

治疗（Heron 等，2011），复发的高级别胶质瘤（Grosu 等，2005；Nieder 等，2008；Fogh 等，2010），肺立体定向再程放疗（Peulen 等，2011；Meijneke 等，2013；Kilburn 等，2014）和前庭神经鞘瘤立体定向放射外科（Yomo 等，2009），脊柱转移（Choi 等，2010）或脑转移瘤（Maranzano 等，2012）等临床均已证明。术中进行的单次剂量放疗即术中放疗，如直肠癌（Haddock 等，2001）。此外，也采用一些近距离放疗方案，例如，前列腺癌和头颈部癌（Burri 等，2010）。术中放疗和单次放射外科治疗不是本章的重点，在疾病的相关章节会再对其进行详细阐述。加拿大一项关于再程放疗的调查中，多位受访者建议使用近距离放疗或高度适形的外照射技术（Joseph 等，2008），同时将超分割作为降低再程放疗毒性反应的一种手段。在正电子发射计算机断层显像（PET）、调强放疗（IMRT）、质子束和其他医疗技术出现之前，超分割是过去几种可用的治疗策略之一，也曾在 20 世纪 90 年代被本章的一位作者所使用（Nieder 等，1999）。

再程放疗并不是一种创新概念，一些临床研究在 40 多年前就已发表，其中包括早在 1940 年就接受再程放疗的患者（Shehata 等，1974；Fu 等，1975；Hunter 和 Stewart，1977；Laramore 等，1978；Dritschilo 等，1981）。伴随的实验研究也是如此（Brown 和 Probert，1975）。大部分已发表的再程放疗系列为回顾性数据或小样本前瞻性研究。此外，与首程放疗研究的患者不同，再程放疗患者具有更多的异质性，如可能包含局部复发、区域复发或第二原发肿瘤的患者。在首程放疗中，许多治疗推荐和指南均基于设计良好的大型前瞻性随机对照试验或一些试验的 Meta 分析，再程放疗的证据级别无法与其相比。然而，再程放疗不仅可以缓解肿瘤相关症状，在某些情况下，特别是在局部控制决定生存率的疾病中，可能还有助

于提高生存率（Jereczek–Fossa 等，2008）。以 108 例复发性儿童室管膜瘤的研究为例，其中 66% 的儿童在复发时接受放疗，50% 的年龄较大的儿童接受再程放疗，并且再程放疗与较好的预后相关（Messahel 等，2009）。另一项小型研究表明，既往接受放疗的 25 例复发性髓母细胞瘤患者，部分患者接受再程放疗作为补救措施，具有更好的无事件生存率趋势（Dunkel 等，2010）。一些试验表明对良性肿瘤如垂体腺瘤的再程放疗可以获益（Schoenthaler 等，1992）。在一项随机试验中，130 例头颈部癌症患者接受了挽救性手术，并随机接受足量的再程放疗联合化疗或进行医学观察，挽救性手术后接受足量的再程放疗联合化疗组可显著提高患者的无病生存率，但总生存率并没有显著影响。

二、超分割首程放疗

晚期头颈部鳞癌放疗的临床评估始于 20 世纪 70 年代（Meoz 等，1984）。EORTC 22791 试验比较了常规放疗方案（70Gy/35～40 次，每天 1 次，7～8 周）和单纯超分割方案（80.5Gy/70 次，每次 1.15Gy，每天 2 次，7 周，与常规放疗相同的总治疗时间）在淋巴结阴性或 $N_1 < 3cm$ 的 $T_2 \sim T_3$ 口咽癌（不包括舌根）中的预后（Horiot 等，1992），研究自 1980 年至 1987 年，随机入组 356 例患者。1992 年发表的结果表明，超分割组的局部控制率更高（$P = 0.02$）。COX 模型多因素分析证实治疗方案是局部区域控制的独立预后因素（$P = 0.007$），并且局部区域控制的改善是生存率提高趋势的原因（$P = 0.08$）。在两种治疗方案中，晚期正常组织的损伤没有差异，但该试验和其他试验哪些正常组织损伤的差异应该被排除仍存在争议（Baumann 等，1998；Baumann 和 Beck-Bornholdt，1999；Bentzen 等，1999）。随后，有几个在头颈部鳞癌的非常规分割放疗的试验报道，如 RTOG（Fu 等，2000），但这些治疗对生存的

影响尚不清楚。一项更新的个体化患者数据的 Meta 分析（Bourhis 等，2006），根据预先条件将试验分为三组：超分割、加速分割和总剂量减少的加速分割。大部分患者的肿瘤位于口咽部和喉部，74% 的患者分期为Ⅲ～Ⅳ期。剂量分割改变的放疗方案有显著的生存获益，5 年的绝对生存获益为 3.4%（HR = 0.92，95%CI 0.86～0.97；P = 0.003）。超分割放疗（5 年绝对生存获益为 8%）明显高于加速分割放疗（总剂量未减少的加速分割 5 年绝对生存获益为 2%，总剂量减少的加速分割为 1.7%）。与常规放疗相比，改变剂量分割方式更有利于局部区域控制（5 年局部控制率为 6.4%；P < 0.0001），显著降低了局部治疗的失败，但在淋巴结的局部控制方面没有显著获益。

在接受超分割放疗的头颈部癌患者中，放射性视网膜病变的不良反应发生率可能更小。在 Monroe 等的研究中部分患者接受了根治性放疗，186 例头颈部肿瘤患者的视网膜接受了大剂量照射（Monroe 等，2005）。病灶原发部位为鼻咽、鼻旁窦、鼻腔和腭部，其中，42% 的患者接受超分割放疗，单次剂量 1.1～1.2Gy，每天 2 次，其余患者采用每天 1 次的常规分割放疗。30 例患者中，有 31 只眼睛出现放射性视网膜病变，导致 25 例患者单眼失明，1 例患者双眼失明，4 例患者视力下降。放射性视网膜病变的 5 年和 10 年发病率均为 20%，视网膜接受较高的剂量会增加其病变发生率，30 例患者中，有 25 例患者的视网膜病变发生在照射 60Gy 或更高剂量之后。在视网膜接受照射剂量超过 50Gy 的放疗患者中，超分割放疗与放射性视网膜病变的发病率降低显著相关（37% vs. 13%；P = 0.0037）。多因素分析证明，视网膜剂量（P < 0.0001）和分割方式（P = 0.0003）是放射性视网膜病变的显著预测因子。

局部不能手术切除的非小细胞肺癌患者也可接受超分割放疗，例如每次 1.2Gy，每天 2

次（Seydel 等，1985）。符合入组条件的 120 例患者中，10 例放疗剂量 50.4Gy，20 例放疗剂量 60.0Gy，79 例放疗剂量 69.6Gy，11 例放疗剂量 74.4Gy。19% 的 $T_{1\sim3}N_{0\sim2}$ 患者肿瘤完全消退，6 例患者出现严重的毒性反应，2 例出现危及生命的毒性反应，但没有治疗相关性死亡。毒性反应主要表现为肺炎、肺纤维化和食管炎。整组的中位生存期为 7.2 个月，与之前的研究报道一致。研究发现 5 例生存期超过 5 年的患者均来自 69.6Gy 组的 79 例患者（Cox 等，1991），接受放疗剂量 69.6Gy 组的Ⅱ期和Ⅲ期患者合并的 5 年生存率为 8%，在同期的 RTOG 试验中，每天 1 次常规放疗组的 5 年生存率为 6%。一项随机三期试验揭示了更多关于超分割放疗的问题（Sause 等，1995）。将患者分为三组进行评估，即标准放疗组（1）、诱导化疗后加标准放疗组（2）、超分割放疗组（3）。入组患者卡氏评分要求达到或高于 70，近 3 个月内体重减轻不超过 5%。共 490 例患者入组试验登记，其中 452 例符合入组条件。95% 的患者分期为Ⅲ A 或Ⅲ B 期，患者随机分组。标准放疗组 60Gy，每次 2Gy，每周 5 次，共 6 周，诱导化疗采用顺铂和长春新碱，从第 50 天开始接受标准放疗方案或超分割放疗 69.6Gy，每次 1.2Gy，每天 2 次方案。1 年生存率（%）和中位生存期（月）如下：标准放疗组为 46%，11.4 个月；化疗加放疗组为 60%，13.8 个月；超分割放疗组为 51%，12.3 个月，化疗加放疗组在统计学上优于其他两组（P = 0.03）。后续的试验分析证实了同样的结论（Sause 等，2000），其他研究小组也对非小细胞肺癌超分割放疗进行了一些非随机研究（Jeremić 和 Milicić，2008；Jeremic 等，1997）。然而，其他技术的进展（加速分割放疗（Mauguen 等，2012），同步放化疗（Aupérin 等，2010），立体定向放疗（Zhang 等，2014）均优于经典的超分割放疗。

超分割放疗在其他类型的肿瘤中也进行了大量研究，但普遍没有获益。其中一个失败的病例是高级别胶质瘤（Nieder 等，2004）。2004年回顾的胶质瘤研究中，与机构的历史数据或其各自的随机对照研究相比，没有一项报道支持改变分割方式后的生存率有明显改善。

三、超分割再程放疗

与首程放疗可系统性地比较不同的分割方案相比，再程放疗没有这样随机比较的可行性。Bauman 等报道的回顾性研究中（Bauman 等，1996），共入组 34 例原发性中枢神经系统肿瘤患者，该异质性群体包括一些儿童患者，例如髓母细胞瘤，其中 17 例患者接受超分割再程放疗，另 17 例患者接受每天 1 次的常规放疗（表 2-1）。34 例患者的中位总生存期为 8.3 个月，再次治疗后一年内，发生细胞组织坏死的风险为 22%。在该低统计效能的研究中，剂量分割方式对总生存率、无进展生存率或增加并发症的影响并没有统计学意义。1997 年报道了一项直肠癌患者的回顾性比较（Lingareddy 等，1997）。研究入组 52 例患者，其中 22 例患者选择超分割放疗方案，其余患者采用每天 1 次的常规放疗方案，90% 的患者同时接受氟尿嘧啶化疗。剂量分割对总生存率的影响差异没有统计学意义，但接受超分割放疗的患者，晚期毒性反应显著降低（相对危险度 3.9，95%CI 1.1～1.4）。在一项回顾性研究中，对氟尿嘧啶同步再程放疗后行直肠癌切除的患者临床观察，没有发现上述相关性（Mohiuddin 等，1997）。在另一项研究中，所有直肠癌患者均接受超分割再程放疗，报道了相对中度的晚期毒性反应（只有 1 例患者需要手术，表 2-1），但在放化疗后接受肿瘤切除的患者中，有 15% 的患者出现了严重的术后并发症（Valentini 等，2006）。表 2-1 总结的其他研究设计思路，并不是为了评估超分割对结果的影响。在头颈部癌患者的再程放疗中，采用单次剂量 1.8～2Gy，每天 1 次或单次剂量 1.2Gy，每天 2 次连续放疗方案，颈动脉爆裂综合征（CBOS）的发病率为 1.3%（McDonald 等，2012）。采用单次剂量 1.5Gy，每天 2 次，隔周放疗或延迟加速分割放疗的患者，其发病率为 4.5%（$P = 0.002$）。另一项对头颈部癌患者接受单次 1.2Gy 总量 66Gy 超分割再程放疗方案的回顾性研究表明，存活患者中出现 3 级或更高的毒性反应比例为 56%（Lohaus 等，2013）。因此，超分割再程放疗在逻辑和资源利用方面具有一定的挑战性，支持证据也非常有限，可以通过减少晚期毒性反应来改善治疗指数。另一方面，以往评估的方案中，通常使用目前不再使用的治疗计划方案和技术，这导致大量正常组织接受了不必要的照射。由此我们得出结论，利用图像引导的调强放疗或质子调强技术进行常规再程放疗与超分割再程放疗的随机对比试验是有意义的。

表 2-2 总结了加速超分割再程放疗的结果。在这些研究中，典型的单次剂量为 1.5Gy。如果给予总剂量 45Gy 的加速超分割方案，每次 1.5Gy，需要 15 个治疗日。相比之下，选择每次 1.8Gy 的常规放疗方案，则需要 25 个治疗日。与超分割再程放疗类似，目前还未见发表的随机试验，考虑到现有研究的设计和规模，还不能得出明确的结论。然而，在同类型癌症与采用常规分割的研究相比，并没有提示加速超分割放疗能改善预后或治疗比。如图 2-2 提供的实例所示，在临床决策中应充分考虑这些因素。图 2-3 详细说明了等效计算在再程放疗病例中的应用。不同剂量分割方案计算得到的生物等效剂量可参考表 2-3A 和表 2-3B。

四、低剂量超分割

本章简要回顾这一非常规再程放疗的原则，包括历史观点。在一项早期的临床试验中，168 例 T_2～T_4 的膀胱癌患者随机分成两组。一组为

表 2-1 超分割再程放疗的研究综述

研究（年份）	研究类型	疾病部位	病例数	序列间隔时间	再程放疗方案	不良反应	中位生存期
Lingareddy 等 (1997)	回顾性	局部复发性直肠癌	52例，研究入组22例	最少3个月，中位时间24个月[a]	30Gy后同步或不同步加量，总剂量不同，每次1.2Gy，每天2次，同步氟尿嘧啶	急性Ⅲ级毒性31%[a]，晚期Ⅲ～Ⅳ级毒性33%[a]	12个月[a]
Mohiuddin 等 (1997)	回顾性	局部复发性直肠癌	39例，研究入组21例	最少3个月，中位时间18个月[a]	30Gy后同步或不同步加量，总剂量不同，每次1.2Gy，每天2次，同步氟尿嘧啶，8～12周后手术	治疗中断或终止18%，伤口延迟愈合7%[a]，严重晚期毒性反应28%[a]	45个月
Valentini 等 (2006)	多中心Ⅱ期	局部复发性直肠癌	59	最少9个月，中位时间27个月	30Gy+10.8Gy同步推量，每次1.2Gy，每天2次，同步氟尿嘧啶，6～8周后手术，然后化疗	12%的患者出现晚期毒性反应	42个月
Karam 等 (2015)	回顾性	复发性鼻咽癌	42例，研究入组32例	最少未报道，中位时间4.6年	总剂量40～60Gy，每次1.1～1.4Gy，每天2次，通常配合化疗用调强放疗	3年内晚期Ⅲ～Ⅳ级毒性比为37%	3年生存率为49%[a]
Popovtzer 等 (2009)	回顾性	复发性头颈部鳞癌	66例，研究入组31例	最少6个月，中位时间37个月[a]	总剂量70Gy，每次1.25Gy，每天2次，同步顺铂和氟尿嘧啶	急性Ⅲ～Ⅴ级10%，晚期Ⅲ～Ⅴ级29%	约19个月（从发布的图表中预估）[a]
Benchalal 等 (1995)	初步研究	头颈部癌	19	最少9个月，中位时间30个月	总剂量60Gy，每次1.2Gy，每天2次	急性Ⅲ级毒性47%，晚期Ⅲ级毒性11%	约18个月（从发布的图表中预估）[a]
Bauman 等 (1996)	回顾性	原发性中枢神经系统肿瘤	17	最少3.7个月，中位时间17.5个月	总剂量30～44Gy，部分病例剂量超过60Gy，每次1.0Gy，每天2次	坏死1例，认知功能减退1例，肿瘤囊肿增多1例	未报道
Lohaus 等 (2013)	回顾性	复发性头颈部鳞癌	40例，研究入组34例	最少6个月，中位时间12个月	总剂量60～66Gy，每次1.2Gy，每天2次，同步顺铂和氟尿嘧啶	晚期Ⅲ～Ⅳ级毒性56%	18个月

a. 涉及所有的患者，包括接受常规分割放疗的患者

表 2-2　加速超分割再程放疗研究综述（未显示所有头颈部癌症研究）

研究（年份）	研究类型	疾病部位	病例数	序列间隔时间	再程放疗方案	不良反应	中位生存期
Abdel-Wahab 等（1997）	初步研究	复发性脑转移	15	最少 8 周，中位时间 10 个月	既往 WBRT 后脑局部放疗，每次 1.5Gy，每天 2 次，中位剂量 30Gy	无严重毒性反应	3.2 个月
Nieder 等（1999）	回顾性	复发性高级别胶质瘤	32	最少 8 周，中位时间 20 个月	脑局部放疗，每次 1.3Gy，每天 2 次，总剂量 45.5Gy（研究后期采用每次 1.5Gy，每天 2 次，总剂量 45Gy）	包含 2 例放射性坏死患者，晚期毒性反应 16%	8.5 个月
Spencer 等（2008）	前瞻性多机构试验 RTOG 9610	不能手术切除的头颈部复发性鳞癌	79	最少 0.6 年，中位时间 2.5 年	4 个周期同方案放化疗，间隔 1 周休息，每次 1.5Gy，每天 2 次，总剂量 60Gy	急性期死亡 6 例，急性 IV 级毒性 18%，晚期 III 级和 IV 级毒性 22%，随访后 70% 患者需要放置营养管	8.5 个月
Watkins 等（2009）	回顾性	局部区域复发性头颈部复发	39	最少 0.5 年，中位时间 2.3 年	4 个周期同方案放化疗，间隔 1 周休息，每次 1.5Gy，每天 2 次，总剂量 60Gy	急性期死亡 4 例，急性 IV 级毒性 10%，晚期 III～IV 级毒性 56%	19 个月
Haque 等（2009）	回顾性	胃肠道肿瘤（胰腺、胆管、结肠等）	13	最少 5 个月，中位时间 26 个月	通常总剂量 30～39Gy，每次 1.5Gy，每天 2 次	晚期 III 级毒性 0 例，晚期 IV 级毒性 1 例（8%）	14 个月
Das 等（2010）	回顾性	直肠癌	50	最少 0.4 年，中位时间 2.3 年	间隔 < 1 年：30Gy；间隔 ≥ 1 年：39Gy，每次 1.5Gy，每天 2 次。通常同时口服卡培他滨	晚期 III 或 IV 级毒性 13 例（26%）	26 个月

WBRT. 全脑放疗；RTOG. 美国肿瘤放疗协作组

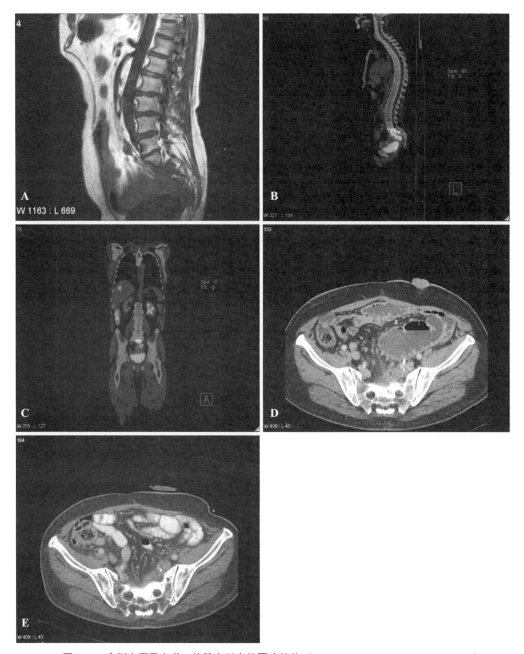

▲ 图 2-2　病例来源于本书一位笔者所在的医疗机构（**Nordland Hospital Bodø，Norway**）

男性患者，56 岁，1997 年诊断为肛门癌（$T_3N_0M_0$），接受放疗（40Gy，局部加量 10Gy，每次 2Gy）同步氟尿嘧啶和丝裂霉素化疗方案。2001 年患者局部复发并行外科补救手术。2007 年患者出现骶前区域局部复发和肝转移，行姑息化疗，顺铂和氟尿嘧啶，然后氟尿嘧啶和丝裂霉素。由于骨盆疼痛加重，患者于 2008 年 12 月接受姑息性再程放疗，肝转移情况稳定。放疗初期未见明显的晚期毒性反应，患者当时的功能状态评分（KPS）70 分。我们考虑了以下关键因素：①患者的一般情况是否可以开始再程放疗？是的，KPS 评分 70 分。②实验室检查是否提示肝病变加重？计划治疗的耐受性和疗效较差？否，患者仅出现轻度贫血和碱性磷酸酶升高。③其他部位的病灶是否消失或得到控制，如果是，病灶控制是否可持续？肝转移情况稳定。④是否有系统治疗方案，或者没有更多的选择？紫杉醇为基础的化疗可选择作为替代方案。⑤局部控制是否会影响患者的生存率，或者治疗重点是缓解症状？治疗目的是缓解盆腔疼痛。⑥对于生存期延长的患者，关键正常组织受到的累积照射剂量是否会增加严重毒性？肠道或膀胱毒性、骨折或神经损伤的概率低，长期生存的患者也是如此。⑦肿瘤对首程放疗的反应如何？再程放疗间隔多长时间？1997 年患者完全缓解，间隔 11 年接受再程放疗。上图的 MR、PET 和 CT 图像显示，骶前肿块出现骨侵犯，两处肝转移和一个输尿管支架。表 2-1 和表 2-2 提供了直肠癌再程放疗的研究综述，可能会对治疗方案提供决策性指导。在这种情况下，选择超分割、常规分割和大分割三维适形放疗方案时，需考虑以下因素，依据 PET-CT 确定的大体肿瘤体积勾画的计划靶区应不包括大体积的肠道或膀胱。与首程放疗的时间间隔足够长。由于患者曾接受标准药物治疗，不再增加同步化疗。缺乏再程放疗的临床数据，不再考虑紫杉醇或奥沙利铂。因此，我们认为基于姑息治疗目的，大分割再程放疗的方案是可行的。患者于 2009 年 1 月接受了每次 3Gy，共 12 次的放疗。期间出现泌尿系统感染，接受了抗生素治疗并放置新的支架，未出现其他急性并发症或毒性反应，骨盆疼痛部分缓解，未接受其他的系统治疗。截至 2010 年 2 月的最后一次随访，患者骶前肿瘤稳定（CT 图像，E），未出现明显的晚期毒性反应（彩图见书末彩插部分）

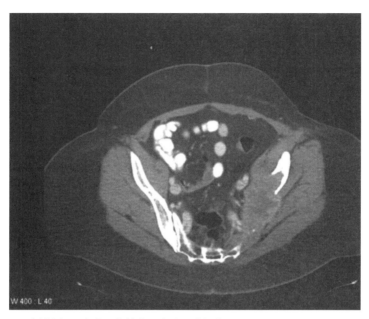

▲ 图 2-3 病例来源于本书一位笔者所在的医疗机构（Nordland Hospital Bodø, Norway）

女性患者，49 岁，2005 年诊断为高级别子宫平滑肌肉瘤，伴多发肺转移和两处骨转移。行子宫切除术后，接受 3 个周期的多柔比星治疗后缓解。2006 年 5 月，对疼痛明显的骨盆转移病灶（CT 图如上）进行姑息性放疗，每次 3Gy，13 次，总剂量 39Gy，采用前后两野对穿放疗。病灶缩小（< 50%）并保持稳定。2008 年 2 月，患者出现疼痛和骨质破坏，接受再程放疗，未接受二线化疗。关于再程放疗的潜在不良反应和剂量分割模式，重点考虑了以下因素。在 CT 模拟定位扫描时，需排空膀胱，使膀胱接受再程放疗时体积最小。作为临床靶区的一部分，骨性结构、部分肌肉和软组织需接受足额剂量。通过三维适形放疗计划，可以在很大程度上避免皮肤损伤。主要的危及器官有小肠、大肠、骶骨、骶前神经根和神经。在计算首程放疗的生物有效剂量（BED）时，需要注意的是由于使用两个对穿野，导致肠道部分体积的最大剂量为处方剂量的 105%，处方剂量为每次 3Gy，这部分肠道体积接受剂量为每次 3.15Gy，共 13 次的照射。该例患者，α/β 值为 3Gy，根据公式 $n \times d \times (1+d \div \alpha/\beta)$ 得出 BED = $13 \times 3.15 \times (1+3.15 \div 3)$ = $84Gy_3$，其中，n 为分割次数，d 为单次剂量。该剂量实际等效于总剂量 50Gy，每次 2Gy，25 次（BED $83Gy_3$）。如果希望将再程放疗剂量等效于每次 2Gy，共 20 次，总剂量 40Gy(BED $67Gy_3$)，有以下备选方案：每次 2Gy，共 20 次，总剂量 40Gy；每次 2.5Gy，共 14 次，总剂量 35Gy（BED $64Gy_3$）；每次 3Gy，共 10 次，总剂量 30Gy（BED $60Gy_3$）；每次 4Gy，共 7 次，总剂量 28Gy（BED $65Gy_3$）；或更低的剂量，如每次 4Gy，共 5 次，总剂量 20Gy。如 α/β 值取 4Gy，类似的再程放疗计划也是可行的。以前的方案是总剂量 39Gy，分割次数为 13 次，获得了相当长的姑息治疗预后，并且没有明显的晚期毒性反应。目前方案的选择取决于患者对生存期的预期，以及是否能接受肠道、软组织和神经毒性带来的后果，就诊距离等其他因素也可能影响患者的选择

表 2-3A 等效计算，展示了不同剂量分割方案的生物等效剂量（BED）
（公式 $n \times d \times (1+d \div \alpha/\beta)$，$n$ 为分割次数，d 为单次剂量，参考 Baumann 和 Gregoire, 2009）

	肿瘤细胞和急性反应正常组织 α/β 值为 10Gy	脊髓 α/β 值为 2Gy	其他晚反应正常组织 α/β 值为 3Gy	其他晚反应正常组织 α/β 值为 4Gy
首程：每次 2Gy，共 30 次，总剂量 60Gy，每天 1 次	$72Gy_{10}$	超出一般可接受的限制	$100Gy_3$	$90Gy_4$
相同剂量分割，保留正常组织[a]		$79Gy_2$[a] 等效总剂量 40Gy，每次 2Gy	$67.5Gy_3$[a] 等效总剂量 40Gy，每次 2Gy	$62Gy_4$[a] 等效总剂量 42Gy，每次 2Gy

假设急性反应组织对再程放疗的反应与首程放疗的反应相同。对于晚反应组织，已经证明大鼠颈段脊髓对再程放疗的敏感性与未放疗对照组大鼠的剂量分割敏感性没有显著差异，对照组大鼠的脊髓 α/β 值为 2.3Gy，再程放疗组 α/β 值为 1.9Gy（Ruifrok 等，1992）。不同肿瘤的 α/β 值可能会有所不同。发生于呼吸消化道的第二原发性鳞癌，可能与几年前同一类型患者治疗的鳞癌具有相同的 α/β 值。然而，对于局部复发的鳞癌来说，由于恶性细胞在根治性放疗过程中幸存下来，而幸存的克隆细胞在生物学上可能与可根除的克隆细胞不同

a. 此病例中最大正常组织剂量为每次 1.5Gy，共 30 次，即处方剂量 2Gy 的 75%

表 2–3B　假设表 2–3A 中的患者接受不同的再程放疗方案，脊髓是主要的剂量限制器官

肿瘤剂量	脊髓剂量	脊髓生物等效剂量 α/β 值为 2Gy	脊髓的累积生物等效剂量 [a] 间隔 > 6 个月	脊髓的累积生物等效剂量 [a]，更短的同隔
首程：每次 2Gy，共 30 次，总剂量 60Gy，每天 1 次	每次 1.5Gy，30 次	$79Gy_2$ 等效总剂量 40Gy，每次 2Gy		
再程放疗：1 次，总剂量 8Gy	每次 8Gy，1 次	$40Gy_2$ 等效总剂量 20Gy，每次 2Gy	$119Gy_2$ 等效总剂量 60Gy，每次 2Gy，脊髓病风险风险评分 0	$119Gy_2$ 等效总剂量 60Gy，每次 2Gy，脊髓病风险评分 4.5
再程放疗：每次 3Gy，10 次，总剂量 30Gy，每天 1 次	每次 3Gy，10 次	$75Gy_2$ 等效总剂量 38Gy，每次 2Gy	$154Gy_2$ 等效总剂量 76Gy，每次 2Gy，脊髓病风险评分 4	$154Gy_2$ 等效总剂量 76Gy，每次 2Gy，脊髓病风险评分 8.5
再程放疗：每次 2Gy，15 次，总剂量 30Gy，每天 1 次	每次 2Gy，15 次	$60Gy_2$ 等效总剂量 30Gy，每次 2Gy	$139Gy_2$ 等效总剂量 70Gy，每次 2Gy，脊髓病风险评分 2	$139Gy_2$ 等效总剂量 70Gy，每次 2Gy，脊髓病风险评分 6.5
再程放疗：每次 2Gy，30 次，总剂量 60Gy，每天 1 次	每次 1.4Gy，30 次	$71Gy_2$ 等效总剂量 36Gy，每次 2Gy	$150Gy_2$ 等效总剂量 74Gy，每次 2Gy，脊髓病风险评分 3	$150Gy_2$ 等效总剂量 74Gy，每次 2Gy，脊髓病风险评分 7.5
再程放疗：每次 2Gy，30 次，总剂量 60Gy，每天 1 次	每次 1.0Gy，30 次	$45Gy_2$ 等效总剂量 22Gy，每次 2Gy	$124Gy_2$ 等效总剂量 62Gy，每次 2Gy，脊髓病风险评分 1	$124Gy_2$ 等效总剂量 62Gy，每次 2Gy，脊髓病风险评分 5.5

风险评分 ≤ 3 表明发生脊髓病的风险小于 5%，即与未接受放疗的患者相当

风险评分 4～6 表明发生脊髓病的风险约为 25%

风险评分 > 6 表明发生脊髓病的风险约为 90%

a. 脊髓的累积生物等效剂量，两次放疗时间间隔 < 6 个月，其中一个疗程的 BED ≥ $102Gy_2$，例如，等效剂量超过 50Gy，每次 2Gy）（基于累积生物等效剂量，脊髓病的风险来源 Nieder 等（2006）

每次 1Gy，每天 3 次，总剂量 84Gy；另一组为每次 2Gy，每天 1 次，总剂量 64Gy（Edsmyr 等，1985）。与当前膀胱癌的放化疗方案不同，两种治疗方案的治疗周期均超过 8 周，在治疗中休息 2 周。治疗结束后 6 个月，对患者的肿瘤局部根除情况进行膀胱镜和细胞学检查，并分析患者生存情况，结果提示接受 84Gy 治疗方案的患者获益更大。1994 年发表了一份对所有患者经过至少 10 年随访的报道（Näslund 等，1994），剂量递增超分割方案 5 年后生存获益显著，10 年后随访获益仍很明显。在所有 3 个分期（T₂、T₃ 和 T₄）和汇总的数据组中都可以观察到这一效应。然而，该效应只在 T₃ 亚组和汇总的数据组中有统计学意义。局部控制有所改善，但差异没有统计学意义。需手术治疗的肠道并发症在超分割组中更为常见，但随着试验统计效能（事件数量）的增加，差异并不显著。同期，对乳腺癌患者进行了类似的剂量分割方案研究，但未进入常规临床应用（Notter 和 Turesson，1984）。随后，在肿瘤细胞系（其中多数被认为具有抗辐射性）中显示，可能存在单次剂量 ≤ 0.5Gy 的低剂量辐射超敏性，并对这一现象的放射生物学解释进行了讨论（Joiner 等，2001；Short 等，2001；Tomé 和 Howard 等，2007；Simonsson 等，2008）。然而，对体内肿瘤模型的研究，包括从体外表现出低剂量辐射敏感性细胞系培养的模型，在相同总剂量下，与常规分割方案相比，单次剂量 0.4Gy，每天 3 次的超分割放疗（共 6 周）没有显示出任何优势（Krause 等，2003；Krause 等，2005a，b）。

在一项入组 11 例高度选择的成年患者的临床再程放疗研究中（Pulkkanen 等，2007），采用三维适形放疗技术，每天 3 次，间隔 4h，单次剂量 0.5Gy（9 例）或 0.6～0.66Gy，总剂量 30～51Gy（中位剂量 45Gy），治疗时间 28～46 天。最小时间间隔 1 年，中位时间间隔 6 年。首程放疗剂量通常为 50～60Gy。在 Ⅱ 级和 Ⅲ

级脑胶质瘤患者中观察到良好的局部控制率。3 例直肠癌患者在 3～12 个月后出现局部进展，1 例直肠癌肺转移患者 10 个月后出现局部进展。患者症状均得到缓解，未观察到急性和晚期毒性反应。在该小样本研究中，从首程放疗到复发的时间间隔较长，很难评估肿瘤生物学对预后的影响，时间间隔也对毒性结果有一定影响。因此，目前还不清楚是否有更经济、方便的其他剂量分割方案，仍可以获得类似的临床预后。

五、脉冲式低剂量率（PRDR）再程放疗

Magnuson 等（2014）将脉冲式低剂量率（PRDR）再程放疗技术应用于复发性大体积胶质瘤。通过每间隔 3min 施照剂量 0.2Gy 脉冲式治疗，达到 0.067Gy/min 的表观剂量率。该研究共入组 23 例贝伐单抗和早期标准放疗加替莫唑胺治疗后进展的胶质母细胞瘤患者，在贝伐单抗治疗后出现进展的 7～14 天内，对患者进行总剂量 54Gy，共 27 次的 PRDR 再程放疗。计划靶区的中位体积为 424cm³。再程放疗开始时，每 4 周 1 次，给予两个周期的贝伐单抗（10mg/kg）治疗。贝伐单抗失效后的中位生存期为 6.9 个月，6 个月生存率为 65%，患者再程放疗耐受良好，没有出现 3～4 级毒性反应。需要更多的研究来证明这一治疗方案的临床作用。

六、大分割再程放疗随机临床研究

Chow 等（2014）在经影像确认的骨转移疼痛患者中进行了一项大型的多中心随机试验。将患者随机分组（1 : 1），即接受总剂量 8Gy 的单次治疗组和总剂量 20Gy 的分次治疗组（通常为 5 次），根据患者首程放疗分割方案、对首程放疗的反应和放疗中心等因素进行分层分析，主要终点为 2 个月时的总体疼痛反应。14 天内最常见的急性放射相关毒性是食欲不振〔接

受总剂量 8Gy 治疗组 358 例患者中有 201 例（56%）vs. 20Gy 治疗组 349 例患者中有 229 例（66%）；$P = 0.01$］和腹泻［357 例患者中有 81 例（23%）vs. 349 例患者中有 108 例（31%）；$P = 0.02$］。单次总剂量 8Gy 治疗组比总剂量 20Gy 分次治疗组更具优势且毒性更小，但按方案分析中发现结果并不可靠，可能需要在有效性和毒性之间权衡。在骨转移章节中会对此问题进一步讨论。骨转移患者接受中等累积总剂量，即使再程放疗也是如此。因此，临床上严重的晚期毒性反应通常是不可预测的。

Tian 等（2014）在鼻咽癌的研究中提供更多晚期毒性反应终点的信息。研究随机入组 117 例患者，其中 85% 的患者接受首程二维放疗（中位剂量 70Gy），中位时间间隔 2 年，中位复发肿瘤体积分别为 $31cm^3$ 和 $36.5cm^3$（79% 的肿瘤分期为 T_3 或 T_4）。总剂量 68Gy/34 次的常规调强放疗方案与总剂量 60Gy/27 次，每周 5 次的中度大分割方案对比。根据肿瘤细胞 $\alpha/\beta = 10Gy$ 的 LQ 模型分析，两套治疗方案剂量是等效的。对于 $\alpha/\beta = 3Gy$（无时间因素）的正常组织，60Gy 组的 BED 从 $113Gy_3$ 降至 $104Gy_3$（减少 8%）。生存率和不同类型的无失败生存率没有显著差异，但该研究并未按照等效性研究设计。68Gy 组的黏膜坏死明显增多（51% vs. 29%，HR 2.3，95%CI 1.1～5.0，$P = 0.02$），统计数据分析，坏死导致大出血的风险也更高（31% vs. 19%，HR 1.7，95%CI 0.7～4.3，$P = 0.12$）。在颞叶坏死（21%）、脑神经麻痹（13%）、痉挛和其他毒性方面未发现显著差异。除剂量和分割次数外，肿瘤体积也影响黏膜坏死的风险。在 68Gy 治疗组中，

研究者将 51% 的死亡归类与治疗相关，而在 60Gy 治疗组中，这一比例为 40%。结果证明适度的大分割再程放疗是可行的。

七、常规分割外照射与高剂量率近距离放疗的小型随机对照研究

2008—2011 年进行的一项研究，将 64 例复发性头颈部癌患者按 1∶1 的比例随机分组，一组接受三维适形放疗（每次 2Gy，25 次），另一组接受高剂量率近距离放疗（每次 2.5Gy，每天 2 次，时间间隔大于 6h，总剂量 30Gy）（Rudžianskas 等，2014）。但是，作者并没有陈述研究的主要终点和统计假设。首程放疗中位剂量 66Gy（最小剂量 50Gy），再程放疗中位时间间隔 15 个月，要求首程放疗后无 3 级或更高的晚期毒性反应。入组患者中超过 70% 的淋巴结呈阳性，再程放疗前可行外科手术。尽管随机入组，但在 PTV 的体积大小统计学仍有显著差异（外照射组中位体积 $177cm^3$ vs. 近距离放疗组中位体积 $35cm^3$）。因此，其结果差异也可能是研究规模小和基线特征的不平衡造成的。在多变量模型中未尝试调整再程放疗方案的影响。3～4 级急性毒性差异无统计学意义（近距离放疗组 34% vs. 对照组 55%），晚期毒性反应的差异有统计学意义（$P = 0.001$；1 例患者近距离放疗后出现放射性骨坏死，另一组中 2 例放射性骨坏死，3 例咽部狭窄，1 例皮肤溃疡，1 例严重喉部水肿和其他并发症）。近距离放疗后的生存率（2 年生存率 67% vs. 32%）和局部控制率（2 年局控率 63% vs. 25%）也有明显好于对照组。

参 考 文 献

[1] Abdel-Wahab MM, Wolfson AH, Raub W et al (1997) The role of hyperfractionated re-irradiation in metastatic brain disease: a single institutional trial. Am J Clin Oncol 20: 158-160

[2] Aupérin A, Le Péchoux C, Rolland E et al (2010) Meta-analysis of concomitant versus sequential radiochemotherapy in locally advanced non-small-cell lung cancer. J Clin Oncol 28:2181-2190

[3] Bauman GS, Sneed PK, Wara WM et al (1996) Reirradiation of primary CNS tumors. Int J Radiat Oncol Biol Phys 36: 433-441

[4] Baumann M, Beck-Bornholdt HP (1999) Hyperfractionated radiotherapy: tops or flops. Med Pediat Oncol 33:399-402

[5] Baumann M, Gregoire V (2009) Modified fractionation. In: Joiner M, van der Kogel A (eds) Basic clinical radiobiology. London, Hodder Arnold, pp 135-148

[6] Baumann M, Krause M (2009) Linear-quadratisches Modell und Fraktionierung. In: Bamberg M, Molls M, Sack H (eds) Radioonkologie Band 1 Grundlagen, 2nd edn. W. Zuckschwerdt Verlag GmbH, München, pp 251-267

[7] Baumann M, Bentzen S, Ang KK (1998) Hyperfractionated radiotherapy in head and neck cancer: a second look at the clinical data. Radiother Oncol 46:127-130

[8] Beck-Bornholdt HP, Dubben HH, Liertz-Petersen C, Willers H (1997) Hyperfractionation: where do we stand? Radiother Oncol 43:1-21

[9] Benchalal M, Bachaud JM, François P et al (1995) Hyperfractionation in the reirradiation of head and neck cancers. Result of a pilot study. Radiother Oncol 36:203-210

[10] Bentzen SM, Joiner MC (2009) The linear-quadratic approach in clinical practice. In: Joiner M, van der Kogel A (eds) Basic clinical radiobiology, 4th edn. Hodder Education, London, pp 120-134

[11] Bentzen SM, Saunders MI, Dische S (1999) Repair halftimes estimated from observations of treatment-related morbidity after CHART or conventional radiotherapy in head and neck cancer. Radiother Oncol 53: 219-226

[12] Bourhis J, Overgaard J, Audry H et al (2006) Hyperfractionated or accelerated radiotherapy in head and neck cancer: a meta-analysis. Lancet 368: 843-854

[13] Brown JM, Probert JC (1975) Early and late radiation changes following a second course of irradiation. Radiology 115:711-716

[14] Burri RJ, Stone NN, Unger P et al (2010) Long-term outcome and toxicity of salvage brachytherapy for local failure after initial radiotherapy for prostate cancer. Int J Radiat Oncol Biol Phys 77:1338-1344

[15] Choi CY, Adler JR, Gibbs IC et al (2010) Stereotactic radiosurgery for treatment of spinal metastases recurring in close proximity to previously irradiated spinal cord. Int J Radiat Oncol Biol Phys 78:499-506

[16] Chow E, van der Linden YM, Roos D et al (2014) Single versus multiple fractions of repeat radiation for painful bone metastases: a randomised, controlled, non-inferiority trial. Lancet Oncol 15:164-171

[17] Cox JD, Pajak TF, Herskovic A et al (1991) Five-year survival after hyperfractionated radiation therapy for non-small- cell carcinoma of the lung (NSCCL): results of RTOG protocol 81-08. Am J Clin Oncol 14:280-284

[18] Das P, Delclos ME, Skibber JM et al (2010) Hyperfractionated accelerated radiotherapy for rectal cancer in patients with prior pelvic irradiation. Int J Radiat Oncol Biol Phys 77: 60-65

[19] Dörr W, Baumann M, Herrmann T (1996) Nomenclature of modified fractionation protocols in radiotherapy. Strahlenther Onkol 172:353-355

[20] Dritschilo A, Bruckman JE, Cassady JR, Belli JA (1981) Tolerance of brain to multiple courses of radiation therapy. Br J Radiol 54:782-786

[21] Dunkel IJ, Gardner SL, Garvin JH Jr et al (2010) High-dose carboplatin, thiotepa, and etoposide with autologous stem cell rescue for patients with previously irradiated recurrent medulloblastoma. Neuro Oncol 12:297-303

[22] Edsmyr F, Andersson L, Esposti PL et al (1985) Irradiation therapy with multiple small fractions per day in urinary bladder cancer. Radiother Oncol 4:197-203

[23] Fogh SE, Andrews DW, Glass J et al (2010) Hypofrationated stereotactic radiation therapy: an effective therapy for recurrent high-grade gliomas. J Clin Oncol 28:3048-3053

[24] Fu KK, Newman H, Phillips TL (1975) Treatment of locally recurrent carcinoma of the nasopharynx. Radiology 117:425-431

[25] Fu KK, Pajak TF, Trotti A et al (2000) A Radiation Therapy Oncology Group (RTOG) phase III randomized study to compare hyperfractionation and two variants of accelerated fractionation to standard fractionation radiotherapy for head and neck squamous cell carcinomas: first report of RTOG 9003. Int J Radiat Oncol Biol Phys 48:7-16

[26] Greenberg M, Eisert DR, Cox JD (1976) Initial evaluation of reduced fractionation in the irradiation of malignant epithelial tumors. AJR Am J Roentgenol 126: 268-278

[27] Grosu AL, Weber WA, Franz M et al (2005) Reirradiation of recurrent high-grade gliomas using amino acid PET (SPECT)/CT/MRI image fusion to determine gross tumor volume for stereotactic fractionated radiotherapy. Int J Radiat Oncol Biol Phys 63:511-519

[28] Haddock MG, Gunderson LL, Nelson H et al (2001) Intraoperative irradiation for locally recurrent colorectal cancer in previously irradiated patients. Int J Radiat Oncol Biol Phys 49:1267-1274

[29] Haque W, Crane CH, Krishnan S et al (2009) Reirradiation to the abdomen for gastrointestinal malignancies. Radiat Oncol 4:55

[30] Hellman S (1975) Cell kinetics, models, and cancer treatment – some principles for the radiation oncologist. Radiology 114:219-223

[31] Hermann T, Baumann M, Dörr W (2006) Klinische Strahlenbiologie: kurz und bündig, 4th edn. Elsevier GmbH/

Urban & Fischer Verlag, München

[32] Heron DE, Rwigema JC, Gibson MK et al (2011) Concurrent cetuximab with stereotactic body radiotherapy for recurrent squamous cell carcinoma of the head and neck: a single institution matched case–control study. Am J Clin Oncol 34:165–172

[33] Holsti LR, Salmo M, Elkind MM (1978) Unconventional fractionation in clinical radiotherapy. Br J Cancer Suppl 3:307–310

[34] Horiot JC, Le Fur R, N'Guyen T et al (1992) Hyperfractionation versus conventional fractionation in oropharyngeal carcinoma: final analysis of a randomized trial of the EORTC cooperative group of radiotherapy. Radiother Oncol 25:231–241

[35] Hunter RD, Stewart JG (1977) The tolerance of re-irradiation of heavily irradiated human skin. Br J Radiol 50:573–575

[36] Janot F, de Raucourt D, Benhamou E et al (2008) Radomized trial of postoperative reirradiation combined with chemotherapy after salvage surgery compared with salvage surgery alone in head and neck carcinoma. J Clin Oncol 26:5518–5523

[37] Jereczek–Fossa BA, Kowalczyk A, D'Onofrio A (2008) Three–dimensional conformal or stereotactic reirradiation of recurrent, metastatic or new primary tumors. Analysis of 108 patients. Strahlenther Onkol 184:36–40

[38] Jeremić B, Milicić B (2008) From conventionally fractionated radiation therapy to hyperfractionated radiation therapy alone and with concurrent chemotherapy in patients with early–stage nonsmall cell lung cancer. Cancer 112:876–884

[39] Jeremic B, Shibamoto Y, Acimovic L et al (1997) Hyperfractionated radiotherapy alone for clinical stage I nonsmall cell lung cancer. Int J Radiat Oncol Biol Phys 38(3):521–525

[40] Joiner MC (1993) Hyperfractionation and accelerated radiotherapy. In: Steel GG (ed) Basic clinical radiobiology. London, Arnold Publishers, pp 65–71

[41] Joiner MC, Bentzen SM (2009) Fractionation: the linear–quadratic approach. In: Joiner M, van der Kogel A (eds) Basic clinical radiobiology, 4th edn. Hodder Education, London, pp 102–119

[42] Joiner MC, Marples B, Lambin P et al (2001) Low–dose hypersensitivity: current status and possible mechanisms. Int J Radiat Oncol Biol Phys 49:379–389

[43] Joseph KJ, Al–Mandhari Z, Pervez N et al (2008) Reirradiation after radical radiation therapy: a survey of patterns of practice among Canadian radiation oncologists. Int J Radiat Oncol Biol Phys 72:1523–1529

[44] Karam I, Huang SH, McNiven A et al (2015) Outcomes after reirradiation for recurrent nasopharyngeal carcinoma: North American experience. Head Neck doi: 10.1002/hed.24166

[45] Kilburn JM, Kuremsky JG, Blackstock AW et al (2014) Thoracic re–irradiation using stereotactic body radiotherapy (SBRT) techniques as first or second course of treatment. Radiother Oncol 110:505–510

[46] Krause M, Hessel F, Wohlfarth J et al (2003) Ultrafractionation in A7 human malignant glioma in nude mice. Int J Radiat Biol 79:377–383

[47] Krause M, Prager J, Wohlfarth J et al (2005a) Ultrafractionation dose not improve the results of radiotherapy in radioresistant murine DDL1 lymphoma. Strahlenther Onkol 181:440–444

[48] Krause M, Wohlfarth J, Georgi B et al (2005b) Low–dose hyperradiosensitivity of human glioblastoma cell lines in vitro does not translate into improved outcome of ultrafractionated radiotherapy in vivo. Int J Radiat Biol 81:751–758

[49] Laramore GE, Griffin TW, Parker RG et al (1978) The use of electron beams in treating local recurrence of breast cancer in previously irradiated fields. Cancer 41:991–995

[50] Lingareddy V, Ahmad NR, Mohiuddin M (1997) Palliative reirradiation for recurrent rectal cancer. Int J Radiat Oncol Biol Phys 38:785–790

[51] Lohaus F, Appold S, Krause M, Baumann M (2013) Local recurrence rate and toxicities after curative reirradiation of HNSCC. Strahlenther Onkol Suppl 1:P24

[52] Magnuson W, Ian Robins H, Mohindra P, Howard S (2014) Large volume reirradiation as salvage therapy for glioblastoma after progression on bevacizumab. J Neurooncol 117:133–139

[53] Maranzano E, Trippa F, Casale M et al (2012) Reirradiation of brain metatases with radiosurgery. Radiother Oncol 102:192–197

[54] Mauguen A, Péchoux L, Saunders MI et al (2012) Hyperfractionated or accelerated radiotherapy in lung cancer: an individual patient data meta–analysis. J Clin Oncol 30:2788–2797

[55] McDonald MW, Moore MG, Johnstone PA (2012) Risk of carotid blowout after reirradiation of the head and neck: a systematic review. Int J Radiat Oncol Biol Phys 82:1083–1089

[56] Meijneke TR, Petit SF, Wentzler D, Hoogeman M, Nuyttens JJ (2013) Reirradiation and stereotactic radiotherapy for tumors in the lung: dose summation and toxicity. Radiother Oncol 107:423–427

[57] Meoz RT, Fletcher GH, Peters LJ et al (1984) Twice–daily fractionation schemes for advanced head and neck cancer. Int J Radiat Oncol Biol Phys 10:831–836

[58] Messahel B, Ashley S, Saran F et al (2009) Relapsed intracranial ependymoma in children in the UK: patterns of relapse, survival and therapeutic outcome. Eur J Cancer 45:1815–1823

[59] Mohiuddin M, Marks GM, Lingareddy V, Marks J (1997) Curative surgical resection following reirradiation for recurrent rectal cancer. Int J Radiat Oncol Biol Phys 39:643–649

[60] Monroe AT, Bhandare N, Morris CG, Mendenhall WM (2005) Preventing radiation retinopathy with hyperfractionation. Int J Radiat Oncol Biol Phys 61: 856–864

[61] Näslund I, Nilsson B, Littbrand B (1994) Hyperfractionated radiotherapy of bladder cancer. A ten–year follow–up of a randomized clinical trial. Acta Oncol 33: 397–402

[62] Nieder C, Nestle U, Niewald M et al (1999) Hyperfractionated reirradiation for malignant glioma. Front Radiat Ther Oncol 33:150–157

[63] Nieder C, Milas L, Ang KK (2000) Tissue tolerance to reirradiation. Semin Radiat Oncol 10:200–209

[64] Nieder C, Andratschke N, Wiedenmann N et al (2004) Radiotherapy for high–grade gliomas. Does altered fractionation improve the outcome? Strahlenther Onkol 180:401–407

[65] Nieder C, Grosu AL, Andratschke NH, Molls M (2006) Update of human spinal cord reirradiation tolerance based on additional data from 38 patients. Int J Radiat Oncol Biol Phys 66:1446–1449

[66] Nieder C, Astner ST, Mehta MP et al (2008) Improvement, clinical course, and quality of life after palliative radiotherapy for recurrent glioblastoma. Am J Clin Oncol 31:300–305

[67] Niewald M, Feldmann U, Feiden W et al (1998) Multivariate logistic analysis of dose–effect relationship and latency of radiomyelopathy after hyperfractionated and conventionally fractionated radiotherapy in animal experiments. Int J Radiat Oncol Biol Phys 41:681–688

[68] Notter G, Turesson I (1984) Multiple small fractions per day versus conventional fractionation. Comparison of normal tissue reactions and effect on breast carcinoma. Radiother Oncol 1:299–308

[69] Peulen H, Karlsson K, Lindberg K et al (2011) Toxicity after reirradiation of pulmonary tumours with stereotactic body radiotherapy. Radiother Oncol 101:260–266

[70] Popovtzer A, Gluck I, Chepeha DB et al (2009) The pattern of failure after reirradiation of recurrent squamous cell head and neck cancer: implications for defining the targets. Int J Radiat Oncol Biol Phys 74:1342–1347

[71] Pulkkanen K, Lahtinen T, Lehtimäki A et al (2007) Effective palliation without normal tissue toxicity using low–dose ultrafractionated re–irradiation for tumor recurrence after radical or adjuvant radiotherapy. Acta Oncol 46:1037–1041

[72] Rudžianskas V, Inčiūra A, Vaitkus S et al (2014) Reirradiation for patients with recurrence head and neck squamous cell carcinoma: a single–institution comparative study. Medicina (Kaunas) 50:92–99

[73] Ruifrok AC, Kleiboer BJ, van der Kogel AJ (1992) Fractionation sensitivity of the rat cervical spinal cord during radiation retreatment. Radiother Oncol 25:295–300

[74] Sause WT, Scott C, Taylor S et al (1995) Radiation Therapy Oncology Group (RTOG) 88–08 and Eastern Cooperative Oncology Group (ECOG) 4588: preliminary results of a phase III trial in regionally advanced, unresectable non–small–cell lung cancer. J Natl Cancer Inst 87:198–205

[75] Sause W, Kolesar P, Taylor S IV et al (2000) Final results of phase III trial in regionally advanced unresectable nonsmall cell lung cancer: Radiation Therapy Oncology Group, Eastern Cooperative Oncology Group, and Southwest Oncology Group. Chest 117:358–364

[76] Schoenthaler R, Albright NW, Wara WM et al (1992) Reirradiation of pituitary adenoma. Int J Radiat Oncol Biol Phys 24:307–314

[77] Seydel HG, Diener–West M, Urtasun R et al (1985) Hyperfractionation in the radiation therapy of unresectable non–oat cell carcinoma of the lung: preliminary report of a RTOG Pilot Study. Int J Radiat Oncol Biol Phys 11:1841–1847

[78] Shehata WM, Hendrickson FR, Hindo WA (1974) Rapid fractionation technique and re–treatment of cerebral metastases by irradiation. Cancer 34:257–261

[79] Short SC, Kelly J, Mayes CR et al (2001) Low–dose hypersensitivity after fractionated low–dose irradiation in vitro. Int J Radiat Biol 77:655–664

[80] Simmonds RH, Hopewell JW, Robbins ME (1989) Residual radiation–induced injury in dermal tissue: implications for retreatment. Br J Radiol 62:915–920

[81] Simonsson M, Qvarnström F, Nyman J et al (2008) Low–dose hypersensitive gammaH2AX response and infrequent apoptosis in epidermis from radiotherapy patients. Radiother Oncol 88:388–397

[82] Spencer SA, Harris J, Wheeler RH et al (2008) Final report of RTOG 9610, a multi–institutional trial of reirradiation and chemotherapy for unresectable recurrent squamous cell carcinoma of the head and neck. Head Neck 30:281–288

[83] Stewart FA (1999) Re–treatment after full–course radiotherapy: is it a viable option? Acta Oncol 38:855–862

[84] Stewart FA, Soranson JA, Alpen EL et al (1984) Radiation–induced renal damage: the effects of hyperfractionation. Radiat Res 98:407–420

[85] Tian YM, Zhao C, Guo Y et al (2014) Effect of total dose and fraction size on survival of patients with locally recurrent nasopharyngeal carcinoma treated with intensity– modulated radiotherapy: a phase 2, single–center, randomized controlled trial. Cancer 120:3502–3509

[86] Tomé WA, Howard SP (2007) On the possible increase in local tumour control probability for gliomas exhibiting low dose hyper–radiosensitivity using a pulsed schedule. Br J Radiol 80:32–37

[87] Valentini V, Morganti AG, Gambacorta MA et al (2006) Preoperative hyperfractionated chemoradiation for locally recurrent rectal cancer in patients previously irradiated to the pelvis: a multicentric phase II study. Int J Radiat Oncol Biol Phys 64:1129–1139

[88] Watkins JM, Shirai KS, Wahlquist AE et al (2009) Toxicity and survival outcomes of hyperfractionated split–course reirradiation and daily concurrent chemotherapy in locoregionally recurrent, previously irradiated head and neck cancers. Head Neck 31:493–502

[89] Withers HR (1985) Biological basis for altered fractionation schemes. Cancer 55:2086–2095

[90] Withers HR, Peters LJ, Thames HD, Fletcher GH (1982) Hyperfractionation. Int J Radiat Oncol Biol Phys 8:1807–1809

[91] Yomo S, Arkha Y, Delsanti C et al (2009) Repeat gamma knife surgery for regrowth of vestibular schwannomas. Neurosurgery 64:48–54

[92] Zhang B, Zhu F, Ma X et al (2014) Matched–pair comparisons of stereotactic body radiotherapy (SBRT) versus surgery for the treatment of early stage non–small cell lung cancer: a systematic review and meta–analysis. Radiother Oncol 112:250–255

第 3 章 热疗和再程放疗
Hyperthermia and Reirradiation

Oliver J. Ott　Manfred Schmidt　著
常冬姝　朱夫海　任　刚　译

摘　要

目前已有临床证据证明有质量保证的局部或区域性热疗，在几种临床条件下可提高标准肿瘤治疗的临床获益，而不显著增加晚期毒性反应，这使得热疗成为放疗和化疗的理想增敏方法。热疗在临床肿瘤治疗中的疗效是肯定的，热疗作为多模式肿瘤标准治疗的组成部分，当前的主要问题是确定热疗的适应证以获取最大临床获益，包括选择合适的患者、肿瘤类型以及临床分期，这对于复发性恶性肿瘤且肿瘤局部已接受放疗的患者尤为重要。

一、临床肿瘤热疗

目前，在临床肿瘤多学科治疗中，局部和区域热疗的作用正得到重新认识。在一些前瞻性临床试验、系统回顾和大型回顾性分析中，已证明同步局部和区域热疗可提高标准放疗和化疗的临床疗效，如乳腺癌胸壁复发（Vernon等，1996；Jones 等，2005；Kouloulias 等，2015；Linthorst 等，2013 和 2015；Oldenborg等，2015）、局部晚期宫颈癌（van der Zee 等，2000；Franckena 等，2008 年和 2009 年；Lutgens等，2010）、直肠癌（Berdov 和 Menteshashvili 1990；De Haas-Kock 等，2009；Schroeder 等，2012；Gani 等，2016）、高危软组织肉瘤（Issels 2008；Issels 等，2010；Angele 等，2014）、恶性黑色素瘤（Overgaard 等，1995）、肛管癌（Kouloulias 等，2005）和膀胱癌（Colombo 等，2003；Ott 等，2009；Wittlinger 等，2009）。新的探头系统可改善温度分布，在更深的区域进

行，使患者更加舒适，配备磁共振成像（MRI）扫描仪的系统在治疗区域内进行无创三维测温（Gellermann 等，2005 和 2006；Winter 等，2015），基于计算机断层扫描（CT）或 MRI 数据集的计划系统可以选择合适的治疗参数。这些技术的进步和标准化的质保方案（Bruggmoser等，2012）更好地保障了治疗质量。

（一）经典热疗技术

经典热疗是通过暂时升高组织温度，以破坏和杀死癌细胞。多数情况下，热疗需与放疗和（或）化疗联合使用。目前常用的热疗技术包括局部热疗（LHT）、组织间热疗（IHT）、区域深部热疗（RHT）和全身热疗（WBHT）。局部和区域热疗的目标肿瘤温度为 40～44℃，而全身热疗温度通常控制在 41.5～42℃。

1. 浅表热疗

浅表热疗（LHT）设备通过多种技术传递能量至肿瘤区使肿瘤升温，采用不同类型的能

量来加热，包括微波、射频和超声波。外源性释热器准确地置于肿瘤（皮肤内肿瘤或皮下组织内肿瘤）生长区域的皮肤表面，然后将能量聚焦于肿瘤区以提高其温度（图 3-1）。通常治疗用热能的穿透深度为数厘米。LHT 联合放疗的典型临床应用包括乳腺癌术后胸壁复发不能手术治疗的病例（Vernon 等，1996；Jones 等，2005；Kouloulias 等，2015；Linthorst 等，2013 和 2015；Oldenborg 等，2015）、恶性黑色素瘤局部复发和转移（Overgaard 等，1995）、局部晚期头颈部肿瘤患者颈部肿块的治疗（Datta 等，1990；Valdagni 和 Amichetti，1994）。在随机试验中，与单纯放疗比较，联合 LHT 可显著改善肿瘤局部控制（Valdagni 和 Amichetti，1994；Overgaard 等，1995；Vernon 等，1996；Jones 等，2005）。

2. 组织间热疗和腔内热疗

组织间热疗（IHT）和腔内热疗主要用于治疗腔内或接近体腔的肿瘤，如头颈部（Datta 等，1990；Geiger 等，2002）、食管或肛管（Kouloulias 等，2005），利用置于腔内或插植于肿瘤内的探针，加热后释放能量直接升高肿瘤内温度。IHT 常与组织间近距离放疗联合应用（图 3-2）。可在高剂量率或脉冲剂量率后装放疗实施之前和（或）之后放置专用探针（如微波天线），例如通过近距离治疗管额外对靶

区加热。在临床试验中，IHT 可以提高膀胱癌（Colombo 等，2003）患者和胶质母细胞瘤（Sneed 等，1998）患者的总生存率和（或）降低肿瘤局部复发率。

3. 区域深部热疗

对于局部晚期的腹部、盆腔和四肢肿瘤，推荐使用区域深部热疗（RHT）。外源性释热器置于体腔或被治疗器官周围，将微波或射频辐射集中于靶区内以提高温度（图 3-3）。随机临床试验已证实区域深部热疗有效，如局部晚期宫颈癌（van der Zee 等，2000；Franckena 等，2008）、直肠癌（Rau 等，2002）和软组织肉

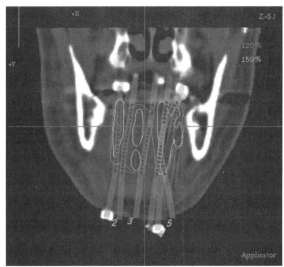

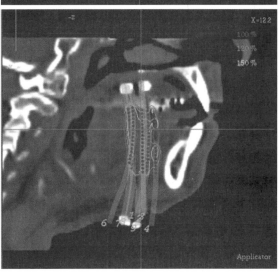

▲ 图 3-2　放疗复发性舌癌的组织间近距离放疗与热疗
（彩图见书末彩插部分）

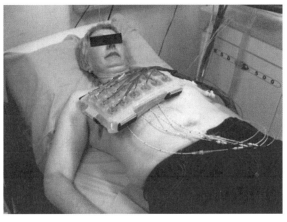

▲ 图 3-1　复发性乳腺癌浅表热疗

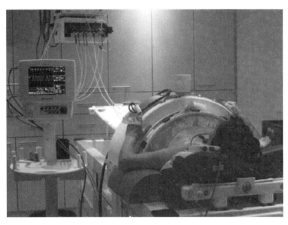

▲ 图 3-3　复发性直肠癌的深部热疗

瘤（Issels 等，2010；Angele 等，2014）。RHT 联合放疗、化疗和放化疗的适应证还包括：直肠癌局部复发（Juffermans 等，2003）、膀胱癌（Ott 等，2009；Wittlinger 等，2009）、前列腺癌（Tilly 等，2005）、肛管癌（Kouloulias 等，2005）、胰腺癌（Schlemmer 等，2004）和胃癌（Mochiki 等，2007）。其他区域热疗方法包括灌注技术（Cornett 等，2006），用于治疗四肢肿瘤（如黑色素瘤）或某些器官的肿瘤（如肝或肺）。治疗时抽取患者的部分血液，经过加热后重新输回肢体或器官内，通常这种热疗方式与抗肿瘤药物联合应用。持续腹腔热灌注（HIPEC）是一种治疗腹腔内广泛转移性肿瘤的技术，包括原发性腹膜间皮瘤和胃癌（Verwaal 等，2008）。

4. 无创性测温法

在过去的几年中，欧洲多个肿瘤中心建立了区域深部热疗和磁共振影像相结合的一体治疗系统，并应用于临床。在热疗过程中温度的控制是质量保证的关键。使用区域深部热疗与磁共振影像一体治疗系统，医生可以实时获得 RHT 治疗期间详细的三维组织温度信息和血流灌注图像信息（Gellermann 等，2005 和 2006；Winter 等，2015）。利用快速 MRI 测温序列，可获得整个治疗区域的温度分布彩图，有助于医生对治疗参数进行评估和优化。随着无创 MRI

测温技术的引入，RHT 治疗有望进一步提高肿瘤的温度，而避免周围正常组织出现疼痛热点。

5. 全身热疗

全身热疗（WBHT）通常用于治疗全身性播散的恶性肿瘤。通过使用恒温箱或热毯，人为地将体温提高到 41.5～42℃。WBHT 联合化疗主要用于一线或二线系统治疗后进展不可治愈的转移性恶性肿瘤患者。一些 Ⅱ 期试验证明了 WBHT 联合化疗治疗转移性直肠癌、前列腺癌和卵巢癌的可行性，但由于缺乏随机试验数据，尚未显示明确的获益（Hildebrandt 等，2005）。在循证医学方面，全身热疗目前尚没有引起足够关注。

（二）热疗：不是替代治疗，而是协同治疗

在许多癌症患者看来，热疗是一种与外科手术、放疗和化疗同媲美的治疗手段。面对以循证医学为基础的积极治疗方法，在遭受恶性肿瘤痛苦的患者中，一些人拼命寻找另一种治愈肿瘤的方法。温度控制在 40～44℃ 的热疗看起来相当有吸引力，可以避免手术、化疗和（或）放疗。但是，到目前为止，无论是全身热疗还是局部或区域深部热疗，尚没有足够数据证明在任何恶性肿瘤治疗中，热疗作为单一治疗方式是有效的，尽管互联网上有许多相互矛盾的广告，这仍不能改变这一事实。2000 年德国放射肿瘤学学会（DEGRO）发布了一份关于正确使用局部和区域热疗的指南，强调为了增加组织对既定抗肿瘤治疗的敏感性，热疗必须与放疗和（或）化疗联合应用。因此，局部和区域热疗在特定恶性肿瘤治疗中，不是替代，而是协同，并且必须满足质量标准（Bruggmoser 等，2012）。

二、复发性恶性肿瘤热疗联合多学科治疗的机制

局部复发性恶性肿瘤的治疗往往较为棘手，

因为局部已经接受了大量前期治疗，包括手术、放疗和（或）化疗。在许多复发病例中，由于病变的范围广（如乳腺癌术后胸壁炎症样复发）或侵犯重要解剖结构（如直肠癌复发侵犯第一骶椎或胰腺癌血管浸润等），一期手术是不可行的。通常，乳腺癌患者初次治疗时已经接受紫杉醇和蒽环类药物等最有效的化疗药物，大部分乳腺癌和直肠癌患者也进行了辅助放疗。在对复发肿瘤进行个体化治疗时必须考虑到所有这些前提条件。

对于不能手术切除的局部复发性直肠癌患者，如果局部已行 ≥ 50Gy 剂量的放疗，为避免发生严重的副反应，特别是膀胱和小肠，许多放疗专家倾向给予姑息性放疗剂量 30Gy。研究显示，病理证实的完整切除的复发性直肠癌治愈率可高达 50%（Dresen 等，2008；Tanis 等，2013），对于这些病例，联合应用新辅助治疗可获得更高的治愈率。各种实体肿瘤的治疗研究证实，局部和区域热疗能够有效地增加放疗和（或）化疗的疗效，同时没有增加晚期的毒性反应。一项局部复发性乳腺癌的临床试验发现，在患者接受放疗前联合热疗的效果更明显（Vernon 等，1996）。这对于前期治疗导致后期治疗选择受限的复发性肿瘤患者特别有帮助，可以在多学科治疗中联合热疗以提高疗效。

三、临床数据

关于局部和区域热疗治疗原发肿瘤应用和效果的临床数据很容易找到，但热疗在局部复发性肿瘤个体化治疗中的临床数据有限，现总结如下。

（一）乳腺癌

共有六个临床随机试验研究了放疗联合局部热疗在乳腺癌患者中的疗效，其中五项研究开始于 1988—1991 年，分别由英国医学研究委员会（UK Medical Research Council）、欧洲肿瘤热疗学会（European Society of Hyperthermic Oncology, ESHO）、荷兰热疗组（Dutch Hyperthermia Group）和加拿大玛格丽特公主医院 / 渥太华肿瘤研究所（Princess Margaret Hospital/Ontario Cancer Institute）进行（Vernon 等，1996）。患者入组标准包括局部晚期或复发性乳腺癌、局部放疗优于手术治疗的乳腺癌。所有试验主要终点均为局部完全缓解率。由于入组缓慢，最终各试验组将数据合并后以 Meta 分析的形式发表。共分析 306 例患者，44%（135/306）的患者接受单纯放疗，56%（171/306）的患者接受放疗联合热疗，生物有效剂量 40～70Gy，单次剂量 1.8～4Gy，2～5 周完成治疗。在这五项临床试验中，采用浅表热疗的设备不同，按照试验设计，在放疗期间共进行了 2～8 次热疗。单次热疗持续时间为 45～70min，靶区内温度为 42.5～43℃。单纯放疗组的完全缓解率为 41%，联合治疗组为 59%（$P < 0.001$）。放疗区域内复发组疗效最显著，该区域的再程放疗可允许剂量有限。在所有获得完全缓解的病例中，17% 接受联合治疗和 31% 接受单纯放疗的患者在随访过程中出现局部复发（$P = 0.007$）。大多数患者（227/306）在随访过程中出现治疗区域外肿瘤进展，作者认为这正是联合治疗后，虽然肿瘤局部控制改善，但不能提高总生存率的原因。热疗具有良好的耐受性，与单纯放疗相比，不会增加急性或晚期毒性反应，即使是之前接受过放疗的患者也是如此。通过这五项临床试验结果分析，作者认为热疗作为放疗的辅助治疗手段对复发性乳腺癌是有效的。

第六项随机试验是美国北卡罗来纳州杜克大学的 Jones 等于 2005 年发表的，评估热疗在乳腺癌治疗中的作用（Jones 等，2005）。对 108 例不同来源的浅表部位肿瘤患者进行了详细分析。患者接受单纯放疗（$n = 52$）或放疗联合局部热疗（$n = 56$）。接受单纯放疗的病例中，乳腺癌或乳腺癌胸壁复发占 63%（33/52），头颈部癌占 12%（6/52），恶性黑色素瘤占 12%（6/52），其他病理组织类型肿瘤占 13%（7/52），联合治疗组病例分别为 66%（37/56）、14%（8/56）、9%（5/56）、11%（6/56）。未对乳腺癌患者进行单独分析。两组病例中，既往接受过放疗的中位放疗剂量为 41Gy（范围 18～66Gy），未接受过放疗的中位放疗剂量为 60Gy（范围 24～70Gy）。在整个放疗过程中，患者随机分到单纯放疗组和放疗联合热疗组，热疗每周 2 次，每次 1～2h，分次间隔不低于 48h，最大治疗次数 10 次。体外加热采用微波螺旋导丝释热器，工作频率为 433MHz，通过有创方式监测靶区内温度，周围正常组织和肿瘤组织的最高允许温度分别为 43℃和 50℃。联合局部热疗组完全缓解率为 66%，单纯放疗组为 42%（$P = 0.02$），两组患者接受额外系统治疗的比例无显著差异。联合热疗组肿瘤局部疗效的提高，使两组的肿瘤控制时间有显著性差异（$P = 0.02$）。在患者死亡或末次随访时，两组肿瘤的局控率分别为 48% 和 25%，在既往接受过放疗的患者中，完全缓解率和局控率的提高表现得更为明显，两组患者的总生存率无显著性差异。最近发表的回顾性系列报道中，对于乳腺癌术后不可切除的胸壁复发病例，强调了浅表热疗联合再程放疗的价值（Oldenborg 等，2015；Linthorst 等，2013 和 2015）。

（二）直肠癌

对于局部复发性直肠癌，特别是曾经接受过盆腔放疗的患者，目前尚没有标准的治疗方案。单独应用手术、放疗和化疗的治疗效果非常有限（Tanis 等，2013），因而有必要实行多学科联合治疗，手术和放化疗一样用于复发性直肠癌治疗中，但治疗效果不尽如人意。研究已经证实了区域热疗与放 / 化疗联合应用的可行性（Juffermans 等，2003；Schaffer 等，2003；Milani 等，2008）。两项随机临床试验显示，局部晚期原发性直肠癌联合热疗有效地提高疾病缓解率，延长进展时间（Berdov 和 Menteshashvili，1990；Gani 等，2016），只有少数报道了针对复发性直肠癌的热疗联合治疗方案。以下研究的观察终点为治疗方案的可行性和姑息性症状控制程度。

Juffermans 等（2003）评估了 54 例不能手术切除的复发性结直肠癌患者再程放疗和热疗的姑息性疗效。再程放疗总剂量 24～32Gy，每次 4Gy，每周放疗 2 次，在放疗过程中热疗 3～4 次，每周 1 次。结果显示联合治疗可行，耐受性好，与单纯放疗比较，放疗联合热疗延长姑息症状缓解的时间。

Schaffer 等（2003）分析了 14 例接受放疗、化疗和区域热疗的局部复发性直肠癌的治疗和随访数据。9 例患者既往接受过放疗和化疗，放疗总剂量 30.6～39.6Gy，氟尿嘧啶（5-Fu）持续灌注化疗（每周 5 天，每 24 小时 350mg/m²），联合热疗每周 2 次。其余 5 例未接受过放化疗，放疗先给予 45Gy 后，缩野局部加量 9～14.4Gy，氟尿嘧啶灌注化疗（第 1～4 天和第 29～33 天，每 24 小时 500mg/m²），区域热疗每周 2 次。在接受评估的 13 例患者中，总缓解率为 54%（完全缓解 5 例，部分缓解 2 例），平均随访时间 13.9 个月（5～32 个月），7 例患者存活。在局部复发的直肠癌治疗中，该治疗方案显示出较好的疗效。

Hildebrandt 等（2004）报道了一项 9 例既往接受过放疗的局部复发性直肠癌患者，进行化疗联合热疗的探索性研究结果。热化疗方案为奥沙利铂（43mg/m²，静脉滴注 120min），亚叶酸（500mg/m²，静脉滴注 120min），氟尿嘧啶（2.6g/m²，持续静脉滴注 24h），连续治疗 6 周，奥沙利铂与盆腔热疗同步进行。9 例患者共接受 67 次热疗，耐受性良好，82%（55/67）同步热化疗过程中化疗剂量未减量，93%（62/67）的患者热疗治疗时间超过 60min。

10 例严重毒性反应（WHO 分级 Ⅲ 级）中 8 例为化疗不良反应（恶心 4 例，腹泻 3 例，神经病变 1 例），2 例严重的副反应主要由热疗引起，包括血尿 1 例、褥疮 1 例。根据 WHO 标准，在治疗过程中没有患者发生疾病进展，2 例患者病灶部分缓解。该研究证实奥沙利铂、叶酸、氟尿嘧啶联合热疗的可行性，总体毒性反应可耐受，研究结果还表明对既往盆腔放疗后复发的直肠癌患者可以提供有效的姑息疗效。

Wiig 等（2005）研究了局部进展或复发的直肠癌患者接受术前放疗或放化疗获得病理缓解（pT_0）的临床结果。419 例局部进展和局部复发直肠癌患者接受了术前放疗（46～50Gy，每次 2Gy），病理证实局部进展组（$n = 229$）完全缓解（pT_0）为 7%，局部复发组（$n = 190$）pT_0 为 8%。局部进展组 pT_0 的 5 年生存率为 90%，而 $pT > 0$ 仅为 53%，两者间统计学差异显著。pT_0 患者的 5 年局部复发率为 0%，而 $pT > 0$ 患者为 23%。局部复发组 pT_0 患者的 5 年生存率为 62%，而其他 pT 分期为 45%，局部复发率分别为 17% 和 35%。

综上所述，现有证据表明放化疗联合区域深部热疗能够改善复发性直肠癌的缓解率、局

控率和生存率。2011 年德国埃朗根大学医学中心启动一项以氟尿嘧啶（或卡培他滨）和奥沙利铂为主的新辅助化疗联合区域深部热疗治疗局部复发性直肠癌的 Ⅰ/Ⅱ 期临床试验（HyRec 试验）（图 3-4 和图 3-5）。如前所述，直肠癌局部复发的患者，如果复发灶完全切除预后更好，HyRec 试验强化新辅助治疗（加入奥沙利铂和每周 2 次，总数不超过 10 次的区域热疗）目的在于最大限度地提高复发灶的完全切除率。这项试验招募了约 60 名患者，包括接受过放疗和之前没有接受过放疗的患者，主要观察终点是治疗可行性和完全缓解率，迄今为止，还没有最终结果。HyRec 试验评估联合区域深部热疗治疗局部复发直肠癌的作用，为后续设计随机试验提供依据。

（三）头颈部癌

德国埃朗根大学医学中心的一项研究中（Strnad 等，2015），104 例复发性头颈部癌患者接受脉冲剂量率（PDR）组织间插植近距离放疗联合外照射（$n = 23$），以铂类药物为基础的化疗（$n = 58$），和组织间热疗（$n = 33$）。所有患者既往接受过放疗，每次脉冲的剂量为

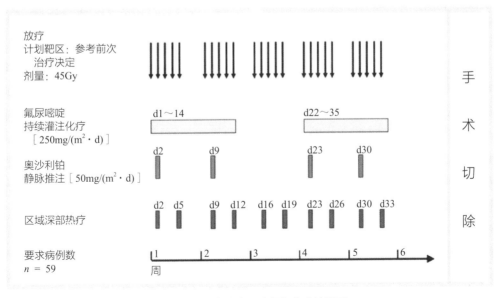

▲ 图 3-4　复发直肠癌深部热疗流程图

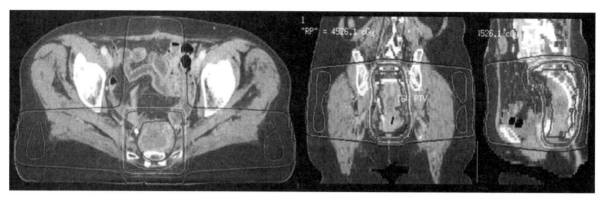

▲ 图 3-5　复发性直肠癌再程放疗联合氟尿嘧啶、奥沙利铂及深部热疗（彩图见书末彩插部分）

0.46～0.55Gy，中位总剂量为 56.7Gy，PDR 近距离放疗的同时，化疗采用顺铂（20mg/m²，静脉推注，第 1～5 天）和氟尿嘧啶（800mg/m²，静脉持续输注，第 1～5 天）。PDR 近距离放疗后，1/3 的患者接受一次组织间热疗。软组织坏死和骨坏死的发生率分别为 18/104（17.3%）和 11/104（9.6%），但仅 3% 的患者需要手术治疗。2 年、5 年、10 年肿瘤的局部控制率分别为 92.5%、82.4%、58.9%，同步化疗提高了临床疗效，单次组织间热疗产生的影响尚不清楚。

（四）子宫颈癌

目前尚无盆腔复发或侵犯大血管的宫颈癌接受再程放疗联合热疗的研究报道，但已有几个科研团队正在进行再程放疗、顺铂（40mg/m²，每周 1 次，静脉推注）和顺铂化疗期间区域热疗三种方案联合治疗的临床试验。在既往放疗区域内复发的宫颈癌患者，通常对单纯化疗反应差。

有一些关于顺铂联合区域热疗的研究数据，Franckena 等（2007）采用顺铂联合热疗同时治疗宫颈癌患者，对治疗反应、毒性、姑息治疗效果和生存情况进行了分析。1992—2005 年间该试验录入 47 例患者，通过妇科检查和 CT 扫描影像评价疗效，客观有效率为 55%，缓解率为 74%，19% 的患者可手术治疗。2 例患者在治疗后的 9 年和 18 个月内无病生存；2 例因非

宫颈癌原因死亡的患者在死亡之前亦无进展。中位生存期 8 个月，生存期受无进展时间和肿瘤大小影响。36% 的患者出现 3～4 级血液学毒性反应，肾毒性最高为 2 级。据此作者认为复发性宫颈癌同步顺铂和热疗联合治疗能够获得较高的缓解率，毒性反应可接受。但一项最新研究显示，38 例接受放化疗后复发的宫颈癌患者，没有从化疗联合热疗中获益（Heijkoop 等，2014）。

Rietbroek 等（1997）报道了 23 例宫颈癌盆腔放疗后盆腔内复发的患者，接受每周 1 次局部热疗和顺铂（50mg/m²，静脉输注）治疗，最多 12 个疗程，所有患者共计接受 169 个疗程的联合治疗。缓解率为 52%（12/23，95%CI，31%～73%），其中有 3 例之前不能手术的患者接受了挽救性手术治疗。中位缓解持续时间为 9.5 个月，中位生存期 8 个月，1 年生存率 42%，总体毒性可耐受。对既往放疗后宫颈癌复发的患者，采用每周热疗联合顺铂方案治疗是有效的。最近的一项 I 期临床研究，评估了顺铂、热疗和拉帕替尼联合治疗复发性宫颈癌，但临床结果尚处于初步阶段（van Meerten 等，2015）。

四、总结

目前已有临床证据证明有质量保证的局部或区域性热疗，在几种临床条件下可提高标准

肿瘤治疗的临床获益，而不会显著增加晚期毒性反应，这使得热疗可以作为放疗和化疗疗效增敏剂。热疗在临床肿瘤治疗中的疗效是肯定的，热疗作为多模式肿瘤标准治疗计划的组成部分，当前的主要问题是确定热疗的适应证以获取最大临床获益，包括选择合适的患者、肿瘤类型以及临床分期。在过去 10 年中，热疗在宫颈癌、软组织肉瘤和乳腺癌等的研究中均取得了显著进展，但仍有大量工作要做，以便在临床试验基础上，为其他实体肿瘤制定合理的指南，这对于复发性恶性肿瘤和在既往放疗区内复发的患者尤其重要。

参 考 文 献

[1] Angele MK, Albertsmeier M, Prix NJ, Hohenberger P, Abdel–Rahman S, Dieterle N et al (2014) Effectiveness of regional hyperthermia with chemotherapy for high–risk retroperitoneal and abdominal soft–tissue sarcoma after complete surgical resection: a subgroup analysis of a randomized phase–III multicenter study. Ann Surg 260:749–754; discussion 54–6

[2] Berdov BA, Menteshashvili GZ (1990) Thermoradiotherapy of patients with locally advanced carcinoma of the rectum. Int J Hyperthermia 6:881–890

[3] Bruggmoser G, Bauchowitz S, Canters R, Crezee H, Ehmann M, Gellermann J et al (2012) Guideline for the clinical application, documentation and analysis of clinical studies for regional deep hyperthermia: quality management in regional deep hyperthermia. Strahlenther Onkol 188(Suppl 2):198–211

[4] Colombo R, Da Pozzo LF, Salonia A, Rigatti P, Leib Z, Baniel J et al (2003) Multicentric study comparing intravesical chemotherapy alone and with local microwave hyperthermia for prophylaxis of recurrence of superficial transitional cell carcinoma. J Clin Oncol 21:4270–4276

[5] Cornett WR, McCall LM, Petersen RP, Ross MI, Briele HA, Noyes RD et al (2006) Randomized multicenter trial of hyperthermic isolated limb perfusion with melphalan alone compared with melphalan plus tumor necrosis factor: American College of Surgeons Oncology Group Trial Z0020. J Clin Oncol 24:4196–4201

[6] Datta NR, Bose AK, Kapoor HK, Gupta S (1990) Head and neck cancers: results of thermoradiotherapy versus radiotherapy. Int J Hyperthermia 6:479–486

[7] De Haas–Kock DF, Buijsen J, Pijls–Johannesma M, Lutgens L, Lammering G, van Mastrigt GA et al (2009) Concomitant hyperthermia and radiation therapy for treating locally advanced rectal cancer. Cochrane Database Syst Rev (3):CD006269

[8] Dresen RC, Gosens MJ, Martijn H, Nieuwenhuijzen GA, Creemers GJ, Daniels–Gooszen AW et al (2008) Radical resection after IORT–containing multimodality treatment is the most important determinant for outcome in patients treated for locally recurrent rectal cancer. Ann Surg Oncol 15:1937–1947

[9] Franckena M, De Wit R, Ansink AC, Notenboom A, Canters RA, Fatehi D et al (2007) Weekly systemic cisplatin plus locoregional hyperthermia: an effective treatment for patients with recurrent cervical carcinoma in a previously irradiated area. Int J Hyperthermia 23:443–450

[10] Franckena M, Stalpers LJ, Koper PC, Wiggenraad RG, Hoogenraad WJ, van Dijk JD et al (2008) Long–term improvement in treatment outcome after radiotherapy and hyperthermia in locoregionally advanced cervix cancer: an update of the Dutch Deep Hyperthermia Trial. Int J Radiat Oncol Biol Phys 70:1176–1182

[11] Franckena M, Lutgens LC, Koper PC, Kleynen CE, van der Steen–Banasik EM, Jobsen JJ et al (2009) Radiotherapy and hyperthermia for treatment of primary locally advanced cervix cancer: results in 378 patients. Int J Radiat Oncol Biol Phys 73:242–250

[12] Gani C, Schroeder C, Heinrich V, Spillner P, Lamprecht U, Berger B et al (2016) Long–term local control and survival after preoperative radiochemotherapy in combination with deep regional hyperthermia in locally advanced rectal cancer. Int J Hyperthermia 1–6

[13] Geiger M, Strnad V, Lotter M, Sauer R (2002) Pulsed–dose rate brachytherapy with concomitant chemotherapy and interstitial hyperthermia in patients with recurrent head–and–neck cancer. Brachytherapy 1:149–153

[14] Gellermann J, Wlodarczyk W, Hildebrandt B, Ganter H, Nicolau A, Rau B et al (2005) Noninvasive magnetic resonance thermography of recurrent rectal carcinoma in a 1.5 Tesla hybrid system. Cancer Res 65:5872–5880

[15] Gellermann J, Hildebrandt B, Issels R, Ganter H, Wlodarczyk W, Budach V et al (2006) Noninvasive magnetic resonance thermography of soft tissue sarcomas during regional hyperthermia: correlation with response and direct thermometry. Cancer 107: 1373–1382

[16] Heijkoop ST, van Doorn HC, Stalpers LJ, Boere IA, van der Velden J, Franckena M et al (2014) Results of concurrent chemotherapy and hyperthermia in patients with recurrent cervical cancer after previous chemoradiation. Int J Hyperthermia 30:6–10

[17] Hildebrandt B, Wust P, Drager J, Ludemann L, Sreenivasa G, Tullius SG et al (2004) Regional pelvic hyperthermia as an adjunct to chemotherapy (oxaliplatin, folinic acid, 5–fluorouracil) in pre–irradiated patients with locally recurrent rectal cancer: a pilot study. Int J Hyperthermia 20:359–369

[18] Hildebrandt B, Hegewisch-Becker S, Kerner T, Nierhaus A, Bakhshandeh-Bath A, Janni W et al (2005) Current status of radiant whole-body hyperthermia at temperatures >41.5 degrees C and practical guidelines for the treatment of adults. The German 'Interdisciplinary Working Group on Hyperthermia'. Int J Hyperthermia 21:169–183

[19] Issels RD (2008) Regional hyperthermia in high-risk soft tissue sarcomas. Curr Opin Oncol 20:438–443

[20] Issels RD, Lindner LH, Verweij J, Wust P, Reichardt P, Schem BC et al (2010) Neo-adjuvant chemotherapy alone or with regional hyperthermia for localised high-risk soft-tissue sarcoma: a randomised phase 3 multicentre study. Lancet Oncol 11:561–570

[21] Jones EL, Oleson JR, Prosnitz LR, Samulski TV, Vujaskovic Z, Yu D et al (2005) Randomized trial of hyperthermia and radiation for superficial tumors. J Clin Oncol 23:3079–3085

[22] Juffermans JH, Hanssens PE, van Putten WL, van Rhoon GC, van Der Zee J (2003) Reirradiation and hyperthermia in rectal carcinoma: a retrospective study on palliative effect. Cancer 98:1759–1766

[23] Kouloulias V, Plataniotis G, Kouvaris J, Dardoufas C, Gennatas C, Uzunoglu N et al (2005) Chemoradiotherapy combined with intracavitary hyperthermia for anal cancer: feasibility and long-term results from a phase II randomized trial. Am J Clin Oncol 28:91–99

[24] Kouloulias V, Triantopoulou S, Uzunoglou N, Pistevou-Gompaki K, Barich A, Zygogianni A et al (2015) Hyperthermia is now included in the NCCN clinical practice guidelines for breast cancer recurrences: an analysis of existing data. Breast Care 10:109–116

[25] Linthorst M, van Geel AN, Baaijens M, Ameziane A, Ghidey W, van Rhoon GC et al (2013) Re-irradiation and hyperthermia after surgery for recurrent breast cancer. Radiother Oncol 109:188–193

[26] Linthorst M, Baaijens M, Wiggenraad R, Creutzberg C, Ghidey W, van Rhoon GC et al (2015) Local control rate after the combination of re-irradiation and hyperthermia for irresectable recurrent breast cancer: results in 248 patients. Radiother Oncol 117:217–222

[27] Lutgens L, van der Zee J, Pijls-Johannesma M, De Haas-Kock DF, Buijsen J, Mastrigt GA et al (2010) Combined use of hyperthermia and radiation therapy for treating locally advanced cervix carcinoma. Cochrane Database Syst Rev (3):CD006377

[28] Milani V, Pazos M, Issels RD, Buecklein V, Rahman S, Tschoep K et al (2008) Radiochemotherapy in combination with regional hyperthermia in preirradiated patients with recurrent rectal cancer. Strahlenther Onkol 184:163–168

[29] Mochiki E, Shioya M, Sakurai H, Andoh H, Ohno T, Aihara R et al (2007) Feasibility study of postoperative intraperitoneal hyperthermochemotherapy by radiofrequency capacitive heating system for advanced gastric cancer with peritoneal seeding. Int J Hyperthermia 23:493–500

[30] Oldenborg S, Griesdoorn V, van Os R, Kusumanto YH, Oei BS, Venselaar JL et al (2015) Reirradiation and hyperthermia for irresectable locoregional recurrent breast cancer in previously irradiated area: size matters. Radiother Oncol 117:223–228

[31] Ott OJ, Rodel C, Weiss C, Wittlinger M, Krause FS, Dunst J et al (2009) Radiochemotherapy for bladder cancer. Clin Oncol (R Coll Radiol) 21:557–565

[32] Overgaard J, Gonzalez Gonzalez D, Hulshof MC, Arcangeli G, Dahl O, Mella O et al (1995) Randomised trial of hyperthermia as adjuvant to radiotherapy for recurrent or metastatic malignant melanoma. Eur Soc Hyperther Oncol Lancet 345:540–543

[33] Rau B, Benhidjeb T, Wust P, Schlag PM (2002) Stellenwert der hyperthermie für die chirurgische onkologie (German). Viszeralchirurgie 37:379–384

[34] Rietbroek RC, Schilthuis MS, Bakker PJ, van Dijk JD, Postma AJ, Gonzalez Gonzalez D et al (1997) Phase II trial of weekly locoregional hyperthermia and cisplatin in patients with a previously irradiated recurrent carcinoma of the uterine cervix. Cancer 79:935–943

[35] Schaffer M, Krych M, Pachmann S, Abdel-Rahman S, Schaffer PM, Ertl-Wagner B et al (2003) Feasibility and morbidity of combined hyperthermia and radiochemotherapy in recurrent rectal cancer – preliminary results. Onkologie 26:120–124

[36] Schlemmer M, Lindner LH, Abdel-Rahman S, Issels RD (2004) Principles, technology and indication of hyperthermia and part body hyperthermia. Radiologe 44:301–309

[37] Schroeder C, Gani C, Lamprecht U, von Weyhern CH, Weinmann M, Bamberg M et al (2012) Pathological complete response and sphincter-sparing surgery after neoadjuvant radiochemotherapy with regional hyperthermia for locally advanced rectal cancer compared with radiochemotherapy alone. Int J Hyperthermia 28:707–714

[38] Sneed PK, Stauffer PR, McDermott MW, Diederich CJ, Lamborn KR, Prados MD et al (1998) Survival benefit of hyperthermia in a prospective randomized trial of brachytherapy boost +/- hyperthermia for glioblastoma multiforme. Int J Radiat Oncol Biol Phys 40:287–295

[39] Strnad V, Lotter M, Kreppner S, Fietkau R (2015) Reirradiation for recurrent head and neck cancer with salvage interstitial pulsed-dose-rate brachytherapy: long-term results. Strahlenther Onkol 191:495–500

[40] Tanis PJ, Doeksen A, van Lanschot JJ (2013) Intentionally curative treatment of locally recurrent rectal cancer: a systematic review. Can J Surg 56:135–144

[41] Tilly W, Gellermann J, Graf R, Hildebrandt B, Weissbach L, Budach V et al (2005) Regional hyperthermia in conjunction with definitive radiotherapy against recurrent or locally advanced prostate cancer T3 pN0 M0. Strahlenther Onkol 181:35–41

[42] Valdagni R, Amichetti M (1994) Report of long-term follow-up in a randomized trial comparing radiation therapy and radiation therapy plus hyperthermia to metastatic lymph nodes in stage IV head and neck patients. Int J Radiat Oncol Biol Phys 28:163–169

[43] van der Zee J, Gonzalez Gonzalez D, van Rhoon GC, van Dijk JD, van Putten WL, Hart AA (2000) Comparison of radiotherapy alone with radiotherapy plus hyperthermia in locally advanced pelvic tumours: a prospective, randomised, multicentre trial. Dutch Deep Hyperthermia Group. Lancet 355:1119–1125

[44] van Meerten E, Franckena M, Wiemer E, van Doorn L, Kraan J, Westermann A et al (2015) Phase I study of cisplatin, hyperthermia, and lapatinib in patients with recurrent carcinoma of the uterine cervix in a previously irradiated area. Oncologist 20:241–242

[45] Vernon CC, Hand JW, Field SB, Machin D, Whaley JB, van der Zee J et al (1996) Radiotherapy with or without hyperthermia in the treatment of superficial localized breast cancer: results from five randomized controlled trials. International Collaborative Hyperthermia Group. Int J Radiat Oncol Biol Phys 35:731–744

[46] Verwaal VJ, Bruin S, Boot H, van Slooten G, van Tinteren H (2008) 8–year follow–up of randomized trial: cytoreduction and hyperthermic intraperitoneal chemotherapy versus systemic chemotherapy in patients with peritoneal carcinomatosis of colorectal cancer. Ann Surg Oncol 15:2426–2432

[47] Wiig JN, Larsen SG, Dueland S, Giercksky KE (2005) Clinical outcome in patients with complete pathologic response (pT0) to preoperative irradiation/chemo–irradiation operated for locally advanced or locally recurrent rectal cancer. J Surg Oncol 92:70–75

[48] Winter L, Oberacker E, Paul K, Ji Y, Oezerdem C, Ghadjar P et al (2015) Magnetic resonance thermometry: methodology, pitfalls and practical solutions. Int J Hyperthermia 1–13

[49] Wittlinger M, Rodel CM, Weiss C, Krause SF, Kuhn R, Fietkau R et al (2009) Quadrimodal treatment of high–risk T1 and T2 bladder cancer: transurethral tumor resection followed by concurrent radiochemotherapy and regional deep hyperthermia. Radiother Oncol 93:358–363

第4章 再程放疗联合细胞毒性药及其他反应调节剂的治疗比率

Therapeutic Ratio of Reirradiation with Cytotoxic Drugs and Other Response–Modifying Agents

Carsten Nieder　Avraham Eisbruch　**著**

张锡泉　周志勇　肖　燕　姚伟荣　**译**

摘　要

联合治疗方法的引入是根治性放疗发展中的重要一步。在肿瘤细胞杀伤和正常组织毒性之间取得良好的平衡非常重要，尤其是在再程放疗的情况下。由于先前的治疗（通常包括外科手术和化疗）会损害组织和器官的功能和储备能力。因此，在不增加严重毒性反应的情况下，可以通过再程放疗杀死肿瘤细胞，从而改善治疗指数。再程放疗与化疗相结合的两个主要例子是头颈部肿瘤和直肠癌。与用于开发一线药物组合的系统实验模型并通过一系列经典的临床试验（包括随机Ⅲ期研究）进行评估相比，合理的再程放疗组合方案开发仍处于起步阶段。由于既往治疗手段、时间间隔、辐照体积的不同，同时随着时间的推移，肿瘤的生理和微环境参数发生着变化，导致肿瘤更多的异质性，使得临床情况变得复杂。本章总结了联合治疗方法的原理以及在再程放疗领域进行的研究。

一、概述

在许多恶性肿瘤中，放疗和化疗的结合在肿瘤应答和患者生存率方面均优于单纯放疗。新型药物正在开发并被迅速引入临床。这些药物靶向于恶性表型中起重要作用的一个或多个过程。这些新药包括针对生长因子或其受体的特异性抗体和干扰信号转导途径的小分子，这些信号转导途径调节癌细胞的细胞周期、基因转录和存活。有些药物有一个特定的靶点，而其他药物可能有多个靶点。由于这种疗法的靶点是仅在失调的癌细胞中，因此这些药物与传统的细胞毒性化疗和放射线在正常组织中没有相同的不良反应，因此它们与放疗的结合引起了极大的兴趣（Nieder 等，2003）。最近，免疫学机制也引起了相当大的关注（Pilones 等，2015）。

在肿瘤细胞杀伤和正常组织毒性之间取得良好的平衡非常重要，尤其是在再程放疗的情况下。由于先前的治疗通常包括外科手术和化疗，组织和器官的功能和储备能力已被损害。即使对因一线治疗而导致严重疾病的患者不进行再程放疗，其治疗率也不同于经典的一线治疗。换句话说，在不增加严重毒性的前提下提高再程放疗的肿瘤细胞杀伤率，可以改善治疗指数（图 4-1）。正如胶质母细胞瘤患者接受单纯放疗或放疗加替莫唑胺的数据所表明的那样（Stupp 等，2005），该药物在联合治疗中的作用相当于每次 2Gy 分割的 9.1Gy（Jones 和 Sanghera，2007）。在新辅助化疗联合放疗的食管癌患者中（来自 26 个试验的数据），估计 $1g/m^2$ 的氟尿嘧啶（5-FU）相当于 1.9Gy 的放射剂量，$100mg/m^2$ 顺铂相当于 7.2Gy 的辐射剂量（Geh 等，2006）。对 14 项头颈部肿瘤试验的综合分析证实了这些数据（Kasibhatla 等，2007）。使用含顺铂、卡铂和（或）氟尿嘧啶的放化疗方案 2~3 个周期，额外剂量相当于 12Gy，每次 2Gy，每天 1 次。在许多再程放疗的实践中，放射剂量增加 9~12Gy 会导致晚期毒性反应的风险增加。在这种情况下，放化疗相结合理论上会增加治疗范围。

许多关于不同类型癌症再程放疗的研究报道了放疗与多种药物的组合（Haraf 等，1996；Arcicasa 等，1999；Schaefer 等，2000；Mohiuddin 等，2002；Wurm 等，2006；Biagioli 等，2007；Combs 等，2008；Spencer 等，2008；VanderSpek 等，2008；Würschmidt 等，2008；

Dornoff 等，2015；Minniti 等，2015）。然而，从系统的前瞻性临床试验中获得的证据很少，涉及使用或不使用反应调节剂进行再程放疗的情况。这导致了当前临床实践相当大的不确定性。在加拿大的一项调查中，对于化学敏感性肿瘤，有 28% 的受访者会同时再程放疗和化疗，43% 不建议同时进行化疗，30% 不确定（Joseph 等，2008）。本章概述了联合治疗和再程放疗联合经典化疗或其他反应调节剂的原理。

二、联合治疗方法的临床相关性

联合治疗方法的引入是根治性放疗发展中的重要一步。在分析分割方案改变的同时，近几十年来，联合治疗在世界各地的临床前和临床研究中都得到了积极的研究。目前大部分的观点认为将放疗与化疗及其他一些反应调节剂联合使用，可以看到治疗增益的提高。

同时，大量证据支持使用电离辐射与细胞抑制药物结合的联合治疗方法。针对许多相关癌症部位的几项随机Ⅲ期试验为基于一级证据的决策提供了可靠基础。尤其适用于多形胶质母细胞瘤（Stupp 等，2005），包括鼻咽癌

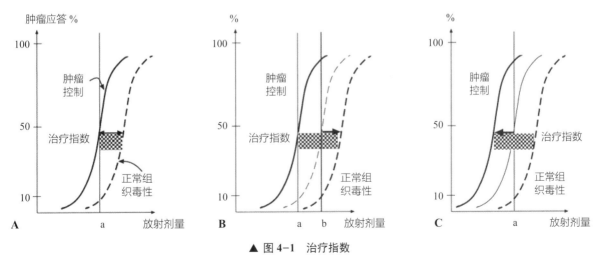

▲ 图 4-1　治疗指数

A. 单纯放疗的治疗指数。剂量 a 的辐射意味着治愈肿瘤和正常组织毒性的特定概率（如治愈率 50% vs. 毒性＜ 10%）；B. 如果将放疗与放疗保护剂结合使用，由于正常组织毒性降低（正常组织毒性曲线向右平移），则可以增加放射线剂量（剂量 b）；C. 如果放疗联合放疗增敏剂，肿瘤治愈的概率增加（肿瘤治愈的曲线向左平移）；放射保护剂和放射增敏剂均可提高治疗指数

和喉癌在内的头颈部肿瘤（Brizel 等，1998；Forastiere 等，2003；Budach 等，2005）、食管癌（Minsky 等，2002）、结直肠癌和肛门癌（Sauer 等，2004；Bartelink 等，1997）、宫颈癌（Green 等，2001）及肺癌（Schaake-Koning 等，1992）。

癌症根治性治疗的最重要目标是根除所有能够引起复发的克隆性肿瘤细胞或干细胞。关于细胞定量杀伤的数量，必须强调的是，电离辐射与化疗之间存在重要差异（图 4-2）。原则上，放疗可以设计成以均匀分布的放射剂量覆盖整个肿瘤，可能包括生物学调强，从而能够使所有肿瘤细胞失活（Belka，2006）。相比之下，药物治疗的局限性在于药物有效剂量、化合物的细胞杀伤形式在肿瘤及其细胞内存在变化。这是由于药物输送（灌注、间质液压力、组织 pH 等），细胞摄取，外排，失活和耐药性等问题引起的。在许多情况下，药物在治疗相关靶组织内未能达到所要求的浓度和充分的作用时间（Tannock 等，2002；Primeau 等，2005；Minchinton 和 Tannock，2006）。实际上，抗癌

药的药代动力学在患者之间的差异很大，其中 2~3 倍的差异并不罕见（Brunsvig 等，2007）。由于再程放疗肿瘤的异质性，同时给予两种或两种药物以及在再程放疗的情况下，这些问题变得更加复杂（图 4-3）。如图 4-2 所示，电离辐射对细胞的定量杀伤明显大于化疗（Tannock，1992，1998）。这种影响的程度可能会随细胞类型、培养条件、药物、暴露时间等变化。但是，实验证据表明，单纯放疗的剂量可导致细胞生存率 ≤ 1%，而细胞毒性药物的细胞生存率为 10%~50%（Epstein，1990；Kim 等，1992；Simoens 等，2003；Eliaz 等，2004）。尽管临床上实体瘤经化疗后可能得到明显缓解，但是潜在的细胞杀伤力通常不超过 1~2 个对数生长期，并且对组织标本进行病理检查仍能显示残留的存活肿瘤细胞。

在临床大多数情况下，化疗可增加放疗体积内辐射诱导的细胞杀伤，并可改善远处控制。为了最大限度地增加细胞杀伤力，必须优化药物暴露参数，如已经表明氟尿嘧啶连续输注比推注更好。以下实例说明了化疗作

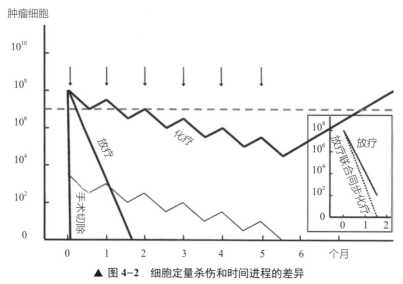

▲ 图 4-2　细胞定量杀伤和时间进程的差异

根据 Tannock（1989，1992）和 Minchinton & Tannock（2006）的模型，在治疗过程中不同治疗方式对肿瘤细胞数量的影响。虚线表示微观和宏观肿瘤的边界，其大小约为 5mm。与手术切除和分次放疗相比，多疗程化疗（在本例为 6 个疗程，箭）对细胞的杀伤效率较低。虽然微观疾病可能被根除（较低的化疗曲线），但临床证据表明，大多数宏观实体瘤（较敏感的睾丸癌除外）会暂时缩小，但最终会从残留的肿瘤中再生（较高的化疗曲线）。如插图所示，放疗联合的化疗的强度（除了空间配合外）决定了生存曲线的斜率

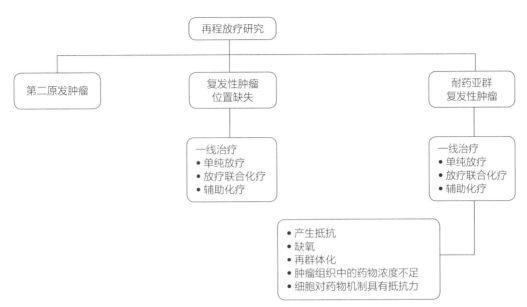

▲ 图 4-3　在临床再程放疗研究中，由于肿瘤生物学的复杂性和异质性，以及初程放疗引起的生理和微环境参数的变化，如纤维化和组织灌注损伤，使情况变得复杂。有研究表明，来源于放疗失败的人类肿瘤细胞（头颈部肿瘤）具有相对的抗辐射性（**Weichselbaum** 等，**1988**）。在抗辐射的细胞系中，来自既往接受过放疗患者的细胞系明显比来自未接受过放疗患者的细胞系具有更强的抵抗性（**Grenman** 等，**1991**）。重要的是，在后来的研究还发现了一些既往接受过放疗患者的放射敏感性肿瘤（**7 例检查病例中的 3 例**）

为放射增敏剂的功效。在一项针对直肠癌的 FFCD 9203 随机大型试验中，术前放疗（45Gy，25 次）可导致 4% 的病理完全缓解（pCR），而添加氟尿嘧啶和亚叶酸可将 pCR 提高至 12%（Gerard 等，2005）。虽然可以将单纯放疗视为治疗各种早期实体瘤（尤其是 $T_{1\sim2}N_0M_0$，如皮肤癌、肛门癌、子宫颈癌、喉癌、肺癌和前列腺癌）的治疗方法，但很少观察到仅通过化疗实现长期控制。当前的癌症生物学概念表明，大多数传统化疗无法消除癌症干细胞，而癌症干细胞是慢循环细胞，通常表达多药抗性（MDR）蛋白（Miller 等，2005；Prince 和 Ailles，2008；Moitra，2015；Yoshida 和 Saya，2015）。

三、相关基本概念

1. 治疗增益

通过增加肿瘤控制率和最终生存率，而不平行增加不良反应的严重程度来定义治疗增益（图 4-1）。一个很好的临床前实例是 Kallman 等（1992）报道的顺铂和 5-FU 在不同肿瘤移植到小鼠体内的综合研究。独立于"治疗增益"这个术语，放疗与化疗的相互作用遵循精确的命名法，这种命名法基于 20 世纪 70 年代后期发表的一些具有开创性的理论（Steel，1979；Steel 和 Peckham，1979）。任何情况下，在适当的模型中对联合治疗的效果进行科学的描述和量化时，强烈建议遵循推荐的命名法则。从细胞培养到荷瘤动物再到癌症患者的每一步研究都增加了治疗效果的复杂性。从 Kallman 等（1992）编写的著作中可以看出，彻底检查给定药物联合放疗所有可能的治疗组合和给药方案是非常具有挑战性的，他深入研究了顺铂的放射增敏作用。尽管对放射生物学原理的广泛讨论超出了本章的范围，但应提及几个定义。自从引入哺乳动物细胞存活曲线以来，参数 D_0 和 N 已被用作固有辐射敏感性的定量测定方法，"肩宽"准阈剂量 Dq 也是如此（Thames 和 Suit，1986）。α/β 比值衡量分次治疗的敏感性。

2. 可加性、协同性和次可加性

当结合两种治疗方法时，对细胞杀伤的净效应主要用"可加性、协同性和次可加性"来描述，这是从实验工作中得到的。它们不适用于临床情况，也不反映临床试验的结果，在临床试验中，从放射疗法作为单一疗法到多模式治疗的转变通常不会导致特别有利的治愈率（或超加性），尽管它们已经带来了重要的逐步改善。在临床范围内提及"辐射增强效应"似乎是明智之举。

(1) 协同性（超加性）："协同作用"这个术语描述了这样一种情况，即两种药物的联合使用比单独使用任何一种药物引起更多的细胞死亡。在这方面也使用了"放射敏感性"一词。但是，只有在所使用的药物缺乏任何内在潜力时，才应使用该词。不论命名法如何，结果是肿瘤控制曲线向左移动。

(2) 可加性："可加性"这个术语用于描述两个触发器彼此完全独立的作用，导致净杀伤力不大于计算出的附加效应。

(3) 次可加性（保护）：这个术语描述药物对电离辐射功效产生负面影响的情况，反之亦然。

四、放疗与化疗的相互作用

1. 空间相互作用

在很大程度上，化疗和放疗可能在几个层面上有效。空间相互作用的概念设计出来，意味着化疗和放疗作用于身体不同的空间区域，从而在肿瘤控制方面产生净增益。空间相互作用的概念没有考虑到肿瘤本身水平上的任何药物 – 辐射相互作用，而是假设放疗或化疗将分别在不同的区域中发挥作用。从狭义上讲，这个概念描述了一个事实，即化疗可以消灭远处微观肿瘤播种，而放射线可以实现局部控制（图 4-4）。显然，这只是理论上的考虑，因为

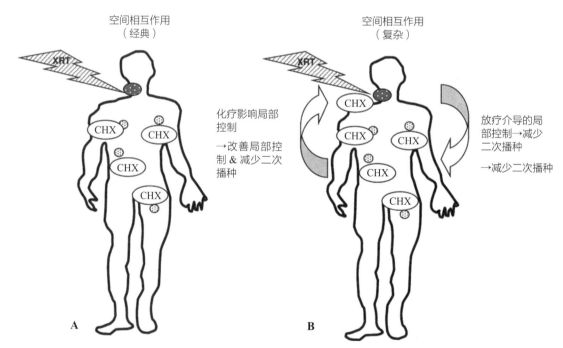

▲ 图 4-4 空间相互作用

在经典的解释中（A），"空间相互作用"一词指的是化疗对放疗无效的肿瘤区域是有效的，反之亦然，从而导致控制率普遍提高。从更复杂的角度来看，空间相互作用在多个相互作用层面上是相关的：辐射增加的局部控制降低了二次播种的风险。此外，放疗与化疗的相互作用增强了局部控制。因此，除了经典的空间交互作用之外，还存在多个层次的交互反馈回路，提高了空间交互作用的效能。CHX. 化疗；XRT. 放疗

化疗也可以提高局部控制率，而放疗则可以通过提高局部控制率来减少远处转移。因此，当将空间相互作用的概念整合到关于联合治疗更完整的观点中时，空间合作仍然是非常重要的。除了空间效应，其他几种重要的机制也可以提高联合治疗方法的疗效。在这方面，抑制再群体化和有效杀死缺氧耐辐射细胞可能有助于联合治疗的效果。

2. 再群体化的作用

用电离辐射对肿瘤进行分次治疗与再群体化现象有关（Kim 和 Tannock，2005）。简而言之，一定数量的肿瘤细胞会修复两次治疗之间的诱导损伤并增殖。再群体化可能每天抵消 0.5Gy 左右的辐射剂量；但是，再群体化的范围很大，可能会超过 4Gy（Trott，1990；Baumann 等，1994；Budach 等，1997）。基于这些发现，放射生物学家提倡使用加速分割放疗。在尝试设计组合式治疗方案时，还必须考虑到再群体化的现象。在理论模型中，分次放疗之前行新辅助化疗导致的细胞丢失可能触发再群体化的加速，从而消耗每天一定百分比的辐射剂量以抵消增加的肿瘤细胞增殖。在这种情况下，尽管对化疗有反应，但放疗后的细胞存活比例并不比相同疗程下的单纯放疗好（然而两种方法均会产生毒性）。这种作用是否比降低组织液压力（IFP）和改善氧合作用更重要，可能取决于肿瘤类型。

临床观察表明，氟尿嘧啶、丝裂霉素或顺铂联合放疗在快速增殖的鳞状细胞癌中有价值，这导致人们怀疑药物可能会影响癌细胞再群体化的潜力。至少对于丝裂霉素来说，这种效应是用异种移植模型精确记录的（Budach 等，2002）。在该模型中，移植的肿瘤在有或没有丝裂霉素的环境条件下用 11 个 4.5Gy 的剂量进行治疗，然后在缺氧条件下的第 16 天、第 23 天、第 30 天或第 37 天分次补充剂量。在不接受丝裂霉素 C 治疗的动物中，分次治疗和补充剂量之间的时间间隔中的再群体化占每天 1.33Gy 的补充剂量，但在接受药物的动物中仅占 0.68Gy。因此，至少对于丝裂霉素而言，可以通过抑制再群体化来提高放射效力。

3. 乏氧的作用

众所周知，多年以来，辐射诱导的细胞死亡强烈依赖于存在足够的氧张力。随着肿瘤的增加，例如在头颈部肿瘤中，存在乏氧甚至无氧的区域，会导致这些区域内克隆性肿瘤细胞的抗辐射能力增加（Molls 和 Vaupel，1998；Nordsmark 等，2005；Molls 等，2009）。据推测，化疗药物特别是那些甚至可以杀死乏氧细胞的药物（丝裂霉素），仅通过杀死耐辐射的乏氧细胞就能克服整体的辐射抵抗，因此，在高度乏氧的肿瘤中具有特殊价值（Teicher 等，1981；Rockwell，1982）。

比较几种抗癌药物联合放疗对 C3H 乳腺癌生长的影响，结果发现环磷酰胺、多柔比星和丝裂霉素对乏氧细胞的比例杀伤作用最显著。相比之下，博来霉素和顺铂对乏氧细胞的作用不强（Grau 和 Overgaard，1988）。另外，已经清楚地表明，经丝裂霉素 C 治疗后异种移植物中肿瘤血流量增加（Durand 和 LePard，1994）。通过使用两种不同的鳞状细胞癌，后一作者测试了该药物对有氧或无氧的放疗结果的影响（Durand 和 LePard，2000）。作者没有报道丝裂霉素对乏氧细胞的杀伤作用增加，也没有报道肿瘤血流量的持续增加。但是，丝裂霉素联合放疗会使异种移植系统乏氧亚群的细胞杀伤力略有增加。基于该观察结果得出结论，丝裂霉素联合放疗的效果不能通过补充的细胞毒性或药物诱导的血流增加引起的肿瘤氧合改善而得到合理化的解释。

对于紫杉醇，已经测试了紫杉醇和放疗结合增强的杀伤作用是否与氧的存在有关。使用 MCA-4 异种移植系统，作者可以证明在缺氧条件下，紫杉醇介导的 TCD_{50} 值变化明显不那么显著（Milas 等，1994，1995）。因此，可以得出结论，紫杉醇对照射效果的影响至少在一定程度上是通过优化氧合作用来介导的。总之，几组数据表明化疗联合放疗的疗效可能与缺氧肿瘤的氧合增加有关。然而，联合治疗的疗效是否在某种程度上与缺氧细胞室的具体影响严格相关，仍有待探索。

五、分子相互作用

1. DNA 损伤

对 DNA 修复的影响是放疗和化疗结合的疗效的潜在分子机制之一，这一点已得到了详细了解。DNA 损伤的诱导可能是细胞再程放疗后最关键的事件之一。电离辐射会引发各种损伤，包括基础损伤、单链断裂，尤其是双链断裂（DSB）。再程放疗后，不同的分子系统参与了损伤的识别和修复。尽管大多数诱导的损伤可以快速修复，但 DSB 修复缓慢，并且未修复的 DSB 对于最终诱导细胞死亡非常重要。

许多化疗药物会引起大量的 DNA 损伤或干扰有效的 DNA 修复，尤其是已用于与放疗结合使用的化疗药物。因此，可以将两种相互作用方式分为：①药物与放疗的结合直接导致更严重的 DNA 损伤；②药物可能与 DNA 修复途径相互作用，从而更间接地增加 DNA 损伤的水平，但是，在实际情况中，任何一种潜在的机制都不会相互影响。如顺铂作用于鸟苷残基的复合物形成以及随后的加合物形成，最终导致链内和链间交联。这种类型的损坏大多通过切除修复和错配修复来消除。几组数据表明，放疗引起的单链损伤与顺铂引发的 DNA 损伤非常接近，导致了损伤特异性修复系统的相互抑制。因此，造成的损害程度导致净细胞死亡的增加（Begg 1990；Yang 等，1995）。同样，依托泊苷是一种很强的拓扑异构酶 II 定向毒素，主要在细胞周期的 S 期发挥 DSB 作用（Berrios 等，1985；Earnshaw 和 Heck，1985）。其次，

有几项证据表明两种药物的组合会导致 DNA 的破坏水平大大提高（Giocanti 等，1993；Yu 等，2000）。

涉及 DNA 修复和 DNA 合成的生化途径在一些方面重叠。因此，推测作用于 DNA 合成的药物也会干扰电离辐射诱导的 DNA 损伤的修复。几种典型的辐射敏化剂（包括氟尿嘧啶、氟达拉滨和吉西他滨）可能通过这些机制起作用。除顺铂外，氟尿嘧啶可能是临床联合治疗模式中最常用的药物。基本上，氟尿嘧啶抑制胸苷酸合成酶从而减少三磷酸核苷的细胞内池（Pinedo 和 Peters，1988；Miller 和 Kinsella，1992）。另外，该药物通过氟脱氧尿苷被整合到 DNA 中，也有助于其抗肿瘤作用。几条证据表明，整合到 DNA 中的氟尿嘧啶的量与辐射增敏作用直接相关。另外，细胞培养基中胸腺嘧啶核苷含量的增加可逆转 5-FU 对放射敏感性的影响（McGinn 等，1996；Lawrence 等，1994）。

2. 细胞周期同步辐射增敏

辐射敏感性的显著差异发生在细胞周期的不同阶段，这一事实激发了人们的猜测，联合治疗的效果也可能与在更脆弱的细胞周期阶段对细胞重组的可能影响有关。几种实验提供的证据表明细胞周期效应参与了联合治疗有效性的调节。使用对温度敏感的 p53 突变体可以很好地分析细胞周期效应。潜在的假设是仅在存在药物的情况下不适当地进入 S 期的肿瘤细胞中会发生氟嘧啶介导的放射增敏作用，从而导致后续的放射诱导损伤的修复缺陷。当细胞在 32℃下生长时，使用突变的 p53 可以使 p21 介导的阻滞在 S 期之前发生，而在 38℃的非容许温度下生长的细胞则没有阻滞。当细胞在非容许温度下生长时，氟嘧啶的辐射增敏作用与缺乏 G_1 期阻滞直接相关。因此，氟嘧啶介导的放射增敏作用显然需要进入 S 期（Naida 等，1998）。

作为这些发现的延伸，Naida 等（1998）

分析了在几乎完全抑制胸苷酸合酶（两种细胞系都具有相似的 $p53$ 突变）的情况下，氟脱氧尿苷对 HT29 和 SW620 结肠癌细胞辐射敏感性的影响。有趣的是，仅 HT29 细胞被敏化。作为一个基本特征，作者发现只有 HT29 细胞进入 S 期并显示出细胞周期蛋白 E 依赖性激酶活性增加。相反，发现 SW620 细胞在 $G_1 \sim S$ 期转变时即被捕获，未检测出激酶活性。因此，研究结果强调了卤代氟嘧啶与放疗联合使用的疗效需要 S 期的转变。这些发现还凸显了参与细胞周期调控的分子在调节联合治疗方式中的关键作用（McGinn 等，1994；Lawrence 等，1996a，1996b，1996c）。除了放射增敏作用需要 S 期转变这一事实外，还表明在限定的剂量条件下，氟嘧啶有助于 S 期细胞的积累（Miller 和 Kinsella，1992）。

除了对卤代氟嘧啶的发现外，紫杉醇获得的其他几组数据还表明，放射敏感性发生在紫杉烷诱导的 $G_2 \sim M$ 期阻滞时；然而，就其他数据而言，紫杉烷组合的情况非常复杂，因为有证据表明有丝分裂阻滞作用不足以发挥紫杉醇的作用（Geard 和 Jones，1994；Hennequin 等，1996）。考虑到辐射能减少紫杉类药物的净杀伤，情况就更加复杂了（Sauer 等，2004）。在这方面，已经表明紫杉醇和 γ 射线的组合在乳腺癌和表皮样癌细胞模型中没有产生协同或累加作用。相反，该组合的总体细胞毒性低于单纯药物治疗的总体细胞毒性。尤其是凋亡诱导明显减少。一项详细分析显示，放疗导致细胞周期停滞在 G_2 期，阻止了紫杉醇的 $G_1 \sim M$ 期过渡依赖性细胞毒性作用。此外，放疗抑制了紫杉醇诱导的抑制因子降解和 $bcl\text{-}2$ 磷酸化，并增加了细胞周期蛋白 B_1 的蛋白水平和 $p34$（$cdc2$）的磷酸化。

综上所述，化疗诱导的细胞周期改变作为影响联合作用疗效的主要机制仍然值得怀疑。临床中，充分的细胞周期循环对于放化疗疗效

的重要性已有令人印象深刻的文献记载。在直肠癌以氟尿嘧啶为基础的新辅助放化疗的情况下，已表明在新辅助治疗期间，细胞周期抑制蛋白 p21 的降低与疾病特异性生存率的提高密切相关。这一发现得到了观察结果的证实，即增殖标志物 Ki-67 的表达水平的平行增加同样与结果的改善有关（Rau 等，2003）。因此，临床观察清楚地印证了氟尿嘧啶联合放疗作用的临床前研究结果。

六、放疗联合以铂类为基础的药物：临床建立联合治疗方法实例

当代临床观念包括放疗和 3 种不同的铂类化合物（顺铂、卡铂和奥沙利铂）在各种常见实体肿瘤中的联合应用。如头颈、食管、肺、子宫颈、直肠和膀胱。所有这些铂类药物已经证明对多种细胞系、肿瘤异种移植系和人类肿瘤有效。然而，它们的作用因细胞的几种分子特征而异，如 $p53$ 的状态和耐药蛋白的表达。$ERCC1$ 基因（切除修复交叉互补 1）的表达增加也会导致耐药性，该基因参与了核苷酸切除修复、DNA 链间交联的去除以及其他修复基因（Altaha 等，2004）。固有耐药性和获得性耐药性已被描述过。同时给予铂类药物可以增强放疗的效果，目标是在靶体积内对细胞进行可加性杀伤或真正的放射增敏（"辐射增敏"），或根据空间协同原理治疗远距离的野外肿瘤部位。因此，我们希望能够达到治疗的目的。

1. 顺铂

发现于 50 年前，最初因其抑菌作用而闻名（Rosenberg 等，1965），顺式二氯二氨铂（Ⅱ）或顺铂在 1969 年被发现可引起抗肿瘤作用。1971 年，该药物首次与小鼠放疗相结合（Zak 和 Drobnik，1971），随后成为进入放射肿瘤学临床实践的首个铂类药物。宫颈癌和非小细胞肺癌的阳性随机试验已发表（Choo 等，1986；Schaake-Koning 等，1990）。目前，临床使用的

给药方案多种多样，包括每日剂量为 6mg/m²，分割放疗第 1~5 天和第 29~33 天，每日剂量为 20mg/m²，第 1 天、第 8 天、第 15 天、第 22 天、第 29 天、第 36 天，每日剂量为 40mg/m²，第 1 天、第 22 天、第 43 天，每日剂量为 100mg/m² 等。组织浓度的异质性已在各种肿瘤模型中得到检测，如在小鼠 B16 黑色素瘤、人类非小细胞肺癌异种移植系（Zamboni 等，2002）和人类前列腺癌细胞系 PC-3 M 在裸鼠体内生长，其肿瘤浓度范围为 478~937ppb（Coughlin 等，1994）。药物疗效的先决条件是细胞吸收和避免外流或失活，如被谷胱甘肽或其他含硫分子所致（Ekshyyan 等，2009）。

进入细胞后，氯化物配体被羟基取代，这种配体似乎与铜代谢途径有关，但也可以通过被动扩散发生。Dewit（1987）回顾了药物的反应形式与几种蛋白质和 DNA 结合位点发生反应，并导致 DNA-蛋白质连接和 DNA 链间和链内交联干扰 DNA 复制和修复，包括双链断裂的修复（Taylor 等，1976；Richmond 和 Powers，1976；Begg，1990；Amorino 等，1999）。细胞反应包括复制阻滞、转录抑制、细胞周期阻滞，以及通过多种信号转导途径（AKT、p53、MAPK/JNK/ERK 等）修复 DNA。顺铂加合物按照一级动力学机制通过核苷酸切除修复机制去除。在细胞培养中，敲除非同源末端连接（NHEJ）修复途径不会改变对顺铂的反应，而通过 XRCC3 突变的同源重组修复途径突变导致了辐射和顺铂敏感性的增加（Raaphorst 等，2005）。其他数据也表明，NHEJ 修复双链断裂的酵母突变体和碱基切除修复的突变体对顺铂或奥沙利铂没有敏感性（Wu 等，2004）。其他作者认为，细胞对顺铂的反应取决于 DNA 激活的蛋白激酶和 DNA 聚合酶（Turchi 等，1997；Albertella 等，2005）。据推测，DNA 错配修复的丧失与检测顺铂引起的 DNA 损伤的失败及缺乏信号触发细胞死亡

机制有关（Fink 等，1996）。假定缺陷修复氧化损伤也导致酵母对顺铂或奥沙利铂敏感（Wu 等，2004），高剂量药物后的细胞杀伤似乎与凋亡有关，而低剂量药物未能克服 G2 阻滞则更为重要（Ormerod 等，1994）。在 p53 突变的 9L 大鼠神经胶质肉瘤中，腹腔内注射顺铂（1mg/kg）导致微核形成增加，最有可能表明诱发了有丝分裂灾变，但很少或没有产生凋亡（Driessens 等，2003）。该药物不是细胞周期特异性的。

与诱导化疗相比，同时应用辐射可能会降低获得性耐药的可能性，并缩短从开始任何治疗到完成局部放疗的总时间。在早期实验中，在指数生长的大鼠肝癌细胞中顺铂减少了分割剂量亚致死性放射性损伤的修复。在平台期，发现了辐射敏感（Carde 和 Laval，1981）。后来，Dolling 等报道了在放疗前给予顺铂对 DNA 双链断裂修复的抑制（Dolling 等，1998），当再程放疗时有顺铂或卡铂存在时，与再程放疗前 24h 或再程放疗后 3h 相比，可观察到较高的增益率（Schwachöfer 等，1991）。Overgaard 和 Khan 在再程放疗前 30min 腹腔注射 6mg/kg 顺铂，观察放疗对小鼠乳腺肿瘤的影响（Overgaard 和 Khan，1981）。TCD$_{50}$ 实验的剂量修饰因子为 1.8，而再程放疗后 30min 或 4h 给药的剂量修饰因子为 1.3。Kallman 报道了一系列动物实验，其中分割放疗与顺铂联合使用（Kallman 等，1992），评估肿瘤生长抑制（RIF-1 和 SCCV Ⅱ肿瘤）和 3 个正常组织终点（十二指肠隐窝细胞生存率，5 个月和 10 个月后的肺毒性）。除了少数例外，顺铂多次给药同时配合每周 5 次放疗可获得最大的治疗增益。

2. 卡铂

按照时间顺序，顺二胺（1, 1-环丁烷二羧酸）铂（Ⅱ）（卡铂）是第二种成为临床治疗方案的化合物。在 20 种宫颈癌细胞系中，30%

对顺铂耐药的肿瘤也对卡铂耐药（Monk 等，1998），但毒性分析是有利的。卡铂比顺铂的化学稳定性更好，卡铂的半衰期更长，终末半衰期相当（5～6 天）。它与顺铂形成相似的 DNA 加合物，只是序列略有不同（Blommaert 等，1995）。为了获得相同的 DNA 平板浓度，需要更高浓度的卡铂。鳞状细胞癌细胞系对卡铂的敏感性至少有 4 倍的差异（pekkola-Heino 等，1992）。在这些实验中，在固有放射敏感性和化学敏感性之间观察到没有交叉抵抗。当卡铂敏感细胞系再程放疗前 1h 用卡铂，观察到了加性效应。

卡铂增强了辐射诱导的 DNA 单链断裂的产生和持久性（Yang 等，1995），并降低了由克隆性分析检测（超加性效应）的辐射处理后的细胞生存率（Scalliet 等，1999）。在两个同时擅长切除修复和 DNA 双链断裂修复的细胞系中，以及在缺乏核苷酸切除修复的细胞系中，卡铂在再程放疗前和再程放疗期间可增强辐射诱导的细胞杀伤（Yang 等，1995）。在空气和缺氧条件下，增强后的特点是生存曲线的"肩宽"减小（Dq 减小）和生存曲线的末端区域 D_0 减小。在缺乏 DNA 双链断裂修复的细胞系中只观察到后一种效应。增强比范围为 1.3～1.7，与氧合无关。放射增强效果需要足以产生细胞毒性的药物水平。在极端情况下，如内在敏感的 UV41 细胞中所见，只有其他细胞株所需药物浓度的 1/30 产生了增强的细胞杀伤。在艾氏腹水瘤小鼠模型中，联合治疗与单剂量卡铂和单独再程放疗进行了比较。联合治疗比单独治疗肿瘤生长延迟更好（Aratani 等，1997）。在小鼠的唇黏膜中，卡铂对单剂量再程放疗的反应，亚致死性辐射损伤的修复能力以及再生能力没有影响（Landuyt 等，1987）。

3. 奥沙利铂

奥沙利铂［1,2- 二氨基环己二胺草酸铂（Ⅱ）］是第三代亲脂性铂类药物。该药血液学毒性小，肾毒性小。剂量限制的不良反应是外周神经毒性。母体化合物经水解形成有效的活性物质。顺铂耐药细胞株对奥沙利铂不耐药。此外，奥沙利铂在几种动物肿瘤模型中更有效。尽管奥沙利铂与 DNA 形成的共价加合物和顺铂形成的加和物具有相似的序列和区域特异性，但它们更具细胞毒性（Pendyala and Creaven，1993；Woynarowski 等，1998）。研究表明，细胞蛋白例如错配修复蛋白，差异识别奥沙利铂加合物，而且与顺铂相比，奥沙利铂的效应对错配修复的依赖性较小（Raymond 等，2002）。关于后复制旁路机制存在进一步的分歧。DNA 聚合酶 β 和 eta 催化经过某些奥沙利铂加合物的转化合成，其效率高于顺铂加合物。进一步的数据提供了奥沙利铂敏感性和 DNA 修复之间的联系，DNA 修复涉及 DNA 聚合酶 β，其是参与碱基切除修复的主要 DNA 聚合酶（Yang 等，2010）。与顺铂一样，链间交联似乎是奥沙利铂引起的重要毒性损害（Wu 等，2004）。

奥沙利铂与氟尿嘧啶及放射增敏剂在人类结肠癌细胞中有协同作用（Kjellstrom 等，2005；Folkvord 等，2008）。其他数据表明，这些影响可能随结肠癌细胞系 p53 的状态而变化（Magne 等，2003）。在 p53 野生型 SW403 细胞中，以给药前 2h 或给药中同时给予再程放疗为最佳给药顺序，观察到加性协同效应。奥沙利铂给药 2h 后再持续给予超过 24h 的氟尿嘧啶 / 亚叶酸钙，在 p53 突变的 WiDr 细胞中，无论序列如何，都可以观察到加性 - 拮抗作用。在头颈部肿瘤细胞系中也发现了放射敏感性（Espinosa 等，2005）。奥沙利铂对人宫颈癌 HeLa 和 SiHa 细胞的电离辐射敏感（Yang 等，2009）。在该模型中，药物预处理增强了 G_2/M 期的细胞周期阻滞和辐射诱导的有丝分裂突变。奥沙利铂调节辐射诱导的 DNA 双链断裂，如 γ-H2AX 的延迟消除，减弱辐射诱导的共济失调毛细血管扩张突变激酶和检查点激酶 2 的磷酸化。另一篇文献分析了体内移植瘤（乳腺癌）的数据，发现肿瘤生长延迟而非治愈，表明放疗和奥沙利铂的顺序和时间间隔不会影响单剂量治疗的结果（10Gy 和 6 或 10mg/kg）（Cividalli 等，2002）。然而，在常规分次治疗 10 次的情况下，治疗过程中使用该药物 2 次与每天给药相比，可以更好地提高放疗的效果。

七、再程放疗联合治疗模式

再程放疗与化疗相结合的两个主要例子是头颈部肿瘤和直肠癌。正如已经讨论过的，基于不同的模型和一线治疗方法的结果推断有望获得治疗效果。关于后者，已经进行了数项随机试验的 Meta 分析，表明在头颈部肿瘤中同时使用化疗与外放射线治疗可达到生存获益（Munro，1995；El-Sayed 和 Nelson，1996；Pignon 等，2000，2009）。在这些 Meta 分析中，一项是基于收集最新的患者数据。这项针对头颈部肿瘤化疗的 Meta 分析（MACH-NC）先前证实了同步放化疗的生存获益，更新后包括 24 个新试验。这次更新再次证实了局部晚期疾病患者同步治疗的益处，HR 为 0.81（$P < 0.001$），5 年生存率为 8%。口腔癌、口咽癌、喉癌和下咽癌同步化疗的 5 年生存率分别为 8.9%、8.1%、5.4% 和 4%（Blanchard 等，2011）。研究人员发现，同步使用单药化疗和多药化疗之间没有显著差异。在具有或不具有氟尿嘧啶的以铂类为基础的化疗组合中该益处更加明显。此外，在年轻患者中增加化疗的益处更为显著，70 岁以上患者则逐渐降低直至无法检测到。这些数据都支持同步放化疗是作为可耐受全身化疗的 III / IV 期头颈部肿瘤患者的一线治疗标准。

在再程放疗领域中，缺乏这样高质量的随机试验，甚至缺乏将再程放疗与再程放疗联合化疗进行比较的随机试验的 Meta 分析。因此，出现了一个问题，即在公开发表的文献中是否可以发现联合治疗的理论优势。表 4-1 总结了最近发表的头颈部肿瘤再程放疗试验，这些试验可能会为这个问题提供一些启示。这些试验本质上是回顾性的，规模有限，因此证据力度不足，纳入了在肿瘤生物学和肿瘤大小上存在巨大差异的异质性患者群体，并采用了个体化治疗。通常，将第二原发肿瘤和局部复发合并在一起。20%～92% 的患者接受再程放疗的同时也接受了化疗，其他患者仅接受了再程放疗。出乎意料的是，无论终点如何，联合治疗的主要影响都不明显。但是，没有一项试验真正旨在证明在这种情况下放化疗的优越性。缺乏功效可能只是反映选择偏倚。较有利的患者组可能仅接受了再程放疗，其他患者则进行了联合治疗。或者化疗可能无法改善预后，例如，由于许多患者重新接受了以铂类为基础的治疗（在先前的治疗中已经接受过这种治疗），或者因为药物无法充分进入肿瘤细胞（先前治疗后灌注和微环境改变，纤维化增加，图 4-5）。Nagar 等发表了一项关于头颈部鳞状细胞癌的小型研究，该研究对 29 名接受了再程放疗联合以铂类为基础化疗的患者（不包括第二原发性肿瘤）进行了研究（2004）。中位剂量仅 34Gy。这项研究表明，在以往的一线治疗中，单纯放疗比放化疗疗效更好，而以铂类为基础的联合治疗可能效果不佳。从理论上讲，具有不同作

表 4-1　在已发表的再程放疗研究中使用的药物

- 顺铂、卡铂
- 多西紫杉醇、紫杉醇
- 洛莫司汀、福莫司汀
- 替莫唑胺
- 吉西他滨
- 羟基脲
- 氟尿嘧啶、卡培他滨
- 拓扑替康

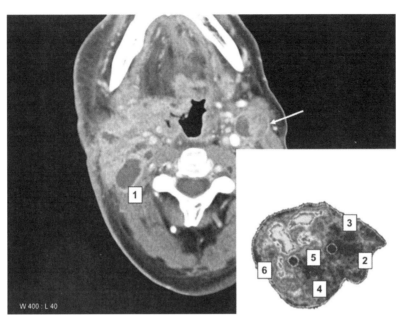

▲ 图 4-5　复发性口咽鳞状细胞癌患者的 CT

注意包含坏死区域的大淋巴结转移（白箭）。插入的图片是一个肿瘤复发的组织学和分子异质性的例子。1. 血供不足的区域，例如缺氧或全身给药的药物无法进入；2. 主要对某种药物的作用机制产生抗性的细胞；3. 具有获得性抗药性的细胞；4. 可以用药物治疗杀死的细胞；5. 可以被辐射杀死的细胞；6. 可以被辐射和药物杀死的细胞（彩图见书末彩插部分）

用方式的药物可能是更好的选择（表 4-2）。最高级证据来自于一项复发性鼻咽癌患者的小样本 Ⅱ 期临床随机试验（Guan 等，2016）。这些相对年轻的患者要求 KPS ≥ 70 分，最短间隔为 6 个月。所有 69 例患者均接受 IMRT（总剂量 60Gy，分 27 次，每次 2.2Gy，2002—2008 年）。研究组还每周接受 30mg/m² 的顺铂。尽管样本量较小，总体生存率是主要研究终点。中位随访时间为 35 个月。大多数患者为 rT$_{3\sim4}$N$_0$ 肿瘤，中位体积分别为 28cm³ 和 29cm³。初始治疗多为单纯二维放疗，但 29% 的患者曾接受放化疗（治疗方案未详细报道）。在研究组，更多的患者发生了黏膜炎和 3~4 级血液学毒性。后期毒性没有明显增加。联合治疗组的生存率明显提高。在多因素分析中，生存率与年龄、rT 分期、临床分期和治疗组相关。这些分析不包括单独的初始放疗与放化疗的比较。

总体而言，最好进行足够大的前瞻性随机试验，以证实许多机构目前的再程放疗和化疗的临床实践。这样的试验还必须解决先前的研究中提出的另一种假设（Salama 等，2006）。在该研究中，对芝加哥大学的 7 项连续 Ⅰ～Ⅱ 期研究进行了比较。本研究共纳入 115 位头颈部鳞癌患者，其中包括部分第二原发肿瘤患者。协议规定每个患者必须接受 14 天为 1 个周期的治疗。在每个周期中，放化疗在第 1~5 天进行，然后休息 9 天。该研究表明，与氟尿嘧啶和羟基脲联合化疗相比，三药联合化疗有潜在的益处。第三种药物是顺铂、吉西他滨或紫杉醇。显然，三药化疗的毒性可能会限制该策略在相当数量患者中的适用性。因此，毒性较小的替代品是可取的。理想情况下，未来的研究将包括 Ⅰ 期试验，该试验研究与新药物的组合，如 Van Waes 等的试验（2005），该研究发现，在研究的药物剂量下，对复发的头颈部鳞癌患者进行每周 2 次硼替佐米治疗的同时行再程放疗是不可行的。鉴于再程放疗联合化疗的疗效有限且至少在一定程度上具有相当大的毒性，因此，在这样的试验中有必要对新的、希望毒性更小的药物进行筛选。

表 4–2　临床再程放疗研究综述及探讨序贯化疗（Ctx）的附加价值，
一些研究包括附加诱导和（或）辅助 Ctx 的病例

研究（年份）	研究类型，患者例数	癌症类型	处理细节	结　果
Strnad 等（2015）	回顾性研究，104	鳞状细胞癌和其他头颈部肿瘤，包括第二原发癌	间质性 PDR 近距离放疗，22% 联合 EBRT，32% 热疗，56% 接受 Ctx（主要是顺铂 / 氟尿嘧啶）	同时给予 Ctx 改善了 10 年局部控制（76% vs. 39%，$P = 0.014$）
Hoebers 等（2011）	回顾性研究，58	鳞状细胞癌和其他头颈部肿瘤，包括第二原发癌	3-D 或 IMRT，中位放射剂量 66Gy，57% 同时接受 Ctx 通常每日小剂量顺铂	Ctx 增加了严重毒性的风险，并与较短的生存期相关。但无 Ctx 治疗的患者通常在挽救手术后接受放疗（体积更小，剂量更低，预后更好）
Unger 等（2010）	回顾性研究，65	鳞状细胞癌和其他头颈部肿瘤，包括第二原发癌	SFRT，如 30Gy，分 5 次，每次 6Gy，51% 接受 Ctx（无标准方案）	评估了 Ctx 对严重毒性，局部失败率，无进展生存期和总体生存期的影响。未见明显差异
Popovtzer 等（2009）	回顾性研究，66	头颈鳞状细胞癌，包括第二原发癌	3-D 或 IMRT，中位放射剂量 68Gy，71% 接受 Ctx（无标准方案）	评估了 Ctx 对局部失败率的影响。未见明显差异
Sulman 等（2009）	回顾性研究，74	鳞状细胞癌和其他头颈部肿瘤，包括第二原发癌	IMRT，中位放射剂量 60Gy，49% 接受 Ctx（无标准方案）	评估了 Ctx 对局部失败率和总生存率的影响。未见明显差异
Duprez 等（2009）	回顾性研究，84	鳞状细胞癌和其他头颈部肿瘤，包括第二原发癌	IMRT，中位放射剂量 69Gy，20% 接受诱导或同时接受 Ctx（无标准方案）	评估了 Ctx 对局部失败率和总生存率的影响。未见明显差异。然而，Ctx 显著增加了急性非血液学毒≥Ⅲ级
Tanvetyanom 等（2009）	回顾性研究，103	鳞状细胞癌和其他头颈部肿瘤，包括第二原发癌	不同的治疗方法，中位放射剂量 60Gy，70% 接受并发 Ctx（无标准方案）	评估了 Ctx 对总体生存的影响。未见明显差异
Iseli 等（2009）	回顾性研究，87	头颈鳞状细胞癌，包括第二原发癌	不同的治疗方法，中位放射剂量 > 58Gy，92% 接受 Ctx（无标准方案）	评估了 Ctx 对总体生存和毒性的影响。未见明显差异
Lee 等（2007）	回顾性研究，105	鳞状细胞癌和其他头颈部肿瘤，包括 1 例原发癌	3-D 或 IMRT，中位放射剂量 59.4Gy，71% 接受 Ctx（无标准方案）	Ctx 与局部无进展生存期和总生存期改善有关，但无统计学意义
Ohizumi 等（2002）	回顾性研究，44	复发性头颈鳞状细胞癌	不同方法，平均 53Gy，23% 接受 Ctx（无标准方案）	Ctx 与完全缓解的临界显著增加有关。对无复发和总生存率没有显著影响
Guan 等（2016）	前瞻性 Ⅱ 期随机试验，69	复发性鼻咽癌	IMRT，60Gy，分 27 次，每周有或无顺铂 30mg/m²	Ctx 与生存率显著提高相关。急性毒性也增加
Karam 等（2015）	回顾性研究，42	复发性鼻咽癌	IMRT 或其他技术，其中 74% 接受并发 Ctx（无标准方案）	Ctx 对总体生存，局部控制或局部区域控制没有显著影响；但后期毒性明显增加
Chen 等（2013）	回顾性研究，54	复发性鼻咽癌	IMRT，平均放射剂量 70Gy，33% 接受并发 Ctx（无标准方案）	同时给予 Ctx 与明显较差的局部无进展生存期有关。但在 T 分期存在不平衡
Wahl 等（2008）	回顾性研究，81	复发性乳腺癌	不同治疗方法，中位放射剂量 48Gy，54% 接受 Ctx 治疗（无标准方案）	Ctx 对完全缓解率，局部无病生存率和毒性没有明显影响

3-D. 三维适形放射；EBRT. 外照射；IMRT. 调强放疗；PDR. 脉冲剂量率；SFRT. 立体定向分次放疗

西妥昔单抗是一种干扰表皮生长因子受体（EGFR）途径的药物，已在一线头颈部肿瘤放疗中显示出令人鼓舞的结果（Bonner 等，2010）。这导致一些研究人员在再程放疗领域中探索该药物（Tanvetyanom 等，2009；Unger 等，2010；Heron 等，2011），虽然没有正式的前瞻性试验。最近已经报道了有关再程放疗和西妥昔单抗的更多细节（Dornoff 等，2015）。作者回顾性地比较了三维适形再程放疗联合西妥昔单抗治疗 33 例无法手术和复发的头颈部鳞癌患者与另一组接受顺铂 ± 氟尿嘧啶的 33 例患者的疗效。总体而言，有 62 名患者符合使用这两种化合物的条件。是否决定使用顺铂取决于患者或医生的喜好。中位辐射剂量为 50.4Gy，每次 1.8Gy。两组的基线特征相似，除了顺铂组患者的年龄更为年轻。先前有 76% 的原发性肿瘤曾接受过同步化疗，但西妥昔单抗则没有用，既往化疗与任何生存差异均无关。这两种化合物的总体生存率，局部控制率和无转移情况相似。顺铂组血液毒性 ≥ 3 级多见，西妥昔单抗组疼痛 ≥ 3 级多见，P 均 < 0.05。超分割的立体定向放射疗法（大部分为 40～44Gy，分 5 次）也已与西妥昔单抗联合使用（Heron 等，2011）。本病例对照研究表明，与单纯放疗相比，西妥昔单抗可能改善局部控制和生存，但仅包括 35 例接受联合治疗的患者。2007 年 7 月—2013 年 3 月，Vargo 等（2015）在 Ⅱ 期方案中治疗了 50 例无法手术的局限性头颈部复发性鳞状细胞癌患者。所有肿瘤均位于先前接受辐射 ≥ 60Gy 的区域内。同时给予西妥昔单抗联合立体定向放疗（40～44Gy，分 5 次，隔日 1 次，1～2 周）。主要终点为 1 年局部无进展生存期（PFS）和毒性。存活患者的中位随访时间为 18 个月。1 年局部 PFS 率为 60%，局部 PFS 37%，远处 PFS 为 71%，PFS 为 33%。中位总生存期为 10 个月，其中 1 年总体生存期为 40%。分别有 6% 的患者中出现急性和晚期 3 级毒性。Lartigau 等（2013）报道

了另一项 Ⅱ 期研究。包括无法手术的复发患者，或先前接受过照射的区域中出现新的原发肿瘤的患者。再程放疗剂量为 36Gy/6 次，6Gy/ 次，达到 85% 的等剂量线，覆盖计划目标体积的 95%，同时使用西妥昔单抗。48% 的患者曾接受过化疗。该研究包括 60 例患者（3 例未接受治疗，1 例仅接受西妥昔单抗治疗）。放疗与再程放疗的平均间隔时间为 38 个月，1 例死于出血和营养不良，中位随访时间为 11.4 个月。1 年生存率为 47.5%，与 Vargo 等（2015）报道的结果相一致。这些单臂研究并没有为联合治疗提供令人信服的证据。其他作者也报道了单纯再程放疗类似的 1 年生存率（Yamazaki 等，2015年）或全身治疗对混合患者组无影响（Kress 等，2015）。

厄洛替尼也已在 Ⅰ 期试验中进行了测试（Rusthoven 等，2010）。这种酪氨酸激酶抑制药与 EGFR 途径相互作用。14 例患者中有 6 例为新的原发肿瘤，其余为复发性疾病。厄洛替尼在再程放疗前 7 天开始治疗（最终患者队列中辐射剂量为 66Gy，每次 2.2Gy）。给药的中位时间为 4.1 个月。85% 的患者出现急性 3 级放射相关毒性。然而，作者认为厄洛替尼同步和维持治疗（每天 150mg）是可行的。中位生存期和无进展生存期分别为 15 个月和 7.8 个月。

Ⅰ 期研究检测了氟尿嘧啶和羟基脲联合放疗（每次 1.8～2Gy）治疗预后不良的头颈部肿瘤患者中添加血管内皮生长因子（VEGF）抑制药贝伐珠单抗（Seiwert 等，2008）。贝伐珠单抗和氟尿嘧啶 / 羟基脲的剂量依次递增。每一剂量水平平均纳入 3～6 例患者。如 Salama 等（2006）所述进行治疗，即 14 天为 1 个周期。

在每个周期中，放化疗在第 1～5 天进行，然后休息 9 天。贝伐单抗在第 1 天给药。该试验招募了 43 例患者，包括 Ⅰ 期试验结束后的扩大队列研究。扩大的队列使用 10mg/kg 贝伐珠单抗，$600mg/m^2$ 氟尿嘧啶和 500mg 羟基

脲。29 名患者曾接受过放疗。中位时间间隔为 18.4 个月（至少 4 个月）。中位初始辐射剂量为 63Gy。中位再程放疗剂量为 70Gy。总体而言，43 例患者中有 7 例在治疗期间或治疗后不久死亡（扩展队列中有 5 例），其中一些事件可能与治疗有关。该方案报道瘘的发生率、时间和严重程度值得关注。再程放疗患者的中位生存期为 9.2 个月。但是，一些患者已经知道远处转移。排除这些患者后，中位生存期为 10.3 个月（2 年生存期为 17%）。14 例接受再程放疗的患者复发（8 例远处复发，4 例局部复发，2 例两者均有）。因此，尚不清楚抗血管生成药是否能提高再程放疗的治疗率。贝伐珠单抗在复发性脑肿瘤中的作用在本书的其他部分有讨论。

在直肠癌方面，氟尿嘧啶是近 50 年来最常用的单一化疗药物。自 1957 年由 Heidelberger（Heidelberger 等，1957）合成氟尿嘧啶以来，对其代谢及其作用机制进行了详细的研究。氟尿嘧啶通过干扰正常的 DNA 和 RNA 功能，进入一个复杂的合成代谢过程，在细胞水平上解释细胞毒性。Heidelberger 等最初还发现在啮齿动物肿瘤放疗中添加 5-FU 可以显著增强放疗的效果（Heidelberger 等，1958）。基于这些早期的临床前数据，Moertel 等将氟尿嘧啶与放疗应用于胃肠道癌肿瘤患者，并发现了显著活性（Moertel 等，1969）。Byfield 等对联合放疗和氟尿嘧啶的应用做出了开创性贡献，他们证明了氟尿嘧啶的放射增敏作用是由特定的时间和浓度因素造成的。氟尿嘧啶在体外的敏化作用在照射至少 24~48h 达到最大，因此支持在分次照射下延长氟尿嘧啶的暴露时间（Byfield 等，1982）。从历史上看，与单纯手术或手术加术后放疗相比，术后放疗和以氟尿嘧啶为基础的化疗联合应用已在多个随机试验中显示可降低局部复发率并提高总体生存率。NCI 共识会议在 1990 年得出结论，联合放化疗是 TNM II 期和 III 期直肠癌患者的标准辅助治疗（NIH 共

识会议，1990）。NCCTG864751 试验测试了放疗期间给予 5-FU 的最佳方法，大剂量氟尿嘧啶（放疗第 1 周和第 5 周，3 天，500mg/m²）与连续输注（整个放疗期间，225mg/m²）进行比较。连续输注氟尿嘧啶可达到 10% 的无病生存和总体生存优势（O'Connell 等，1994）。对可切除的直肠肿瘤进行术前放化疗的兴趣不仅在于术后联合治疗的成功，还在于术前在放射和肿瘤生物学上的诸多优势。其中包括缩小肿瘤尺寸的效果，可能会增加局部晚期疾病的根治性手术率，以及在低位肿瘤中保留括约肌。在美国，通过放疗肿瘤组（RTOG 94-01）和 NSABP（R-03）及德国（Protocol CAO/ARO/AIO-94）开展了前瞻性随机试验，比较了 II 期和 III 期直肠癌术前和术后标准放化疗的疗效。不幸的是，美国的两项试验均缺乏获益，因此都提前结束了。德国的这项研究已经完成，包括 820 多名患者，与术后放化疗相比，术前联合治疗方式在外科医生判断为需要进行腹腔手术切除的患者中，在局部控制，降低分期，急性和慢性毒性以及保留括约肌方面具有优势。（Sauer 等，2004）。直肠癌的再程放疗通常与连续输注氟尿嘧啶或其替代药卡培他滨同时进行，治疗可在术前或姑息治疗下进行，目前的做法是根据一线经验推断出来的。与头颈部肿瘤一样，由于再程放疗缺乏足够的前瞻性临床试验，因此目前尚不清楚联合治疗是否更好。整合新的药物（或在一线治疗中未使用的药物），如奥沙利铂、EGFR 抑制药和血管生成抑制药，尚处于起步阶段。目前还没有系统的数据。

如表 4-3 所示，几项小型研究表明，在不同类型的中枢神经系统肿瘤中，再程放疗联合序贯化疗具有潜在的优势。另一个小样本研究，8 例患者先接收以铂类为基础的化疗，随后进行局部、低剂量的再程放疗（Douglas 等，2006），进一步证实了日本中枢神经系统生殖细胞瘤研究的数据。2 例患者出现边缘复发（射

野边缘），均接受了铂类的挽救性诱导化疗，然后进行全脑全脊髓照射，原发肿瘤局部加量。5 年总生存率为 100%。然而，由于考虑到研究的规模和设计，关于再程放疗和序贯化疗的作用还没有得出确切的结论。

在一项针对 248 例不可切除的复发性乳腺癌的再程放疗和热疗的研究中，局部控制与既往接受过化疗或激素治疗或在局部治疗期间继续激素治疗无关（Linthorst 等，2015）。

人们对预测个体反应的兴趣由来已久，这种兴趣在再程放疗中尤为重要，因为在这种情况下，一定比例的患者没有反应，而且毒性风险可能会高于一线治疗。在化疗或放化疗过程中，利用正电子发射断层扫描，弥散磁共振成像和其他生物成像方法进行早期治疗监测已显示出良好的结果（Weber，2005；Schöderand Ong，2008；de Geus-Oei 等，2009；Kim 等，2009；Joye 等，2014；Jentsch 等，2015）。然而，治疗个体化也涉及正常组织毒性和药物代谢，例如，基于单核苷酸多态性，仍然是一个积极的研究领域（Nuyten 和 van de Vijver，2008；Hummel 等，2010；Kang 等，2015；Volm 和 Efferth，2015）。由于先前治疗引起的组织改变增加了这一区域的复杂性。

表 4-3　探讨序贯化疗（Ctx）价值的临床再程放疗研究综述

研究（年份）	研究类型，患者例数	癌症类型	处理细节	结 果
Kamoshima 等（20008）	回顾性研究，25	中枢神经系统生殖细胞瘤[a]	不同的方法，14 名患者接受了再程放疗和 Ctx，通常为 24～25.2Gy 和以铂类为基础的 Ctx	单纯再程放疗的 11 例患者中有 7 例因复发而死亡，而联合治疗的 10 例患者被成功挽救（Kaplan-Meier 曲线和 P 未发表）
Fokas 等（2009）	回顾性研究，53	胶质母细胞瘤	SFRT（无标准分割），47% 接受 Ctx（无标准方案）	Ctx 与数值上的生存率提高有关，但无统计学意义
Grosu 等（2005）	前瞻性非随机单一试验，44	高级别神经胶质瘤	SFRT，分 6 次，每次 5Gy，66% 接受替莫唑胺治疗	Ctx 与生存率显著提高有关
Fogh 等（2010）	回顾性研究，147	高级别神经胶质瘤	SFRT，中位放射剂量 35Gy（每次 3.5Gy），33% 接受 Ctx（无标准方案）	Ctx 对生存率没有显著影响（也没有改善的趋势）
Chua 等（2005）	Ⅱ期试验，31	鼻咽癌	IMRT（无标准分割），68% 再程放疗前接受 2～3 个周期的 Ctx（晚期肿瘤）	Ctx 对局部控制和生存率没有显著影响

CNS. 中枢神经系统；SFRT. 立体定向分次放疗；IMRT. 调强放疗
a. 所有患者均在初始治疗后获得完全缓解，且至少 6 个月无肿瘤

结 论

虽然化疗药物和电离辐射的组合在各种临床环境中具有高度相关性，但对其在再程放疗中的作用及其潜在的细胞和分子机制的了解仍是有限的。与用于一线药物组合开发的系统实验模型以及通过一系列经典的临床试验（包括随机Ⅲ期研究）进行评估相比，用于再程放疗

合理组合方案的开发尚处于起步阶段。随着时间的推移，肿瘤的生理和微环境参数发生变化，预处理方法、时间间隔、辐照体积等也发生变化，使得临床情况变得复杂。在随后的小型临床试验中，而非临床前研究中，对常用的给药方案进行了逐步完善。虽然药物治疗是随着时间的推移而发展的，但放疗的进步也是如此，如越来越多 IMRT 的使用。此外，正在使用不同的分次照射时间表。分次照射剂量对再程放疗的放射增敏作用的影响尚不清楚。因此，对于所有以根治为目的的患者，可行和有效的治疗方案的最终目标需要进一步的实质性进展。在姑息治疗中，也需要进行系统的研究，虽然治疗的目的往往可以在再程放疗不添加药物的情况下达到。

参 考 文 献

[1] Albertella MR, Green CM, Lehmann AR et al (2005) A role for polymerase eta in the cellular tolerance to cisplatin–induced damage. Cancer Res 65:9799–9806

[2] Altaha R, Liang X, Yu JJ et al (2004) Excision repair cross complementing–group 1: gene expression and platinum resistance. Int J Mol Med 14:959–970

[3] Amorino GP, Freeman ML, Carbone DP et al (1999) Radiopotentiation by the oral platinum agent, JM216: role of repair inhibition. Int J Radiat Oncol Biol Phys 44:399–405

[4] Aratani Y, Yoshiga K, Mizuuchi H et al (1997) Antitumor effect of carboplatin combined with radiation on tumors in mice. Anticancer Res 17:2535–2538

[5] Arcicasa M, Roncadin M, Bidoli E et al (1999) Reirradiation and lomustine in patients with relapsed high–grade gliomas. Int J Radiat Oncol Biol Phys 43:789–793

[6] Bartelink H, Roelofsen F, Eschwege F et al (1997) Concomitant radiotherapy and chemotherapy is superior to radiotherapy alone in the treatment of locally advanced anal cancer: results of a phase III randomized trial of the European Organization for Research and Treatment of Cancer Radiotherapy and Gastrointestinal Cooperative Groups. J Clin Oncol 15: 2040–2049

[7] Baumann M, Liertz C, Baisch H et al (1994) Impact of overall treatment time of fractionated irradiation on local control of human FaDu squamous cell carcinoma in nude mice. Radiother Oncol 32:137–143

[8] Begg AC (1990) Cisplatin and radiation: interaction probabilities and therapeutic possibilities. Int J Radiat Oncol Biol Phys 19:1183–1189

[9] Belka C (2006) The fate of irradiated tumor cells. Oncogene 25:969–971

[10] Berrios M, Osheroff N, Fisher PA (1985) In situ localization of DNA topoisomerase II, a major polypeptide component of the Drosophila nuclear matrix fraction. Proc Natl Acad Sci U S A 82:4142–4146

[11] Biagioli MC, Narvey M, Roman E et al (2007) Intensity–modulated radiotherapy with concurrent chemotherapy for previously irradiated, recurrent head and neck cancer. Int J Radiat Oncol Biol Phys 69:1067–1073

[12] Blanchard P, Baujat B, Holostenco V et al (2011) Meta–analysis of chemotherapy in head and neck cancer (MACH–NC): a comprehensive analysis by tumour site. Radiother Oncol 100:33–40

[13] Blommaert FA, van Dijk–Knijnenburg HCM, Dijt FJ et al (1995) Formation of DNA adducts by the anticancer drug carboplatin: different nucleotide sequence preferences in vitro and in cells. Biochemistry 34:8474–8480

[14] Bonner JA, Harari PM, Giralt J et al (2010) Radiotherapy plus cetuximab for locoregionally advanced head and neck cancer: 5–year survival data from a phase 3 randomised trial, and relation between cetuximab–induced rash and survival. Lancet Oncol 11:21–28

[15] Brizel DM, Albers ME, Fisher SR et al (1998) Hyperfractionated irradiation with or without concurrent chemotherapy for locally advanced head and neck cancer. N Engl J Med 338:1798–1804

[16] Brunsvig PF, Andersen A, Aamdal S et al (2007) Pharmacokinetic analysis of two different docetaxel dose levels in patients with non–small cell lung cancer treated with docetaxel as monotherapy or with concurrent radiotherapy. BMC Cancer 7:197

[17] Budach W, Gioioso D, Taghian A et al (1997) Repopulation capacity during fractionated irradiation of squamous cell carcinomas and glioblastomas in vitro. Int J Radiat Oncol Biol Phys 39:743–750

[18] Budach W, Paulsen F, Welz S et al (2002) Mitomycin C in combination with radiotherapy as a potent inhibitor of tumour cell repopulation in a human squamous cell carcinoma. Br J Cancer 86:470–476

[19] Budach V, Stuschke M, Budach W et al (2005) Hyperfractionated accelerated chemoradiation with concurrent fluorouracil–mitomycin is more effective than dose–escalated hyperfractionated accelerated radiation therapy alone in locally advanced head and neck cancer: final results of the

radiotherapy cooperative clinical trials group of the German Cancer Society 95–06 Prospective Randomized Trial. J Clin Oncol 23:1125–1135

[20] Byfield JE, Calabro–Jones P, Klisak I et al (1982) Pharmacologic requirements for obtaining sensitization of human tumor cells in vitro to combined 5–Fluorouracil or ftorafur and X rays. Int J Radiat Oncol Biol Phys 8:1923–1933

[21] Carde P, Laval F (1981) Effects of cis–dichlorodiammine platinum II and x rays on mammalian cell survival. Int J Radiat Oncol Biol Phys 7:929–933

[22] Chen HY, Ma XM, Ye M et al (2013) Effectiveness and toxicities of intensity–modulated radiotherapy for patients with locally recurrent nasopharyngeal carcinoma. PLoS One 8:e73918

[23] Choo YC, Choy TK, Wong LC, et al (1986) Potentiation of radiotherapy by cis–dichlorodiammine platinum (II) in advanced cervical carcinoma. Gynecol Oncol. 23(1):94–100. Chua DT, Sham JS, Leung LH et al (2005) Re–irradiation of nasopharyngeal carcinoma with intensity–modulated radiotherapy. Radiother Oncol 77:290–294

[24] Cividalli A, Ceciarelli F, Livdi E et al (2002) Radiosensitization by oxaliplatin in a mouse adenocarcinoma: influence of treatment schedule. Int J Radiat Oncol Biol Phys 52:1092–1098

[25] Combs SE, Bischof M, Welzel T et al (2008) Radiochemotherapy with temozolomide as re–irradiation using high precision fractionated stereotactic radiotherapy (SFRT) in patients with recurrent gliomas. J Neurooncol 89:205–210

[26] Coughlin CT, Richmond RC, Page RL (1994) Platinum drug delivery and radiation for locally advanced prostate cancer. Int J Radiat Oncol Biol Phys 28: 1029–1038

[27] de Geus–Oei LF, Vriens D, van Laarhoven HW et al (2009) Monitoring and predicting response to therapy with 18F–FDG PET in colorectal cancer: a systematic review. J Nucl Med 50(Suppl 1):43S–54S

[28] Dewit L (1987) Combined treatment of radiation and cisdiamminedichloroplatinum (II): a review of experimental and clinical data. Int J Radiat Oncol Biol Phys 13:403–426

[29] Dolling JA, Boreham DR et al (1998) Modulation of radiation–induced strand break repair by cisplatin in mammalian cells. Int J Radiat Biol 74:61–69

[30] Dornoff N, Weiss C, Rödel F et al (2015) Re–irradiation with cetuximab or cisplatin–based chemotherapy for recurrent squamous cell carcinoma of the head and neck. Strahlenther Onkol 191:656–664

[31] Douglas JG, Rockhill JK, Olson JM et al (2006) Cisplatin–based chemotherapy followed by focal, reduced–dose irradiation for pediatric primary central nervous system germinomas. J Pediatr Hematol Oncol 28:36–39

[32] Driessens G, Harsan L, Browaeys P et al (2003) Assessment of in vivo chemotherapy–induced DNA damage in a p53–mutated rat tumor by micronuclei assay. Ann N Y Acad Sci 1010:775–779

[33] Duprez F, Madani I, Bonte K et al (2009) Intensity–modulated radiotherapy for recurrent and second primary head and neck cancer in previously irradiated territory. Radiother Oncol 93:563–569

[34] Durand RE, LePard NE (1994) Modulation of tumor hypoxia by conventional chemotherapeutic agents. Int J Radiat Oncol Biol Phys 29:481–486

[35] Durand RE, LePard NE (2000) Effects of mitomycin C on the oxygenation and radiosensitivity of murine and human tumours in mice. Radiother Oncol 56: 245–252

[36] Earnshaw WC, Heck MM (1985) Localization of topoisomerase II in mitotic chromosomes. J Cell Biol 100:1716–1725

[37] Ekshyyan O, Rong Y, Rong X et al (2009) Comparison of radiosensitizing effects of the mammalian target of rapamycin inhibitor CCI–779 to cisplatin in experimental models of head and neck squamous cell carcinoma. Mol Cancer Ther 8:2255–2265

[38] Eliaz RE, Nir S, Marty C, Szoka FC Jr (2004) Determination and modeling of kinetics of cancer cell killing by doxorubicin and doxorubicin encapsulated in targeted liposomes. Cancer Res 64:711–718

[39] El–Sayed S, Nelson N (1996) Adjuvant and adjunctive chemotherapy in the management of squamous cell carcinoma of the head and neck region. A meta–analysis of prospective and randomized trials. J Clin Oncol 14:838–847

[40] Epstein RJ (1990) Drug–induced DNA damage and tumor chemosensitivity. J Clin Oncol 8:2062–2084

[41] Espinosa M, Martinez M, Aguilar JL et al (2005) Oxaliplatin activity in head and neck cancer cell lines. Cancer Chemother Pharmacol 55:301–305

[42] Fink D, Zheng H, Nebel S et al (1996) The role of DNA mismatch repair in platinum drug resistance. Cancer Res 56:4881–4886

[43] Fogh SE, Andrews DW, Glass J et al (2010) Hypofrationated stereotactic radiation therapy: an effective therapy for recurrent high–grade gliomas. J Clin Oncol 28:3048–3053

[44] Fokas E, Wacker U, Gross MW et al (2009) Hypofractionated stereotactic reirradiation of recurrent glioblastomas: a beneficial treatment option after high–dose radiotherapy? Strahlenther Onkol 185: 235–240

[45] Folkvord S, Flatmark K, Seierstad T et al (2008) Inhibitory effects of oxaliplatin in experimental radiation treatment of colorectal carcinoma: does oxaliplatin improve 5–fluorouracil–dependent radiosensitivity? Radiother Oncol 86:428–434

[46] Forastiere AA, Goepfert H, Maor M et al (2003) Concurrent chemotherapy and radiotherapy for organ preservation in advanced laryngeal cancer. N Engl J Med 349:2091–2098

[47] Geard CR, Jones JM (1994) Radiation and taxol effects on synchronized human cervical carcinoma cells. Int J Radiat Oncol Biol Phys 29:565–569

[48] Geh JI, Bond SJ, Bentzen SM et al (2006) Systemic overview of preoperative (neoadjuvant) chemoradiotherapy in patients with oesophageal cancer: evidence of a radiation and chemotherapy dose response. Radiother Oncol 78: 236–244

[49] Gerard J, Romestaing P, Bonnetain F et al (2005) Preoperative chemoradiotherapy (CT–RT) improves local control in T3–4 rectal cancers: results of the FFCD 9203

[50] randomized trial (Abstract). Int J Radiat Oncol Biol Phys 63(Suppl 1):S2–S3

[51] Giocanti N, Hennequin C, Balosso J et al (1993) DNA

repair and cell cycle interactions in radiation sensitization by the topoisomerase II poison etoposide. Cancer Res 53: 2105–2111

[52] Grau C, Overgaard J (1988) Effect of cancer chemotherapy on the hypoxic fraction of a solid tumor measured using a local tumor control assay. Radiother Oncol 13:301–309

[53] Green JA, Kirwan JM, Tierney JF et al (2001) Survival and recurrence after concomitant chemotherapy and radiotherapy for cancer of the uterine cervix: a systematic review and meta-analysis. Lancet 358:781–786

[54] Grenman R, Carey TE, McClatchey KD et al (1991) In vitro radiation resistance among cell lines established from patients with squamous cell carcinoma of the head and neck. Cancer 67:2741–2747

[55] Grosu AL, Weber WA, Franz M et al (2005) Reirradiation of recurrent high-grade gliomas using amino acid PET (SPECT)/CT/MRI image fusion to determine gross tumor volume for stereotactic fractionated radiotherapy. Int J Radiat Oncol Biol Phys 63:511–519

[56] Guan Y, Liu S, Wang HY et al (2016) Long-term outcomes of a phase II randomized controlled trial comparing intensity-modulated radiotherapy with or without weekly cisplatin for the treatment of locally recurrent nasopharyngeal carcinoma. Chin J Cancer 35:20

[57] Haraf DJ, Weichselbaum RR, Vokes EE (1996) Re-irradiation with concomitant chemotherapy of unresectable recurrent head and neck cancer: a potentially curable disease. Ann Oncol 7:913–918

[58] Heidelberger C, Chaudhuri NK, Danneberg P et al (1957) Fluorinated pyrimidines, a new class of tumour-inhibitory compounds. Nature 179:663–666

[59] Heidelberger C, Griesbach L, Montag BJ et al (1958) Studies on fluorinated pyrimidines. II. Effects on transplanted tumors. Cancer Res 18:305–317

[60] Hennequin C, Giocanti N, Favaudon V (1996) Interaction of ionizing radiation with paclitaxel (taxol) and docetaxel (taxotere) in HeLa and SQ20B cells. Cancer Res 56: 1842–1850

[61] Heron DE, Rwigema JC, Gibson MK et al (2011) Concurrent cetuximab with stereotactic body radiotherapy for recurrent squamous cell carcinoma of the head and neck: a single institution matched case-control study. Am J Clin Oncol 34(2):165–172

[62] Hoebers F, Heemsbergen W, Moor S et al (2011) Reirradiation for head-and-neck cancer: delicate balance between effectiveness and toxicity. Int J Radiat Oncol Biol Phys 81:e111–e118

[63] Hummel R, Hussey DJ, Haier J (2010) MicroRNAs: predictors and modifiers of chemo- and radiotherapy in different tumour types. Eur J Cancer 46:298–311

[64] Iseli TA, Iseli CE, Rosenthal EL et al (2009) Postoperative reirradiation for mucosal head and neck squamous cell carcinomas. Arch Otolaryngol Head Neck Surg 135: 1158–1164

[65] Jentsch C, Beuthien-Baumann B, Troost EG et al (2015) Validation of functional imaging as a biomarker for radiation treatment response. Br J Radiol 88:20150014

[66] Jones B, Sanghera P (2007) Estimation of radiobiologic parameters and equivalent radiation dose of cytotoxic chemotherapy in malignant glioma. Int J Radiat Oncol Biol Phys 68:441–448

[67] Joseph KJ, Al-Mandhari Z, Pervez N et al (2008) Reirradiation after radical radiation therapy: a survey of patterns of practice among Canadian radiation oncologists. Int J Radiat Oncol Biol Phys 72:1523–1529

[68] Joye I, Deroose CM, Vandecaveye V et al (2014) The role of diffusion-weighted MRI and (18)F-FDG PET/CT in the prediction of pathologic complete response after radiochemotherapy for rectal cancer: a systematic review. Radiother Oncol 113:158–165

[69] Kallman RF, Bedarida G, Rapacchietta D (1992) Experimental studies on schedule dependence in the treatment of cancer with combinations of chemotherapy and radiotherapy. Front Radiat Ther Oncol 26:31–44

[70] Kamoshima Y, Sawamura Y, Ikeda J et al (2008) Late recurrence and salvage therapy of CNS germinomas. J Neurooncol 90:205–211

[71] Kang H, Kiess A, Chung CH (2015) Emerging biomarkers in head and neck cancer in the era of genomics. Nat Rev Clin Oncol 12:11–26

[72] Karam I, Huang SH, McNiven A et al (2015) Outcomes after reirradiation for recurrent nasopharyngeal carcinoma: North American experience. Head Neck. doi:10.1002/hed.24166

[73] Kasibhatla M, Kirkpatrick JP, Brizel DM (2007) How much radiation is the chemotherapy worth in advanced head and neck cancer? Int J Radiat Oncol Biol Phys 68:1491–1495

[74] Kim JJ, Tannock IF (2005) Repopulation of cancer cells during therapy: an important cause of treatment failure. Nat Rev Cancer 5:516–525

[75] Kim JH, Kim SH, Kolozsvary A, Khil MS (1992) Potentiation of radiation response in human carcinoma cells in vitro and murine fibrosarcoma in vivo by topotecan, an inhibitor of DNA topoisomerase I. Int J Radiat Oncol Biol Phys 22: 515–518

[76] Kim S, Loevner L, Quon H et al (2009) Diffusion-weighted magnetic resonance imaging for predicting and detecting early response to chemoradiation therapy of squamous cell carcinomas of the head and neck. Clin Cancer Res 15: 986–994

[77] Kjellstrom J, Kjellen E, Johnsson A (2005) In vitro radiosensitization by oxaliplatin and 5-fluorouracil in a human colon cancer cell line. Acta Oncol 44:687–693

[78] Kress MA, Sen N, Unger KR et al (2015) Safety and efficacy of hypofractionated stereotactic body reirradiation in head and neck cancer: long-term follow-up of a large series. Head Neck 37:1403–1409

[79] Landuyt W, Keizer J, Chin A et al (1987) Evaluation of mouse lip mucosa reactions after combinations of cis-diammine- 1,1- cyclobutanedicarboxylate platinum (II) (CBDCA) and irradiation: single and fractionated treatments. Int J Radiat Oncol Biol Phys 13: 1367–1370

[80] Lartigau EF, Tresch E, Thariat J et al (2013) Multi institutional phase II study of concomitant stereotactic reirradiation and cetuximab for recurrent head and neck cancer. Radiother Oncol 109:281–285

[81] Lawrence TS, Davis MA, Maybaum J (1994) Dependence

of 5–fluorouracil–mediated radiosensitization on DNA–directed effects. Int J Radiat Oncol Biol Phys 29:519–523

[82] Lawrence TS, Davis MA, Tang HY, Maybaum J (1996a) Fluorodeoxyuridine–mediated cytotoxicity and radiosensitization require S phase progression. Int J Radiat Biol 70:273–280

[83] Lawrence TS, Davis MA, Loney TL (1996b) Fluoropyrimidine–mediated radiosensitization depends on cyclin E–dependent kinase activation. Cancer Res 56:3203–3206

[84] Lawrence TS, Chang EY, Hahn TM (1996c) Radiosensitization of pancreatic cancer cells by 2',2'–difluoro–2'–deoxycytidine. Int J Radiat Oncol Biol Phys 34:867–872

[85] Lee N, Chan K, Bekelman JE et al (2007) Salvage re-irradiation for recurrent head and neck cancer. Int J Radiat Oncol Biol Phys 68:731–740

[86] Linthorst M, Baaijens M, Wiggenraad R et al (2015) Local control rate after the combination of re–irradiation and hyperthermia for irresectable recurrent breast cancer: Results in 248 patients. Radiother Oncol 117:217–222

[87] Magne N, Fischel JL, Formento P et al (2003) Oxaliplatin–5–fluorouracil and ionizing radiation. Importance of the sequence and influence of p53 status. Oncology 64:280–287

[88] McGinn CJ, Miller EM, Lindstrom MJ et al (1994) The role of cell cycle redistribution in radiosensitization: implications regarding the mechanism of fluorodeoxyuridine radiosensitization. Int J Radiat Oncol Biol Phys 30:851–859

[89] McGinn CJ, Shewach DS, Lawrence TS (1996) Radiosensitizing nucleosides. J Natl Cancer Inst 88:1193–1203

[90] Milas L, Hunter NR, Mason KA et al (1994) Enhancement of tumor radioresponse of a murine mammary carcinoma by paclitaxel. Cancer Res 54:3506–3510

[91] Milas L, Hunter NR, Mason KA et al (1995) Role of reoxygenation in induction of enhancement of tumor radioresponse by paclitaxel. Cancer Res 55:3564–3568

[92] Miller EM, Kinsella TJ (1992) Radiosensitization by fluorodeoxyuridine: effects of thymidylate synthase inhibition and cell synchronization. Cancer Res 52:1687–1694

[93] Miller SJ, Lavker RM, Sun TT (2005) Interpreting epithelial cancer biology in the context of stem cells: tumor properties and therapeutic implications. Biochim Biophys Acta 1756:25–52

[94] Minchinton AI, Tannock IF (2006) Drug penetration in solid tumours. Nat Rev Cancer 2006:583–592

[95] Minniti G, Agolli L, Falco T et al (2015) Hypofractionated stereotactic radiotherapy in combination with bevacizumab or fotemustine for patients with progressive malignant gliomas. J Neurooncol 122:559–566

[96] Minsky BD, Pajak TF, Ginsberg RJ et al (2002) INT 0123 (Radiation Therapy Oncology Group 94–05) phase III trial of combined–modality therapy for esophageal cancer: high–dose versus standard–dose radiation therapy. J Clin Oncol 20:1167–1174

[97] Moertel CG, Childs DS Jr, Reitemeier RJ et al (1969) Combined 5–fluorouracil and supervoltage radiation therapy of locally unresectable gastrointestinal cancer. Lancet 2:865–867

[98] Mohiuddin M, Marks G, Marks J (2002) Long–term results of reirradiation for patients with recurrent rectal cancer. Cancer 95:1144–1150

[99] Moitra K (2015) Overcoming multidrug resistance in cancer stem cells. Biomed Res Int 2015:635745. doi:10.1155/2015/635745

[100] Molls M, Vaupel P (1998) Blood perfusion and microenvironment of human tumors. Springer, Berlin/Heidelberg/New York

[101] Molls M, Vaupel P, Nieder C et al (2009) The impact of tumor biology on cancer treatment and multidisciplinary strategies. Springer, Berlin/Heidelberg/New York

[102] Monk BJ, Alberts DS, Burger RA et al (1998) In vitro phase II comparison of the cytotoxicity of a novel platinum analog, nedaplatin (254–S), with that of cisplatin and carboplatin against fresh, human cervical cancers. Gynecol Oncol 71:308–312

[103] Munro AJ (1995) An overview of randomised controlled trials of adjuvant chemotherapy in head and neck cancer. Br J Cancer 71:83–91

[104] Nagar YS, Singh S, Datta NR (2004) Chemo–reirradiation in persistent/recurrent head and neck cancers. Jpn J Clin Oncol 34:61–68

[105] Naida JD, Davis MA, Lawrence TS (1998) The effect of activation of wild–type p53 function on fluoropyrimidine–mediated radiosensitization. Int J Radiat Oncol Biol Phys 41:675–680

[106] Nieder C, Milas L, Ang KK (2003) Modification of radiation response: cytokines, growth factors, and other biological targets. Springer, Berlin/Heidelberg/New York

[107] NIH consensus conference (1990) Adjuvant therapy for patients with colon and rectal cancer. JAMA 264:1444–1450

[108] Nordsmark M, Bentzen SM, Rudat V et al (2005) Prognostic value of tumor oxygenation in 397 head and neck tumors after primary radiotherapy. An international multicenter study. Radiother Oncol 77:18–24

[109] Nuyten DS, van de Vijver MJ (2008) Using microarray analysis as a prognostic and predictive tool in oncology: focus on breast cancer and normal tissue toxicity. Semin Radiat Oncol 18:105–114

[110] O'Connell MJ, Martenson JA, Wieand HS et al (1994) Improving adjuvant therapy for rectal cancer by combining protracted–infusion fluorouracil with radiation therapy after curative surgery. N Engl J Med 331:502–507

[111] Ohizumi Y, Tamai Y, Imamiya S et al (2002) Prognostic factors of reirradiation for recurrent head and neck cancer. Am J Clin Oncol 25:408–413

[112] Ormerod MG, Orr RM, Peacock JH (1994) The role of apoptosis in cell killing by cisplatin: a flow cytometric study. Br J Cancer 69:93–100

[113] Overgaard J, Khan AR (1981) Selective enhancement of radiation response in a C3H mammary carcinoma by cisplatin. Cancer Treat Rep. 65(5–6):501–503

[114] Pekkola–Heino K, Kulmala J, Grenman R (1992) Carboplatin–radiation interaction in squamous cell carcinoma cell lines. Arch Otolaryngol Head Neck Surg 118:1312–1315

[115] Pendyala L, Creaven PJ (1993) In vitro cytotoxicity, protein

binding, red blood cell partitioning, and biotransformation of oxaliplatin. Cancer Res 53:5970–5976

[116] Pignon JP, Bourhis J, Domenge C et al (2000) Chemotherapy added to locoregional treatment for head and neck squamous–cell carcinoma: three meta–analyses of updated individual data. MACH–NC Collaborative Group Meta–Analysis of Chemotherapy on Head and Neck Cancer. Lancet 355:949–955

[117] Pignon JP, le Maître A, Maillard E et al (2009) Meta-analysis of chemotherapy in head and neck cancer (MACH–NC): an update on 93 randomised trials and 17,346 patients. Radiother Oncol 92:4–14

[118] Pilones KA, Vanpouille–Box C, Demaria S (2015) Combination of radiotherapy and immune checkpoint inhibitors. Semin Radiat Oncol 25:28–33

[119] Pinedo HM, Peters GF (1988) Fluorouracil: biochemistry and pharmacology. J Clin Oncol 6:1653–1664

[120] Popovtzer A, Gluck I, Chepeha DB et al (2009) The pattern of failure after reirradiation of recurrent squamous cell head and neck cancer: implications for defining the targets. Int J Radiat Oncol Biol Phys 74:1342–1347

[121] Primeau AJ, Rendon A, Hedley D et al (2005) The distribution of the anticancer drug doxorubicin in relation to blood vessels in solid tumors. Clin Cancer Res 11: 8782–8788

[122] Prince ME, Ailles LE (2008) Cancer stem cells in head and neck squamous cell cancer. J Clin Oncol 26:2871–2875

[123] Raaphorst GP, Leblanc M, Li LF (2005) A comparison of response to cisplatin, radiation and combined treatment for cells deficient in recombination repair pathways. Anticancer Res 25:53–58

[124] Rau B, Sturm I, Lage H et al (2003) Dynamic expression profile of p21WAF1/CIP1 and Ki–67 predicts survival in rectal carcinoma treated with preoperative radiochemotherapy. J Clin Oncol 21:3391–3401

[125] Raymond E, Faivre S, Chaney S et al (2002) Cellular and molecular pharmacology of oxaliplatin. Mol Cancer Ther 1:227–235

[126] Richmond RC, Powers EL (1976) Radiation sensitization of bacterial spores by cis–dichlorodaimmineplatinum (II). Radiat Res 68:251

[127] Rockwell S (1982) Cytotoxicities of mitomycin C and X rays to aerobic and hypoxic cells in vitro. Int J Radiat Oncol Biol Phys 8:1035–1039

[128] Rosenberg B, van Camp L, Krigas T (1965) Inhibition of cell division in Escherichia coli by electrolysis products from a platinum electrode. Nature 205:698–699

[129] Rusthoven KE, Feigenberg SJ, Raben D et al (2010) Initial results of a phase I dose–escalation trial of concurrent and maintenance erlotinib and reirradiation for recurrent and new primary head–and–neck cancer. Int J Radiat Oncol Biol Phys 78(4):1020–5

[130] Salama JK, Vokes EE, Chmura SJ et al (2006) Long–term outcome of concurrent chemotherapy and reirradiation for recurrent and second primary head–and–neck squamous cell carcinoma. Int J Radiat Oncol Biol Phys 64:382–391

[131] Sauer R, Becker H, Hohenberger W et al (2004) Preoperative versus postoperative chemoradiotherapy for rectal cancer. N Engl J Med 351:1731–1740

[132] Scalliet P, De Pooter C, Hellemans PW et al (1999) Interactions of carboplatin, cisplatin, and ionizing radiation on a human cell line of ovarian cancer (French). Cancer Radiother 3:30–38

[133] Schaake–Koning C, van den Bogaert W, Dalesio O et al (1992) Effects of concomitant cisplatin and radiotherapy on inoperable non–small–cell lung cancer. N Engl J Med 326:524–530

[134] Schaefer U, Micke O, Schueller P et al (2000) Recurrent head and neck cancer: retreatment of previously irradiated areas with combined chemotherapy and radiation therapy–results of a prospective study. Radiology 216:371–376

[135] Schöder H, Ong SC (2008) Fundamentals of molecular imaging: rationale and applications with relevance for radiation oncology. Semin Nucl Med 38:119–128

[136] Schwachöfer JHM, Crooijmans RP, Hoogenhout J et al (1991) Effectiveness in inhibition of recovery of cell survival by cisplatin and carboplatin: influence of treatment sequence. Int J Radiat Oncol Biol Phys 20:1235–1241

[137] Schaake–Koning C, Maat B, van Houtte P, van den Bogaert W, Dalesio O, Kirkpatrick A, Bartelink H (1990) Radiotherapy combined with low–dose cisdiammine dichloroplatinum (II) (CDDP) in inoperable nonmetastatic non–small cell lung cancer (NSCLC): a randomized three arm phase II study of the EORTC Lung Cancer and Radiotherapy Cooperative Groups. Int J Radiat Oncol Biol Phys.19(4):967–972

[138] Seiwert TY, Haraf DJ, Cohen EE et al (2008) Phase I study of bevacizumab added to fluorouracil– and hydroxyureabased oncomitant chemoradiotherapy for poor–prognosis head and neck cancer. J Clin Oncol 26:1732–1741

[139] Simoens C, Korst AE, De Pooter CM et al (2003) In vitro interaction between ecteinascidin 743 (ET–743) and radiation, in relation to its cell cycle effects. Br J Cancer 89:2305–2311

[140] Spencer SA, Harris J, Wheeler RH et al (2008) Final report of RTOG 9610, a multi–institutional trial of reirradiation and chemotherapy for unresectable recurrent squamous cell carcinoma of the head and neck. Head Neck 30:281–288

[141] Steel GG (1979) Terminology in the description of drug–radiation interactions. Int J Radiat Oncol Biol Phys 5:1145–1150

[142] Steel GG, Peckham MJ (1979) Exploitable mechanisms in combined radiotherapy–chemotherapy: the concept of additivity. Int J Radiat Oncol Biol Phys 5:85–91

[143] Strnad V, Lotter M, Kreppner S et al (2015) Reirradiation for recurrent head and neck cancer with salvage interstitial pulsed–dose–rate brachytherapy. Strahlenther Onkol 191:495–500

[144] Stupp R, Mason WP, van den Bent MJ et al (2005) Radiotherapy plus concomitant and adjuvant temozolomide for glioblastoma. N Engl J Med 352: 987–996

[145] Sulman EP, Schwartz DL, Le TT et al (2009) IMRT reirradiation of head and neck cancer – disease control and morbidity outcomes. Int J Radiat Oncol Biol Phys 73:399–409

[146] Tannock IF (1989) Combined modality treatment with

radiotherapy and chemotherapy. Radiother Oncol 16: 83–101

[147] Tannock IF (1992) Potential for therapeutic gain from combined–modality treatment. Front Radiat Ther Oncol 26:1–15

[148] Tannock IF (1998) Conventional cancer therapy: promise broken or promise delayed? Lancet 351(Suppl 2): SII9– SII16

[149] Tannock IF, Lee CM, Tunggal JK et al (2002) Limited penetration of anticancer drugs through tumor tissue: a potential cause of resistance of solid tumors to chemotherapy. Clin Cancer Res 8:878–884

[150] Tanvetyanom T, Padhya T, McCaffrey J et al (2009) Prognostic factors for survival after salvage reirradiation of head and neck cancer. J Clin Oncol 27:1983–1991

[151] Taylor DM, Tew KD, Jones JD (1976) Effects of cis– dichlorodiammine platinum (II) on DNA synthesis in kidney and other tissues of normal and tumoour–bearing rats. Eur J Cancer 12:249–254

[152] Teicher BA, Lazo JS, Sartorelli AC (1981) Classification of antineoplastic agents by their selective toxicities toward oxygenated and hypoxic tumor cells. Cancer Res 41:73–81

[153] Thames HD, Suit HD (1986) Tumor radioresponsiveness versus fractionation sensitivity. Int J Radiat Oncol Biol Phys 12:687–691

[154] Trott KR (1990) Cell repopulation and overall treatment time. Int J Radiat Oncol Biol Phys 19:1071–1075

[155] Turchi JJ, Patrick SM, Henkels KM (1997) Mechanism of DNA–dependent protein kinase inhibition by cis– diamminedichloro– platinum(II)–damaged DNA. Biochemistry 36:7586–7593

[156] Unger KR, Lominska CE, Deeken JF et al (2010) Fractionated stereotactic radiosurgery for reirradiation of head–and–neck cancer. Int J Radiat Oncol Biol Phys 77:1411–1419

[157] Van Waes C, Chang AA, Lebowitz PF et al (2005) Inhibition of nuclear factor–kappaB and target genes during combined therapy with proteasome inhibitor bortezomib and reirradiation in patients with recurrent head–and–neck squamous cell carcinoma. Int J Radiat Oncol Biol Phys 63:1400–1412

[158] VanderSpek L, Fisher B, Bauman G et al (2008) 3D conformal radiotherapy and cisplatin for recurrent malignant glioma. Can J Neurol Sci 35:57–64

[159] Vargo JA, Ferris RL, Ohr J et al (2015) A prospective phase 2 trial of reirradiation with stereotactic body radiation therapy plus cetuximab in patients with previously irradiated recurrent squamous cell carcinoma of the head and neck. Int J Radiat Oncol Biol Phys 91:480–488

[160] Volm M, Efferth T (2015) Prediction of cancer drug resistance and implications for personalized medicine. Front Oncol 5:282

[161] Wahl AO, Rademaker A, Kiel KD et al (2008) Multi–

institutional review of repeat irradiation of chest wall and breast for recurrent breast cancer. Int J Radiat Oncol Biol Phys 70:477–484

[162] Weber WA (2005) Use of PET for monitoring cancer therapy and for predicting outcome. J Nucl Med 46: 983–995

[163] Weichselbaum RR, Beckett MA, Schwartz JL et al (1988) Radioresistant tumor cells are present in head and neck carcinomas that recur after radiotherapy. Int J Radiat Oncol Biol Phys 15:575–579

[164] Woynarowski JM, Chapman WG, Napier C et al (1998) Sequence– and region–specificity of oxaliplatin adducts in naked and cellular DNA. Mol Pharmacol 54:770–777

[165] Wu HI, Brown JA, Dorie MJ et al (2004) Genome– wide identification of genes conferring resistance to the anticancer agents cisplatin, oxaliplatin, and mitomycin C. Cancer Res 64:3940–3948

[166] Wurm RE, Kuczer DA, Schlenger L et al (2006) Hypofractionated stereotactic radiotherapy combined with topotecan in recurrent malignant glioma. Int J Radiat Oncol Biol Phys 66:S26–S32

[167] Würschmidt F, Dahle J, Petersen C et al (2008) Reirradiation of recurrent breast cancer with and without concurrent chemotherapy. Radiat Oncol 3:28

[168] Yamazaki H, Ogita M, Himei K et al (2015) Predictive value of skin invasion in recurrent head and neck cancer patients treated by hypofractionated stereotactic re– irradiation using a cyberknife. Radiat Oncol 10:210

[169] Yang LX, Douple EB, O'Hara JA, Wang HJ (1995) Production of DNA double–strand breaks by interactions between carboplatin and radiation: a potential mechanism for radiopotentiation. Radiat Res 143: 309–315

[170] Yang YC, Chao KS, Lin CP et al (2009) Oxaliplatin regulates DNA repair responding to ionizing radiation and enhances radiosensitivity of human cervical cancer cells. Int J Gynecol Cancer 19:782–786

[171] Yang J, Parsons J, Nicolay NH et al (2010) Cells deficient in the base excision repair protein, DNA polymerase beta, are hypersensitive to oxaliplatin chemotherapy. Oncogene 29:463–468

[172] Yoshida GJ, Saya H (2015) Therapeutic strategies targeting cancer stem cells. Cancer Sci. doi:10.1111/ cas.12817

[173] Yu YQ, Giocanti N, Averbeck D et al (2000) Radiation– induced arrest of cells in G2 phase elicits hypersensitivity to DNA double–strand break inducers and an altered pattern of DNA cleavage upon re–irradiation. Int J Radiat Biol 76:901–912

[174] Zak M, Drobnik J (1971) Effects of cis–dichlorodiammineplatinum (II) on the post irradiation lethality in mice after irradiation with X–rays. Strahlentherapie 142:112–115

[175] Zamboni WC, Gervais AC, Egorin MJ et al (2002) Interand intratumoral disposition of platinum in solid tumors after administration of cisplatin. Clin Cancer Res 8:2992–2999

第 5 章　通过先进技术降低正常组织剂量

Reduced Normal Tissue Doses Through Advanced Technology

Matthias Guckenberger　Reinhart A. Sweeney　Cedric Panje　Stephanie Tanadini-Lang　著

徐寿平　巩汉顺　译

摘　要

　　再程放疗可能是放疗中最具挑战性的情况，因为与首次放疗疗程相比，正常组织的辐射耐受性明显降低。由于剂量分布适形性较差，传统放疗技术的疗效令人失望。放疗剂量或者不够导致肿瘤局部控制率低，或者再程放疗时剂量过大导致实质性的毒性。本章集中讨论现代放疗计划和实施的技术，这些技术可能更好地保护正常组织。将讨论再程放疗背景下的所有技术，并提供支持这些技术使用的理论和临床数据。在不使用先进技术的情况下，姑息性再程放疗也可以达到中等剂量。然而，在许多情况下，二维或三维适形方法不能满足正常组织所需的约束条件。本章将讨论更加复杂的放疗计划和执行方法的优势和挑战。

一、概述：放疗中的误差、外扩边界及补偿策略

（一）再程放疗情况下先进技术的理论基础

　　再程放疗可能是放疗领域中最具挑战性的治疗过程。正常组织的辐射耐受性与初次放疗相比有所降低，除非辐射损伤已经完全修复。实验显示，对恒河猴进行的两个疗程的放疗后（每个疗程剂量＞ 50Gy，间隔 1～3 年），其一些器官已经部分恢复，如脊髓，其脊髓炎的发生率很低（Ang 等，2001），初步的临床患者数据支持脊髓恢复的假说（Nieder 等，2006年）。然而，尽管文献中的数据非常有限，但在第一个疗程的根治性放疗之后，对于大多数正常组织来说是不太可能的。因此，与初次放疗相比，再程放疗对于危及器官的有效保护更为重要。

　　接受初次放疗后，如果局部区域复发，那么正常组织的辐射耐受性会降低。这可以通过降低最大剂量以达到可接受的毒性风险，或者通过最小化照射体积和最大化剂量分布的一致性来尽可能减少正常组织的照射。

　　放射肿瘤学中的新技术在被引入临床后，一直作为向复发的肿瘤提供临床有效剂量的手段，并有效降低正常组织剂量（Mantel 等，2013；Chao 等，2000；Loeffler 等，1990）。很少有文献专门介绍新技术在再程放疗中的应用。本书涵盖了再程放疗情况下靶体积定义和辐射照射的方法，并展示了先进放疗技术的潜力。

（二）放疗中的不确定性及其补偿策略

再程放疗情况下的靶区体积概念原则上与初次放疗没有什么区别，ICRU 50 和 ICRU 62 报告（ICRU，1993 和 1999）（图5-1）对其进行了描述。宏观肿瘤定义为大体肿瘤体积（GTV），临床靶区体积（CTV）的生成采用依赖于组织学和肿瘤部位的安全外扩边界。由于空心器官的可变填充或由于呼吸运动造成的 CTV 的形状、体积和位置等变化，可通过外扩边界来补偿，从而产生内部靶区体积（ITV）。使用外扩边界，以确保 CTV 始终处在规定的治疗剂量下，以生成计划靶区体积（PTV）；患者导致的不确定性对这些外扩边界的贡献最大。因为治疗计划希望对 PTV 给予足够的剂量覆盖，所以所有的照射技术都会在 PTV 之外提供一些剂量，这进一步增加正常组织的照射范围。表5-1 总结了这些不确定因素。

近年来，多种先进技术被引入到放疗的计划和实施中，这一切都是为了减少上述外扩边界，使暴露在中、高剂量下的正常组织体积减小。

1. GTV

减少 GTV 当然是不可能的。但可使用

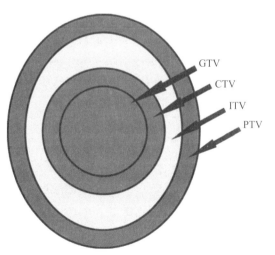

▲ 图 5-1　根据 ICRU 62 报告的靶体积定义
GTV. 大体肿瘤体积；CTV. 临床靶区体积；ITV. 内靶区体积；PTV. 计划靶区体积

MRI、SPECT 或 PET 等具有靶区高清晰度的现代影像，对复发肿瘤区域进行更精确和可重复性的定义，尤其是在放疗或手术后的纤维化组织与活性肿瘤之间的区分方面具有一定改善。

2. CTV

在放疗后局部区域复发的情况下，可能没有微观扩展的信息。然而，已经有研究表明，对头颈部肿瘤的再程放疗，将靶区体积限制在具有严格安全外扩边界的复发 GTV 的情况下，易导致治疗失败，因为这限制了选择性淋巴结照射或假设微观扩散理论带来的大范围照射的潜在益处（Popovtzer 等，2009）。此外，靶区体积概念需要调整以适应个别患者的具体情况：对于不同患者可以考虑不同的靶区体积，如有的患者再次照射时打算快速缓解病情，有的患者想追求疗效。

3. PTV 的分次内不确定性

治疗分次内靶区位置改变的原因可能包括：患者运动、呼吸运动、心脏运动、蠕动和空腔器官充盈的变化。根据靶区位置和患者个体因

表 5-1　放疗计划和实施中的不确定性

GTV	靶区体积定义在分次间和分次内的可变性
	影像学检查的敏感性和特异性
PTV 分次内	患者的运动
	靶区移动，由于： • 呼吸 • 心搏 • 空腔器官充盈度的改变
PTV 分次间	患者摆位： • 刚性摆位误差 • 非刚性摆位误差
	靶区位置的移动，主要由于： • 空腔器官填充的变化 • 呼吸模式的变化 • 患者解剖结构的复杂变化（如肺不张、积液等）
	GTV 萎缩 / 肿大
	患者体重减轻

素的不同，上述不确定度会达到不同的程度，并且每个因素对分次内不确定度的贡献也会显著不同，如呼吸运动是胸部区域的主要不确定性来源，并且患者之间的差异可能为数毫米到3cm。由于这些不确定性的时间幅度较小（如心脏运动 > 1Hz）以及运动的随机性、不可预测性（如患者运动），所以分次内的运动管理应极具挑战性。

4. PTV 的分次间不确定性

各分次治疗间靶区位置的不确定性显著影响了安全外扩边界。立体定向放疗技术是 20 世纪 60 年代发展起来的，用于颅内病变的高精度放疗技术（Leksell，1951 和 1968），该技术显著提高了患者摆位的准确性，残余误差小于 1mm。在 20 世纪 90 年代，患者摆位的立体定向方法被应用到颅外区域，称为立体定向体部放疗（SBRT）（Lax 等，1994）。最近，由于图像引导放疗（IGRT）的使用，可在分次治疗之前验证靶区位置，因此立体定向放疗（颅内和颅外）是否需要外部坐标受到了一定的讨论（Verellen 等，2007）。在分次放疗过程中，除了靶区位置的改变外，还观察到肿瘤体积和形状（缩小或扩大）及正常组织（如胸腔积液和肺不张的变化；患者体重的减轻）的系统性变化。在自适应反馈回路中使治疗计划去适应这些系统变化是当前研究的重点。

5. 照射技术的选择

重要的是要根据患者的具体情况调整再程放疗技术，其中复发肿瘤的位置、PTV 的大小和体积、复发相关的正常组织的类型、以往治疗过程的剂量分布是最重要的因素。在适当的几何形状或术中植入导管是合理的情况下，则可以考虑使用千伏级 X 线或电子线进行表皮复发的近距离放疗。目前光子再照射的标准治疗方法是强度调制拉弧照射技术，如容积旋转调强（VMAT）或 RapidArc，它们可以提供比 3D 适形放疗更好的剂量分布（Stieler 等，2011）。

与光子相比，质子和重离子具有明显的物理和生物学优势，可以有效地降低正常组织的剂量。虽然这些特性在再程放疗的情况下具有优势，但是已发表的关于粒子治疗用于再程放疗的文献非常有限（Plastaras，2014）。

（三）放疗中的安全外扩边界

尽管放疗技术有了显著进步，但放疗的临床应用在计划和执行阶段依然会存在误差或不确定性。因此，如果要对靶区进行充分的覆盖，那么对 CTV 或 GTV 进行外扩就变得十分必要。最重要的是区分系统误差和随机误差（图 5-2）。系统误差以相同的方式影响所有治疗分次，并导致预期的剂量分布和实际的剂量分布之间的系统差异。如在靶区勾画时，由于用于治疗计划的假阴性成像使得肿瘤的某一部分被排除在靶体积之外。随机误差同样也可能影响所有治疗分次，但所有误差都以计划靶区为中心。它是系统误差中最重要的组成部分，因此在初次和再程放疗的情况下应最大限度地减小。随机误差的分量对不确定性和对整体安全外扩边界的贡献要小得多。

最常用的外扩边界概念是基于总的概率，在靶区体积周围设置一定的外放范围，可以确保在 90% 的患者群体中，保证靶区体积至少接受 95% 的处方剂量（van Herk，2004）。需要对患者群体放疗各阶段的系统误差和随机误差进行量化，这些数据可用于计算特定群体的安全外扩边界。另有不同概念的提出，可利用安全外扩边界以适应个体患者特定的不确定性（Yan等，1997），即在每位患者的疗程开始时就对其不确定性进行量化，然后根据个体化的不确定性调整安全外扩边界和治疗计划以适应下一步的治疗（图 5-3）。

在本章的后续部分中，我们将更详细地关注外照射放疗的独特技术进步，并讨论它们在再程放疗情况下的潜在作用。

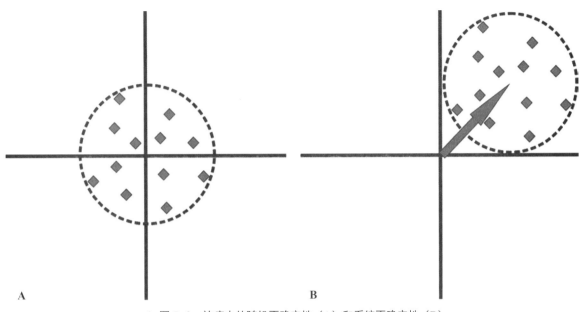

▲ 图 5-2　放疗中的随机不确定性（A）和系统不确定性（B）

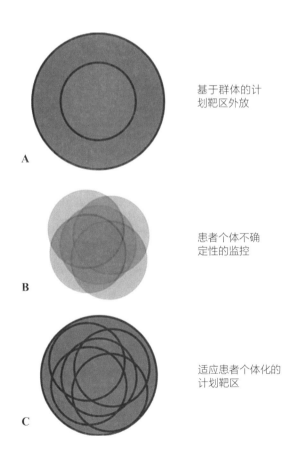

基于群体的计划靶区外放

患者个体不确定性的监控

适应患者个体化的计划靶区

▲ 图 5-3　患者自适应安全外扩边界的工作流程
A. 开始治疗时，基于群体的治疗经验设置外放边界；B. 患者个体不确定性的评估；C. 适应患者个体误差的安全外扩边界

二、用于再程放疗的影像学技术

在治疗计划过程中，整合现代成像方式，如 CT、MRI 和 PET 已成为普遍的做法，在过去 10 年中，更先进的成像技术已取得了重大的进展。然而，这要求放射肿瘤学家详细了解这些新型诊断方式的可能性和局限性。与放射科医生或核医学专家的跨学科交流会使这些方法更好地整合到放疗计划过程中。特别是近年来图像融合软件的发展有了很大的进步，这主要是由放射肿瘤学界所推动的。我们很可能是临床上使用图像融合最多的学科专业，通常比放射诊断科医生还要多。对于不同肿瘤部位成像方式的详细讨论超出了本章的范围，将在本书的专门章节中进行讨论。应考虑以下几个重要的概括性问题。

在再程放疗的情况下，放射肿瘤学家经常面对与初次照射情况明显不同的成像结果（Meerwein 等，2015）。在反复手术的干预和接受放疗之后，正常解剖结构发生了实质性的改变。对于多数肿瘤部位术后或放疗后瘢痕形成和复发肿瘤之间的鉴别尤其困难，我们的 CT 和标准 MRI 序列等形态学成像技术在这种情况下往往能力十分有限。此外，作为放射肿瘤学家，我们不仅需要在诊断水平上区分瘢痕组织和复发肿瘤（是或否），而且必须在三维方向上准确地描绘出复发区域，以便进行适形放疗计划。在这种情况下，先进成像方式的潜在优势将在两个肿瘤部位得到充分的展示。

恶性胶质瘤的复发多发生在距原发灶约 2cm 的范围内，这使得鉴别复发肿瘤和治疗后的改变尤其是放射性坏死变得十分困难。在标准 MRI 成像的基础上，氨基酸 PET 成像对于恶性胶质瘤具有更高的敏感性，尤其是在诊断、分级和确定肿瘤范围方面具有很高的特异性识别能力（Pauleit 等，2005；Hatakeyama 等，2008）。在恶性胶质瘤复发的情况下，氨基酸 PET 成像提高了区分放射性坏死和复发肿瘤的准确性（Terakawa 等，2008）。早期的临床结果表明，在恶性胶质瘤的初次放疗和再次照射中，将这种生物信息整合到靶区定义中会改变相当大比例患者的靶区体积（Rieken 等，2013；Rosenschold 等，2015；Lee 等，2009）。此外，在再程放疗之前，氨基酸 PET 摄取的动力学就显示出一定的预后价值（Niyazi 等，2012），基于 PET 的"生物"靶区应用甚至可能改善临床

的结果（Grosu 等，2005）（图 5-4）。

在直肠癌前部切除术或腹会切除术之后，骶前的纤维性肿块和局部肿瘤复发之间的区分对于常规 CT 成像来说具有一定的挑战性（Lee 等，1981）。这就需要使用更多的成像方式来精确地描绘再程放疗的靶区体积：复发直肠癌的磁共振成像可能有助于确定盆腔结构的浸润（Dresen 等，2010），动态对比增强成像可以预测 R0 的切除（Gollub 等，2013）。据报道，FDG PET 成像可以高灵敏度和高特异性地鉴别良性瘢痕组织和局部复发性直肠癌（Ito 等，1992），联合 PET/CT 成像通过避免将移位的盆腔器官误判为复发肿瘤，进一步提高了准确性（EvenSapir 等，2004）。最近有相关的研究将这种功能成像整合到放疗计划中，随着 FDG PET 活性的增加，局部剂量进行提升（Jingu 等，2010）。

原则上，准备再程放疗时对成像的要求与初次高精度放疗所需要求相当。此外，不应忽视利用治疗体积定义的方法，因为，外扩边界遗漏和由于不必要的大范围照射而导致的后遗症是再程放疗情况下的特有问题。

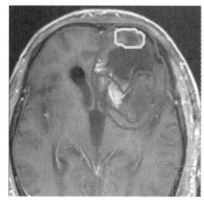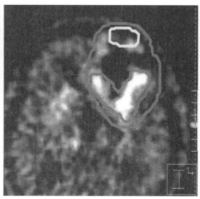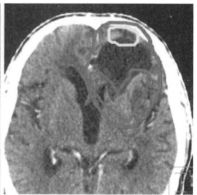

▲ 图 5-4　1 例左额胶质母细胞瘤的 79 岁患者，接受了标准放化疗（60Gy 和替莫唑胺）治疗
12 个月后，局部复发通过手术切除。当外科医生报告肿瘤区全切除时，术后磁共振（2 天内）显示额前极（左图）有肿瘤残留。肿瘤腔后方的高信号区为血液所致。然而，FET-PET 在背侧区域显示活跃，而额区不活跃（中间图像）。增强计划 CT 显示无残留病变（右图）。黄色 GTV MRI、蓝色 GTV PET、环绕两个区域的红色 PTV（彩图见书末彩插部分）

三、光子外照射

（一）常规二维放疗

常规的二维（2D）放疗是数十年来光子放疗的标准。可供选择的辐射束很少，通常是直接对穿射野，三野或四野布置。在二维模拟 X 线图像中对射野的大小和形状进行了调整，除非肿瘤在这些平面图像中可见，否则射野的形状主要是基于骨的替代物，而不是基于患者个体的位置、形状和肿瘤的大小。正常结构的可视化也受到限制。这使得传统的 2D 计划不适合大多数患者，因为他们需要再次放疗。

（二）三维适形放疗

近年来，三维适形放疗（3DCRT）已成为大多数光子适形放疗的标准方法，尽管它已被调强技术所取代。

与传统的 2D 放疗相比，它具有明显的优势，这在再程放疗情况下尤其重要。靶区体积的定义基于 CT 图像，所有当前的治疗计划系统都支持 MRI 或 PET 图像等其他成像模式的融合。这样可以更精确地定义靶区和危及器官（OAR）。这些结构在射野方向观下清晰可见，选择最佳的射野方向并进行射野形状调整，以尽可能保护关键的 OAR。与 2D 计划相比，3D CRT 的优点已在一项随机试验中得到证实：在前列腺癌的初次放疗中，与常规放疗相比，适形放疗显著降低了直肠炎和直肠出血的发生率；同时，两种技术之间的局部肿瘤控制没有区别（Dearnaley 等，1999）。这种由于正常组织剂量降低而不良反应减少的潜力，在再程放疗中无疑具有很高的临床价值（图 5-5）。

（三）调强放疗

调强放疗（IMRT）技术是 3D CRT 的改进版本。在 3D CRT 中，每个射野角度的通量曲线都是均匀的。相反，IMRT 的特点是设定非均匀通量分布以实现某些剂量目标（图 5-6）。

3D CRT 采用正向计划，这意味着设定射野，在计划过程结束时完成计算剂量并评估相关靶区体积和 OAR 中的剂量分布。这与 IMRT 的逆向计划过程不同。在治疗计划开始时，针对患者设定所有靶区和 OAR 的剂量目标（目标函数）。目标函数是指最常见的 DVH 参数，或者是最近的生物学参数。这些目标函数被输入 IMRT 优化软件中，在该软件中，以迭代方式计算出最佳射野参数以实现所需剂量分布。

商业上有几种技术可用于强度调制的放疗。对于配备有多叶准直器（MLC）的常规直线加速器，可分为静态（步进）、动态（滑窗）和旋转（容积 / 弧形调强放疗）技术。静态的步进方法将每个 IMRT 野分割为多个子野，而滑动窗口技术通过移动 MLC 以调节射线的通量。两种方法均通过 MLC 实现了能量通量的调制，并且射线来源于不同的固定机架角度。

相比之下，容积 / 弧形调强放疗（VMAT/IMAT）在直线加速器围绕患者旋转的同时连续出束，通过更改 MLC 的位置和辐射通量，进而实现利用数百个子野进行治疗。目前仍在研究中且尚未在临床上使用的非常有前景的方法是 4π 或动态治疗床旋转技术，它结合了 VMAT 和治疗床的连续旋转技术（Smyth 等，2013；Liang 等，2015）。这些旋转技术的主要优点是显著地减少了治疗时间并提高了 MU 的效率。另一种 IMRT 解决方案是螺旋断层治疗，其中直线加速器围绕患者连续旋转。利用二元准直器实现通量调制，并且扇形束以类似 CT "切面" 的螺旋状或螺旋断层方式实施照射（Mackie 等，1993）。

众多的计划研究表明，IMRT 具有生成高度适形剂量分布的潜力，尤其是对邻近危及器官的复杂、凹形靶区体积而言。在这种情况下，与 3D CRT 相比，正常组织的保护得到了显著改善（Nakamura 等，2014）。上述 IMRT 技术的优劣一直是无数计划研究的重点，仍然存在

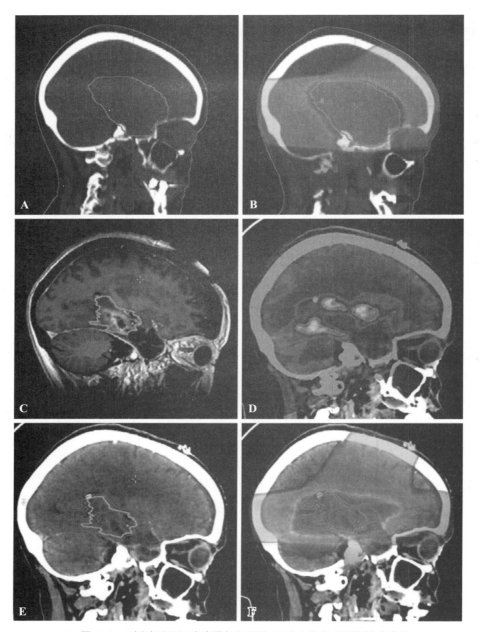

▲ 图 5-5　1 例胶质母细胞瘤局部复发的 58 岁女性患者再程放疗实例

病史：2013 年 5 月，初步诊断胶质母细胞瘤；手术完整切除并辅以 60Gy 及替莫唑胺联合同步放化疗；放化疗期间由于Ⅲ级血栓形成而没有采取辅助化疗；2014 年 11 月，左颞叶新增强造影剂结节；2015 年 5 月贝伐单抗全身治疗；2015 年 6 月左颞叶进行性复发，再次手术，2015 年 7 月不完全切除；采用基于 PET / MRI 的靶区体积以 10×3.5Gy 进行立体定向再程放疗。A. 初次放疗靶区体积矢状位重建；B. 初次放疗的矢状位重建；C.MRI 上局部复发的靶区；D.FET-PET 中局部复发的靶区；E. 局部复发肿瘤，基于 PET 的 GTV，基于 MRI 的 GTV 和基于 CT 的 PTV；F. 局部复发肿瘤的剂量分布（彩图见书末彩插部分）

很大争议（图 5-7）。Bortfeld 和 Webb 采用分析模型比较了螺旋断层治疗、单弧 VMAT 和静态 IMRT（步进和滑窗 IMRT），研究得出的结论是，TomoTherapy 系统具有最大的剂量适形性，但以降低治疗效率为代价（Bortfeld

和 Webb，2009 ）。但是，需要考虑的是，尽管是通过这些理论计算和其他不同的 IMRT 硬件和软件的计划比较研究，IMRT 计划质量的结果取决于 IMRT 团队（医师和物理师）在选择逆向计划的优化目标方面的经验（Marnitz

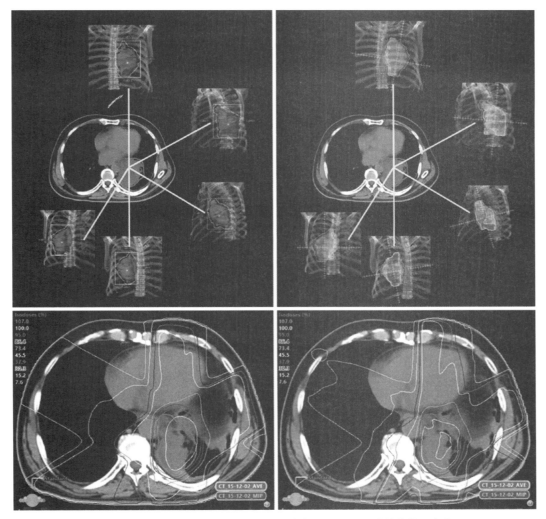

▲ 图 5-6 3D 适形放疗（左）和调强放疗（右），用于肺转移的再治疗
IMRT 技术的注量分布不均匀，可以更均匀地照射肿瘤并更好地挽救处于危及器官（彩图见书末彩插部分）

等，2015）。

IMRT 治疗计划、执行和质量保证等原则上在初次和再程放疗之间没有区别。至于再程放疗的情况，需要更详细地考虑一些问题。

与 3D CRT 不同，IMRT 计划将低剂量分布分配到患者更大的体积内。另外，经常出现远离靶区的体积中受到中等或更高剂量的照射。如果这些"热点"位于正常组织体积中，而这些额外的剂量超出了辐射的耐受性，这在初次放疗过程中存在着有限的相关性，但在再程放疗的情况下可能具有负面的影响。因此，放疗医师不仅应像在初次放疗过程中那样划分标准

的 OAR，所有已接受先前大剂量照射的体积也均应定义为 OAR，同时应为这些体积定义单独的剂量目标。这些正常组织可以是避免皮肤坏死的皮肤，避免关节挛缩的关节和肌肉，以及需要避免骨放射性坏死的骨头。

在再程放疗的情况下，正常组织的辐射耐受性通常会大大降低。对于治疗计划而言，这是极具挑战性的情况，尤其是当此正常组织紧邻复发的肿瘤区。一个典型的例子是肺癌或食管癌初次放疗后胸椎转移。在 OAR 紧邻 PTV 的情况下，可将 OAR 的最大剂量设置为 PTV 的最小剂量。现在，放疗医师必须决定剂量梯

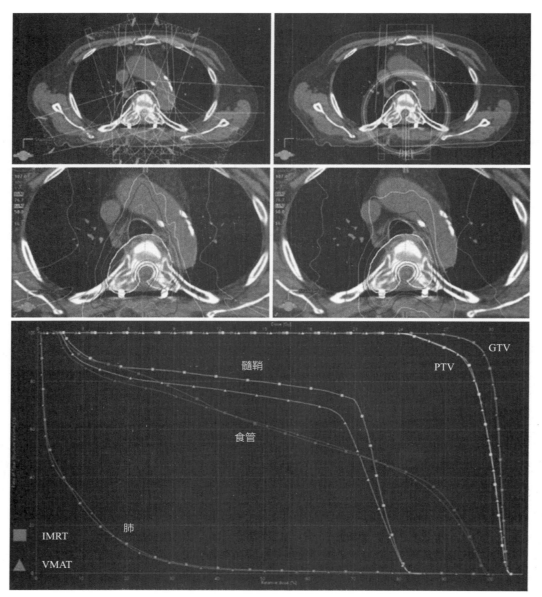

▲ 图 5-7 用于脊柱转移瘤再程放疗的滑窗式 IMRT（左）和容积旋转调强（右）治疗计划

顶部显示射野设置，中间是两种技术的剂量分布，底部是剂量体积直方图。PTV. 计划靶区；GTV. 肿瘤区；IMRT. 调强放疗；VMAT. 容积旋转调强（彩图见书末彩插部分）

度的位置：放在 OAR 中以确保 PTV 中的剂量均匀，或者放在 PTV 中以靶区体积中剂量不均匀为代价，最大限度地保护 OAR。后者无疑是临床实践中最常见的情况。重要的是，必须调整 IMRT 计划参数以获得所需要的剂量分布：依靠计划算法使得 PTV 中靠近 OAR 的区域实现快速剂量跌落。PTV 中"剂量不足"的范围大小取决于靶区和 OAR 之间剂量梯度的

陡度。Mahan 等报道了使用螺旋断层放疗系统（TomoTherapy）进行脊柱转移瘤治疗的剂量梯度为 10%/mm（Mahan 等，2005），但多个变量均会影响可达到的最大剂量梯度，诸如 IMRT 硬件和软件因素，以及靶区和 OAR 的几何形状等不确定因素。对于每个计划的单独优化，可以在 OAR 周围生成一个环形辅助结构，OAR 和 PTV 之间的剂量梯度将位于该环形辅

助结构上。OAR 和 PTV 的所需最大和最小剂量超出此辅助结构的定义为强制约束，并且逐步减小辅助结构的大小，直到计划系统无法满足这些约束为止。

IMRT 用于再程放疗的临床结果较好。局部区域复发性头颈部肿瘤就是一个例子，与常规放疗或 3D CRT 相比，IMRT 可以改善预后。Lee 等报道了 105 例局部区域复发性头颈部肿瘤患者的再程放疗，其中 70% 的患者使用了 IMRT（Lee 等，2007）。以往中位剂量为 62Gy，再程放疗中位剂量为 59.4Gy。IMRT 和非 IMRT 治疗的患者 2 年局部肿瘤无进展的情况下，生存率分别为 50% 和 20%。IMRT 在多变量统计学分析中具有优势，HR 为 0.37。其他小组证实了采用 IMRT 进行治疗的患者，其 2 年局部控制率约为 50%（Biagioli 等，2007；Duprez 等，2009）。然而，在这些病例中仍有相当多的出现严重后期毒性。以往受过照射区域的脊柱转移是减轻疼痛或神经系统症状的典型 IMRT 指征（图 5-8）。在这里，IMRT 可以在治疗椎体肿瘤的同时有效地保护脊髓，这是常规放疗或 3D CRT 无法做到的。Milker–Zabel 等报道了 19 例有症状的脊柱转移瘤患者的治疗结果，以往放疗的中位剂量为 28Gy（Milker–Zabel 等，2003）。再程放疗中位剂量为 39.6Gy，而脊髓剂量被限制到 20Gy。中位随访时间约为 1 年，只有一名患者发生局部复发。缓解疼痛和改善神经功能缺损比例分别达到 13/16 例和 5/12 例。没有观察到急性或大于 Ⅱ 级的晚期毒性反应。需要更多数据以确认这些好的结果。Sterzing 等报道了 36 例脊柱转移瘤的再程放疗病例，初始照射剂量平均为 36.3Gy，在间隔 17.5 个月后，使用 TomoTherapy IMRT 治疗 34.8Gy（Sterzing 等，2010）。据报道疼痛减轻和局部控制的前景良好，未观察到严重的毒性反应。

四、三维和四维治疗计划评估

如果有可能，首程放疗系列的剂量分布应可用于治疗计划和计划的评估。由于缺少与当前治疗的空间关系，有关首程放疗系列的最大剂量或 DVH 数据的信息是不足的。如果有关以往剂量分布的信息不可用，例如，因为患者已接受 2D 常规计划治疗，则应在当前计划 CT 中重新模拟此放疗计划方案。但需要注意的是，重新模拟可能无法反映出首程放疗照射过程的情况，因为患者的解剖结构可能已经改变，例如由于肿瘤复发或体重变化。

需要根据靶区覆盖范围，特别是正常组织剂量仔细评估三维剂量分布。DVH 是评价剂量分布的有用工具，但人们需要认识到 DVH 的局限性，即所有空间信息都丢失了。

如果首程放疗是 3D CRT 或 IMRT 照射，并且治疗计划是数字化的，则可以累积首程和当前放疗序列的剂量分布，以便更好地评估再照射的风险。不同时间、两个剂量分布的累积称为 4D 剂量计算或 4D 计划。4D 剂量积累需要考虑三个重要问题。

1. 关于正常组织的恢复及其在治疗计划和评估中的建模数据很少。因此，累积模拟了最坏的情况，没有实现任何恢复。

2. 物理剂量的积累将需要在靶区和 OAR 中进行常规分割，这种情况很少见。对于非 2Gy 的单次剂量在剂量累积之前应根据其生物有效性采用线性二次模型进行加权。计算等效 2Gy 的总剂量（Lebesque 和 Keus，1991；Maciejewski 等，1986）是一种简便的方法，所得的结果，可以与单程放疗的耐受剂量进行比较（Marks 等，2010）。

3. 患者以往和当前放疗方案的解剖结构肯定不同，这将导致在当前 CT 图像序列上进行 1:1 剂量累积具有误导性。复发肿瘤可能造成危及器官位置的移动，而相对于以往放疗过程

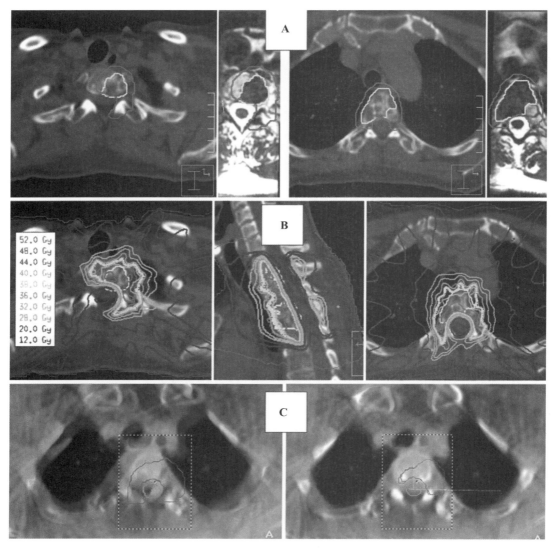

▲ 图 5-8　62 岁男性患者转移性前列腺癌脊柱转移的再程放疗实例

病史：2010 年初步诊断为局限性前列腺癌；抗激素治疗，拒绝局部治疗。2015 年 1 月，局部浸润性前列腺癌，包括胸椎在内的多处骨转移；$T_{3\sim6}$ 椎体切除术和肿瘤减负和 $T_{1\sim8}$ 背侧安装器械。2015 年 3 月残留肿瘤进行 5×4Gy 的术后放疗。2016 年 1 月局部进展，$T_{4\sim5}$ 硬膜外肿瘤生长，给予 10×3Gy 再次放疗。A. 脊柱转移，基于 MRI 的 GTV（黄）和 PTV（红）；B. IMRT 剂量分布，PTV 的总剂量为 40Gy，脊髓的最大剂量为 15Gy；C. 利用锥形束 CT 实现图像引导，图示为计划 CT 和验证锥形束 CT 叠加，图像配准前（左）和图像配准后（右）（彩图见书末彩插部分）

当前 CT 图像中危及器官的移位情况必须在剂量累积过程给予考虑（图 5-9）。可能需要在两个图像数据之间进行形变配准，并将生成的形变图应用于以往的剂量分布中，然后将形变后的以往的剂量分布和当前的剂量分布累加起来，并显示在具有复发肿瘤和相关 OAR 预设位置的当前 CT 系列中（Jumeau 等，2015）。如今，有几种商业解决方案可用于进行此类剂量的累积，但缺少让用户评估形变配的准不确定性及其后来累积的方法。因此，必须仔细地评估残留剂量分布，尤其是在解剖结构变化较大的情况下（van Rijssel 等，2014）。

五、立体定向放疗及图像引导

在再程放疗的情况下，为了减少正常组织的受照范围，靶体积通常局限于复发的实体肿

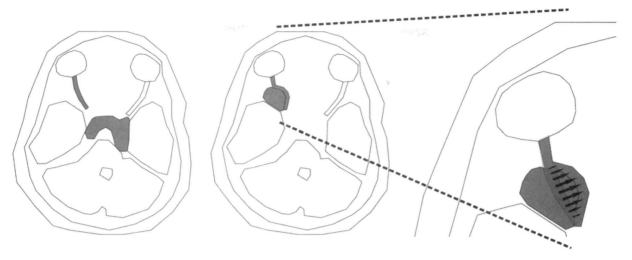

▲ 图 5-9　复发性颅底肿瘤（红色），导致右侧视神经移位（蓝色）
两次放疗疗程对该视神经的剂量累积需要通过形变图像配准（用矢量表示）来处理这种位移（彩图见书末彩插部分）

瘤，没有选择大范围的 CTV 外放（Mantel 等，2013）。立体定向颅内放疗和立体定向体部放疗（SBRT）结合图像引导（IGRT）提供了一种精确的高适形度治疗和患者定位的手段，可进一步避免再程放疗期间的器官风险，可以在再程放疗期间进一步保护危及器官（Guckenberger 等，2014）。

通常，放疗患者每天摆位是通过将室内激光对准患者的皮肤标记来完成。此过程假定在皮肤标记和实际靶区体积之间存在固定的刚性关系。但是，这种患者摆位方法是放疗过程中的主要不确定因素之一，极大地影响了外放范围（Hurkmans 等，2001）。患者特定的不确定性包括患者与激光的对齐不理想，皮肤相对于骨性解剖结构的移动性以及肿瘤相对于骨性解剖结构的可移动性。这些摆位误差对于靶区和危及器官之间具有陡峭剂量梯度的治疗计划尤为重要：对于脊柱转移瘤的 IMRT 治疗，已经证明，小至 1mm 的患者摆位误差可以使脊髓的增加剂量达到临床相关量水平（Guckenberger 等，2007a）（图 5-10）。因此，除非确保精确的患者摆位，否则使用 IMRT 或 Protons 高度适形治疗计划会造成靶剂量不足和（或）OAR 剂

量超量的重大风险。

立体定向技术已被证明对患者精确摆位是非常有效的。立体定向放疗通常是通过外部坐标系进行定义。这个立体定向系统被牢牢地固定在患者身上，形成了治疗计划的基础，从而确定了治疗前的等中心位置和患者摆位。在颅骨区域，传统上是以侵入性方式进行的，其中立体定向框架固定在患者的头骨上。这提供了最好的患者摆位的准确性，但该过程的侵入性要求以放射外科手术方式在 1 天内完成计划和治疗。用于分次治疗方案的非侵入性技术使用热塑性面罩或咬合器，作为折中方案，在实施分次治疗的过程中稍微降低了患者摆位准确性。立体定向技术最初是为颅内治疗开发，现已成功地用于颅外立体定向放疗（图 5-11）。

近来，已经开发了图像引导技术，其系统安装在治疗室中，并允许在治疗开始之前通过在线校正摆位误差对患者摆位进行日常的验证。已经证明，在颅骨区域，IGRT 技术至少在患者摆位的准确性方面与基于侵入性框架的立体定向放射外科手术相当（Ramakrishna 等，2010）。与基于框架的立体定向患者定位相比，IGRT 提高了在颅骨（Guckenberger 等，2007）和颅外

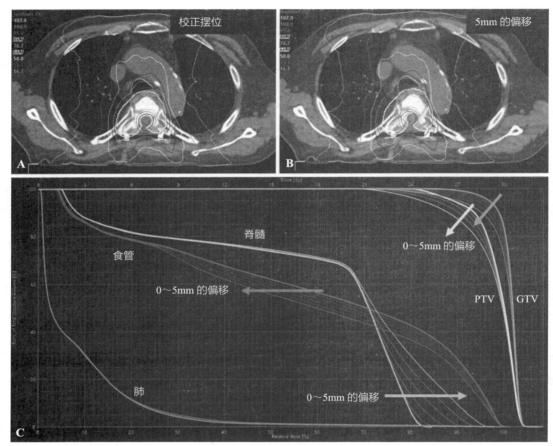

▲ 图 5-10　摆位误差对危及器官剂量的影响

A. 脊柱转移 VMAT 计划的横断面剂量分布。B. 模拟患者摆位误差，以左下角图像为参考向左侧偏移 5mm。C. 脊髓剂量：黄色 DVH 曲线显示治疗计划的 PTV 处方剂量，绿松石色 DVH 曲线是模拟摆位误差导致的脊髓剂量分布，食管和 GTV 曲线分别为淡紫色和粉红色。PTV. 计划靶区；GTV. 肿瘤区（彩图见书末彩插部分）

区域（Guckenberger 等，2006）进行分次立体定向放疗的患者摆位准确性。此外，在这些验证图像中良好的软组织对比度或不穿透射线标记物的植入，使对实际肿瘤位置的验证成为可能，这对于独立于已知骨性解剖结构活动度的靶区非常重要（图 5-12）。利用每日图像引导并在线校正摆位误差进行高精度的放疗被认为是"无框架立体定向放疗"，将立体定向框架替换为图像引导，将患者图像作为"坐标系"进行等中心定位（Haertl 等，2013）。现有的 IGRT 技术如表 5-2 所示。

应讨论在再程放疗情况下特别重要的一些问题。

对于首程放疗，IGRT 的主要目标是尽可能精确地将计划剂量照射至靶区体积。在再程放疗情况下可能有所不同，在这种情况下，IGRT 的主要目标是尽可能精确地保护 OAR。与计划情况相比，在靶区与 OAR 之间的空间关系发生变化的情况下，精确定位肿瘤与精确避让 OAR 可能导致 IGRT 的位移向量不同。可能的原因是放疗期间复发的肿瘤缩小、进展或肿瘤与 OAR 发生位置偏移。这种非刚性的患者形变无法通过单纯治疗床移动加以校正。首先，将整个计划图像与验证图像进行配准将产生单个配准矢量，既不能正确显示靶区的情况，也不能正确显示 OAR 的情况。因此，应将用于 IGRT 中图像配准的感兴趣区域（ROI）限制在需要精确处理的范围内，这可以是靶区或

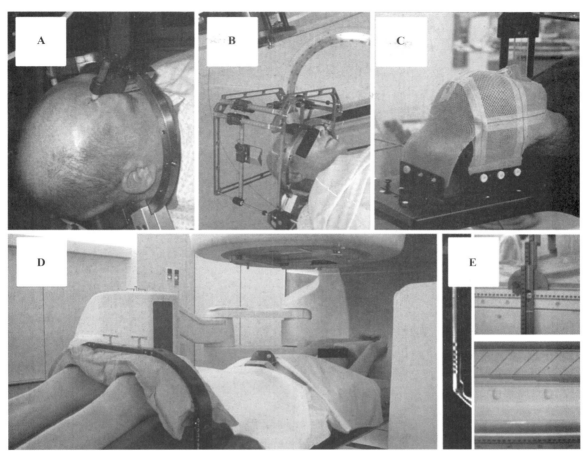

▲ 图 5-11　立体定向患者的摆位

颅骨立体定向放疗，采用侵入性固定式立体定位环（A）和附有外部坐标系统的立体定位框架（B）。用于图像引导立体定向放疗的热塑性面罩（C）。使用配备定制真空垫的立体定向体部框架（D）和外部坐标系（E）进行立体定向体部放疗

OAR。然后需要考虑此 ROI 以外区域更大的不确定性。在靶区和 OAR 周围两个单独 ROI 进行图像配准时，可以评估这两个结构之间的相对运动。可以做出折中以在靶区及 OAR 之间达到可接受的准确性；如果变化超过一定的阈值，则应考虑重新计划。

在再程放疗的情况下 IGRT 引起的额外辐射剂量也可能是一个值得关注的问题。然而，与放疗的主要过程相似，治疗前应考虑计划的剂量分布和预期的摆位不确定性，对 IGRT 的应用进行个体化的评估。此外，大多数 IGRT 系统都可以根据临床情况调整成像的参数，如对于锥形束 CT 成像，准直器和投影图像的数量、电压和 mAs 都会显著影响成像剂量；如果不需

要考虑软组织对比度，单个锥形束 CT 的剂量可以减少至 < 1mSv（Sykes 等，2005），即使实施再程放疗，这在临床上的影响也是十分有限的。

在 IGRT 时代之前，基于框架的立体定向放射外科手术将框架以侵入性方式固定在患者的颅骨上，与无创分次放疗相比，其准确性大大提高。人们必须在最高精确度和分次放疗之间进行选择。当使用 IGRT 时不再是这种情况：今天，在分次治疗过程中，使用 IGRT 也可以达到相同的精度。这可能更有益于再程放疗：利用众所周知的肿瘤与晚反应组织之间的修复能力差异，与低分割放疗或放射外科手术相比，分次放疗可以减少晚期的并发症。

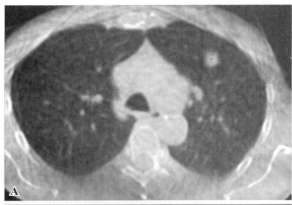

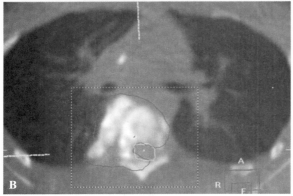

▲ 图 5-12　用于图像引导的千伏级锥形束 CT 图像质量
A. 肺结节靶区；B. 脊柱转移瘤（红，GTV）（彩图见书末彩插部分）

尽管目前还不能将其作为实践标准，但在再程放疗情况下使用立体定向患者的摆位或图像引导的临床结果是很有希望的。颅骨再程放疗经常使用立体定向的患者摆位，以获得最佳（重新）定位的精度。详细的临床结果在本书的相应章节中有描述，如与采用高达 40Gy 超分割剂量（Shepherd 等，1997）或立体定向放射外科手术（Kong 等，2008）的历史对照组相比，对复发的高级别胶质瘤进行分次立体定向再程放疗可获得耐受的毒性和预期的总体生存率。在立体定向再程放疗中添加现代靶向药物或化疗，如替莫唑胺（Combs 等，2008）、吉非替尼（Schwer 等，2008）或贝伐单抗（Gutin 等，2009；Cuneo 等，2012），可进一步改善预后。同样，重复实施立体定向放射外科手术已被证明对进展性脑转移患者是可行的，根据肿

瘤组织学，1 年局部控制率高达 78%（Minniti 等，2016）。

　　少数研究报道了采用 SBRT 进行再程放疗的临床结果。如复发性头颈部肿瘤（Rwigema 等，2010；Heron 等，2009），以往胸部放疗后的肺癌（图 5-13）（Kelly 等，2010；Poltinnikov 等，2005；Kilburn 等，2014）或复发性妇科肿瘤（Guckenberger 等，2010；Deodato 等，2009）的初步结果已经发表。对于肺癌，对胸部进行小野 SBRT 再程放疗似乎是安全的，局部控制率有望超过传统放疗技术，尽管总生存率似乎高度依赖于全身性进展。相比之下，头颈部肿瘤的 SBRT 再程放疗受到严重晚期不良反应的限制，但是这种不良反应的发生频率不及采用常规放疗技术的患者。总之，用于复发性颅外肿瘤的 SBRT 仍处于建立的早期阶段，目前尚无关于正常组织的总剂量、分级和放疗耐受性的建议。

六、分次内移动管理

　　肿瘤位置分次内改变可能导致靶区目标剂量覆盖率由于局部控制率减少而下降；相似的是，危及器官分次内的移动也可能导致毒性风险的增加。需要考虑分次内存在四个局部不确定性的来源：①患者自身的移动可区分为因顺从性差导致的自主移动和因痛苦、咳嗽或体位不适导致的非自主移动。②呼吸运动是胸部和上腹部区域不确定性的主要来源，位于胸部（Seppenwoolde 等，2002）或上腹部（Brandner 等，2006）的靶区位置运动幅度可达 3cm。呼吸诱发的肿瘤移动的主要方向是头脚方向，与肺尖部相比，肺底部移动的幅度增加。相似的是，腹部呼吸运动的影响从横膈膜向脚底部逐渐减弱。③心脏运动对肿瘤和危及器官位置变化的影响在 1～4mm。④研究表明，空腔器官特别是直肠和膀胱的充盈程度变化可能会显著地影响靶区和危及器官的剂量（Polat 等，2008）。

表 5-2　图像引导技术

技术		辐射剂量	3D 信息	软组织对比度	实时成像	治疗位置成像	优　势	劣　势
电子射野影像系统（EPID）	治疗 MV 束流	无至高	有限	非常低	可能	是	治疗射野成像时，没有剂量；射野内成像；实时成像	非治疗射野成像时测量高；软组织对比度非常有限；软组织肿瘤需要植入标记物
立体 kV-X 线	两个立体 X 线源和面板	低	有限	低	可能	是	实时成像	软组织对比度有限；软组织肿瘤需要植入标记物
室内 CT 扫描	轨道 CT；移动 CT	中等	全部	优秀	否	否	容积成像；图像质量最佳；呼吸相关成像	必须移动患者和治疗床
kV 锥形束 CT	垂直于治疗束流安装	中等	全部	良好	否	是	容积成像；呼吸相关成像	与室内 CT 成像相比，较差
MV 锥形束 CT 和螺旋 MV CT	MV 锥形束 CT：治疗束流和 EPID；Tomo Therapy	高	全部	可接受	否	是	容积成像；金属伪影最小化	软组织对比度不佳；成像测量高
超声	B 超影像采集并定位	无	良好	可接受	否	是	无额外照射剂量	对使用者具有依赖性；存在由于压力导致靶区移位的风险
主动式电磁标记物	植入活性电磁标志物 zz（Calypso）.	无	有限	无	是	是	高频率实时在线信息	无解剖信息；需要植入标记
体表扫描	基于激光或视频的体表扫描仪	无	仅有体表信息	无	是	是	实时成像；完整体表成像	体表和多个靶区位置之间的关联性不佳

没有说明辐射剂量的绝对值，因为成像参数可以在成像系统中进行调整；它区分无附加照射剂量、低剂量、中剂量和高剂量

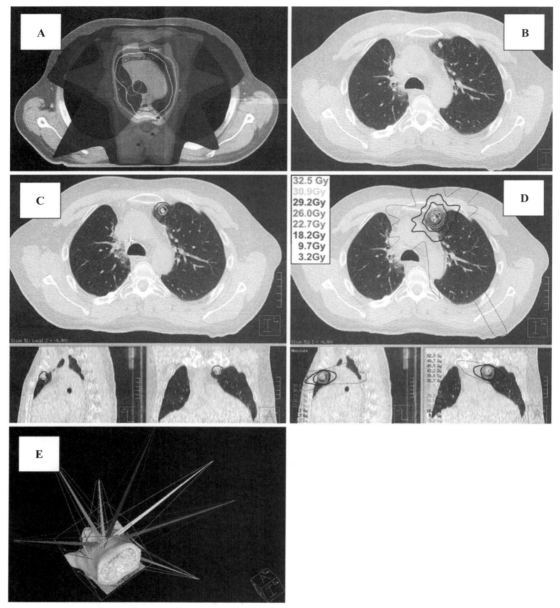

▲ 图 5-13　SBRT 肺转移瘤再程治疗实例

病史：2007 年确诊右下叶原发性非小细胞肺癌（腺癌），新辅助化疗 3 个周期，肺叶切除术和纵隔淋巴结清扫术。肿瘤分期 $T_2N_2M_0$ 型，术后辅助化疗，纵隔术后放疗（55.8Gy）。2008 年，放射外科治疗单发脑转移瘤。2009 年，26Gy 放射外科治疗孤立性肺转移瘤。A. N2 外科治疗后的辅助放疗；B. 孤立性肺转移；C. SBRT 的靶体积，GTV（黄）和 PTV（红）；D. 单次 26Gy 归一至 80% 等剂量线的 SBRT 剂量分布；E. SBRT 的射野分布（彩图见书末彩插部分）

此外，运动可能导致危及器官的剂量不确定性增加。

（一）患者移动管理

如上所述，我们将患者分次内移动区分为自主移动和非自主移动。减少因疼痛引起患者非自主移动的最有效方法是通过利用头、臂、膝和脚的支撑装置以确保患者体位舒适，并根据患者的具体情况进行调整。此外，有必要适当使用止痛药，特别是在再程放疗的情况下，肿瘤位置常常与患者的疼痛显著相关。在治疗过程中，患者由于咳嗽或呼吸困难引起的移动可以分别通过药物或吸氧进行减少。

被动式固定是许多肿瘤部位初次放疗的标准做法，在再程放疗的情况下应该使用相同的装置，如用于头颈部照射的头颈肩面罩或咬合器，以及用于固定手臂、腿和全身的热塑性真空垫。对于真空垫全身固定技术，目前已经开发了双真空技术，其中第二个真空垫位于包裹在患者周围的箔片下。箔片下的低压将患者压入真空垫中，产生有效且舒适的固定（Fuss等，2004）。在固定性和患者舒适性之间有时需权衡。患者在一个不舒服的体位装置中，无论使用什么装置，都不会被有效地固定。还应该注意的是，前面讨论的无框架图像引导立体定向放疗技术仍然需要有效地固定；图像引导旨在最小化分次间的摆位误差，而固定旨在最小化分次内的不确定性。

不同的系统可用于对患者分次内稳定性的监测，如体表扫描系统或位于患者表面的红外标记。如果超过了患者运动的预定阈值，则应中断治疗。患者的皮肤只是实际靶区位置的替代物，需要考虑独立于患者移动的靶区运动。故重复图像引导是最准确的。

（二）呼吸运动补偿

呼吸运动补偿的第一步是量化治疗计划中患者个体方式的不确定性。X线成像是测量呼吸诱发肺部肿瘤运动的常用技术；对于上腹部的靶区，可用膈肌的运动作为实际肿瘤运动的替代物。X线成像的优点是可以长时间监控运动范围和模式。缺点是受限于2D平面成像，肺部肿瘤的面积无法准确地显示，且难以评估其3D运动轨迹。对于肺和肝区域经常在X线4D成像下开展在靶区中植入辐射不透明标记的技术，然而，需要考虑到气胸的风险。目前治疗计划的最优选是呼吸相关CT（4D CT），它允许在呼吸周期的不同阶段用单个图像采集重建出多个CT系列（图5-14）。除了评估患者个体运动模式和范围之外，用于治疗计划的呼吸相关CT成像的另一个优点是减少了CT图像中可能导致靶区体积大小和形状不正确的运动伪影（图5-15）。

一般来说，呼吸运动补偿技术可以分为三种。①自由呼吸状态下治疗。②在自由呼吸状态下采用动态束流追踪靶区或利用动态治疗床补偿运动以保持靶区相对于直线加速器坐标固

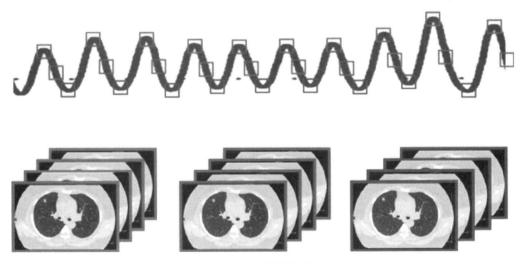

▲ 图 5-14 与呼吸相关的 4D CT

与传统的 CT 成像相反，通过使用小的层间距（高度冗余的数据采集），在至少一个呼吸周期的持续时间内对每个轴向患者位置进行成像。然后，在呼吸周期的相应阶段采集的图像或投影数据进行分类 / 入库，使得在呼吸周期的不同阶段的多个 CT 序列被重建（彩图见书末彩插部分）

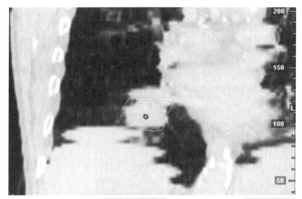

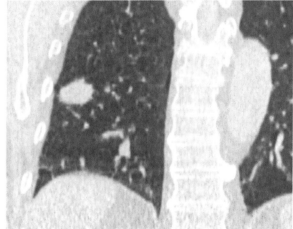

▲ 图 5–15　2 个肺部肿瘤，在透视下移动幅度较大

上图为常规 3D CT 成像中肺部靶区和膈顶的显著运动伪影；下图为呼吸相关的 4D CT 成像中没有运动伪影

定（追踪）从而进行治疗。③仅在呼吸循环的特定阶段或在屏气状态下进行门控束流照射。表 5–3 总结了可用的运动管理策略。

最常用的技术是在患者自由呼吸时对其进行治疗，并持续输出稳定的束流。根据 ICRU 的 62 号报告，在患者自由呼吸的情况下，需要调整靶区体积，以使其在呼吸周期的所有阶段完全包括肿瘤。然而，这种几何靶区体积概念使用了不必要的较大安全外扩边界，其结果是在 PTV 内有大量的正常组织；如果运用随机靶区体积概念，可能实现较小的安全外扩边界（Engelsman 等，2005）。所谓的中间呼吸相位概念已经被提出用于自由呼吸过程中的照射治疗，其中治疗计划和图像引导基于平均肿瘤位置；与传统的 ITV 靶区体积概念相比，显著降低了安全外扩边界（Wolthaus 等，2008）。最近，逆向调强治疗计划更频繁地用于因呼吸而造成移动的肿瘤。几项研究评估了肿瘤运动和 MLC 运动之间的相互作用效应，结论是在大量束流和分次数或单次高剂量的情况下，相互作用效应平均为 1%～3%（Ehrbar 等，2016；Chan 等，2014）。

表 5–3　呼吸运动管理策略

呼吸运动 管理技术	安全外扩边界	治疗计划和实 施的复杂性	束流的总治疗时间 占比	评　价
自由呼吸（ITV）	大，基于计划靶区体积	低	最佳	非必要的大安全外扩边界
自由呼吸 （随机）	随中间呼吸相位概念而减少	高	最佳	最适合运动幅度在 15～20mm
腹部机械压迫	相比自由呼吸小	低	最佳	仅适用于头脚方向肿瘤运动为主的患者；依赖于患者耐受性
屏气技术	小	中等	患者依赖性（肺功能和依从性）	需要足够的肺功能和患者依从性；吸入屏气技术中实施时，减少受照射的肺组织
门控束流照射	小	高	低	显著延长总治疗时间
肿瘤追踪	小	非常高	最佳	复杂度高

肿瘤追踪技术：根据呼吸周期中靶区位置的变化动态调整出束。到目前为止，临床上主要使用以下三种不同的追踪技术，即射波刀、Vero 系统和 MLC 追踪。大多数研究都是基于射波刀开展的，直线加速器安装在工业机器人上，与靶区的呼吸运动同步（Seppenwoolde 等，2007）。Vero 系统是一个万向直线加速器系统，它利用治疗的束流追踪肿瘤（Depuydt 等，2014）。另一种技术是利用动态多叶准直器（MLC）追踪移动的肿瘤（Keall 等，2006，2014）；MLC 形状根据靶区位置的变化实时调整。第三种方法有所不同：稳定束流照射技术与动态治疗床相结合，其中与靶区运动方向相反的治疗床运动补偿旨在保持靶区固定在束流射野中（Wilbert 等，2008；Lang 等，2014）。

门控束流照射有很大的不同，因为照射仅在呼吸循环的特定阶段或屏气技术中进行；然后在呼吸周期的其他阶段暂停照射。这种门控束流照射导致"有效"靶区运动的显著减少，而代价是延长了总治疗时间（Underberg 等，2005）。

合适的运动管理策略的选择应取决于肺部肿瘤的运动范围。对于不足 15～20mm 的运动幅度患者（这些患者占大多数）来说，在减少外扩边界方面，门控束流照射和肿瘤追踪技术只有很小的优势（Sonke 等，2009；Guckenberger 等，2009b），患者自由呼吸下治疗更可取。对于较大的运动幅度，门控束流照射和肿瘤追踪技术的优势增加。然而，肿瘤追踪的可用性目前仍然有限，门控束流照射大大延长了治疗时间。因为较长的治疗时间被证明会增加分次内患者的运动和靶区的漂移，所以有必要尽可能缩短总的治疗时间（Purdie 等，2007）。

与治疗计划类似，通过图像引导和分次内靶区位置监控，4D 靶区运动需要整合到治疗前患者摆位中。治疗前和治疗中 4D 成像可以采用不同的技术。通常采用患者体表的评估及创建体表运动和靶区运动之间的相关模型；但是这种关联模型的分次间和分次内的变化是众所周知的。治疗前呼吸相关的 4D 锥形束 CT 在临床上可以在 IGRT 过程中充分考虑呼吸运动的情况下进行精确的患者摆位，这是可行的（Sonke 等，2005），但这种技术不可能在不同的分次内进行 4D 成像。可以使用立体 X 线成像或使用电子射野影像系统进行分次内 4D 靶区监测。然而，如前所述，植入标记物对靶区可视化是必要的。

无论选择哪种运动管理策略和哪种技术，重要的是要有一个用于治疗计划和治疗实施的一致的 4D 工作流程，关键是将呼吸运动系统地集成到用于治疗计划、靶区体积定义、图像引导和治疗实施的所有成像步骤中（Korreman 等，2008）。

（三）心脏运动管理

对于心脏运动的幅度及其对剂量分布的影响，只进行了有限的研究。据报道，对于肺部肿瘤，位移为 1～4mm，主要取决于肿瘤与心脏或主动脉壁之间的距离（Seppenwoolde 等，2002）。这可能会导致靶区体积增加约 10%，在某些情况下，还会导致靶区覆盖率降低（Chen 等，2014）。对于食管癌而言，依据不同的肿瘤位置，其位移可达 10mm（Palmer 等，2014）。

心脏运动可以用上述运动管理技术来补偿。然而，需要考虑的是心脏运动相比呼吸运动具有更高的频率，因此，重要的是，所应用的运动管理技术在运动检测和运动补偿之间应具有较短的延迟。

（四）空腔器官的可变充盈所致运动管理

众所周知，在初次放疗中，空腔器官充盈的变化导致靶区位置具有一定的可变性。如对前列腺癌而言，分次内膀胱充盈变化明显依赖于总的治疗时间，直肠充盈的变化可能发生在更短的时间内，而且是不可预测的。

几种非侵入性和非技术性的方法已被证明能减少分次间和分次内靶区位置的可变性。研究表明，饮食方案可以减少锥形束 CT 图像采集过程中粪便气体的移动（分次内运动），并降低分次间的前列腺位置变异性（Smitsmans 等，2008）。在治疗前患者运用直肠灌肠剂，每日排空直肠也能降低前列腺位置分次间的变异性（Fiorino 等，2008）。对于与直肠关系密切的局部复发肿瘤，预期也有类似的积极效果。直肠气囊已被证明能够固定前列腺（Wachter 等，2002），但对于不同部位或局部复发的肿瘤，气囊的影响可能很小。每日导尿并补充固定容积的生理盐水可减少分次间膀胱容积的变化，并且饮水方案也可以减少分次内膀胱容积的可变性。

如果打算对分次内靶区位置进行实时监测，可以应用呼吸运动管理中描述的技术。此外，可以将电磁信标植入肿瘤内或肿瘤附近，并采用 10Hz 的高频电磁波以监测它们的位置。

关于分次内运动管理，首程放疗和再程放疗之间可能是两个不同的问题。首先，由于局部复发的肿瘤，许多患者要忍受相当大的疼痛；其次，许多患者难以进行有效的疼痛药物治疗。因此，舒适的患者定位和快速的治疗工作流程非常重要。与延长治疗时间的高复杂度技术（如治疗期间的门控束流照射或重复锥形束 CT 扫描）相比，最小化总的治疗时间（如 VMAT）的技术可以更有效地减少分次内不确定性，并且同时改善患者的舒适度。

尽管在首程放疗的过程中，将标记物植入实体肿瘤内或周围被认为是一种安全的方法，但是缺乏关于再程放疗安全性的文献数据。患者的解剖结构可能会因之前的手术而改变，而辐射诱导的纤维化可能会增加并发症的发生率。因此，采用不需要植入侵入性标记物的成像系统对于再程治疗可能是合适的。

七、自适应放疗

除了靶区位置的变化，在分次放疗过程中还存在更复杂的变化，如患者体重减轻、实体肿瘤的增长和消退、水肿、渗出和肺不张的变化。与计划情况相比，患者解剖结构的系统变化会影响接受的剂量分布，因此应考虑对治疗计划的调整（图 5-16）。

自适应放疗可以定义为一个闭环、迭代的过程，其中治疗计划基于治疗期间执行的测量信息反馈而修改（Yan 等，1997）。自适应放疗是一种可以处理放疗过程中所有不确定性的技术，但本章集中讨论实体肿瘤的系统形状和体积变化以及患者体重和体型的变化。

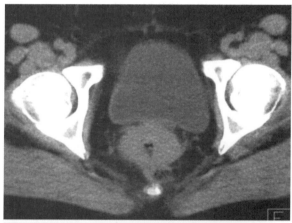
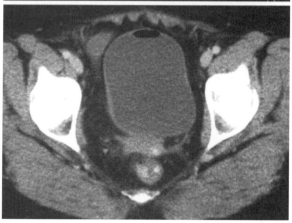

▲ 图 5-16 局部复发的宫颈癌

在治疗计划之前（上图）和接受常规分割剂量 46Gy 之后（下图）的实体肿瘤大小；肿瘤显著消退的 CT 图像用于 SBRT 补量照射自适应计划

自适应放疗的过程可以分为几个步骤。第一步是评估患者个体的随机形变化，尤其是与计划阶段相比的系统性变化。如果变化超过某个阈值，则执行治疗计划的调整：可能是等中心位置的调整或重新计划以处理更复杂的变化。理想情况下，治疗计划的调整不仅要考虑到当前情况，而且要考虑到迄今为止在治疗过程中发生的变化（如治疗计划中对冷点进行高剂量补偿）。在执行计划调整之后，重新进入治疗反馈回路（图 5-17）。

在晚期非小细胞肺癌的首程放疗中出现了实体肿瘤的系统性体积变化，据报道，GTV 每天持续减少 1.2%（Kupelian 等，2005）。这种持续的肿瘤萎缩现象已经被其他研究小组证实，在放射（化学）治疗过程中似乎很少出现疾病进展。在其他部位肿瘤的首程放疗中，也发现了类似的持续 GTV 收缩，例如，头颈部肿瘤（Barker 等，2004）和宫颈癌（Mayr 等，2006）。肿瘤退缩会释放周围组织的压力，导致关键结构体积转移至高剂量区域。此外，研究表明依赖于每日膀胱充盈的自适应再计划显著降低了正常组织的剂量（Vestergaard 等，2013）。

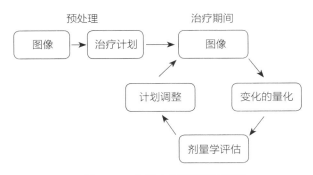

▲ 图 5-17　自适应反馈回路示意图

体重减轻是肿瘤患者中可经常观察到的现象，并且是许多肿瘤患者总生存率的一个明确的预后因素（Fearon 等，2011）。放疗过程中的体重减轻可能有多种原因，如口腔、咽部或食管黏膜炎、腹泻、同步化疗或食欲不振。应该采取一切手段进行预防和克服治疗的体重减轻。然而，如果在治疗过程中出现显著的体重减轻，它可能会以临床相关的方式影响放疗。体重减轻会降低热塑头膜等固定装置的工作效率，导致摆位不确定性增加，或者由于患者几何形状的变化而导致剂量分布的改变。

在实现治疗束流对萎缩肿瘤的适形进入初级放疗的常规临床实践之前，几个问题仍有待解决。同时需要考虑重新计划的额外工作量。为实现在不同 CT 数据集上治疗计划的剂量累积需要可靠而快速的非刚性图像配准工具。在放疗过程中，何时及以何种频率开展自适应放疗，目前没有关于其阈值和最佳时间的有效数据。还可能存在缩小治疗范围的某种风险，如微观病灶可能被排除在 PTV 之外，其后果是低剂量所致和降低了局部控制。

文献中没有关于此自适应放疗的数据，特别是再程放疗的情况。然而，备受关注的是，对于再程放疗来说，正常组织损伤的风险显著增加，尽管工作量增加及存在潜在微观病灶被忽视的风险，但可以证明自适应放疗的合理性。此外，在放疗过程中可能发生变化的不仅是肿瘤，如上所述，肺不张、胸腔积液和水肿也会发生变化并改变危及器官的剂量或靶区的体积。根据正常组织的这种变化调整治疗计划是一种安全的自适应放疗方法，并且应该适时地开展。

参 考 文 献

[1] Ang KK et al (2001) Extent and kinetics of recovery of occult spinal cord injury. Int J Radiat Oncol Biol Phys 50(4):1013–1020

[2] Barker JL Jr et al (2004) Quantification of volumetric and geometric changes occurring during fractionated radiotherapy for head–and–neck cancer using an integrated CT/linear accelerator system. Int J Radiat Oncol Biol Phys 59(4):960–970

[3] Biagioli MC et al (2007) Intensity–modulated radiotherapy with concurrent chemotherapy for previously irradiated, recurrent head and neck cancer. Int J Radiat Oncol Biol Phys 69(4):1067–1073

[4] Bortfeld T, Webb S (2009) Single–arc IMRT? Phys Med Biol 54(1):N9–N20

[5] Brandner ED et al (2006) Abdominal organ motion measured using 4D CT. Int J Radiat Oncol Biol Phys 65(2):554–560

[6] Bzdusek K et al (2009) Development and evaluation of an efficient approach to volumetric arc therapy planning. Med Phys 36(6):2328–2339

[7] Chan C et al (2014) Intensity–modulated radiotherapy for lung cancer: current status and future developments. J Thorac Oncol 9(11):1598–1608

[8] Chao KS et al (2000) Intensity–modulated radiation therapy in head and neck cancers: the Mallinckrodt experience. Int J Cancer 90(2):92–103

[9] Chen T et al (2014) Frequency filtering based analysis on the cardiac induced lung tumor motion and its impact on the radiotherapy management. Radiother Oncol 112(3):365–370

[10] Combs SE et al (2008) Radiochemotherapy with temozolomide as re–irradiation using high precision fractionated stereotactic radiotherapy (FSRT) in patients with recurrent gliomas. J Neurooncol 89(2):205–210

[11] Cuneo KC et al (2012) Safety and efficacy of stereotactic radiosurgery and adjuvant bevacizumab in patients with recurrent malignant gliomas. Int J Radiat Oncol Biol Phys 82(5):2018–2024

[12] Dearnaley DP et al (1999) Comparison of radiation side–effects of conformal and conventional radiotherapy in prostate cancer: a randomised trial. Lancet 353(9149):267–272

[13] Deodato F et al (2009) Stereotactic radiotherapy in recurrent gynecological cancer: a case series. Oncol Rep 22(2):415–419

[14] Depuydt T et al (2014) Treating patients with real–time tumor tracking using the Vero gimbaled linac system: implementation and first review. Radiother Oncol 112(3):343–351

[15] Dresen RC et al (2010) Absence of tumor invasion into pelvic structures in locally recurrent rectal cancer: prediction with preoperative MR imaging. Radiology 256(1):143–150

[16] Duprez F et al (2009) Intensity–modulated radiotherapy for recurrent and second primary head and neck cancer in previously irradiated territory. Radiother Oncol 93(3):563–569

[17] Ehrbar S et al (2016) Three–dimensional versus four–dimensional dose calculation for volumetric modulated arc therapy of hypofractionated treatments. Z Med Phys 26(1):45–53

[18] Engelsman M et al (2005) How much margin reduction is possible through gating or breath hold? Phys Med Biol 50(3):477–490

[19] Even–Sapir E et al (2004) Detection of recurrence in patients with rectal cancer: PET/CT after abdominoperineal or anterior resection. Radiology 232(3):815–822

[20] Fearon K et al (2011) Definition and classification of cancer cachexia: an international consensus. Lancet Oncol 12(5):489–495

[21] Fiorino C et al (2008) Evidence of limited motion of the prostate by carefully emptying the rectum as assessed by daily MVCT image guidance with helical tomotherapy. Int J Radiat Oncol Biol Phys 71(2):611–617

[22] Fuss M et al (2004) Repositioning accuracy of a commercially available double–vacuum whole body immobilization system for stereotactic body radiation therapy. Technol Cancer Res Treat 3(1):59–67

[23] Goitein M (2010) Trials and tribulations in charged particle radiotherapy. Radiother Oncol 95(1):23–31

[24] Gollub MJ et al (2013) Prognostic aspects of DCE–MRI in recurrent rectal cancer. Eur Radiol 23(12):3336–3344

[25] Grosu AL et al (2005) Reirradiation of recurrent high–grade gliomas using amino acid PET (SPECT)/CT/ MRI image fusion to determine gross tumor volume for stereotactic fractionated radiotherapy. Int J Radiat Oncol Biol Phys 63(2):511–519

[26] Guckenberger M et al (2006) Cone–beam CT based imageguidance for extracranial stereotactic radiotherapy of intrapulmonary tumors. Acta Oncol 45(7):897–906

[27] Guckenberger M et al (2007a) Precision required for dose–escalated treatment of spinal metastases and implications for image–guided radiation therapy (IGRT). Radiother Oncol 84(1):56–63

[28] Guckenberger M et al (2007b) Reliability of the bony anatomy in image–guided stereotactic radiotherapy of brain metastases. Int J Radiat Oncol Biol Phys 69(1):294–301

[29] Guckenberger M et al (2009a) Is a single arc sufficient in volumetric–modulated arc therapy (VMAT) for complex–shaped target volumes? Radiother Oncol 93(2):259–265

[30] Guckenberger M et al (2009b) Potential of image–guidance, gating and real–time tracking to improve accuracy in pulmonary stereotactic body radiotherapy. Radiother Oncol 91(3):288–295

[31] Guckenberger M et al (2010) Stereotactic body radiotherapy for local boost irradiation in unfavourable locally recurrent gynaecological cancer. Radiother Oncol 94(1):53–59

[32] Guckenberger M et al (2014) Definition of stereotactic body radiotherapy: principles and practice for the treatment of stage I non–small cell lung cancer. Strahlenther Onkol 190(1):26–33

[33] Gutin PH et al (2009) Safety and efficacy of bevacizumab with hypofractionated stereotactic irradiation for recurrent malignant gliomas. Int J Radiat Oncol Biol Phys 75(1):156–163

[34] Haertl PM et al (2013) Frameless fractionated stereotactic radiation therapy of intracranial lesions: impact of cone beam CT based setup correction on dose distribution. Radiat Oncol 8:153

[35] Hashimoto T et al (2006) Repeated proton beam therapy for hepatocellular carcinoma. Int J Radiat Oncol Biol Phys 65(1):196–202

[36] Hatakeyama T et al (2008) 11C-methionine (MET) and 18F-fluorothymidine (FLT) PET in patients with newly diagnosed glioma. Eur J Nucl Med Mol Imaging 35(11):2009–2017

[37] Heron DE et al (2009) Stereotactic body radiotherapy for recurrent squamous cell carcinoma of the head and neck: results of a phase I dose–escalation trial. Int J Radiat Oncol Biol Phys 75(5):1493–1500

[38] Hurkmans CW et al (2001) Set-up verification using portal imaging; review of current clinical practice. Radiother Oncol 58(2):105–120

[39] ICRU (1993) International commission on radiation units and measurements: prescribing, recording and reporting photon beam therapy, report 50. ICRU, Bethesda

[40] ICRU (1999) International commission on radiation units and measurements: prescribing, recording and reporting photon beam therapy, report 62. ICRU, Bethesda

[41] Ito K et al (1992) Recurrent rectal cancer and scar: differentiation with PET and MR imaging. Radiology 182(2):549–552

[42] Jingu K et al (2010) Focal dose escalation using FDG–PET–guided intensity–modulated radiation therapy boost for postoperative local recurrent rectal cancer: a planning study with comparison of DVH and NTCP. BMC Cancer 10:127

[43] Jumeau R et al (2015) Optimization of reirradiation using deformable registration. Int J Radiat Oncol Biol Phys 93(3):E599

[44] Keall PJ et al (2006) Geometric accuracy of a real–time target tracking system with dynamic multileaf collimator tracking system. Int J Radiat Oncol Biol Phys 65(5):1579–1584

[45] Keall PJ et al (2014) The first clinical implementation of electromagnetic transponder–guided MLC tracking. Med Phys 41(2):020702

[46] Kelly P et al (2010) Stereotactic body radiation therapy for patients with lung cancer previously treated with thoracic radiation. Int J Radiat Oncol Biol Phys 78(5):1387–1393

[47] Kilburn JM et al (2014) Thoracic re–irradiation using stereotactic body radiotherapy (SBRT) techniques as first or second course of treatment. Radiother Oncol 110(3):505–510

[48] Kong DS et al (2008) Efficacy of stereotactic radiosurgery as a salvage treatment for recurrent malignant gliomas. Cancer 112(9):2046–2051

[49] Korreman SS, Juhler-Nottrup T, Boyer AL (2008) Respiratory gated beam delivery cannot facilitate margin reduction, unless combined with respiratory correlated image guidance. Radiother Oncol 86(1):61–68

[50] Kupelian PA et al (2005) Serial megavoltage CT imaging during external beam radiotherapy for non–small–cell lung cancer: observations on tumor regression during treatment. Int J Radiat Oncol Biol Phys 63(4):1024–1028

[51] Lang S et al (2014) Development and evaluation of a prototype tracking system using the treatment couch. Med Phys 41(2):021720

[52] Lax I et al (1994) Stereotactic radiotherapy of malignancies in the abdomen. Methodological aspects. Acta Oncol 33(6):677–683

[53] Lebesque JV, Keus RB (1991) The simultaneous boost technique: the concept of relative normalized total dose. Radiother Oncol 22(1):45–55

[54] Lee JK et al (1981) CT appearance of the pelvis after abdomino–perineal resection for rectal carcinoma. Radiology 141(3):737–741

[55] Lee N et al (2007) Salvage re–irradiation for recurrent head and neck cancer. Int J Radiat Oncol Biol Phys 68(3):731–740

[56] Lee IH et al (2009) Association of 11C–methionine PET uptake with site of failure after concurrent temozolomide and radiation for primary glioblastoma multiforme. Int J Radiat Oncol Biol Phys 73(2):479–485

[57] Leksell L (1951) The stereotaxic method and radiosurgery of the brain. Acta Chir Scand 102(4):316–319

[58] Leksell L (1968) Cerebral radiosurgery. I. Gammathalanotomy in two cases of intractable pain. Acta Chir Scand 134(8):585–595

[59] Liang J et al (2015) Trajectory modulated arc therapy: a fully dynamic delivery with synchronized couch and gantry motion significantly improves dosimetric indices correlated with poor cosmesis in accelerated partial breast irradiation. Int J Radiat Oncol Biol Phys 92(5):1148–1156

[60] Lin R et al (1999) Nasopharyngeal carcinoma: repeat treatment with conformal proton therapy – dose–volume histogram analysis. Radiology 213(2): 489–494

[61] Loeffler JS et al (1990) The treatment of recurrent brain metastases with stereotactic radiosurgery. J Clin Oncol 8(4):576–582

[62] Maciejewski B, Taylor JM, Withers HR (1986) Alpha/ beta value and the importance of size of dose per fraction for late complications in the supraglottic larynx. Radiother Oncol 7(4):323–326

[63] Mackie TR et al (1993) Tomotherapy: a new concept for the delivery of dynamic conformal radiotherapy. Med Phys 20(6):1709–1719

[64] Mahan SL et al (2005) Evaluation of image–guided helical tomotherapy for the retreatment of spinal metastasis. Int J Radiat Oncol Biol Phys 63(5):1576–1583

[65] Mantel F, Flentje M, Guckenberger M (2013) Stereotactic body radiation therapy in the re–irradiation situation – a review. Radiat Oncol 8:7

[66] Marks LB, Ten Haken RK, Martel MK (2010) Guest editor's introduction to QUANTEC: a users guide. Int J Radiat Oncol Biol Phys 76(3 Suppl):S1–S2

[67] Marnitz S et al (2015) Which technique for radiation is most beneficial for patients with locally advanced cervical cancer? Intensity modulated proton therapy versus intensity modulated photon treatment, helical tomotherapy

and volumetric arc therapy for primary radiation – an intraindividual comparison. Radiat Oncol 10:91

[68] Marucci L et al (2006) Conservation treatment of the eye: conformal proton reirradiation for recurrent uveal melanoma. Int J Radiat Oncol Biol Phys 64(4):1018–1022

[69] Mayr NA et al (2006) Serial therapy–induced changes in tumor shape in cervical cancer and their impact on assessing tumor volume and treatment response. AJR Am J Roentgenol 187(1):65–72

[70] Meerwein CM et al (2015) Post–treatment surveillance of head and neck cancer: pitfalls in the interpretation of FDG PET–CT/MRI. Swiss Med Wkly 145:w14116

[71] Milker–Zabel S et al (2003) Clinical results of retreatment of vertebral bone metastases by stereotactic conformal radiotherapy and intensity–modulated radiotherapy. Int J Radiat Oncol Biol Phys 55(1):162–167

[72] Minniti G et al (2016) Repeated stereotactic radiosurgery for patients with progressive brain metastases. J Neurooncol 126(1):91–97

[73] Munck Af Rosenschold P et al (2015) Impact of [18F]–fluoro–ethyl–tyrosine PET imaging on target definition for radiation therapy of high–grade glioma. Neuro Oncol 17(5):757–763

[74] Nakamura K et al (2014) Recent advances in radiation oncology: intensity–modulated radiotherapy, a clinical perspective. Int J Clin Oncol 19(4):564–569

[75] Nieder C et al (2006) Update of human spinal cord reirradiation tolerance based on additional data from 38

[76] patients. Int J Radiat Oncol Biol Phys 66(5): 1446–1449

[77] Niyazi M et al (2012) Re–irradiation in recurrent malignant glioma: prognostic value of [18F]FET–PET. J Neurooncol 110(3):389–395

[78] Otto K (2008) Volumetric modulated arc therapy: IMRT in a single gantry arc. Med Phys 35(1):310–317

[79] Palmer J et al (2014) Motion of the esophagus due to cardiac motion. PLoS One 9(2):e89126

[80] Pauleit D et al (2005) O–(2–[18F]fluoroethyl)–L–tyrosine PET combined with MRI improves the diagnostic assessment of cerebral gliomas. Brain 128(Pt 3):678–687

[81] Plastaras JP, Berman AT, Freedman GM (2014) Special cases for proton beam radiotherapy: re–irradiation, lymphoma, and breast cancer. Semin Oncol 41(6): 807–819

[82] Polat B et al (2008) Intra–fractional uncertainties in image–guided intensity–modulated radiotherapy (IMRT) of prostate cancer. Strahlenther Onkol 184(12):668–673

[83] Poltinnikov IM et al (2005) Combination of longitudinal and circumferential three–dimensional esophageal dose distribution predicts acute esophagitis in hypofractionated reirradiation of patients with non–small–cell lung cancer treated in stereotactic body frame. Int J Radiat Oncol Biol Phys 62(3):652–658

[84] Popovtzer A et al (2009) The pattern of failure after reirradiation of recurrent squamous cell head and neck cancer: implications for defining the targets. Int J Radiat Oncol Biol Phys 74(5):1342–1347

[85] Purdie TG et al (2007) Cone–beam computed tomography for on–line image guidance of lung stereotactic radiotherapy: localization, verification, and intrafraction tumor position.

Int J Radiat Oncol Biol Phys 68(1):243–252

[86] Ramakrishna N et al (2010) A clinical comparison of patient setup and intra–fraction motion using frame–based radiosurgery versus a frameless image–guided radiosurgery system for intracranial lesions. Radiother Oncol 95(1): 109–115

[87] Rieken S et al (2013) Analysis of FET–PET imaging for target volume definition in patients with gliomas treated with conformal radiotherapy. Radiother Oncol 109(3):487–492

[88] Rwigema JC et al (2010) Fractionated stereotactic body radiation therapy in the treatment of previously–irradiated recurrent head and neck carcinoma: updated report of the University of Pittsburgh experience. Am J Clin Oncol 33(3):286–93

[89] Schwer AL et al (2008) A phase I dose–escalation study of fractionated stereotactic radiosurgery in combination with gefitinib in patients with recurrent malignant gliomas. Int J Radiat Oncol Biol Phys 70(4):993–1001

[90] Seppenwoolde Y et al (2002) Precise and real–time measurement of 3D tumor motion in lung due to breathing and heartbeat, measured during radiotherapy. Int J Radiat Oncol Biol Phys 53(4):822–834

[91] Seppenwoolde Y et al (2007) Accuracy of tumor motion compensation algorithm from a robotic respiratory tracking system: a simulation study. Med Phys 34(7): 2774–2784

[92] Shepherd SF et al (1997) Hypofractionated stereotactic radiotherapy in the management of recurrent glioma. Int J Radiat Oncol Biol Phys 37(2):393–398

[93] Smitsmans MH et al (2008) The influence of a dietary protocol on cone beam CT–guided radiotherapy for prostate cancer patients. Int J Radiat Oncol Biol Phys 71(4): 1279–1286

[94] Smyth G et al (2013) Trajectory optimization for dynamic couch rotation during volumetric modulated arc radiotherapy. Phys Med Biol 58(22):8163–8177

[95] Sohn M, Weinmann M, Alber M (2009) Intensity–modulated radiotherapy optimization in a quasi–periodically deforming patient model. Int J Radiat Oncol Biol Phys 75(3):906–914

[96] Sonke JJ et al (2005) Respiratory correlated cone beam CT. Med Phys 32(4):1176–1186

[97] Sonke JJ et al (2009) Frameless stereotactic body radiotherapy for lung cancer using four–dimensional cone beam CT guidance. Int J Radiat Oncol Biol Phys 74(2): 567–574

[98] Sterzing F et al (2010) Spinal cord sparing reirradiation with helical tomotherapy. Cancer 116(16):3961–3968

[99] Stieler F et al (2011) Reirradiation of spinal column metastases: comparison of several treatment techniques and dosimetric validation for the use of VMAT. Strahlenther Onkol 187(7):406–415

[100] Sykes JR et al (2005) A feasibility study for image guided radiotherapy using low dose, high speed, cone beam X–ray volumetric imaging. Radiother Oncol 77(1): 45–52

[101] Teoh M et al (2011) Volumetric modulated arc therapy: a review of current literature and clinical use in practice. Br J Radiol 84(1007):967–996

[102] Terakawa Y et al (2008) Diagnostic accuracy of 11C–methionine PET for differentiation of recurrent brain

tumors from radiation necrosis after radiotherapy. J Nucl Med 49(5):694–699

[103] Underberg RW et al (2005) Benefit of respiration–gated stereotactic radiotherapy for stage I lung cancer: an analysis of 4DCT datasets. Int J Radiat Oncol Biol Phys 62(2):554–560

[104] van Herk M (2004) Errors and margins in radiotherapy. Semin Radiat Oncol 14(1):52–64

[105] van Rijssel MJ et al (2014) A critical approach to the clinical use of deformable image registration software. In response to Meijneke et al. Radiother Oncol 112(3): 447–448

[106] Verellen D et al (2007) Innovations in image–guided radiotherapy. Nat Rev Cancer 7(12):949–960

[107] Vestergaard A et al (2013) Adaptive plan selection vs. re-optimisation in radiotherapy for bladder cancer: a dose accumulation comparison. Radiother Oncol 109(3):457–462

[108] Wachter S et al (2002) The influence of a rectal balloon tube as internal immobilization device on variations of volumes and dose–volume histograms during treatment course of conformal radiotherapy for prostate cancer. Int J Radiat Oncol Biol Phys 52(1):91–100

[109] Wilbert J et al (2008) Tumor tracking and motion compensation with an adaptive tumor tracking system (ATTS): system description and prototype testing. Med Phys 35(19):3911–9921

[110] Wolthaus JW et al (2008) Comparison of different strategies to use four–dimensional computed tomography in treatment planning for lung cancer patients. Int J Radiat Oncol Biol Phys 70(4):1229–1238

[111] Yan D et al (1997) Adaptive radiation therapy. Phys Med Biol 42(1):123–132

第 6 章　质子束再程放疗
Proton Beam Reirradiation

Mark W. McDonald　Kevin P. McMullen　著

徐寿平　杨　涛　译

摘　要

　　质子治疗作为放疗的一种照射技术，相比于光子（X线）治疗，它具有独特的物理特性。通过调制可以使每一质子束在靶区中沉积最大的辐射剂量，而靶区后沿的组织基本没有辐射剂量。与光子治疗相比，通常用更少的质子射野可以获得高度适形的治疗计划，从而显著地减少非靶区组织整体的辐射剂量。考虑到再程放疗的治疗窗有限，通过限制非靶区组织受照的剂量体积可潜在地避免或减少再程放疗的毒性，从而使人们对质子治疗产生了极大的兴趣。在某些肿瘤病例中，质子再程放疗可以更安全地提升对复发性和潜在辐射抗拒肿瘤的剂量，或在考虑危及器官剂量限制的同时提供更好的靶区覆盖，从而进一步改善治疗疗效。在罕见的病例中，如果认为使用其他方式给定的剂量无法实施安全的再程放疗，那么质子治疗可能有机会实现再程放疗。目前，质子再程放疗的临床经验仅限于相对较少的病例组系列，且具有高度异质性。相对于其他放疗方式，为了更好地了解质子治疗在再程放疗中的价值，需要对更多的同质患者群体进行前瞻性评估，以基于合理的临床假设评估预定义的终点。在本章中，将回顾对各种部位肿瘤的质子再程放疗机制及已发表的临床结果，并提供实例加以说明。

一、概述

　　质子治疗作为放疗的一种照射技术，与基于光子（X线）的治疗不同，质子束具有独特的物理特性。组织中质子束具有能量依赖性的有限射程。能量沉积率随质子速度的降低而增加，从而在质子束的射程末端形成一个电离峰（即剂量沉积），然后随着质子束的停止，突然下降至基本没有辐射剂量。这被称为质子治疗的布拉格峰（Paganetti，2012；Lomax，2009）。与单个光子束相比，单个质子束在正常组织中的入射剂量更低，其最大能量沉积于靶区中（而不是靠近患者的浅表），且无穿过靶区的有效输出剂量。因此，通常采用更少的治疗射野可以获得高度适形的计划，从而减少了非靶区组织的整体辐射水平（Lomax 等，2004）。此外，与光子相比，质子治疗在直至水中约17cm深度处均具有更陡峭的横向束流半影（剂量建成区）（Suit 等，2003）。

　　治疗计划中质子治疗的这些物理特性提供了独特的、更高的机会，以减少整体的辐射剂量，进而显著减少辐射区域或完全地避开靶区邻近区域，从而在危及器官附近形成陡峭的剂量梯度及更安全地提升邻近危及器官的靶区辐射剂量。自 20 世纪 50 年代质子在临床应用以来，随着技术的发展，人们对降低放疗潜在毒性的持续关注及随着全球越来越多质子治疗设备的普及，质子治疗呈现上升趋势。

二、质子再程放疗的患者选择

再程放疗通常治疗窗较窄，并且在任何情况下，临床医生必须在接受额外辐射对于肿瘤局部控制的临床获益与对以往受照的正常组织存在显著的毒性风险之间进行平衡。在大量再程放疗的患者中，再照射预期的急性毒性反应可能过高或难以忍受。与急性毒性反应相比，通常更令人关注的是对正常组织潜在的、严重的晚期毒性反应，这可能会影响患者的生活质量，甚至致命。需仔细权衡这些问题与获得局部控制或局部缓解之间的潜在获益。选择质子治疗可减少对非靶区组织的辐射剂量或实现某区域的完全避让，从而进一步降低治疗的潜在毒性。如果采用光子治疗技术在邻近危及器官或其他限制性因素，会导致靶区覆盖严重受损或剂量显著降低，那么质子治疗的剂量学优势可能会进一步提升靶区覆盖和（或）实施更高的辐射剂量，从而提高根治性治疗或达到更持久局部控制的可能性。因此，质子治疗可能是一种提高再程放疗治愈率的有用工具，并有可能将再程放疗的选择范围潜在地扩大到原本不适合采用其他治疗方式进行再程放疗的患者。

从数据来看，再程放疗患者的选择标准很少。再程放疗的许多应用都具有明确的姑息治疗意图，而在绝大多数情况下，采用光子治疗技术就可以达到姑息再程放疗的目的。但是，临床从业人员可能会遇到特殊的临床情况；在这些情况下，采用更昂贵的姑息性质子治疗似乎是合理的。例如，笔者已经在未定义假定具有遗传倾向进而导致辐射敏感性增强的患者中

使用了姑息性质子治疗。针对脊柱骨转移性肿瘤，以往曾尝试过两个疗程的姑息性光子治疗，但它们均导致了胃肠道毒性；患者在这两种情况下均需住院治疗。随后，质子治疗被用于缓解脊柱肿瘤症状，同时避免脊柱前侧的内脏受量。除了这些罕见的临床情况外，没有任何实质性的临床数据支持质子姑息性再程放疗增加了经济成本。此应用可能仍基于临床医生面临不寻常临床情况时的判断，并受到医保赔付的限制。

考虑进行明确或根治性再程放疗的患者通常应具有非转移性肿瘤（或已控，或可控的系统性疾病）、良好的身体功能状态和一种表明成功的局部治疗可实现长期疾病控制或治愈的过程（McDonald 等，2011）。作为外放疗照射的一种治疗方式，质子治疗可能被认为是三维适形放疗、调强放疗（IMRT）、容积旋转调强治疗（VMAT）或立体定向体部放疗（SBRT）等基于光子再程放疗的替代治疗方法。其他再程放疗的选择手段，如术中放疗（IORT）和近距离放疗等有着截然不同的剂量学特性，且具有独特的应用和适应证。临床医生可从最广泛的潜在治疗选择中获益，根据临床情况选择合适的治疗方案。没有适用于每种临床再程放疗的单一治疗方式。

三、质子再程放疗计划考虑的因素

质子独特物理的特性涉及专用治疗计划的考虑因素和不确定性（ICRU，2007）。再程放疗中这些不确定性和考虑因素已越发重要，因为通常有更多的器官或组织结构被认为有更为严格的剂量限制；如果超过这些剂量限制，则有可能产生更为严重的毒性。

尽管不是质子治疗的唯一考虑因素，但再程放疗期间患者的体重减轻（或体重增加）、肿瘤大小或形态的变化，以及束流路径上组织的其他潜在变化，均可能导致质子剂量学形成显

著性的改变，从而可能引起危及器官的剂量形成意想不到的变化（Mannina 等，2014）。与光子治疗相比，质子治疗对束流路径上组织异质性的变化更为敏感（Paganetti，2012）。在预期的动态组织异质性的条件下（如鼻旁窦的治疗），治疗期间内部阻塞性分泌物和炎性鼻窦可能会形成变化，应经常对患者的动态变化进行影像监测，必要时可能需制订自适应计划。质子束布野的选择应限制组织异质性潜在变化的影响；这种变化会通过评估计划稳健性的"最坏情况"场景以限制危及器官的过剂量照射（Li，2012）。

由于精确计算质子射程所需关键 CT 信息的丢失，混合合金或植入物（包括不同密度的材料），以及组织 / 高密度材料界面处的剂量扰动问题，包括高密度材料远端的剂量遮挡，质子治疗中含有金属材料的患者（如脊柱固定）可能会面临巨大的挑战。这些不确定性的临床影响可以通过 CT 模拟中采用金属伪影降低算法来减小（Andersson 等，2014）。相对于金属物，采用入射角度的变化包含多野照射，利用被动式散射质子束而非笔形束扫描（Verburg 和 Seco，2013），以及总的治疗过程中可以联合光子治疗以减少这些不确定性。

在所有放疗方式中，器官运动是治疗计划中一个重要的考虑因素，并对质子治疗提出了特殊的挑战，许多研究对此进行了深入的探讨（De Ruysscher 等，2015）。质子治疗中细致的患者固定和治疗前影像的验证定位精度均至关重要，这不仅是为了保护正常的危及器官，而且也是为了最大限度地减少束流路径上异质性组织变化，该变化可能会明显地对剂量分布形成影响。

质子治疗中大多数临床经验来自利用被动式散射技术实施三维适形质子治疗，或近年来更多采用均匀质子束扫描照射，而笔形束扫描（PBS）是质子治疗实施中最新的质子束照射技术。较老的质子治疗技术可以通过运用均匀扩展的布拉格峰（SOBP）为整个治疗射野提供均匀的剂量，通常需要手动、迭代的方法来实现治疗计划的优化。相比之下，PBS 通过磁场偏转控制质子窄束，可改变射野内的剂量分布并调整辐射野内的 SOBP 宽度，从而使剂量沉积更加紧密地与靶区几何形状相包绕。PBS 治疗计划技术包括单野均匀剂量优化和多野优化，前者经过优化使每个射野向靶区照射均匀的剂量；后者与基于光子的 IMRT 技术类似，逆向优化用于创建累积的靶区剂量分布，并且每个治疗射野各自可提供高度不均匀的剂量分布。与采用被动散射的质子三维适形计划相比，这些较新的质子治疗技术利用基于靶区治疗计划的临床流程，与光子 IMRT 更为相似，通常可提供更好的剂量分布。它们是目前质子治疗方面正在进行的工作重点，主要用于质子治疗计划优化、验证、治疗计划鲁棒性的评估，以及整个治疗过程中其响应动态变化的质子自适应放疗。

四、辐射诱发肿瘤的质子再程放疗

良性和恶性肿瘤患者以前接受过放疗并不常见，但先前的放疗通常会出现可怕的并发症。来自美国监测、流行病学和最终结果（SEER）癌症登记处的人口数据表明，放疗后 15 年，成年患者出现二次实体瘤的额外风险为 0.005%（Berrington de Gonzalez 等，2011）。与成人患者相比，儿童继发性恶性肿瘤的发生率要高得多（Bassal 等，2006），这可能与儿童辐射敏感性高，潜在的遗传综合征更加频繁，以及儿童形成二次肿瘤的潜伏期更长有关。

在一份对 963 名遗传性视网膜母细胞瘤患者进行长期随访的报道中，接受放疗患者的绝对肿瘤风险是未接受放疗患者的 2 倍（Kleinerman 等，2005）。有趣的是，接受过深部 X 线电压放疗的患者在 40 岁时二次恶性肿瘤的累积发生率为 32.9%；但是对于采用兆伏级能量放疗的患者，由于减少了对非靶区组织的散射线辐射，其累积发生率降至 26.3%。这些数据支持非靶区组织辐射剂量最小化的临床目标，尤其是在继发性恶性肿瘤风险较高的患者中。

与光子治疗技术相比，放射生物学模型预示，接受质子治疗的成年和儿童患者继发性恶性肿瘤的发生率降低（Simone 等，2012；Zhang 等，2013）。尽管在接受放疗的儿童和年轻成年人中二次恶性肿瘤的风险最高，但在成年患者中也并非不重要，如对接受放疗的前列

腺癌患者进行 Meta 分析显示，放疗后增加了膀胱癌和结直肠癌的风险（Wallis 等，2016）。与光子治疗相比，在回顾性对比研究分析中质子治疗可降低成年患者继发性恶性肿瘤的风险（Chung 等，2013）。我们还未发现任何关于患者质子治疗有关的放射性诱发恶性肿瘤或继发性肿瘤的公开临床数据。由于质子治疗减少了对非靶区组织的辐射，因此显示对放疗敏感性较高的那些患者而言，质子治疗是一种很有吸引力的选择手段。

图 6-1 展示出了质子治疗复发性斜坡区脑

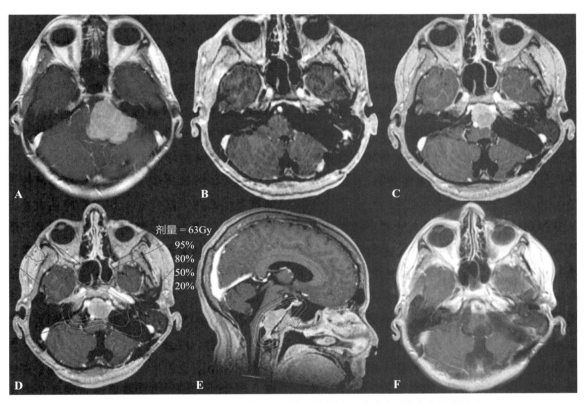

▲ 图 6-1　1 例 40 岁放射性诱发的非典型性斜坡区脑膜瘤男性患者接受放疗

其有儿童时期颅后窝肿瘤的病史，据报道为胶质细胞瘤，并在 30 年前接受过放疗，全脑 30Gy，颅后窝加量至 55Gy，采用 6 MV 光子照射。原始肿瘤的病理切片已被破坏。该患者的表现为左侧听力减退，吞咽困难和平衡障碍，并且发现其左小脑脑桥角 / 后斜坡脑膜瘤伴脑干压迫（A）。外科手术通过 2 个阶段的通道实施，包括枕下侧颅骨开颅手术，病理显示 WHO 2 级脑膜瘤。肿瘤几乎全部切除（B）。不幸的是，该患者患有左侧第Ⅵ和第Ⅶ脑神经麻痹，伴有神经营养性角化病，最终需要左眼摘除术，并伴有构音障碍和吞咽困难的多发性下脑神经麻痹，需要永久性气管造口和胃造口管进食喂养。手术后 6 个月内，他的肿瘤重新生长并再次逼近脑干（C）。没有进一步手术的建议。考虑到他之前的放疗和手术的创伤，考虑到脑干对额外辐射的耐受性而被推荐接受质子治疗。使用穿透野、补量野（将脑干保持在射野边缘）以及前斜野结合远端对脑干的遮挡保护以避免穿过脑干的任何辐射，从而制订了治疗计划。采用了 2 个治疗计划，每个计划都有 4 个射野。处方剂量为 63Gy（RBE），分 35 次，允许脑干表面可以接受额外 50Gy（RBE）（D 和 E）。由于他的身体虚弱，需要每天麻醉以满足体位固定要求。6 周后的首次 MRI 显示中心肿瘤坏死和肿瘤短暂增大而无临床恶化。放疗后 12 个月，其 MRI 显示肿瘤明显消退，体积从 6cm³ 缩小到 2.2cm³（F）。放疗后 37 个月，患者显示有持续的放射影像学消退（彩图见书末彩插部分）

膜瘤患者的一个实例，该患者是以往接受过放疗的儿童神经胶质瘤的成年幸存者。

五、脊索瘤质子再程放疗

脊索瘤属于罕见的原发性骨肿瘤，即使经过积极的手术和放疗也很容易局部复发。对于斜坡脊索瘤，通过大剂量放疗实施最大限度地减瘤并优化残余肿瘤的剂量覆盖，这将与良好的预后具有相关性（McDonald 等，2016a）。对于曾经放疗后肿瘤复发的患者，可选择的治疗手段有限。虽然脊索瘤急需用靶向药物治疗，但局部控制措施仍是治疗的主要手段。

仅靠挽救性手术很少能使疾病达到持久的稳定，据报道其 2 年总生存率为 63%（Fagundes 等，1995）。再程放疗的选择通常受限于邻近危及器官先前的放疗剂量，特别是颅外脊索瘤的脊髓，以及斜坡脊索瘤的脑干和视神经等。尽管存在约 15% 边缘治疗失败的风险，但小的颅内复发灶通常适合选择立体定向放射外科技术（SRS），其具有令人满意的局部控制（Kano 等，2011）。

现在已关闭的印第安纳大学质子治疗中心的研究人员报道了 16 例曾接受过放疗后复发或进展型脊索瘤患者（McDonald 等，2013a）。50% 的患者接受了挽救性手术以治疗其复发或进展型肿瘤。他们曾经接受的中位放疗剂量为 75.2Gy，在中位时间 37 个月后，患者再次接受额外中位剂量为 75.6Gy（RBE）治疗。在中位随访时间 23 个月后，2 年局部控制率估计为 85%，总生存率为 80%。2 年晚期大于 3 级的毒性估计为 19%。与历史上导致患者不良预后的其他干预措施相比，实施积极的质子再程放疗对肿瘤疾病的控制非常有利。

图 6-2 显示的是质子再程放疗复发性颈椎脊索瘤的一个病例。

六、胶质瘤质子再程放疗

初次治疗后几乎所有患者都会出现复发性或进行性浸润性神经胶质瘤。在缺乏有关最佳治疗的高质量数据的情况下，通常会根据肿瘤组织学、遗传、大小、位置和患者表现状况等因素，对复发性神经胶质瘤患者进行评估以实施进一步手术切除、化疗、再程放疗及其他干预措施（Stupp 等，2014）。恶性胶质细胞瘤是成人中最常见的恶性原发性脑肿瘤，初次治疗的标准是最大限度地安全手术切除，然后再行放疗，同时用替莫唑胺辅助或同步治疗（Stupp 等，2009）。中位无进展生存期约为 7 个月。放疗肿瘤学小组目前正在对患有复发性或进行性胶质母细胞瘤的患者进行随机 II 期临床试验，其中患者被随机分为贝伐单抗或贝伐单抗加大分割再程放疗，剂量为 35Gy，分 10 次。该试验将会提供有价值的前瞻性证据，以评估早期联合再程放疗的潜在益处。

脑放射性坏死的风险是脑胶质瘤再程放疗最重要的临床问题之一。质子治疗在理论上很有吸引力，因为它实施高适形度再程放疗的同时降低了相邻非靶区脑组织的剂量。但是，这不会降低再程放疗靶区内发生中央放射性坏死的风险。此外，现代光子技术对高级别胶质瘤进行低分次再程放疗，其放射性坏死的风险不高或不明显（Fogh 等，2010）。这可能原因至少部分是由于患者生存时间有限。基于这些原因，质子治疗在高级别胶质瘤再程放疗中的常规应用可能无法转化为毒性的临床显著改善。

如果改善预后的工具能够准确地识别出更好的预后患者（更长的生存时间可能会使他们面临再程放疗引起的更大的放射线坏死和神经认知效应的风险），那么质子再程放疗可能对这些特定的患者有益。质子治疗可能是前瞻性再程放疗剂量递增试验中的有用工具。海德堡大学的一项开放式 I/II 期试验正在采用类似的策

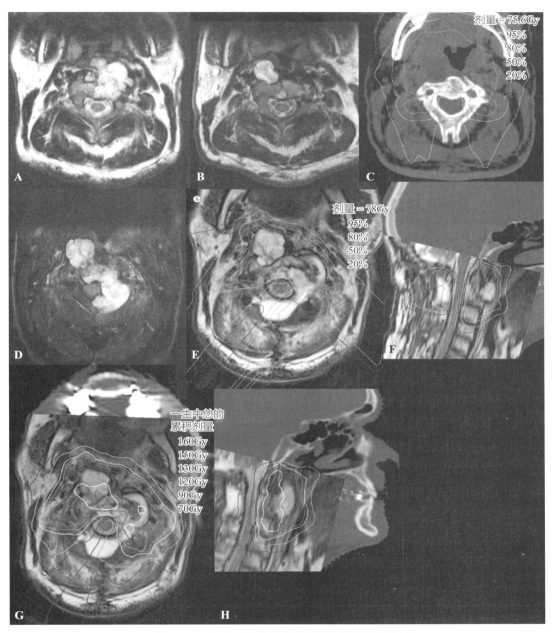

▲ 图 6-2　1 例 67 岁男性患者接受颈椎脊索瘤再程放疗

症状表现为吞咽困难，影像学检查显示 C2 处有破坏性肿块，延伸至前脑间隙（A，红色轮廓肿瘤）。他接受了经口腔部分切除术，病理显示脊索瘤并进行了观察。1 年后影像学检查显示大体积的肿瘤复发（B，红色的肿瘤轮廓）。经过神经外科评估，再切除的复发率太大，他被推荐接受质子治疗。另一位医生给定治疗处方剂量为 75.6Gy（RBE），分 42 次（C，红色的总肿瘤体积）。考虑到可能的手术种植，因此定义了较大的靶区治疗范围，其覆盖软腭，导致永久性口干症和龋齿。质子治疗 3 年后，肿瘤的大小保持稳定，但出现了孤立的锁骨上淋巴结转移，并被完全切除。放疗后 38 个月，影像学检查显示原发性肿瘤进展。实施了为期 6 个月的伊马替尼试验，重复成像结果显示肿瘤进一步进展并逐渐侵犯了颈部脊髓（D，以品红色勾勒出的肿瘤）。他被转诊至神经外科实施减压和后沿脊柱稳定术，尽管无法进行完整的手术切除，但该手术可在脊柱周围实现清除。然后，在他先前放疗后 4 年，他又接受了质子治疗，剂量为 78Gy（RBE），分 38 次的（E 和 F，红色画出的肿瘤体积）。在固定装置中进行了 CT 脊髓造影，以确定颈髓。根据他的脊柱固定硬件和银汞合金假牙，采用骨科金属伪影缩减算法进行了 CT 模拟。采用了穿透野和补量野两种复杂的交替模式，第一种模式涉及了 6 个野，第二个模式涉及 5 个野。在所有射束中屏蔽脊髓，以使脊髓表面剂量保持在 50% 等剂量线。下面显示了其体内的剂量分布（G 和 H）。初始治疗中脊髓最大点剂量为 54.9Gy，再程放疗接受 46.5Gy，脊髓累积的最大点剂量为 97.5Gy（75.4Gy 的体积为 0.5cm³）。再程放疗期间患者未发生任何口腔黏膜炎，仅患有 1 级咽痛和 1 级皮炎。再程放疗 3 个月后，该患者开始计划使用埃洛替尼进行辅助治疗，1 个月后由于皮肤毒性而停止治疗。再程放疗后 6 个月，该患者主要是用高压氧治疗后口咽壁软组织坏死。不幸的是，软组织坏死进展，导致骨骼外露，需要气管切开和胃造口管喂养。该患者在再程放疗后存活了 2 年，没有肿瘤进展或脊髓病的迹象，但死于颈动脉突然破裂，这突出了大剂量再程放疗的重大风险（彩图见书末彩插部分）

略，评估碳离子治疗在复发性胶质瘤中的作用（2～4级）。Ⅰ期试验组旨在通过以每次3GyE的剂量，将等效剂量从30Gy逐步递增到48Gy（GyE）来确定推荐的碳离子剂量，而Ⅱ期试验组将光子再程放疗的患者12个月生存期与单次量为2Gy、总剂量为36Gy进行比较（Combs等，2010）。

现已关闭的印第安纳大学健康质子治疗中心的研究人员报道了接受质子再程放疗的20例复发性胶质瘤患者（Galle等，2015）。3例为Ⅰ级或Ⅱ级胶质瘤，4例Ⅲ级和13例Ⅳ级。在既往治疗和同步化疗的应用方面，患者群体具有异质性。此外，再程放疗剂量从低分割方案到常规分次的根治剂量再程放疗方案不等。延长分次通常用于与先前放疗时间间隔较长（最多12年）的患者，因为他们认为此类患者可能具有长期的生存期。Ⅲ级肿瘤再程放疗的中位剂量为59.4Gy（RBE）（37.5～60Gy），Ⅳ级肿瘤的中位再程放疗剂量为54Gy（RBE）（30～60Gy）。Ⅲ级肿瘤再程放疗后的中位生存期为10.2个月，Ⅳ级肿瘤中位生存期为8.2个月。参照先前的放疗剂量，人们致力于引导质子再程放疗射野照射的脑体积尽可能小。放射性坏死的发生率为10%。从这些的异质性数据中很难得出任何结论，由于进行全过程的再程放疗是相当罕见的；而且即使根治剂量再程放疗的益处尚不清楚，但其所致放射性坏死的明显合理低风险也是可取的。

图6-3说明了质子治疗对复发性WHOⅢ级间变性星形细胞瘤患者实施再程放疗的一个例子。

七、质子挽救性全脑全脊髓放疗

据报道，挽救性全脑全脊髓放疗主要用于治疗儿童复发性和弥散性室管膜瘤（Merchant等，2008），既往全脑全脊髓放疗（CSI）后复发性髓母细胞瘤（Massimino等，2009）及先前局部放疗后沿神经轴扩散的其他组织学肿瘤（Wei等，2012）。圣裘德儿童研究医院的研究人员报道了针对复发性室间隔瘤的各种挽救性再程放疗技术。对于那些挽救性全脑全脊髓放疗的患者，采用标准光子放疗技术脑部采用横

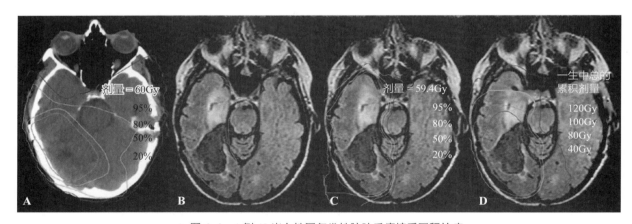

▲ 图 6-3　1 例 48 岁女性因复发性脑胶质瘤接受再程放疗

她有完全切除右后颞叶间变性星形细胞瘤（Ⅲ级）的病史，并接受了60Gy/30F的辅助放疗（A），而未进行化疗。7年后，她出现了意识模糊的现象，建议进行了MRI扫描，结果显示非强化肿瘤局部复发，且FLAIR影像显示异常进展至同侧颞叶，高度怀疑肿瘤。该患者接受了功能性MRI引导下的根治性次全切除术，证实为复发性Ⅲ级星形细胞瘤，IDH-1完整，并且残留了无法手术的肿瘤。她接受了剂量为59.4Gy（RBE），分33次，质子再程放疗，同时给予替莫唑胺治疗。残留肿瘤和再程放疗的靶区体积显示为橙色（B）。质子治疗是为了避免对侧脑半球的辐射，并最大限度地减少脑干的受照剂量（C）。以前的肿瘤区域在相隔7年的2个疗程中接受了120Gy的累积剂量（D）。她出现了骨髓抑制，需要在治疗的后期降低替莫唑胺的剂量。1年内该患者发生了脑实质放射性坏死，并采用贝伐单抗和高压氧治疗。她出现持续性对侧偏瘫，并伴有构音障碍。再程放疗后18个月，患者还活着，没有任何影像学证据显示肿瘤进展（彩图见书末彩插部分）

向对穿野，并采用自定义的挡铅将脑干和脊髓的最大累积剂量控制在 55.8Gy 以内。虽然侧向的挡铅可有效地保护危及器官并限制累积的辐射剂量，但也屏蔽了一定体积、可能累及的脑脊液和软脑膜间隙。从理论上讲，这可能会降低挽救性 CSI 的疗效并导致复发。其他人则采用 IMRT 来降低先前放疗过的危及器官的所受剂量，同时保证靶区体积的覆盖（Wei 等，2012），但这不能像侧向挡铅一样，实现对器官的完全保护。

目前已经关闭的印第安纳大学健康质子治疗中心的研究人员报道了一种新技术，该技术通过利用质子远端有限的射程治疗范围，采用横向射野以保护危及器官，然后填充或"塞入"剂量以覆盖横向的靶区体积。最终的计划创建了一个像"圆环"似的剂量环以避开周围的危及器官。这里展示了两个实例，其中需要完全保护危及器官以避免接受额外的辐射剂量。一例是接受了挽救性 CSI 的复发性和弥散性髓母细胞瘤的儿童患者，其中需要保护视交叉；一例是患有复发性和弥散性间变性的脑膜瘤的成年人，其中侧面脑干部分先前已照射过，部分体积需要加以保护。与带有挡铅和 IMRT 的光子横向射野相比，这种质子技术提高了计划靶区的体积覆盖，同时降低了危及器官的平均剂量和最大剂量（McDonald 等，2013b）。

同样，来自宾夕法尼亚大学研究人员的一份病例也报道了使用笔形束扫描质子治疗在保护脑干前提下进行挽救性全脑全脊髓照射（Hill-Kayser 和 Kirk，2015）。该病例涉及一名患有颅后窝室间隔瘤的儿童，该儿童先前放疗的最大脑干剂量为 60Gy（RBE）。10 个月后，检测到脊柱扩散并行 36Gy（RBE）的挽救性 CSI，然后进行局部肿瘤补量照射，其中使用笔形束扫描技术将脑干表面剂量限制在额外 5Gy（RBE）以下。

除了必要时在以往受照的危及器官周围形

成完全避让剂量区域的能力外，质子治疗还提供了 CSI 期间脊柱前侧的内脏无出射剂量的优势，预计通过完全避免辐射线可降低其急性和晚期的毒性。与光子 CSI 相比，回顾性队列分析显示，在治疗成年患者的髓母细胞瘤中，质子 CSI 降低了急性胃肠道和血液学毒性（Brown 等，2013）。此外，回顾性队列分析发现，与光子 CSI 相比，在接受标准风险髓母细胞瘤治疗的中晚期儿童患者中，质子 CSI 与内分泌异常的发生率相关（Eaton 等，2015）。放射生物学模型预测，与光子放疗技术相比，质子 CSI 可降低继发性恶性肿瘤的风险（Zhang 等，2013）。这些数据证实了质子治疗在各年龄段患者全脑全脊髓放疗中的作用。

八、眼球黑色素瘤质子再程放疗

质子治疗作为一种治疗眼球黑色素瘤的公认的治疗方法，具有很高的局部控制率和良好的毒性（Dendale 等，2006；Desjardins 等，2012）。除了与专业的眼科医生密切合作外，治疗还需要专门的患者定位装置、治疗计划软件系统及其专业经验，而这些可能并非在每个质子治疗中心都有。然而，治疗所需的质子束流射程较浅、能量较低，这意味着一些具有低能量回旋加速器的中心可采用质子束进行眼部黑色素瘤治疗，但是这些中心不适合治疗更广泛的适应证。一项系统性回顾和 Meta 分析表明，带电粒子束治疗葡萄膜黑色素瘤的局部复发率、视网膜病变和白内障发生率低于敷贴近距离治疗（Wang 等，2013）。

由于无法正确放置敷贴以使辐射剂量充分地覆盖肿瘤，所以发生在视盘附近（脉络膜乳头）出现的脉络膜黑色素瘤可能不适用于敷贴近距离治疗。立体定向放射外科（SRS）、超分割立体定向放疗（SRT）和质子束已成功用于治疗后脉络膜黑色素瘤。对视盘或中央凹附近出现的脉络膜黑色素瘤实施光子 SRT 和质子束治疗的放疗计划比较的研究发现，在大多数情况下，质子治疗具有较好的剂量学优势（Hocht 等，2005）。来自 Clatterbridge 癌症中心和 Sheffield 眼部肿瘤服务中心的临床数据比较了脉络膜黑色素瘤 SRS 与质子治疗的结果（Sikuade 等，2015）。那些认为对于敷贴近距离放疗而言过大的肿瘤，或对于敷贴离视盘过近（< 2.5mm）的肿瘤，应选择光子 SRS 和质子治疗。尽管两种治疗的肿瘤控制率都很高，但他们分析发现，在触及视神经和距中央凹 > 3mm 的患者中，质子治疗的严重视力丧失率在统计学上显著低于 SRS。这可能是这些病例中用于质子治疗的分次剂量（53.1Gy（RBE），分 4 次）与 SRS 相比（50% 等剂量线为 35Gy，1 次）产生的晚期反应较少，或者其他混杂因素与视力保护的差异有一定的关系。

马萨诸塞州总医院（MGH）的研究人员报道了 31 例复发性葡萄膜黑色素瘤患者，这些患者接受了二次质子的治疗（Marucci 等，2006）。在质子治疗的初期和挽救过程中，几乎所有患者接受了剂量 70Gy（RBE）/5F。在平均随访 50 个月时，挽救性质子治疗后 5 年局部控制估计为 69%。5 年眼睛保留率是 55%，其中保留眼睛的人中有 27% 的视力为 20/200 或更好。在接受摘除术的 9 例患者中，有 5 例是由于局部复发引起的，而 4 例是由于顽固性疼痛引起的。

柏林亥姆霍兹中心（Helmholtz-Zentrum, Berlin）的研究人员报道了 48 例经过各种先前放疗（54% 先前曾接受过放疗）的复发性葡萄膜黑色素瘤患者，这些患者接受了挽救性质子放疗，大部分接受的剂量为 60Gy（RBE）/4F。平均随访时间为 81 个月，质子再程放疗后 10 年局部肿瘤控制率为 92.1%，其中一名患者因局部复发而行眼球摘除术。挽救性质子治疗后 5 年，24% 的患者视力为 20/200 或更好。与 MGH 的经验相比，肿瘤控制率的改善和眼球摘

除率的较低可能与少量患者之前接受过放疗或其他混杂变量（如肿瘤大小）的差异有关。综合这些数据表明，挽救性质子再程放疗可在大多数患者中实现对眼睛的保护，并且在约 25% 的患者中可以保存有用的视力。

尽管与采用脉络膜黑色素瘤摘除术相比，采用敷贴近距离放疗进行局部治疗不会影响总生存率（Diener-West 等，2001），但尚不清楚进一步的局部治疗能否提供与复发性疾病摘除术相当的生存率。MGH 组将接受挽救性质子治疗的 31 例患者与接受摘除术的 42 例患者的生存结果进行了比较。平均而言，行摘除术患者的肿瘤要大于再程放疗的患者。接受再程放疗患者的 5 年生存率约为 63%，而接受摘除术治疗的患者为 36%（P = 0.040），这表明与接受摘除术相比，挽救性质子治疗不会影响生存率（Marucci 等，2011）。

虽然与脉络膜黑色素瘤摘除术相比，敷贴近距离放疗的局部治疗不会影响整体生存率（Diener-Wes 等）。目前尚不清楚进一步的局部治疗是否能提供与复发性疾病摘除术相媲美的生存率。MGH 组比较了接受挽救质子治疗的 31 名患者和接受摘除术的 42 名患者的生存结果。平均而言，选择摘除的患者比选择再次放疗的患者肿瘤更大。再程放疗组的 5 年生存率估计值为 63%，而摘除组为 36%（P = 0.040），这表明挽救质子治疗与摘除术相比，生存率不会受到损害（Marucci 等，2011）。

九、头颈部肿瘤质子再程放疗

尽管进行了积极的治疗，局部区域性治疗失败在许多头颈部肿瘤中仍然很常见。尽管只有一小部分患者可以长期生存，但对于选择恰当治疗方式的患者而言，再程放疗是一种潜在的治疗选择（McDonald 等，2011）。头颈部肿瘤再程放疗的毒性是显著的，所以再程放疗治疗方式的选择很重要。一项前瞻性的多机构试

验采用加速超分割再程放疗与化疗相结合的方案，结果显示 77% 的患者出现了 3 级或更高级别的早期毒性。虽然许多是血液系统的毒性，但放射性黏膜炎发生率为 16%，胃肠道毒性为 48%。据报道，3 级或更高级别的晚期辐射毒性损伤发生率为 37%。总体而言，与治疗相关的死亡发生率为 8%（Langer 等，2007）。这些结果增加了人们对提高放疗治愈率的渴望。质子治疗可能有利于减少接受额外辐射剂量的先前受照射组织的体积，从而潜在地降低再程放疗的毒性。对于以前接受过放疗的患者，若采用其他放疗方式其剂量分布会妨碍再程放疗进行安全的剂量照射，质子治疗使患者选择再程放疗成为可能。

来自现已关闭的印第安纳大学健康质子治疗中心的研究人员报道了 61 名成年患者在接受放疗后复发、进行性或继发性原发性头颈部恶性肿瘤（McDonald 等，2016b）。最常见的组织学类型是鳞状细胞癌（54.2%）、腺样囊性癌（11.0%）和未分化癌（8.2%）。绝大多数病例（90.2%）涉及颅底部肿瘤，其中 45% 具有肉眼可见的颅内神经周围扩散或直接颅内肿瘤进展。这些患者已从 30 多个不同的机构和中心转诊而来，通常是因为没有合适的基于光子再程放疗方案。患者已接受了大量的预先治疗，18% 的患者先前接受了 2～4 个疗程的放疗，52.5% 的患者接受过 2 次或 2 次以上的手术，59% 的患者曾接受过化疗。

对于显微镜下残留病灶，患者的中位剂量为 66Gy（RBE），大体残留病变的中位剂量为 70Gy（RBE）。少数患者（29.5%）进行了同步化疗。中位随访时间为 15.2 个月（幸存者为 28.7 个月），2 年总生存期约为 32.7%，中位生存期为 16.8 个月。在以死亡作为竞争的一项竞争风险分析中，2 年累积的局部失败发生率约为 19.7%，远处转移为 38.3%。最高 2 级的急性毒性反应为 47.5%，3 级为 13.1%，5 级

为 1.6%。最高 2 级的晚期毒性反应发生率为 22.6%，3 级为 15.1%，4 级为 5.7%，5 级为 3.8%。共有 3 例与治疗有关的死亡。

考虑到患者群体的异质性和复杂性，很难评估质子再程放疗的相对优点。尽管患者群体中有更多的不良风险因素，并且在很大程度上不适合进行其他光子治疗，但结果似乎与一系列接受光子再程放疗的患者相当。对于这些患者中的许多患者，原本仅可能接受支持治疗或姑息性化疗，质子治疗扩大了他们对再程放疗的选择。与过去支持治疗和姑息性化疗对生存结果的预期相比，患者的生存率表现良好。

西北医学部芝加哥质子中心（Northwestern Medicine Chicago Proton Center）和新泽西州萨默塞特市 ProCure 质子治疗中心（ProCure Proton Therapy Center）的研究人员报道了 92 例患者接受质子治疗作为复发或非同时性头颈部肿瘤再程放疗的汇总分析（Romesser 等，2016）。最常见的组织学类型是鳞状细胞癌（56.5%）、腺癌（9.8%）和肉瘤（5.4%）。最常见的肿瘤部位是口咽（85.5%），其次是鼻腔和鼻旁窦（13%），其中 8.7% 是颅底肿瘤。患者之前接受过多次治疗，17.4% 的患者曾接受过 2 次或更多次放疗，48.9% 的患者接受过化疗。

再程放疗的中位剂量为 60.6Gy（RBE），同时 47.8% 的患者接受了化疗。中位随访时间为 10.4 个月（幸存者为 13.3 个月），1 年总生存期估计为 65.2%。在以死亡为竞争的竞争风险分析中，局部失败的 1 年累积发生率约为 25.1%。Kaplan-Meier 分析 1 年远处转移率为 16%。没有 4 级或 5 级急性毒性反应发作的报道。患者 4 级晚期毒性反应发生率为 7.2%，5 级的发生率为 2.9%，2 例因治疗相关死亡。

图 6-4 和图 6-5 说明了质子治疗在复发性头颈部肿瘤患者中的应用。

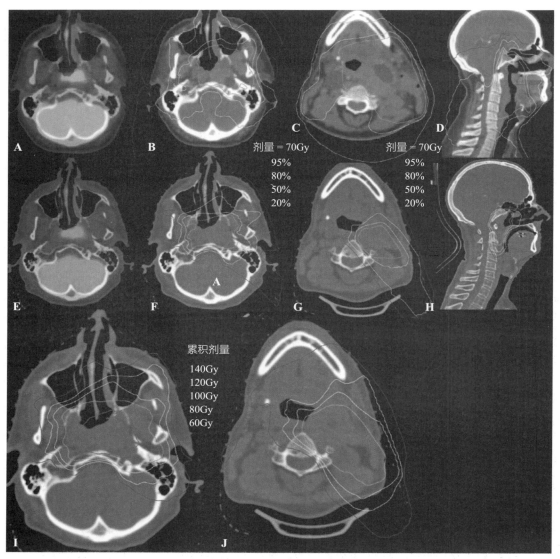

▲ 图 6-4　1 例 48 岁男性因复发性鼻咽鳞状细胞癌再次接受了放疗

该患者表现出头痛、左侧耳痛和浆液性中耳炎，并发现有鼻咽肿块（A）沿口咽壁向下延伸至喉平面，并伴有同侧坏死性颈部淋巴结肿大。他的病理结果是 p16 阴性。经过 3 个周期的 100mg/m² 顺铂化疗（第 3 周期剂量减少）后，对他进行了螺旋断层放疗，剂量为 70Gy，分 35 次（B 至 D）。他患有严重的口干症和吞咽困难，体重减轻了 70lb 以上，并且放疗后 9 个月仍然依赖胃管造瘘。随访 PET/CT 显示高代谢摄取消失，但有残留的中心坏死淋巴结肿大。放疗后 6 个月，淋巴结肿块的细针穿刺证实了颈部有存活的残留病灶，放疗后 7 个月复查 PET/CT 检查表明鼻咽部复发，活检证实。鉴于与之前放疗的时间相隔较短，颈部的局部病变没有进行进一步的放疗。建议姑息性化疗。在寻求到第二种意见之后，他了解到关于挽救性质子再程放疗的意见。在我们评估时，他的 KPS 为 80%，在过去 3 个月中体重一直保持稳定，并且 PET/CT 扫描未显示出远处转移性病变。他接受了再程放疗，剂量为 70Gy，分 35 次（F 至 H），并同时接受每周 1 次西妥昔单抗、卡铂和紫杉醇的化疗。治疗过程中他未出现口腔黏膜炎，并且在再程放疗过程中体重增加了 12lb，并改善了口腔摄入实物量。尽管仍然需要胃部造瘘管，但他在再程放疗后体重继续增加。图 I 和图 J 显示了体内累积的剂量分布。再程放疗 3 个月后 PET/CT 扫描显示完全缓解。不幸的是，他后来发展为颅内肿瘤，并在再次放疗后 8 个月死亡（彩图见书末彩插部分）

十、肺癌的质子再程放疗

　　MD 安德森癌症中心（MDACC）的研究人员报道了 33 例接受质子治疗的非小细胞肺癌胸腔内复发的患者（McAvoy 等，2013）。患者之前接受过中位剂量为 63Gy 的放疗，在中位时间 36 个月后，又接受了中位剂量为 66Gy（RBE）的再程放疗。相对于原发肿瘤，野内再程治疗

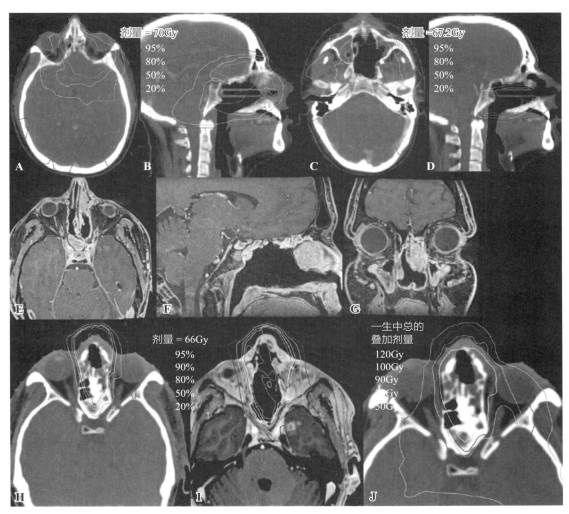

▲ 图 6-5　1 例 34 岁的男子因鼻窦低分化复发性腺癌而接受放疗

该患者最初表现为蝶窦原发性并伴有左眼眶扩张。病理学与鼻窦未分化癌一致。他接受了诱导化疗，随后采用 IMRT 同步放化疗至 70Gy（A 和 B）。影像学检查表明完全缓解，内镜检查和切除术未发现肿瘤残留。他患上左眼放射性视网膜病变，视力丧失。3 年后，他在左鼻腔（先前的照射区域内）出现了复发性病变，累及了蝶腭孔和翼突管，并紧贴眶下神经。活检为中级腺癌。然后，采用再程放疗同步顺铂化疗方案，IMRT 的剂量为 67.2Gy，单次 1.4Gy，每天两次照射（C 和 D）。他的治疗又得到了完全的缓解，接着发展为中度的紧张症以及左颞叶的 1 级（无症状）放射性坏死。再程放疗后 10 个月，PET/CT 扫描显示前鼻腔复发，再程放疗 14 个月后 MRI 显示，左前鼻腔肿瘤增强，如图（E 至 G），活检证实为低分化腺癌。这主要在他的再程放疗靶区体积之外，但在他最初放疗的 80% 等剂量线以内。他接受了内镜下鼻内颅颌面部切除术，同时伴有神经周围和血管淋巴间隙的侵犯。肿瘤累及筛骨嵴和筛骨眶板，已被切除，但未严重侵入眶骨膜。他在两个主要的学术中心寻求进一步放疗评估，但鉴于他之前的两个放疗疗程，进一步放疗的风险效益比被认为是不利的。然后，他被推荐考虑进行质子的再程放疗。最近术后的 PET/CT 扫描和复查 MRI 显示无复发或远处转移的迹象，并进行了质子治疗。他拒绝再程放疗合并同步化疗。质子治疗用于最大限度地保护其唯一具有视力的右眼（H），并最大限度地减少其之前左颞叶放射性坏死区域（I）的额外剂量。图 J 显示了体内累积剂量。不幸的是，在 4 个月后出现肝和肺的远处转移性疾病，并死于转移性疾病（彩图见书末彩插部分）

占 57.5%，边缘的占 6%，野外的占 36%。大多数患者（85%）对中央部位的肿瘤进行了再程放疗。大约一半的患者在再程放疗之前接受了化疗，而 24% 的患者在再程放疗的同时接受了化疗。平均随访 11 个月（存活 21 个月），

Kaplan-Meier 分析 1 年总生存率为 47%，局部控制率为 54%，无远处转移为 39%。食管毒性 ≥ 3 级占 9%，肺毒性 ≥ 3 级占 21.2%，其中 1 例为 3 级心脏毒性。毒性与其他非小细胞肺癌再治疗经验相似。局部控制仍然是个问题，

远处转移的风险很高。相对于其他 NSCLC 放疗方式，尽管这些数据不能作为质子治疗具有相对优势的依据，但它们确实为质子再程放疗的可行性和耐受性提供了临床经验。

随后，MDACC 研究人员报道了他们在质子治疗和光子 IMRT 方面再程放疗的经验（McAvoy 等，2014）。他们发现治疗技术与肺部或食管毒性之间没有关联，但也注意到了 ≥ 2 级的肺毒性与再程放疗期间接受 10Gy（V_{10}）的肺体积增加及 V_{20}、肺平均剂量和肺部累积的平均剂量之间存在相关性。这些发现支持采用最适形的治疗方式来最小化肺部非靶区区域暴露在额外的辐射中。

图 6-6 展示了质子再程放疗孤立肺转移患者的一个实例。

十一、食管癌质子再程放疗

质子治疗在食管癌再程放疗方面的优势是公认的，可以减少心脏和肺部剂量，从而潜在地降低心肺并发症的风险。预计食管黏膜毒性不会与其他外照射方式有所不同，但可能低于近距离放疗，因为后者与出现食管狭窄、溃疡和穿孔的风险具有很高的相关性（Sharma 等，2002）。

宾夕法尼亚大学的研究人员报道了 14 例食管癌质子再程放疗的患者，这些患者接受

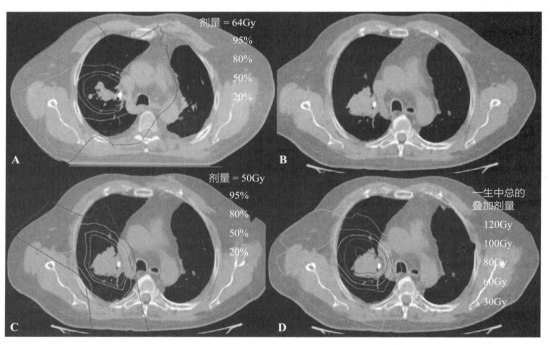

▲ 图 6-6　1 例 80 岁男子因结肠腺癌复发性孤立性肺转移接受放疗

在病理分期 T_3N_0 结肠腺癌手术后 5 年，他出现咯血，同时发现有孤立性的右肺门周围转移，活检为腺癌，和他的结肠癌原发灶一致。考虑到他的高龄及并发症，包括高血压性心肌病和肺功能检查不佳的石棉沉滞引起的阻塞性肺疾病，他不适合实施外科转移灶切除术。然后，他接受了 64Gy IMRT 胸部放疗（A）和卡培他滨同步化疗。18 个月后，他出现周期性咯血，CT（B）显示之前放疗过的右肺门周围转移瘤复发，现在大小刚好超过 5cm，而 PET/CT 上没显示有其他远处病灶。考虑到他先前的放疗和肿瘤大小，不建议他进行额外的外照射或立体定向体部放疗。然后，他被推荐进行挽救性质子治疗。通过野中野治疗计划给他进行了治疗，更大肿瘤体积的处方剂量为 30Gy，分 10F 次（RBE），GTV 外放范围较小，80% 等剂量线包绕，处方剂量为 50Gy，分 10 次（RBE）（C）。在没有 4DCT 功能和门控的情况下，采用呼吸压缩带将呼吸偏移减至最小，并采用慢速 CT 扫描在几个呼吸周期内以创建平均呼吸时相的影像。该患者肺部上次放疗已经接受过较大的剂量，所以必须选择合适的治疗射野角度以减小肺的 V_{20}。采用了三个射野：右前斜野，左后斜野和一个后野（PA）。图 D 显示了体内的剂量分布。他的咯血经再次放疗得以缓解，并且他没有出现治疗的急性毒性反应。在随访影像中，他有一个持续性右肺门肿块，可能代表纤维化或残留肿瘤，但无明显进展。后来他确实在再程放疗区域之外进行了支气管再照射。再程放疗后 45 个月，他依然在世（彩图见书末彩插部分）

了质子再程放疗的前瞻性研究（Fernandes 等，2015）。这些患者之前接受过中位剂量为 54Gy 的放疗，在中位间隔 32 个月后，他们又接受了中位剂量为 54Gy 的再程放疗。1 例患者由于出现了胸腔积液而被中止，因为这增加了质子射程的不确定性，因此必须使用 IMRT 完成 30% 的再程放疗剂量。其中出现了 1 例 5 级和 1 例 3 级食管溃疡，均被认为与持续性肿瘤有关，而与放疗辐射无关。在出现吞咽困难的 10 例患者中，70% 有部分或完全的改善。再程放疗后的中位生存期为 14 个月。9 例患者进一步发展为野内肿瘤进展，6 例患者出现远处转移病灶。

十二、直肠癌质子再程放疗

在全直肠系膜切除术（TME）之前，估计有 1/3 的患者出现直肠癌局部复发，并且大约一半的复发没有远处转移（Moriya，2006）。一项随机对照试验的长期数据显示，患者术前进行短程放疗和 TME 后，其 10 年局部复发风险为 5%（Van Gijn 等，2011），考虑到结直肠癌的高发病率，这仍然会产生大量病例。

在先前接受过放疗的患者中，术前低剂量再程放疗同步化疗是根治性挽救治疗的一种常见方法，然后评估根治性切除术和 IORT（Konski 等，2012）。与吻合口复发等更有利的部位相比，骶前和骶后外侧复发与手术切除性较低、发病率和死亡率较高，以及预后较差相关（Kusters 等，2009）。再程放疗常规分次 30Gy 的剂量通常会受到限制，因为对以往放疗照射的肠和神经血管组织有毒性风险。考虑到低剂量不可能根除肿瘤病灶，因此当不能手术时，再次放疗通常是一种姑息性治疗。

为了减少以前放疗过的肠和膀胱的剂量，质子治疗可以考虑术前再程放疗。通过进一步避让盆腔脏器，质子治疗可以降低泌尿系统毒性、小肠梗阻或瘘管的风险。靶区适形度的改善和正常组织的避让可以允许术前进行加量照

射的质子再程放疗，这可以提高肿瘤响应和随后 R_0 切除的可能性。

对于非手术治疗的患者，质子治疗还提供了剂量提升和根治性治疗的可能性。也可以考虑其他根治性再程放疗的方式，包括 SBRT（Defoe 等，2011）和组织间近距离放疗（Bishop 等，2015）。质子治疗在根治性放疗中的潜在优势包括能够实现解剖学上难以接近或不适合组织间治疗（如包裹的神经血管结构）或太大或定义不充分而无法进行 SBRT 的靶区放疗。质子再程放疗的临床结果数据太少，无法判断这些研究假设的优劣。

图 6-7 和图 6-8 是根治性质子治疗与同步化疗在复发性直肠癌患者中的应用实例。

宾夕法尼亚大学的研究人员报道了一项 7 例局部复发直肠癌患者接受质子再程放疗的前瞻性研究结果（Berman 等，2014）。这些患者先前接受过中位剂量为 50.4Gy 的放疗，中位时间 39 个月后，患者又接受了额外剂量 45～64.8Gy（平均 61.2Gy）的质子治疗。大部分（6/7）患者同时接受了基于氟尿嘧啶的化疗，其中 2 例患者接受了 R_2（镜下不完全）手术切除术。中位随访时间 14 个月中，有 1 例完全缓解，1 例出现疾病进展，5 例部分缓解，其中 2 例后来又出现局部复发。在与采用 IMRT 的其他前瞻性治疗方案进行剂量学比较后发现，质子治疗与减少肠道剂量有关。其中有 3 例患者出现急性（和暂时性）3 级毒性反应，3 例患者出现 4 级晚期毒性反应（由于进行性肿瘤而引起，有 2 例肠梗阻和 1 例肠阴道瘘）。

兵库离子束医学中心的研究人员也报道了 3 例复发性直肠癌（2 例质子，1 例碳离子）的粒子再程放疗病例（Mokutani 等，2015）。在没有同步化疗的情况下，给予了根治性治疗（质子剂量为 74Gy，分 34 次），其中 2 例获得了治疗肿瘤的持久控制，第 3 例在再程放疗后约 30 个月再次出现了局部复发。

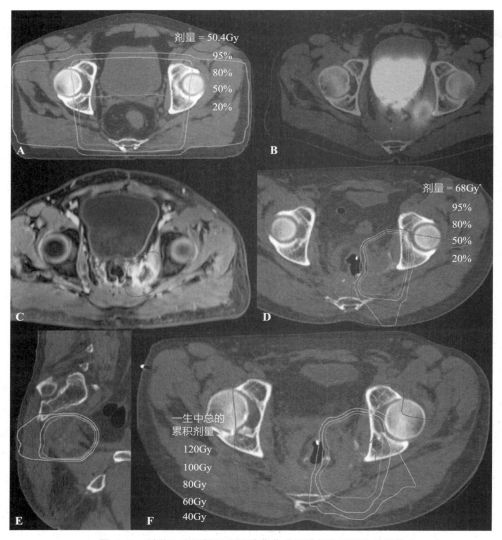

▲ 图 6-7 1 例 63 岁男性因直肠腺癌盆腔侧壁复发而再次接受放疗

该患者最初表现为 KRAS 野生型 T_2N_2 直肠腺癌，并接受术前 50.4Gy 放疗并持续输注氟尿嘧啶（A）。然后，他接受了一个病理学完全缓解的低位前切除手术，其中 0/3 个淋巴结受累。他对计划的辅助卡培他滨耐受性差，因此未接受辅助治疗。手术 4 年半后，他出现了 CEA 升高，PET/CT 显示左侧骨盆侧壁有高代谢（SUV 值 4.2）肿块（B），CT 引导下 FNA 显示与直肠原发癌一致的复发性腺癌。由于肿瘤的位置，不建议他进行根治性手术切除术。他因此被推荐实施挽救性质子治疗，为了稳定病情，在等待保险批准期间，他接受了 4 个月的 FOLFOX4 加上贝伐单抗治疗。由于急性反应，提前停用奥沙利铂。图 C 为盆腔 MRI 以评估病变程度。然后，他接受了挽救性质子治疗，计划给予 70Gy（RBE）/38F 剂量（由于旅行安排，他选择停在 68Gy（RBE）并继续输注氟尿嘧啶（D 和 E）。假设在此之前放疗后数年内正常组织得到了一定恢复时间，所以决定允许给予外侧直肠壁额外 50Gy（RBE）的剂量。图 F 显示了总的累积剂量分布。再程放疗后 3 个月的 PET/CT 扫描显示完全缓解，其 CEA 已恢复正常。再程放疗 3 年后，他的 CEA 再次升高，PET/CT 扫描显示左侧坐骨寡转移性病灶，且活检证实，此时他选择了观察。再程放疗后 4 年半仍活着，没有直肠出血、溃疡或结肠造瘘（彩图见书末彩插部分）

结 论

  利用质子束进行再程放疗的临床经验正在增加。质子再程放疗的基本原理通常是通过限制接受额外辐射剂量的非靶区组织的体积来避免或减少再程放疗的毒性。在某些疾病中，质子再程放疗可通过在保护危及器官的同时促进安全剂量的增加或提供更好的靶区覆盖率，以

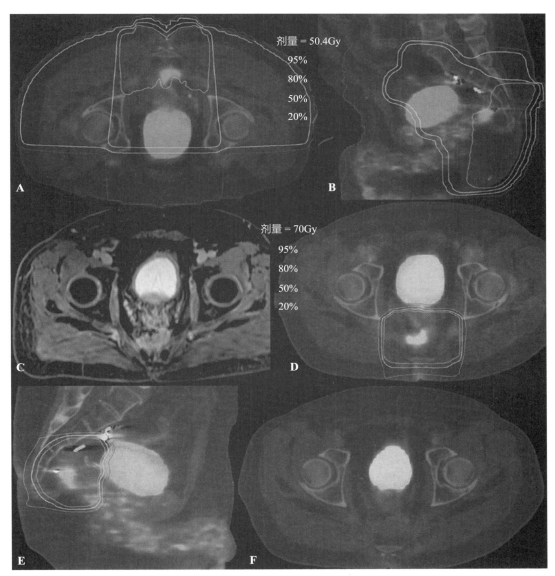

▲ 图 6-8　1 例 63 岁男子因直肠腺癌骶骨前复发而接受放疗

该患者最初的治疗方法是对病理 $T_2 N_0$ 直肠腺癌进行腹部会阴切除术（APR），未累及手术切缘，且无淋巴血管间隙侵犯。没有进行辅助治疗。2 年后，CEA 升高，提示行 PET/CT 扫描，结果显示骶骨前间隙有高代谢灶，并经细针穿刺活检证实为局部复发性腺癌，没有证据表明存在区域性或远处转移性病灶。无明显症状，不能手术切除。他接受了 50.4Gy 的 3D CRT（A 和 B，PET/CT 扫描显示的剂量分布）同步卡培他滨治疗，随后的 PET/CT 扫描显示完全缓解。1 年后，他的 CEA 再次升高，PET/CT 和 MRI（C）显示上次治疗的病灶复发，没有证据显示有区域性或远处转移性病灶。然后，他被推荐接受挽救性质子治疗，并再次接受卡培他滨治疗。在检查中，他的骶骨皮肤放射性纤维化相当明显（在先前的放疗过程中臀部加了 bolus 建成）。对他进行了 70Gy（RBE）的质子再程放疗，使用了 3 个射野：一个后野（PA）和倾斜的左、右斜野，以保护再程放疗中的皮肤（D 和 E）。质子治疗很容易避让头部区域的膀胱和少量的肠道，它们与靶区靠的都不是太近。放疗后 3 个月，他的 CEA 恢复正常，CT 扫描显示骶骨前增厚稳定。放疗后 5 个月，重复进行 PET/CT 扫描显示完全缓解（F）。再程放疗结束后 32 个月，他仍然没出现复发的迹象（彩图见书末彩插部分）

改善治疗疗效。在罕见的疾病中，如果认为使用其他方式无法按照给定剂量实施安全地再程放疗，那么质子治疗可能提供了再程放疗的机会。质子再程放疗的现有数据仅限于一小部分病例类型，并且具有高度异质性。为了更好地了解质子治疗在再程放疗中相对于其他放疗形式的价值，需要对更多同质性患者群体进行前瞻性评估，以评估基于合理的临床假设的预定义终点。

参 考 文 献

[1] Andersson KM, Ahnesjo A, Vallhagen Dahlgren C (2014) Evaluation of a metal artifact reduction algorithm in CT studies used for proton radiotherapy treatment planning. J Appl Clin Med Phys 15(5):4857

[2] Bassal M, Mertens AC, Taylor L, Neglia JP, Greffe BS, Hammond S, Ronckers CM, Friedman DL, Stovall M, Yasui YY, Robison LL, Meadows AT, Kadan-Lottick NS (2006) Risk of selected subsequent carcinomas in survivors of childhood cancer: a report from the Childhood Cancer Survivor Study. J Clin Oncol 24(3):476–483

[3] Berman AT, Both S, Sharkoski T, Goldrath K, Tochner Z, Apisarnthanarax S, Metz JM, Plastaras JP (2014) Proton reirradiation of recurrent rectal cancer: dosimetric comparison, toxicities, and preliminary outcomes. Int J Particle Ther 1(1):2–13

[4] Berrington de Gonzalez A, Curtis RE, Kry SF, Gilbert E, Lamart S, Berg CD, Stovall M, Ron E (2011) Proportion of second cancers attributable to radiotherapy treatment in adults: a cohort study in the US SEER cancer registries. Lancet Oncol 12(4):353–360

[5] Bishop AJ, Gupta S, Cunningham MG, Tao R, Berner PA, Korpela SG, Ibbott GS, Lawyer AA, Crane CH (2015) Interstitial brachytherapy for the treatment of locally recurrent anorectal cancer. Ann Surg Oncol 22(S3):596–602

[6] Brown AP, Barney CL, Grosshans DR, McAleer MF, de Groot JF, Puduvalli VK, Tucker SL, Crawford CN, Khan M, Khatua S, Gilbert MR, Brown PD, Mahajan A (2013) Proton beam craniospinal irradiation reduces acute toxicity for adults with medulloblastoma. Int J Radiat Oncol Biol Phys 86(2):277–284

[7] Chung CS, Yock TI, Nelson K, Xu Y, Keating NL, Tarbell NJ (2013) Incidence of second malignancies among patients treated with proton versus photon radiation. Int J Radiat Oncol Biol Phys 87(1):46–52

[8] Combs SE, Burkholder I, Edler L, Rieken S, Habermehl D, Jakel O, Haberer T, Haselmann R, Unterberg A, Wick W, Debus J (2010) Randomised phase I/II study to evaluate carbon ion radiotherapy versus fractionated stereotactic radiotherapy in patients with recurrent or progressive gliomas: the CINDERELLA trial. BMC Cancer 10:533

[9] De Ruysscher D, Sterpin E, Haustermans K, Depuydt T (2015) Tumour movement in proton therapy: solutions and remaining questions: a review. Cancers (Basel) 7(3):1143–1153

[10] Defoe SG, Bernard ME, Rwigema JC, Heron DE, Ozhasoglu C, Burton S (2011) Stereotactic body radiotherapy for the treatment of presacral recurrences from rectal cancers. J Cancer Res Ther 7(4):408–411

[11] Dendale R, Lumbroso-Le Rouic L, Noel G, Feuvret L, Levy C, Delacroix S, Meyer A, Nauraye C, Mazal A, Mammar H, Garcia P, D'Hermies F, Frau E, Plancher C, Asselain B, Schlienger P, Mazeron JJ, Desjardins L (2006) Proton beam radiotherapy for uveal melanoma: results of Curie Institut-Orsay proton therapy center (ICPO). Int J Radiat Oncol Biol Phys 65(3):780–787

[12] Desjardins L, Lumbroso-Le Rouic L, Levy-Gabriel C,

Cassoux N, Dendale R, Mazal A, Delacroix S, Sastre X, Plancher C, Asselain B (2012) Treatment of uveal melanoma by accelerated proton beam. Dev Ophthalmol 49:41–57

[13] Diener-West M, Earle JD, Fine SL, Hawkins BS, Moy CS, Reynolds SM, Schachat AP, Straatsma BR, Collaborative Ocular Melanoma Study G (2001) The COMS randomized trial of iodine 125 brachytherapy for choroidal melanoma, III: initial mortality findings. COMS Report No. 18. Arch Ophthalmol 119(7): 969–982

[14] Eaton BR, Esiashvili N, Kim S, Patterson B, Weyman EA, Thornton LT, Mazewski C, MacDonald TJ, Ebb D, MacDonald SM, Tarbell NJ, Yock TI (2015) Endocrine outcomes with proton and photon radiotherapy for standard risk medulloblastoma. Neuro Oncol, available online ahead of print

[15] Fagundes MA, Hug EB, Liebsch NJ, Daly W, Efird J, Munzenrider JE (1995) Radiation therapy for chordomas of the base of skull and cervical spine: patterns of failure and outcome after relapse. Int J Radiat Oncol Biol Phys 33(3):579–584

[16] Fernandes A, Berman AT, Mick R, Both S, Lelionis K, Lukens JN, Ben-Josef E, Metz JM, Plastaras JP (2016) A prospective study of proton beam reirradiation for esophageal cancer. Int J Radiat Oncol Biol Phys 95(1): 483–487

[17] Fogh SE, Andrews DW, Glass J, Curran W, Glass C, Champ C, Evans JJ, Hyslop T, Pequignot E, Downes B, Comber E, Maltenfort M, Dicker AP, Werner-Wasik M (2010) Hypofractionated stereotactic radiation therapy: an effective therapy for recurrent high-grade gliomas. J Clin Oncol 28(18):3048–3053

[18] Galle JO, McDonald MW, Simoneaux V, Buchsbaum JC (2015) Reirradiation with proton therapy for recurrent gliomas. Int J Particle Ther 2(1):11–18

[19] Hill-Kayser C, Kirk M (2015) Brainstem-sparing craniospinal irradiation delivered with pencil beam scanning proton therapy. Pediatr Blood Cancer 62(4):718–720

[20] Hocht S, Stark R, Seiler F, Heufelder J, Bechrakis NE, Cordini D, Marnitz S, Kluge H, Foerster MH, Hinkelbein W (2005) Proton or stereotactic photon irradiation for posterior uveal melanoma? A planning intercomparison. Strahlenther Onkol 181(12): 783–788

[21] ICRU (2007) Prescribing, recording, and reporting proton-beam therapy: treatment planning. J ICRU 7(2):95–122

[22] Kano H, Iqbal FO, Sheehan J, Mathieu D, Seymour ZA, Niranjan A, Flickinger JC, Kondziolka D, Pollock BE, Rosseau G, Sneed PK, McDermott MW, Lunsford LD (2011) Stereotactic radiosurgery for chordoma: a report from the North American Gamma Knife Consortium. Neurosurgery 68(2):379–389

[23] Kleinerman RA, Tucker MA, Tarone RE, Abramson DH, Seddon JM, Stovall M, Li FP, Fraumeni JF Jr (2005) Risk of new cancers after radiotherapy in long-term survivors of retinoblastoma: an extended follow-up. J Clin Oncol

23(10):2272–2279

[24] Konski AA, Suh WW, Herman JM, Blackstock AW Jr, Hong TS, Poggi MM, Rodriguez–Bigas M, Small W Jr, Thomas CR Jr, Zook J (2012) ACR appropriateness criteria(R)– recurrent rectal cancer. Gastrointest Cancer Res 5(1):3–12

[25] Kusters M, Dresen RC, Martijn H, Nieuwenhuijzen GA, van de Velde CJ, van den Berg HA, Beets–Tan RG, Rutten HJ (2009) Radicality of resection and survival after multimodality treatment is influenced by subsite of locally recurrent rectal cancer. Int J Radiat Oncol Biol Phys 75(5):1444–1449

[26] Langer CJ, Harris J, Horwitz EM, Nicolaou N, Kies M, Curran W, Wong S, Ang K (2007) Phase II study of low-dose paclitaxel and cisplatin in combination with split-course concomitant twice–daily reirradiation in recurrent squamous cell carcinoma of the head and neck: results of Radiation Therapy Oncology Group Protocol 9911. J Clin Oncol 25(30):4800–4805

[27] Li Z (2012) Toward robust proton therapy planning and delivery. Transl Cancer Res 1(3):217–226

[28] Lomax AJ (2009) Charged particle therapy: the physics of interaction. Cancer J 15(4):285–291

[29] Lomax AJ, Bohringer T, Bolsi A, Coray D, Emert F, Goitein G, Jermann M, Lin S, Pedroni E, Rutz H, Stadelmann O, Timmermann B, Verwey J, Weber DC (2004) Treatment planning and verification of proton therapy using spot scanning: initial experiences. Med Phys 31(11):3150–3157

[30] Mannina E Jr, Bartlett G, Wallace D, McMullen K (2014) Steroid–induced adaptive proton planning in a pediatric patient with low grade glioma: a case report and literature review. Pract Radiat Oncol 4(1):50–54

[31] Marucci L, Lane AM, Li W, Egan KM, Gragoudas ES, Adams JA, Collier JM, Munzenrider JE (2006) Conservation treatment of the eye: conformal proton reirradiation for recurrent uveal melanoma. Int J Radiat Oncol Biol Phys 64(4):1018–1022

[32] Marucci L, Ancukiewicz M, Lane AM, Collier JM, Gragoudas ES, Munzenrider JE (2011) Uveal melanoma recurrence after fractionated proton beam therapy: comparison of survival in patients treated with reirradiation or with enucleation. Int J Radiat Oncol Biol Phys 79(3): 842–846

[33] Massimino M, Gandola L, Spreafico F, Biassoni V, Luksch R, Collini P, Solero CN, Simonetti F, Pignoli E, Cefalo G, Poggi G, Modena P, Mariani L, Potepan P, Podda M, Casanova M, Pecori E, Acerno S, Ferrari A, Terenziani M, Meazza C, Polastri D, Ravagnani F, Fossati–Bellani F (2009) No salvage using high–dose chemotherapy plus/minus reirradiation for relapsing previously irradiated medulloblastoma. Int J Radiat Oncol Biol Phys 73(5): 1358–1363

[34] McAvoy SA, Ciura KT, Rineer JM, Allen PK, Liao Z, Chang JY, Palmer MB, Cox JD, Komaki R, Gomez DR (2013) Feasibility of proton beam therapy for reirradiation of locoregionally recurrent non–small cell lung cancer. Radiother Oncol 109(1):38–44

[35] McAvoy S, Ciura K, Wei C, Rineer J, Liao Z, Chang JY, Palmer MB, Cox JD, Komaki R, Gomez DR (2014) Definitive reirradiation for locoregionally recurrent non-small cell lung cancer with proton beam therapy or intensity modulated radiation therapy: predictors of high–grade toxicity and survival outcomes. Int J Radiat Oncol Biol Phys 90(4):819–827

[36] McDonald MW, Lawson J, Garg MK, Quon H, Ridge JA, Saba N, Salama JK, Smith RV, Yeung AR, Yom SS, Beitler JJ, Expert Panel on Radiation O–H, Neck C (2011) ACR appropriateness criteria retreatment of recurrent head and neck cancer after prior definitive radiation expert panel on radiation oncology–head and neck cancer. Int J Radiat Oncol Biol Phys 80(5):1292–1298

[37] McDonald MW, Linton OR, Shah MV (2013a) Proton therapy for reirradiation of progressive or recurrent chordoma. Int J Radiat Oncol Biol Phys 87(5):1107–1114

[38] McDonald MW, Wolanski MR, Simmons JW, Buchsbaum JC (2013b) Technique for sparing previously irradiated critical normal structures in salvage proton craniospinal irradiation. Radiat Oncol 8:14

[39] McDonald MW, Linton OR, Moore MG, Ting JY, Cohen–Gadol AA, Shah MV (2016a) Influence of residual tumor volume and radiation dose coverage in outcomes for clival chordoma. Int J Radiat Oncol Biol Phys 95(1):304–311

[40] McDonald MW, Zolali–Meybodi O, Lehnert SJ, Cohen-Gadol AA, Moore MG (2016b) Reirradiation of recurrent and second primary head and neck cancer with proton therapy. Int J Radiat Oncol Biol Phys 94(4):930–931

[41] Merchant TE, Boop FA, Kun LE, Sanford RA (2008) A retrospective study of surgery and reirradiation for recurrent ependymoma. Int J Radiat Oncol Biol Phys 71(1):87–97

[42] Mokutani Y, Yamamoto H, Uemura M, Haraguchi N, Takahashi H, Nishimura J, Hata T, Takemasa I, Mizushima T, Doki Y, Mori M (2015) Effect of particle beam radiotherapy on locally recurrent rectal cancer: three case reports. Mol Clin Oncol 3(4):765–769

[43] Moriya Y (2006) Treatment strategy for locally recurrent rectal cancer. Jpn J Clin Oncol 36(3):127–131

[44] Paganetti H (2012) Proton therapy physics, Series in medical physics and biomedical engineering. CRC Press, Boca Raton

[45] Romesser PB, Cahlon O, Scher ED, Hug EB, Sine K, DeSelm C, Fox JL, Mah D, Garg MK, Chang JH, Lee NY (2016) Proton beam reirradiation for recurrent head and neck cancer: multi–institutional report on feasibility and early outcomes. Int J Radiat Oncol Biol Phys 95(1):386–395

[46] Sharma V, Mahantshetty U, Dinshaw KA, Deshpande R, Sharma S (2002) Palliation of advanced/recurrent esophageal carcinoma with high–dose–rate brachytherapy. Int J Radiat Oncol Biol Phys 52(2):310–315

[47] Sikuade MJ, Salvi S, Rundle PA, Errington DG, Kacperek A, Rennie IG (2015) Outcomes of treatment with stereotactic radiosurgery or proton beam therapy for choroidal melanoma. Eye (Lond) 29(9):1194–1198

[48] Simone CB 2nd, Kramer K, O'Meara WP, Bekelman JE, Belard A, McDonough J, O'Connell J (2012) Predicted rates of secondary malignancies from proton versus photon radiation therapy for stage I seminoma. Int J Radiat Oncol Biol Phys 82(1):242–249

[49] Stupp R, Hegi ME, Mason WP, van den Bent MJ, Taphoorn

MJ, Janzer RC, Ludwin SK, Allgeier A, Fisher B, Belanger K, Hau P, Brandes AA, Gijtenbeek J, Marosi C, Vecht CJ, Mokhtari K, Wesseling P, Villa S, Eisenhauer E, Gorlia T, Weller M, Lacombe D, Cairncross JG, Mirimanoff RO (2009) Effects of radiotherapy with concomitant and adjuvant temozolomide versus radiotherapy alone on survival in glioblastoma in a randomised phase III study: 5-year analysis of the EORTC-NCIC trial. Lancet Oncol 10(5):459–466

[50] Stupp R, Brada M, van den Bent MJ, Tonn JC, Pentheroudakis G, Group EGW (2014) High-grade glioma: ESMO Clinical Practice Guidelines for diagnosis, treatment and follow-up. Ann Oncol 25(Suppl 3):iii93–101

[51] Suit H, Goldberg S, Niemierko A, Trofimov A, Adams J, Paganetti H, Chen GT, Bortfeld T, Rosenthal S, Loeffler J, Delaney T (2003) Proton beams to replace photon beams in radical dose treatments. Acta Oncol 42(8):800–808

[52] van Gijn W, Marijnen CA, Nagtegaal ID, Kranenbarg EM, Putter H, Wiggers T, Rutten HJ, Pahlman L, Glimelius B, van de Velde CJ (2011) Preoperative radiotherapy combined with total mesorectal excision for resectable rectal cancer: 12-year follow-up of the multicentre, randomised controlled TME trial. Lancet Oncol 12(6):575–582

[53] Verburg JM, Seco J (2013) Dosimetric accuracy of proton therapy for chordoma patients with titanium implants. Med Phys 40(7):071727

[54] Wallis CJ, Mahar AL, Choo R, Herschorn S, Kodama RT, Shah PS, Danjoux C, Narod SA, Nam RK (2016) Second malignancies after radiotherapy for prostate cancer: systematic review and meta-analysis. BMJ 352:i851

[55] Wang Z, Nabhan M, Schild SE, Stafford SL, Petersen IA, Foote RL, Murad MH (2013) Charged particle radiation therapy for uveal melanoma: a systematic review and meta-analysis. Int J Radiat Oncol Biol Phys 86(1):18–26

[56] Wei RL, Nguyen ST, Yang JN, Wolff J, Mahajan A (2012) Salvage craniospinal irradiation with an intensity modulated radiotherapy technique for patients with disseminated neuraxis disease. Pract Radiat Oncol 2(4):e69–e75

[57] Zhang R, Howell RM, Giebeler A, Taddei PJ, Mahajan A, Newhauser WD (2013) Comparison of risk of radiogenic second cancer following photon and proton craniospinal irradiation for a pediatric medulloblastoma patient. Phys Med Biol 58(4):807–823

第 7 章　脑部肿瘤

Brain Tumours

Joshua D. Palmer　Colin Champ　Susan C. Short　Shannon E. Fogh　著

杨　昊　王浩然　译

摘　要

鉴于对潜在中枢神经系统晚期放射毒性风险的顾虑，特别是可能发生于放疗后数月乃至数年的放射性脑坏死，放射肿瘤学专家对于脑肿瘤再程放疗一直持非常谨慎的态度。在此问题上，目前尚缺乏前瞻性的试验数据。随着对脑组织放射耐受性的深入研究和放疗方式、技术及影像学技术的发展，肿瘤靶区的定位越来越精确。因而脑肿瘤的再程放疗也吸引了更多的研究兴趣。此外，分子靶向治疗的进展也推动了再程放疗与新药物联合应用的研究。

一、概述

目前，放疗联合同步替莫唑胺辅助化疗是多形性胶质母细胞瘤的标准治疗方式。最新数据表明，辅助替莫唑胺化疗加上肿瘤电场疗法（NovoTTF）的应用改善了多形性胶质母细胞瘤的无进展生存期和总生存率（stupp 等，2015）。联合替莫唑胺时 5 年总生存率为 9.8%，而单纯放疗时仅为 1.9%（stupp 等，2009）。由于其浸润生长特性，胶质瘤极易复发，尽管生存率有所提高，但大多数的患者在 1～2 年内病变出现进展。对于低分化的星形胶质瘤和低级别的胶质瘤，目前虽有许多处于研究阶段的治疗手段，放疗仍是标准的一线治疗措施。对于这些肿瘤，发生局部复发的时间较长，但绝大多数病例最终都会出现复发。大多数复发病例可以进行补救治疗，因而多数患者复发后接受了化疗或手术治疗。由于这类浸润性肿瘤发生手术并发症的风险甚高，因而手术的范围和次数均非常有限，而且肿瘤对治疗的抗拒性也影响着全身治疗的选择。此外由于疾病进展，很多患者脊髓储备能力降低，全身治疗较为困难，因此无全身毒性的局部治疗是这类患者最为理想的治疗方式。

由于对中枢神经系统超过正常组织限量发生晚期放射毒性风险的考虑，特别是可能于放疗后数月乃至数年发生放射性脑坏死，一直以来，肿瘤放疗科医生对于脑部肿瘤再程放疗始终持较为保守的态度。然而对此问题目前尚缺乏足够的前瞻性试验数据，而且大多数的研究结论所基于的临床病例样本数均较小。随着对脑组织放射耐受研究的深入，脑肿瘤的再程放疗也吸引了更多的研究兴趣。此外，随着放疗技术和影像的发展，对肿瘤靶区的定位也更为精确，这样可以保证在实施更为有效肿瘤治疗的同时，能更好地保护正常脑组织。

本章我们重点讨论中枢神经系统肿瘤再程

放疗的放射生物学原理，总结目前的临床治疗研究证据，并探讨将来的治疗发展方向。

二、复发胶质瘤的治疗

体外放疗是低级别和高级别胶质瘤治疗的组成部分，对低级别胶质瘤实施放疗的时机尚存在争论，但多数患者都需要在疾病的某个阶段接受放疗。绝大多数的复发胶质瘤发生在手术区 2cm 范围内（Hess 等，1994；Wong 等，1999）。

对于复发胶质瘤，可以采取的治疗措施包括手术切除、全身化疗和再程放疗，但目前尚未建立标准的治疗方案。

肿瘤复发后手术切除的范围通常受肿瘤浸润的性质决定，同时还需尽可能避免再次手术导致严重神经功能受损。安慰剂对照试验证实，对于能够耐受再次手术的患者，在术区放置卡莫司汀植入膜剂能够提高中位生存时间达 8 周（Brem 等，1995）。

为提高胶质母细胞瘤一线手术切除率和再次手术切除率，有研究尝试采用由 5- 氨基乙酰丙酸（5-ALA）的代谢产生的荧光化合物原卟啉IX（Pp IX）。研究表明，原卟啉IX在恶性胶质瘤细胞中优先积累，其最大吸收波长为 440nm，此时荧光强度最高。这一特性可在荧光引导手术中用于区分恶性细胞与正常细胞（Ngyuen 和 Tsien 2013）。临床研究表明，该化合物还可以提高完全手术切除率（Quick-Weller 等，2016）。手术切除和再程放疗均为胶质瘤的局部治疗方式，其中位生存时间均为 8～11 个月。两种方式联合治疗复发高级别胶质瘤的研究甚少，但是 Palmer 等（2015）证实，在再程放疗的基础上再次手术并没有增加额外的生存获益。当在可手术部位出现肿瘤复发且病灶较小，切除有望缓解类固醇激素需求症状时，采用再次手术切除是最有必要的。

关于复发胶质瘤的治疗目前尚缺乏随机对照试验。Wong 等（1999）总结了 8 个复发胶质瘤临床 II 期试验的临床疗效和预后因素，6 个月无进展生存率为 21%，中位无进展生存期为 10 周，中位总体生存时间为 30 周。胶质母细胞瘤的临床治疗效果显著差于未分化星形细胞瘤。此外，接受过两次以上手术或两个疗程化疗的患者预后较差。

Huncharek 和 Muscat 等对 40 项高级别胶质瘤复发的治疗结果进行了汇总分析，包括 36 项非随机对照试验和 4 项随机对照试验，其中化疗为 32 项，放疗 7 项。与其他药物相比，亚硝基脲类化疗药物能够显著延长肿瘤的无进展生存时间（26.9 周）。就总体生存时间而言，亚硝基脲类和铂类药物最为有效，可延长总体生存时间至 32 周。放疗患者的平均中位生存时间为 44.7 周，由于患者选择存在偏倚，不宜对化疗与放疗的疗效进行对比分析。

数个临床 II 期试验对替莫唑胺在复发病例中的应用进行了研究，结果显示不同剂量的替莫唑胺似乎与患者无进展生存期和总生存率的提高有关（Yung 等，1999；Wick 等，2004，2007）。使用具备筛查对替莫唑胺治疗敏感的肿瘤标记物，或将改变接受替莫唑胺治疗的患者选择（Weller 等，2015）。

应用全身化疗的一个主要受限因素是大部分患者在一线化疗后已经发生了严重的III级或IV级血液学毒性。因此，在发生疾病进展时，相当多比例患者的骨髓储备能力已经受损。虽然目前的治疗标准是化疗或化疗联合其他新型抗肿瘤药物。但显然在这种情况下，不具备全身毒性的局部治疗更具优势。

长期以来对胶质瘤再程放疗争论颇多，但目前随着放疗技术和影像手段的发展，晚期神经毒性发生的风险较以前有所降低，因而胶质瘤的再程放疗重获关注。

三、中枢神经系统晚期放射毒性的生物学基础

传统上，放疗后中枢神经系统毒性的发展可以分为三期，即早期（数天至数周后）、延迟期（1～6 个月，包括由于暂时脱髓鞘所致的嗜睡综合征和 Lhermitte 现象）和晚期（放疗后 6 个月以上）。早期和延迟期毒性损伤通常可逆且多可自行或经治疗后缓解，而晚期毒性通常不可逆且持续发展。

病理上，晚期损伤以脱髓鞘、血管改变和坏死为主要特征。因此，研究的重点集中在血管和少突胶质细胞群的放射反应方面。放射可以产生血管内皮细胞损伤和少突胶质祖细胞丢失，从而导致少突胶质细胞更新障碍和继发脱髓鞘。另外，星形细胞、小胶质细胞、神经元细胞和神经干细胞也在放射损伤中有一定作用。故而晚期中枢神经系统毒性的生物学表现是一个复杂且动态的过程，期间涉及多种细胞类型及细胞间的相互作用，目前对此尚无有效的预防及治疗措施（Tofilon 和 Fike，2000；Wong 和 van der Kogel，2004；Wong 等，2015）。

动物实验的数据主要来自对脊髓放射耐受性的研究。通常认为脑的放射毒性发生机制和修复潜力与脊髓类似，中枢神经系统组织的 α/β 值较低（Hall 和 Giaccia，2005；Withers，1985）。

实验数据显示放疗后存在明显的修复过程。因此再程治疗后的毒性与放射剂量、受照体积以及治疗间隔时间有关。较为保守的估计是如果初次放疗的剂量低于脑组织的耐受剂量，在治疗后的 1～2 年内放射性损伤的修复可高达 50%。根据脊髓的实验模型，低于 110Gy 的累积放射剂量不会造成显微损伤病灶（Ang 等，2001）。

四、生存预后因素

Carson 等（2007）根据 10 个前瞻性 Ⅰ 期和 Ⅱ 期复发性高级别胶质瘤临床试验对生存预后进行了分析，同时应用迭代分组分析方法确定了 7 类预后因素。相关的预后因素经进一步统计分析后，具有显著统计学意义的有 4 个，即患者的一般状况、年龄、激素的应用情况、肿瘤的组织病理特征。

作者认为进入临床试验的复发胶质瘤患者的临床疗效不一，可能与患者的来源和初始临床特征有关。此外，首程放疗和再程放疗的间隔时间为 12 个月时，预后将明显提高（Combs 等，2013b）。据此提示可以选择性地在患者中应用再程放疗。

五、再程放疗的临床应用

目前有超过 50 个胶质瘤再程放疗的临床研究报道。绝大多数的研究属回顾性，涉及的放疗技术包括近距离放疗、分次立体定向放疗、放射外科治疗和适形放疗等，部分治疗合并应用全身药物治疗（表 7-1）。由于放疗技术的不同，放疗剂量及射野大小亦差别较大，目前仍没有形成标准的放疗方案（Nieder 等，2006）。因缺乏标准的放疗参数记录和不良反应数据，对这些研究进行比较非常困难。

（一）适形放疗

过去 10 年间，放疗和影像技术的进展改善了对放疗靶区的设计。三维普通放疗结合 MRI 图像融合改进了靶区的勾画，同时降低了正常组织内的剂量分布。诸如调强放疗技术（IMRT）等的发展则进一步提高了射野的靶区适形性。再程放疗不但需要以足够的射野边界对复发部位进行治疗，同时需要尽可能地减少包括神经系统等重要器官的照射剂量，如视神经、脑干等，因而具有高度适形性的放疗技术显得尤为

表 7-1　复发胶质瘤患者再程放疗的大样本研究总结

作　者	病例数	放疗技术 / 剂量	中位生存时间
近距离放疗			
Scharfen 等（1992）	66 GBM	近距离放疗 ^{125}I 64.4Gy	11.3 个月
Sneed 等（1997）	66 GBM 45 WHO Ⅲ	近距离放疗 ^{125}I 64.4Gy	11.7 个月 12.3 个月
Gabayan 等（2006）	81 GBM 14 WHO Ⅲ	Gliasite 近距离放疗 60Gy（10mm）	35.9 周 43.6 周
Tselis 等（2007）	84 GBM	近距离放疗 ^{192}Ir 40Gy	37 周
Fabrini 等（2009）	18 GBM 3 WHO Ⅲ	高剂量率近距离放疗 18Gy	8 个月
立体定向放疗			
Shrieve 等（1995）	86 GBM	立体定向放疗 13Gy	10.5 个月
Cho 等（1999）	46 GBM	立体定向放疗 17Gy	11 个月
Combs 等（2005a）	32 GBM	立体定向放疗，中位剂量 15Gy（10～20Gy）	10 个月
Combs 等（2005b）	54 GBM 39 WHO Ⅲ	立体定向放疗 36Gy（15～62Gy） 5×2Gy 常规分割	8 个月 16 个月
Kong 等（2008）	65 GBM 49 WHO Ⅲ	立体定向放疗 16Gy	13 个月 26 个月
Patel 等（2009）	36 GBM	立体定向放疗 18Gy 立体定向放疗 36Gy（6F）	8.5 个月 7.4 个月
Cuneo 等（2012）	49 GBM	立体定向放疗 15Gy	10 个月
大分割立体定向放疗			
Shepherd 等（1997）	33 GBM	大分割适形放疗，剂量加至 20～50Gy	11 个月
Hudes 等（1999）	19 GBM 1 WHO Ⅲ	大分割立体定向放疗，剂量加至 24Gy（3Gy/F）～35Gy（3.5Gy/F）	10.5 个月
Lederman 等（2000）	88 GBM	大分割立体定向放疗，中位剂量 24Gy（4F）	7 个月
Grosu 等（2005）	44 GBM	大分割立体定向放疗，36 PET/SPECT 30Gy 8 CT/MRI（6×5Gy）	9 个月 5 个月
Fokas 等（2009）	53 GBM	大分割立体定向放疗，30Gy（10F）	9 个月
Fogh 等（2010）	105 GBM	大分割立体定向放疗，中位剂量 35Gy（10F）	11 个月 10 个月
Palmer 等（2015）	161 GBM 59 WHO Ⅲ	大分割立体定向放疗，中位剂量 35Gy（10F）	10.8 个月
常规分割立体定向放疗			
Arcicasa 等（1999）	31 GBM	常规分割二维放疗 34.5Gy（23F）（1.5Gy/F）	13.7 个月

（续表）

作 者	病例数	放疗技术 / 剂量	中位生存时间
Cho 等（1999）	25 GBM	常规分割放疗 37.5Gy（15F）	12 个月
Koshi 等（2007）	11 GBM 14 WHO Ⅲ	立体定向放疗 22Gy（8F+ 高压氧）	11 个月 19 个月
Combs 等（2008）	8 GBM 10 WHO Ⅲ 7 WHO Ⅱ	立体定向放疗 36Gy（2Gy/F）[+ 替莫唑胺（50mg/m²）]	9 个月

GBM. 多形性胶质母细胞瘤；WHO. 世界卫生组织（分期标准）

重要（图 7-1 和图 7-2）。

（二）立体定向放射外科治疗和分次立体定向放疗

脑部立体定向放疗时，通过应用固定头架对颅内病灶实施精确三维定位，从而能够提供最精确的靶区照射，同时骤然降低周围正常组织的照射剂量。

通过 Leksell 伽马刀、直线加速器、射波刀等实施的立体定向放射手术为无创伤、高度适形的放疗技术，能够准确地将放射剂量传递给固定于头架内的患者病灶，利用多组射线束可以在靶区的边缘形成陡降的剂量梯度，因此能够在实现对肿瘤精确放疗的同时，保护周围正常组织和危及器官。放射外科治疗限于较小体积的肿瘤，因为放射引起的不良反应随着剂量和受照体积的增加而增大。治疗通常为单次照射（图 7-3 和图 7-4）。

分次立体定向放疗时总剂量分次给予，故治疗需借助可重复定位的头架或在影像系统引导下进行。相对于单次放疗，分次治疗具有放射生物学上的优势，有助于减轻正常组织的放射反应及组织修复。因此，与立体定向放射外科治疗相比，分次放疗可用于治疗较大体积的肿瘤（图 7-5）。

Shepherd 等（1997）应用大分割立体定向放疗作为再程放疗技术，对 29 例复发性高级别胶质细胞瘤进行了治疗。患者的中位生存时间 11 个月。与之相匹配的经亚硝基脲类药物化疗的患者组，其中位生存时间仅 7 个月，此结果支持立体定向放疗在复发胶质瘤中的作用，进一步分析发现，立体定向放疗剂量超过 40Gy 是发生放射性损伤的显著性预测因素。此外，较大的射野增加了发生治疗并发症的风险。

最近的有关放射手术或分次立体定向放疗治疗高级别胶质瘤的数据显示患者中位生存期为 8 个月，根据 MRI 影像标准评判的治疗缓解率为 40%。

国家癌症研究所正在进行一项针对大分割立体定向放疗剂量递增的临床试验。该研究为 I 期 3+3 设计试验，包括 3 个预计划剂量水平，即 3.5Gy×10 次、3.5Gy×12 次和 3.5Gy×14 次。

（三）近距离放疗

近距离放疗是在较短的距离内对病灶实施治疗，因此要求放射源需与拟治疗的区域或病灶紧密接触。大多数的脑内近距离放疗应用的放射源为 ^{125}I 和 ^{192}Ir。近距离治疗时，放射源需沿手术腔放置以确保放射剂量准确且分布均匀，这在技术实施上极具挑战性。Combs 等（2007）对有限的复发性胶质瘤近距离放疗研究数据进行了综述分析，结果见表 7-1。值得注意的是，

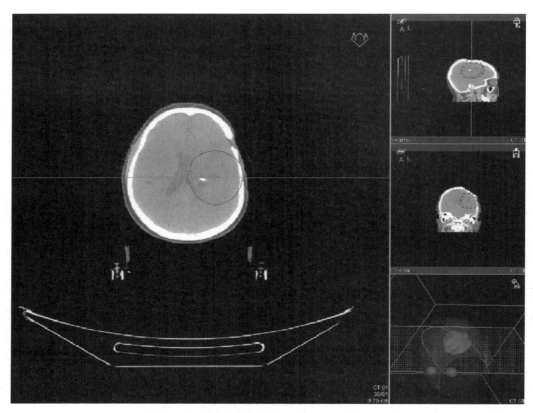

▲ 图 7-1　复发胶质瘤患者的 CT 和 MRI 融合计划图像

患者 10 年前曾接受放疗，总剂量为 55Gy，分 30 次，6 周。再程放疗为 30Gy，分 6 次，2 周，CTV 根据增强 MRI T_1 图像决定。PTV = CTV+0.5cm（彩图见书末彩插部分）

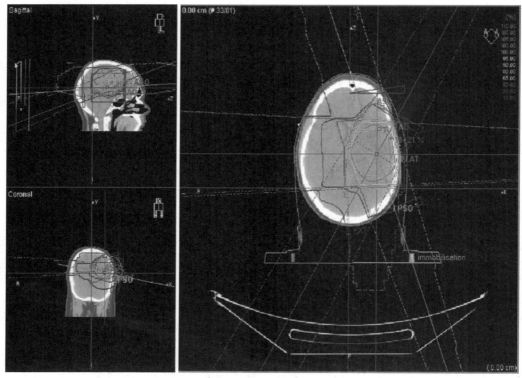

▲ 图 7-2　同一个患者四野适形放疗轴位计划图（彩图见书末彩插部分）

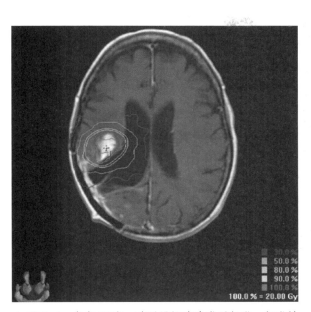

▲ 图 7-3　患者 57 岁，胶质母细胞瘤术后复发，复发灶位于右侧颞叶，手术腔的前方

靶区体积为 12.3ml，采用立体定向放疗，90% 等剂量线处剂量为 18Gy（彩图见书末彩插部分）

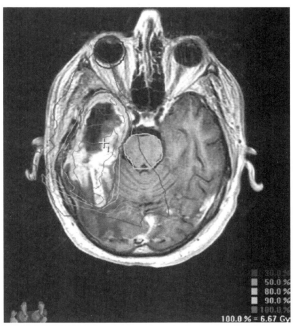

▲ 图 7-4　患者 44 岁，右侧颞叶胶质母细胞瘤复发

靶区体积 123.3ml。由于肿瘤体积大且邻近重要组织，采用分次立体定向放疗，90% 等剂量线处总剂量为 36Gy，分 6 次（彩图见书末彩插部分）

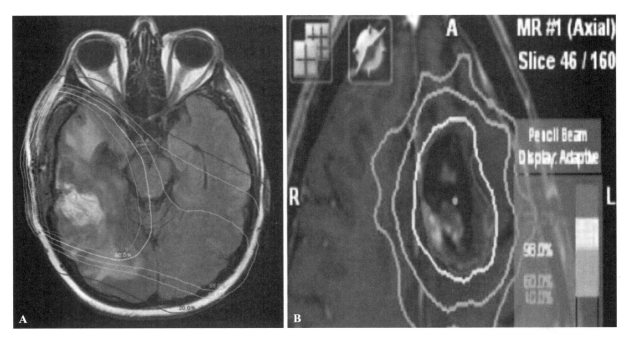

▲ 图 7-5　基于 MRI 图像的放疗计划

A. 适形放疗计划，正常脑组织大部分接受至少 50% 的处方剂量（蓝，等剂量线）；B. 分次立体定向放疗计划，其剂量梯度较陡，小部分正常脑组织接受至少 40% 的处方剂量（蓝，等剂量线）（彩图见书末彩插部分）

选择近距离放疗的患者通常肿瘤灶可以手术切除，体积较小且患者一般状况较好。已有报道显示，近距离放疗后的再手术率和放射性坏死发生率均较高。

（四）胶质瘤再程放疗的放射生物学基础

尽管对中枢神经系统再程放疗反应的生物学基础尚未完全清楚，但根据目前积累的大量临床和临床前期数据可以做出初步的结论和治疗建议。Mayer 和 Sminia（2008）根据 21 个对胶质瘤再程放疗的临床研究数据进行了综述，特别是正常脑组织的耐受剂量。作者认为包括放射性坏死在内的毒性反应发生率可能被大大低估，因为临床上通常只选择性地记录有症状的毒性反应。放射总剂量是影响放射性坏死发生的主要因素。尽管此次研究分析中，初次放疗和再程放疗间的最短时间间隔为 3 个月，但没有发现放射性坏死与两次放疗间隔存在显著相关性。更为重要的是，只要累积剂量不超过 100Gy，放射性坏死的发射率无显著差异。

（五）临床证据总结

尽管已有大量的临床研究报道，但到目前为止尚没有对脑肿瘤的再程放疗形成标准的治疗方案。在既往临床研究中，所用放疗技术参差不齐可能也是治疗毒性反应发生率报道差别较大的原因之一。这些研究中通常没有特定的毒性报道，而且欠缺很多重要的毒性评估指标。

目前临床证据的局限性还包括在对坏死和复发病灶的影像学鉴别方面。在常规 T_1WI MRI 图像上很难对肿瘤复发和坏死进行区分，因为后者在增强图像上也常表现为新发的强化灶。此外，不同研究之间剂量定义的差异也造成了对结果进行比较的困难。部分研究中同步化疗也使对治疗结果的对比更加复杂。在预后较差的病例组，再程放疗对生活质量的影响是个重要的考察指标，但目前这方面的数据还很欠缺

（Nieder 等，2008）。

总体而言，已有的数据显示再程放疗可能在某些特定的复发性胶质瘤患者中更安全和有效。

理想的情况下，放疗应当高度适形且以尽可能小的射野覆盖治疗区域，同时尽可能地降低在危及器官和其他正常脑组织内引起的晚期副反应。系列研究发现，当靶区大小在 4～5cm 范围内时可以将发生毒性反应的风险控制在最低；如果需要对较大靶区进行治疗，应该相应的考虑降低处方剂量。

大多数胶质瘤复发患者在初次放疗时接受的等效剂量在 5560Gy 范围（每次 1.8～2Gy），因此再程放疗时给予的等效剂量不应超过 40Gy，以控制总放疗剂量在 100cGy 之内（Mayer 和 Sminia，2008）。

考虑到初次放疗后的耐受性降低，多数临床医生在 1 年内不会对同一个区域予以再程放疗。但现有的临床数据并不支持在初次与再程放疗间设硬性的时间间隔。

进行再程放疗时，应结合考虑患者的一般状况和治疗对患者生活质量的潜在影响。对于预后较差的病例，还需考虑延长放疗时间间隔对治疗效果的影响。

六、影像学

（一）靶区设计

钆增强薄层 MRI 图像是胶质瘤放疗靶区勾画时的标准定位参考图像。但由于手术或放疗后钆增强图像上原病灶区的信号改变不具特异性，将造成靶区勾画的困难。多数复发胶质瘤发生在原病灶周 4cm 范围内，这也是手术或初次放疗后非特异性信号改变最为明显的区域（Gaspar 等，1992；Chan 等，2002）。

为了优化放疗的临床疗效，改善靶区设计至关重要。在此情况下，生物影像或可有助于相关靶区的定义，目前正在研究以氨基酸 PET

（SPECT）、CT 或 MRI 融合图像协助确定肿瘤靶区（Grosu 等，2005）。

通常，肿瘤大体体积需要勾画新发的或进行性增强的病灶。对于立体定向放射外科或分次立体定向放疗，靶区通常不需要外扩，然而根据医生习惯或其他影响疗效的因素，靶区范围可能会增加 1～2mm。由于在 T_2 加权图像或 FLAIR 图像上显示的包括肿瘤的异常信号区可能包含低级别或转化肿瘤，部分研究近期评估在这些异常信号区增加低剂量照射的价值（Clark 等，2014）。

（二）放射性坏死的诊断

目前尚无可靠的鉴别组织坏死和肿瘤复发的标准影像方法（Ullrich 等，2008）。常规的 MRI 技术有其局限性，特别是在区分肿瘤复发和治疗引起的损伤方面。随着影像技术的进展，如灌注加权、弥散加权和磁共振波谱成像，或可有助于改善鉴别诊断（Bobek-Billewicz 等，2010）。应用 ^{18}F-FDG PE 进行放射性坏死和肿瘤复发鉴别的早期研究显示 PET 诊断复发的敏感性为 81%～86%，特异性为 40%～94%（Langlebe，Segall，2000）。尽管放射性坏死的诊断还有待于进一步的研究，但 MRI 和氨基酸 PET 的图像融合有助于提高诊断的准确性（Chen，2007，Götz 和 Grosu 2013）。

（三）诊断进展

Macdonald 标准自 1990 年起，多年来是评估高级别胶质瘤疗效的金标准。该标准基于二维肿瘤测量和临床评估（Macdonald 等，1990）。Macdonald 标准主要以增强病灶的大小作为评定标准，在鉴别假性进展和真性进展方面的作用有限。2010 年制定更新的神经肿瘤反应评价标准（RANO）成为胶质瘤疗效评价的新标准（Wen 等，2010）。该标准依据增强 CT、T_1 增强 MRI 和 T_2 图像区分可测量病灶和不可测量病灶。可测量病灶定义为界限清晰的强化病变，能够在层厚为 5mm 的 2 张及以上轴位片上显影，且相互垂直的长径至少 10mm，且不包括囊腔。不可测量病灶包括囊性腔壁、坏死区、手术腔壁。但是如果其周边出现结节，则是可测量病灶。依据 RANO 标准，疾病进展包括以下几种情况：在激素用量不变或增加下，强化病灶增大超过 25%；T_2 像或 FLAIR 像上非增强病灶显著增大，但应排除其他病因；出现任何新发病灶；临床症状恶化。

由于有 20%～30% 的患者在同步放化疗后可能出现假性进展，真性进展的诊断将比较困难（Brandsma 等，2008）。假性进展是治疗相关不良反应的一种体现，更可能出现在 MGMT 甲基化的胶质母细胞瘤患者中。影像技术的发展有助于区分早期肿瘤进展和假性进展。MRI 灌注成像测量脑血容量变化可能有助于预测早期肿瘤的进展，真性肿瘤进展表现为相对脑血容量（rCBV）的增加，而放射性脑坏死更可能表现为相对脑血容量减少（Surapaneni 等 2015）。此外，弥散加权 MRI 成像（DWI）和表观弥散系数图（ADC）亦可预测早期肿瘤进展，且真性进展的 ADC 值较低（Chu 等，2013）。

七、联合治疗

已有数个临床研究讨论了脑肿瘤再程放疗时联合应用细胞毒性药物的问题，下面将对部分联合新药的临床应用研究加以简述。替莫唑胺与再程放疗联用的安全性和有效性已经得到证实。一项联合分次立体定向放疗和同步替莫唑胺对 25 例复发胶质瘤的治疗显示，再程放疗后的中位生存时间为 8 个月。所有患者均完成治疗计划，未出现 3 天以上的治疗中断，未发生与治疗相关的严重副反应（Combs 等 2008）。一项放疗联合替莫唑胺同步化疗的 Ⅱ 期临床试验显示总有效率达 20.6%，中位无进展生存期为 10.1 个月，结果表明联合治疗耐受性良好，健康相关生活质量（HR-QOL）有所改善（Osman 2014）。

Darakchiev 等（2008）报道了 34 例复发性胶质母细胞瘤的治疗。先行再次手术切除复发灶，后于术床内放置 ^{125}I 粒子和格立得植入剂（卡莫司汀植入膜剂）。结果显示卡氏评分低于 70% 的患者治疗效果较差。1 年生存率为 66%，但鉴于此为小样本、非随机研究，可能影响结果的可靠性，因此需慎重考虑。此外，肿瘤体积超过 30cm^2 的患者中再程放疗后发生脑坏死的比率为 24%。

在一项对胶质母细胞瘤和 WHO Ⅲ 级胶质瘤进行的小样本 Ⅰ 期临床试验中，吉非替尼（Gefitinib，表皮生长因子受体酪氨酸激酶抑制药）与分次立体定向放疗同步应用。该试验中，放疗总剂量加至 36Gy/3F。患者能够很好地耐受治疗，中位生存时间为 10 个月（Schwer 等，2008）。

Gutin 等（2009）研究了大分割立体定向放疗（30Gy，分 5 次）与贝伐珠单抗（Bevacizumab，人血管内皮生长因子单克隆抗体）在治疗胶质母细胞瘤中的联合应用疗效。治疗缓解率为 50%，中位生存时间 12.5 个月。据个案研究报道贝伐珠单抗或可逆转放射性坏死。一例鼻咽癌放疗引致颞叶坏死的患者在应用贝伐珠单抗治疗后，原影像中的坏死区获得了修复（Wong 等，2008）。Torcuator 等报道了 6 例病理证实的放射性脑坏死接受贝伐珠单抗治疗的情况，所有病例均在影像上体现出治疗效果，其中 3 例患者的临床症状得到改善。一项包括 14 例患者的小样本随机双盲安慰剂对照试验亦证实了贝伐珠单抗可以作为脑放射性坏死的治疗选择（Levin 等，2011）。有一项正在进行的 Ⅱ 期临床协助组试验，即 NRG1205，该试验将患者随机分为贝伐珠单抗组和联合贝伐珠单抗大分割放疗组（35Gy，分 10 次）。

帕比司他［一种口服组蛋白去乙酰化酶（HDAC）抑制药〕已用于分次立体定向放疗（35Gy，分 10 次）。帕比司他具有良好的药物耐受性，在 Ⅰ 期 3+3 设计试验中的剂量逐渐增加，但尚未发现最大耐受剂量。接受最大剂量 30mg 的患者中位总生存期为 16.1 个月（Shi 等 2016）。

免疫检测点抑制药在实体肿瘤和临床前胶质瘤模型中均显示出抗肿瘤活性。CHECKMATE-143 是一项针对复发性胶质母细胞瘤患者的 Ⅰ 期临床试验，评估纳武单抗和伊匹单抗联合免疫治疗的安全性和耐受性。纳武单抗是一种 PD-1 抑制药，伊匹单抗能有效拮抗细胞毒性 T 细胞相关抗原 -4（CTLA-4）。2015 年美国临床肿瘤学年会上，该研究结果表明联合治疗是安全的，无药物相关性死亡，而且 6 个月的生存率为 75%。其中 5 名患者出现 3 级或 4 级不良反应事件，包括结肠炎、胆囊炎、糖尿病酮症酸中毒、精神错乱和脂肪酶增加（Sampson 等，2015）。

正在进行的 NRG-BN002 协作组试验是评估免疫检测点抑制药伊匹单抗和纳武单抗在替莫唑胺维持治疗阶段的安全性试验（NCT02311920）。此外，还有联合帕博丽珠单抗、贝伐珠单抗与大分割放疗治疗复发性胶质母细胞瘤的 Ⅰ 期临床试验（NCT02313272）。

临床前研究证实，饮食调控能够抑制胶质瘤细胞的生长，并协同增强放疗疗效，提高总生存率。限制生酮和卡路里的饮食通常值得被推荐。有关胶质瘤患者的回顾性研究显示，同步放化疗期间饮食调控具有可行性（Champ 等，2014）。此外，对复发性胶质母细胞瘤进行的一项初步研究（ERGO）表明，生酮饮食是安全可行的，中位生存期为 32 周（Rieger 等，2014）。应用饮食调控的主要问题是限制生酮的饮食不够可口和长期限制糖类潜在的不良反应。最近的一项临床前研究表明，相对于生酮饮食，不太严格的、补充高脂肪、低糖类的饮食是一种可行的治疗选择并且可能更容易被患者接受。（Martuscello 等，2015）。两项正在进行的临床试验，复发 GBM 患者的再程放疗联合低糖类（生酮）饮食。

上述的研究数据拓宽了再程放疗的应用范畴，与新型药物的联合应用可提高治疗缓解率，降低发生不良反应的风险，进而提高治疗获益。

八、中枢神经系统晚期放射毒性的临床影响

在选择患者进行再程放疗时，必须以个体化治疗为基础，充分权衡治疗的获益与面临的风险，只有当前者明显高于后者时方考虑施行。此外，还需充分估计放疗晚期毒性对患者生活质量的影响。由于原发肿瘤的影响，患者的现有症状或可进一步加重，包括局部神经功能缺损。任何高剂量的脑部放疗都可能引起记忆力减退、认知障碍和人格改变。再程放疗造成的局部正常组织损伤可能会增加癫痫的发生风险，与放射性坏死并发的进行性肿块增大可能需要再次手术治疗，以解除颅内压增高带来的临床症状。

目前，很少有前瞻性研究强调复发胶质母细胞瘤的预期生活质量。然而，有前瞻性数据表明，症状负荷、神经认知功能和生活质量与新诊断的 GBM 患者的总生存率相关。临床净获益（NCB）是通过一系列神经认知功能测试、生活质量评估和症状负荷来衡量评价的。RTOG 0525 研究分析表明，NCB 指标的基线水平和早期变化均与生存率下降相关（Armstrong，2013）。Avaglio 试验中也发现了类似的关联（Taphoorn 等，2015）。因此，今后复发 GBM 的前瞻性研究应包括生活质量、症状负荷和神经认知功能评估，因为这些是与患者生存相关的重要指标。

九、未来研究方向

在新诊断的复发 GBM 临床试验中，已有部分试验将标准治疗与靶向治疗相结合。然而其中绝大部分证明抗血管生成药贝伐珠单抗生存获益的试验失败了（Stupp 等，2014；Gilbert 等，2014）。鉴于胶质母细胞瘤患者的癌症基因组图谱（TCGA）分析显示出明显的突变异质性，且这些患者分为四个主要类别（Brennan 等，2013）。在个体化治疗阶段，越来越明确的是必须对最有可能获益的患者实施免疫靶向治疗。最值得一提的例子是肽类肿瘤疫苗 Rindopepimut（曾用名 CDX-110）的研究成果，Rindopepimut 是 EGFRv Ⅲ（表皮生长因子受体（EGFR）缺失性突变）特定肽与匙孔虫戚血蓝蛋白（keyhole limpet hemocyanin）偶联物。用于呈 EGFRv Ⅲ 阳性的胶质母细胞瘤患者的免疫靶向治疗。该免疫治疗的中位生存期可达 21.8 个月（Schuster 等，2015）。

正在进行的随机、双盲、Ⅲ 期 ACT Ⅳ 试验将建立在特定胶质母细胞瘤患者群体之上，然而结果显示，rindopepimut 不能延长新诊断胶质瘤患者生存时间。因此，基于经过验证的生物标志物对患者进行靶向治疗的试验最有可能证实临床疗效。此外，许多患者无法获得足够的肿瘤组织进行基因突变分析和基因组测序进而实施个体化治疗。最新的研究表明，循环外源体（ctDNA、miRNA）可协助胶质母细胞瘤的诊断和治疗。尤其根据显著的肿瘤间和肿瘤内异质性，这些生物标志物具有分析整个肿瘤基因组的能力（Westphal 和 Lamszus 2015）。此外，仍有其他治疗方法，其机制不依赖于特定基因突变或通路，如肿瘤电场治疗（NovoTTF）或高 LET 辐射（碳离子）。有回顾性数据比较碳离子和光子放疗显示光子放疗优于碳离子治疗（Comb 等，2013a）。基于这些研究结果，随机试验 CLEOPATRA 正在进行

中。NovoTTF（爱普顿），是置于患者头皮表面的装置，通过在肿瘤中传递低强度的交流电场来破坏有丝分裂，可以提高新诊断胶质母细胞瘤患者的无进展生存期和总生存率（Stupp 等，2015）。NovoTTF 目前正与贝伐珠单抗和放疗疗联合治疗复发性胶质母细胞瘤。

结 论

由于复发胶质母细胞瘤患者的生存期有限，其治疗难度相对较大，而且很少有研究能充分证明患者有明确的受益。那么通过多学科会诊分析手术、系统治疗和再程放疗的风险和获益尤为重要。

对某些特定的复发胶质瘤患者，再程放疗或许是合适的治疗选择。已有的研究报道显示在经严格选择的患者中，再程放疗是安全的；但需注意的是，目前的证据有其局限性。随着功能影像技术的进展，靶区设计的方法值得进一步研究。联合传统细胞毒药物的治疗获益尚不明确，但与新药的联合应用看似较有前途，需要更深入的研究。

比较再程放疗与新的全身用药或再程放疗联合新药治疗需要进行前瞻性的临床试验。最后，再程放疗对生活质量的影响尚有待于进一步研究。

参 考 文 献

[1] Ang K, Jiang GL, Feng Y (2001) Extent and kinetics of recovery of occult spinal cord injury. Int J Radiat Oncol Biol Phys 50:1013–1020

[2] Arcicasa M, Roncadin M, Bidoli E et al (1999) Re-irradiation and lomustine in patients with relapsed high grade gliomas. Int J Radiat Oncol Biol Phys 43:789–793

[3] Armstrong TS, Wefel JS, Wang M et al (2013) Net clinical benefit analysis of radiation therapy oncology group 0525: a phase III trial comparing conventional adjuvant temozolomide with dose-intensive temozolomide in patients with newly diagnosed glioblastoma. J Clin Oncol 31:4076–4084

[4] Bobek-Billewicz B, Stasik-Pres G, Majchrzak H (2010) Differentiation between brain tumour recurrence and radiation injury using perfusion, diffusion-weighted imaging and MR spectroscopy. Folia Neuropathol 48:81–92

[5] Brandsma D, Stalpers L, Taal W et al (2008) Clinical features, mechanisms, and management of pseudoprogression in malignant gliomas. Lancet Oncol 9:453–461

[6] Brem H, Piantadosi S, Burger PC et al (1995) Placebo controlled trial of safety and efficacy of intraoperative controlled delivery by biodegradable polymers of chemotherapy for recurrent gliomas. Lancet 345:1008–1012

[7] Brennan CW, Verhaak RG, McKenna A et al (2013) The somatic genomic landscape of glioblastoma. Cell 155:462–477

[8] Carson K, Grossman S, Fisher J (2007) Prognostic factors for survival in adult patients with recurrent glioma enrolled onto the new approaches to brain tumour therapy CNS consortium phase I and phase II clinical trials. J Clin Oncol 25:2601–2606

[9] Champ CE, Palmer JD, Volek JS et al (2014) Targeting metabolism with a ketogenic diet during the treatment of glioblastoma multiforme. J Neurooncol 117:125–131

[10] Chan JL, Lee SW, Fraass BA (2002) Survival and failure patterns of high grade gliomas after three-dimensional conformal radiotherapy. J Clin Oncol 20:1635–1642

[11] Chen W (2007) Clinical applications of PET in brain tumours. J Nucl Med 48:1468–1481

[12] Cho KH, Hall WA, Gerbi BJ et al (1999) Single dose versus fractionated stereotactic radiotherapy for recurrent gliomas. Int J Radiat Oncol Biol Phys 45:1133–1141

[13] Chu HH, Choi SH, Ryoo I et al (2013) Differentiation of true progression from pseudoprogression in glioblastoma treated with radiation therapy and concomitant temozolomide: comparison study of standard and high-b-value diffusion-weighted imaging. Radiology 269:831–840

[14] Clark GM, McDonald AM, Nabors LB et al (2014) Hypofractionated stereotactic radiosurgery with concurrent bevacizumab for recurrent malignant gliomas: the University of Alabama at Birmingham experience. Neuro Oncol Pract 1:172–177

[15] Combs SE, Widmer V, Thilman C et al (2005a) Stereotactic radiosurgery (SRS): treatment option for recurrent glioblastoma multiforme. Cancer 104:2168–2173

[16] Combs SE, Thilmann C, Edler L et al (2005b) Efficacy of fractionated stereotactic re-irradiation in recurrent

gliomas: long term results in 172 patients treated in a single institution. J Clin Oncol 23:8863–8869

[17] Combs S, Debus J, Schulz–Ertner D (2007) Radiotherapeutic alternatives for previously irradiated recurrent gliomas. BMC Cancer 7:167

[18] Combs S, Bischof M, Welzel T (2008) Radiochemotherapy with temozolomide as re–irradiation using high precision fractionated stereotactic radiotherapy (FSRT) in patients with recurrent gliomas. J Neurooncol 89:205–210

[19] Combs SE, Bruckner T, Mizoe JE et al (2013a) Comparison of carbon ion radiotherapy to photon radiation alone or in combination with temozolomide in patients with high–grade gliomas: explorative hypothesis–generating retrospective analysis. Radiother Oncol 108:132–135

[20] Combs SE, Edler L, Rausch R et al (2013b) Generation and validation of a prognostic score to predict outcome after re–irradiation of recurrent glioma. Acta Oncol 52:147–152

[21] Cuneo KC, Vredenburgh JJ, Sampson JH et al (2012) Safety and efficacy of stereotactic radiosurgery and adjuvant bevacizumab in patients with recurrent malignant gliomas. Int J Radiat Oncol Biol Phys 82:2018–2024

[22] Darakchiev B, Albright R, Breneman J (2008) Safety and efficacy of permanent iodine–125 seed implants and carmustine wafers in patients with recurrent glioblastoma multiforme. J Neurosurg 108:236–242

[23] Fabrini MG, Perrone F, De Franco L et al (2009) Perioperative high–dose–rate brachytherapy in the treatment of recurrent malignant gliomas. Strahlenther Onkol 185:524–529 (erratum:703)

[24] Fogh SE, Andrews DW, Glass J et al (2010) Hypofractionated stereotactic radiation therapy: an effective therapy for recurrent high–grade gliomas. J Clin Oncol 28:3048–3053

[25] Fokas E, Wacker U, Gross MW et al (2009) Hypofractionated stereotactic re–irradiation of recurrent glioblastomas: a beneficial treatment option after high dose radiotherapy. Strahlenther Onkol 185:235–240

[26] Gabayan AJ, Green SB, Sanan A et al (2006) Gliasite brachytherapy for treatment of recurrent malignant gliomas: a retrospective multi–institutional analysis. Neurosurgery 58:701–709

[27] Gaspar LE, Fisher BJ, Macdonald DR et al (1992) Supratentorial malignant glioma: patterns of recurrence and implications for external beam local treatment. Int J Radiat Oncol Biol Phys 24:55–57

[28] Gilbert MR, Dignam JJ, Armstrong TS et al (2014) A randomized trial of bevacizumab for newly diagnosed glioblastoma. N Engl J Med 370:699–708

[29] Götz I, Grosu AL (2013) [(18)F]FET–PET imaging for treatment and response monitoring of radiation therapy in malignant glioma patients – a review. Front Oncol 3:104

[30] Grosu A, Weber W, Franz M et al (2005) Re–irradiation of recurrent high grade gliomas using amino acid PET (SPECT)/CT/MRI fusion to determine gross tumour volume for stereotactic fractionated radiotherapy. Int J Radiat Oncol Biol Phys 63:511–519

[31] Gutin P, Iwamoto F, Beal K et al (2009) Safety and efficacy of bevacizumab with hypofractionated stereotactic irradiation for recurrent malignant gliomas. Int J Radiat Oncol Biol Phys 75:156–163

[32] Hall EJ, Giaccia AJ (2005) Radiobiology for the radiologist, 6th edn. Lippincott Williams and Wilkins, Philadelphia

[33] Hess CF, Schaaf JC, Kortmann RD et al (1994) Malignant glioma: patterns of failure following individually tailored limited volume irradiation. Radiother Oncol 30:146–149

[34] Hudes RS, Corn BW, Werner–Wasik M et al (1999) A phase I dose escalation study of hypofractionated stereotactic radiotherapy as salvage therapy for persistent or recurrent malignant glioma. Int J Radiat Oncol Biol Phys 43:293–298

[35] Huncharek M, Muscat J (1998) Treatment of recurrent high grade astrocytoma; results of a systematic review of 1,415 patients. Anticancer Res 18:1303–1311

[36] Kong DS, Lee JI, Park K et al (2008) Efficacy of stereotactic radiosurgery as a salvage treatment for recurrent malignant gliomas. Cancer 112:2046–2051

[37] Koshi K, Yamamoto H, Nakahara A et al (2007) Fractionated stereotactic radiotherapy using gamma unit after hyperbaric oxygenation on recurrent high–grade gliomas. J Neurooncol 82:297–303

[38] Langleben DD, Segall GM (2000) PET in differentiation of recurrent brain tumour from radiation injury. J Nucl Med 41:1861–1867

[39] Lederman G, Wronski M, Arbit E (2000) Treatment of recurrent glioblastoma multiforme using fractionated stereotactic radiosurgery and concurrent paclitaxel. Am J Clin Oncol 23:155–159

[40] Levin VA, Bidaut L, Hou P et al (2011) Randomized double–blind placebo–controlled trial of bevacizumab therapy for radiation necrosis of the central nervous system. Int J Radiat Oncol Biol Phys 79:1487–1495

[41] Macdonald D, Cascino T, Schold SJ et al (1990) Response criteria for phase II studies of supratentorial malignant glioma. J Clin Oncol 8:1277–1280

[42] Martuscello RT, Vedam–Mai V, McCarthy DJ et al. (2015) A supplemented high–fat low–carbohydrate diet for the treatment of glioblastoma. Clin Cancer Res 22:2482–2495

[43] Mayer R, Sminia P (2008) Reirradiation tolerance of the human brain. Int J Radiat Oncol Biol Phys 70:1350–1360

[44] Ngyuen QT, Tsien RY (2013) Fluorescence–guided surgery with live molecular navigation — a new cutting edge. Nat Rev Cancer 13:653–662

[45] Nieder C, Adam M, Molls M et al (2006) Therapeutic options for recurrent high–grade glioma in adult patients: recent advances. Crit Rev Oncol Hematol 60:181–193

[46] Nieder C, Astner ST, Mehta MP et al (2008) Improvement, clinical course, and quality of life after palliative radiotherapy for recurrent glioblastoma. Am J Clin Oncol 31:300–305

[47] Osman MA (2014) Phase II trial of temozolomide and reirradiation using conformal 3D–radiotherapy in recurrent brain gliomas. Ann Transl Med 2:44

[48] Palmer JD, Siglin J, Yamoah K et al (2015) Re–resection for recurrent high–grade glioma in the setting of re–irradiation: more is not always better. J Neurooncol 124:215–221

[49] Patel M, Siddiqui F, Jin J–Y et al (2009) Salvage re–irradiation for recurrent glioblastoma with radiosurgery: radiographic response and improved survival. J Neurooncol

92:185–191

[50] Quick–Weller J, Lescher S, Forster MT et al (2016) Combination of 5–ALA and iMRI in re–resection of recurrent glioblastoma. Br J Neurosurg 8:1–5

[51] Rieger J, Bahr O, Maurer GD et al (2014) ERGO: a pilot study of ketogenic diet in recurrent glioblastoma. Int J Oncol 44:1843–1852

[52] Sampson JH, Vlahovic G, Sahebjam S et al. (2015) Preliminary safety and activity of nivolumab and its combination with ipilimumab in recurrent glioblastoma (GBM): CHECKMATE–143. J Clin Oncol ASCO Ann Meet Proc 33(3010S)

[53] Scharfen CO, Sneed PK, Wara WM et al (1992) High activity iodine–125 interstitial implant for gliomas. Int J Radiat Oncol Biol Phys 24:583–591

[54] Schuster J, Lai RK, Recht LD et al (2015) A phase II, multicenter trial of rindopepimut (CDX–110) in newly diagnosed glioblastoma: the ACT III study. Neuro Oncol 17:854–861

[55] Schwer A, Damek D, Kavanagh B et al (2008) A phase I dose escalation study of fractionated stereotactic radiosurgery in combination with gefitinib in patients with recurrent malignant gliomas. Int J Radiat Oncol Biol Phys 70:993–1001

[56] Shepherd S, Laing R, Cosgrove V et al (1997) Hypofractionated stereotactic radiotherapy in the management of recurrent glioma. Int J Radiat Oncol Biol Phys 37:393–398

[57] Shi W, Palmer JD, Werner–Wasik M et al. (2016) Phase I trial of panobinostat and fractionated stereotactic reirradiation therapy for recurrent high grade gliomas. J Neurooncol 127:535–539

[58] Shrieve DC, Alexander E 3rd, Wen PY et al (1995) Comparison of stereotactic radiosurgery and brachytherapy in the treatment of recurrent glioblastoma multiforme. Neurosurgery 36:275–282

[59] Sneed PK, McDermott MW, Gutin PH (1997) Interstitial brachytherapy procedures for brain tumours. Semin Surg Oncol 13:157–166

[60] Stupp R, Hegi ME, Mason WP et al (2009) Effects of radiotherapy with concomitant and adjuvant temozolomide versus radiotherapy alone on survival in glioblastoma in a randomised phase II study: 5–year analysis of the EORTC–NCIC trial. Lancet Oncol 10:459–466

[61] Stupp R, Hegi ME, Gorlia T et al (2014) Cilengitide combined with standard treatment for patients with newly diagnosed glioblastoma with methylated MGMT promoter (CENTRIC EORTC 26071–22072 study): a multicentre, randomised, open–label, phase 3 trial. Lancet Oncol 15:1199–1208

[62] Stupp R, Taillibert S, Kanner AA et al (2015) Maintenance therapy with tumor–treating fields plus temozolomide vs. temozolomide alone for glioblastoma. JAMA 314:2535–2543

[63] Surapaneni K, Kennedy BC, Yanagihara TK et al (2015) Early cerebral blood volume changes predict progression after convection–enhanced delivery of topotecan for recurrent malignant glioma. World Neurosurg 84:163–172

[64] Taphoorn MJ, Henriksson R, Bottomley A et al (2015) Health–related quality of life in a randomized phase III study of bevacizumab, temozolomide, and radiotherapy in newly diagnosed glioblastoma. J Clin Oncol 33:2166–2175

[65] Tofilon P, Fike J (2000) The radioresponse of the central nervous system: a dynamic process. Radiat Res 153:357–370

[66] Torcuator R, Zuniga R, Mohan YS (2009) Initial experience with bevacizumab treatment for biopsy confirmed cerebral radiation necrosis. J Neurooncol 94:63–68

[67] Tselis N, Kolotas C, Birn G et al (2007) CT guided interstitial HDR brachytherapy for recurrent glioblastoma multiforme. Long term results. Strahlenther Onkol 183:563–570

[68] Ullrich RT, Kracht LW, Jacobs AH (2008) Neuroimaging in patients with gliomas. Semin Neurol 28:484–494

[69] Weller M, Tabatabai G, Kästner B et al (2015) MGMT promoter methylation is a strong prognostic biomarker for benefit from dose–intensified temozolomide rechallenge in progressive glioblastoma: the DIRECTOR trial. Clin Cancer Res 21:2057–2064

[70] Wen PY, Macdonald DR, Reardon DA et al (2010) Updated response assessment criteria for high–grade gliomas: response assessment in neuro–oncology working group. J Clin Oncol 28:1963–1972

[71] Westphal M, Lamszus K (2015) Circulating biomarkers for gliomas. Nat Rev Neurol 11:556–566

[72] Wick W, Steinbach JP, Kuker WM et al (2004) One week on/one week off: a novel active regime of temozolomide for recurrent glioblastoma. Neurology 62:2113–2115

[73] Wick A, Felsberg J, Steinbach JP et al (2007) Efficacy and tolerability of temozolomide in an alternating weekly regimen in patients with recurrent glioma. J Clin Oncol 25:3357–3361

[74] Withers HR (1985) Biological basis for altered fractionation schemes. Cancer 55:2086–2095

[75] Wong CS, van der Kogel AJ (2004) Mechanisms of radiation injury to the central nervous system: implications for neuroprotection. Mol Interv 4:273–284

[76] Wong ET, Hess KR, Gleason MJ et al (1999) Outcomes and prognostic factors in recurrent glioma patients enrolled into phase II clinical trials. J Clin Oncol 17:2572–2579

[77] Wong E, Huberman M, Lu X-Q (2008) Bevacizumab reverses cerebral radiation necrosis. J Clin Oncol 26:5049

[78] Wong CS, Fehlings MG, Sahgal A (2015) Pathobiology of radiation myelopathy and strategies to mitigate injury. Spinal Cord 53:574 -580

[79] Yung WK, Prados MD, Yaya–Tur R et al (1999) Multicentre phase II trial of temozolomide in patients with anaplastic astrocytoma or anaplastic oligoastrocytoma at first relapse. Temodal Brain Tumour Group. J Clin Oncol 17:2762–2771

第 8 章 眼部肿瘤
Eye Tumors

Helen A. Shih　Alexei V. Trofimov　John E. Munzenrider　**著**

郭　燕　刘朝兴　**译**

摘　要

　　眼睛较少作为放疗的首要靶器官，因此眼再程照射的问题很少被提及。由于眼对放射线的敏感性，临床常见的是在治疗眼眶、眼周或其他头颈、中枢神经系统肿瘤时，需要尽量减少眼的照射剂量。随着放疗技术的不断进步，无论是首次还是再程放疗，要达到安全放疗的目的，需要增加靶区的剂量及减少周围正常眼组织的剂量。本章将讨论放疗医生所了解的眼球不同部位发生并发症的阈值，如晶状体、视神经、黄斑、视网膜，以及泪腺、睑板腺的耐受剂量。对眼在已接受低、中等或高剂量照射后尝试行再程照射，给予一些建议。也将讨论精确放疗技术首程或再程治疗眼不同肿瘤的优势，尤其如质子束外照射、巩膜同位素贴敷近距离治疗技术等。最后将介绍质子束再程治疗眼球黑色素瘤的最新文献。

一、背景

　　放疗医生应对角膜、晶状体、视网膜、黄斑及视神经的耐受剂量了然于胸（Emami 等，1991；Parsons 等，1983），也知道射线对泪腺及睑板腺的损伤可减少眼泪分泌，进而可能导致干眼综合征。轻症患者通过人工泪液补充往往可以得到有效的处理，但重症患者最终可能需要进行睑裂缝合术。在一些严重的病例中，角膜瘢痕形成可导致严重的视力下降，或者因为顽固的疼痛而不得不摘除眼球。

二、首程放疗

（一）转移灶

眼的放疗常常是因为转移性病灶（Rudoler

deng，1997；Tsina 等，2005；Kamran 等，2014）。这些转移灶常来源于肺或乳腺，当然其他的原发部位也可看到（Ferry 和 Font，1974）。眼是由间脑侧壁的外突部分发育而来的，因此可看作是中枢神经系统的一部分。由于缺乏淋巴系统，眼、脑的转移灶只能通过血行转移而来。因两者的转移途径相同，出现眼转移的患者往往在此前、同时或之后出现脑转移。如果眼、脑两者中的一个器官已经接受放疗，而另一个器官再次出现转移，在治疗新病灶时，必须把之前该器官所受到的照射剂量（如果有的话）考虑在内。在治疗丘脑疾病和眼眶假瘤时，应用高度调强放疗可以使眼周围组织收到最小剂量的照射（图 8-1）。

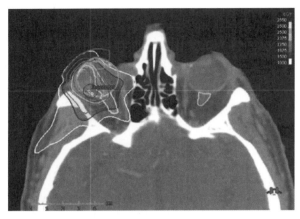

▲ 图 8-1 1 例眼转移瘤的调强放疗，剂量为 25Gy，分 5 次给予（彩图见书末彩插部分）

（二）眼部原发肿瘤、眼及眼眶的良性病变

原发肿瘤（如黑色素瘤、淋巴瘤、血管肿瘤及视网膜母细胞瘤）进行放疗的情况要少于因眼转移灶而需进行放疗。原发性眼肿瘤的治疗剂量差别很大。眼球黑色素瘤使用质子束治疗时常接受很高的均匀剂量照射（50～70Gy，分 4～5 次）。如果使用巩膜同位素敷贴治疗则给予相似或更高的不均匀剂量（Courdi 等，2010；Dendale 等，2006；Gragoudas 等，2002；Egger 等，2001；美国近距离放疗学会 - 眼科肿瘤学专家组，2014；Badiyan 等，2014；Barker 等 2014；Sagoo 等，2011；Semenova Fenger 等，2013）。而视网膜母细胞瘤（Mouw 等，2014；Merchant 等，2002；Pradhan 等，1997）、淋巴瘤（Harada 等 2014；Munch-Petersen 等，2015；Fasola 等，2013）常给予中等剂量照射（36～46Gy）。眼或眼眶一些良性肿瘤，如黄斑变性、血管肿瘤，如脉络膜血管瘤，Grave 眼病、眼眶假瘤，也可以考虑放疗（Jackson 等，2015；Chan 等，2010；Petersen 等，1990；Lanciano 等，1990）。对于前者仅需照射病变区，而后两者，虽然需要治疗的病变位于眼外肌或眼眶而非在眼球内，但向后至视网膜锯齿缘的整个眼球需包括在照射靶区内。眼良性病变给予的照射剂量相对较低（10～20Gy）

（Brrak 等，2005；Chen 等，2014；Chan 等 2010；Petersen 等，1990；Mourits 等 2000；Cardoosa 等，2012）。近期的研究发现对于年龄相关性黄斑变性，采用 16Gy 或 24Gy 立体定向放射疗法在 2 年的数据中发现了早期疗效，但需要长期数据来评估晚期毒性，并且可能会影响未来潜在的再程放疗的机会（Jackson 等，2015）。有文献报道应用质子束治疗，16Gy 或 24Gy 分 2 次给予，疗效是相似的（Chen 等，2014）。

三、再程放疗

（一）良性病变低剂量照射后的再程放疗

对于黄斑变性患者而言，尽管眼内抗血管生成药物的疗效已在很大程度上取代了放疗的使用，但低剂量重复照射基本上没有什么风险。而在最近最新的良性疾病治疗适应证中，已不再把黄斑变性列为放疗的适应证（Van Houtte 等，2005）。对于 Grave 眼病和眼眶假瘤临床通常给予较低剂量的分次光子束外照射（20Gy/10f）。这样的剂量一般可以行再程照射，而不大可能引起严重并发症。但在首程或再程照射中，如果不能有效地遮挡晶状体，白内障还是有可能出现的。目前，有关这些患者再程放疗的适应证效果及治疗风险的参考文献很少。

（二）视网膜母细胞瘤、淋巴瘤及转移瘤中等剂量照射后的再程放疗

这些患者常接受 30～46Gy（每次 1.8～3.0Gy）的分次高能光子束外照射。对于位于眼球后部的视网膜母细胞瘤和转移瘤，患者的靶区可以仅包括眼球后部。对于肿瘤靠前的视网膜母细胞瘤、弥漫性累及视网膜及玻璃体的淋巴瘤和转移瘤，向后至视网膜锯齿缘的整个眼球均需照射。如果靶区仅包括眼球赤道后方的视网膜，采用合适的治疗计划及治疗技术，晶状体的剂量往往可以控制在白内障发生的阈值之内

（4Gy）（Parsons 等，1983）。但当治疗区位于视网膜锯齿缘之前，辐射性白内障出现概率就会大大增加。放射性视网膜炎及放射性视神经炎的阈值剂量一般大于 20Gy。但在临床上接受 40～46Gy 照射后出现有症状的视网膜病或者视神经病也并不多见。除非采用质子放疗、巩膜同位素敷贴或立体定向放疗等精准放射技术有可能使晶状体的剂量控制在很低水平，否则，再程放疗往往导致白内障的发生，使用精确放疗技术也能减少视网膜的照射体积，并可以降低黄斑和视神经的照射剂量。不过对于眼淋巴瘤、视网膜母细胞瘤和眼转移瘤，化疗等全身治疗往往可以减少再程放疗的使用。冷冻治疗、激光光凝治疗或巩膜同位素敷贴治疗等局部治疗对局灶性复发的视网膜母细胞患者疗效肯定。因此这些患者现已经很少使用再程外照射治疗。

（三）眼球黑色素瘤高剂量照射后再程放疗

眼球黑色素瘤采用很高的均匀剂量质子束放疗（50～70Gy，每次 4～5 次）。如果使用巩膜同位素敷贴治疗则在 4～8 天内给予相似或更高的非均匀剂量，具体根据敷贴内留置的放射源强度。精准放疗所给予的高剂量可以局限于眼中肿瘤累及区域。图 8-2 展示了 1 例葡萄膜黑色素瘤患者放疗后边缘复发接受了 2 次的质子束治疗。除了肿瘤邻近的很小区域和射束通过部分会受到一定的剂量，眼内的其他结构受到的剂量可以很低甚至为零。

在首程放疗区域外甚至在初次发放疗区域内或邻近区域出现新的肿瘤，对于选择性的患者，再程放疗还是可以进行的。Marucci 等（2006）评价了质子束再程治疗（proton beam radiation therapy，PBRT）31 例复发的葡萄膜黑色素瘤的结果。二次质子束治疗间隔的平均时间是 50.2 个月（范围 8～165 个月）。大部分（87%）患者两次均接受了（RBE）（相对生物效应）= 70Gy。首程及再程治疗的患者中分别有 30 例及 22 例患者视敏度为 20/200 或更佳。再程治疗后平均随访时间为 50 个月（范围 6～164 个月）。在最后一次访视时，20 例患者肿瘤体积继续缩小或无进展。共有 9 例患者（29%）行眼球摘除术。5 例因为局部复发，4 例因为顽固性疼痛。5 年眼球保留率为 55%（95%CI 25.2～77.4）。22 例保有眼球的患者中有 6 例视力存在（视敏度 20/200 或以上）。这个小样本的回顾性研究说明对于复发的葡萄膜黑色素瘤给予再程质子束总剂量再在 118～140Gy（RBE）的放疗，可以获得较好的肿瘤局部控制率和相对低的眼球摘除率。再程放疗后，虽然很多患者失去了视力，但大部分患者可以保留住眼球。

在最近的一项回顾性研究中，比较了复发的葡萄膜黑色素瘤患者采用眼球摘除术和再程放疗对生存率的影响（Marucci，等，2011）。选择再程放疗的患者年龄均较眼球摘除患者略大（分别是 56 岁和 61 岁）。而肿瘤体积方面，眼球摘除组比再程放疗组大，不论是初发还是复发。肿瘤位置、睫状体侵犯情况在两组中无明显差别。中位随访时间眼球摘除组长于再程放疗组（分别是 79 个月和 59 个月）。眼球摘除组和再程放疗组的中位生存时间分别为 42 个月和 90 个月。中位无转移时间分别为 38 个月和 97 个月。术后或放疗后的 5 年总生存率分别为 36% 和 63%（$P = 0.040$）。5 年无转移生存率分别为 31% 和 66%（$P = 0.028$）。经过对治疗时肿瘤最大径和肿瘤体积 2 个因素的调整后，两组的生存差异仍存在。该研究表明，在复发的葡萄膜黑色素瘤患者中，与眼球摘除术相比，选择再程质子束放疗并不会导致患者生存下降。

最近，Riechardt 等（2014）报道了他们使用质子束放疗进行挽救性放疗的经验。本研究对 48 位患者进行了再程质子束放疗，他们之前的初始治疗包括 26 例放疗，21 例 [106]Ru 近距离放疗，1 例射波刀放疗和 4 例质子束治疗，这

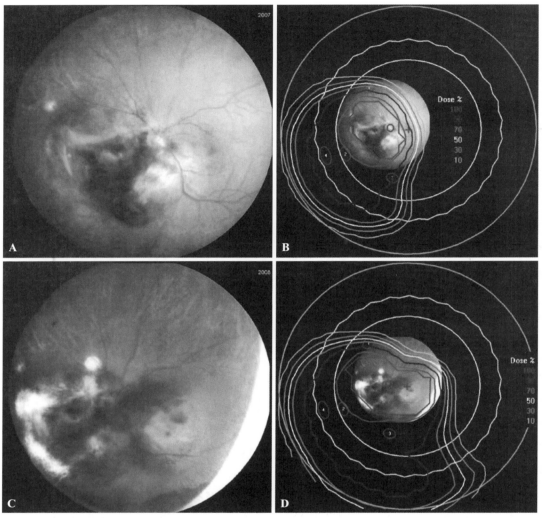

▲ 图 8-2　复发葡萄膜黑色素瘤

1 例 81 岁的原发性左眼葡萄膜黑色素瘤患者（A），接受质子治疗，剂量为 50Gy（RBE），分 5 次给予（B）。治疗 14 个月后，该患者在原发性肿瘤区域的侧缘复发（C），再程接受质子治疗，剂量为 70Gy（RBE），分 5 次给予（D）（彩图见书末彩插部分）

与先前报道的两种疗程均接受质子束治疗的患者有所不同。在 10 年随访的数据中，48 例患者的局部肿瘤控制率为 92%。复发患者中有 2/3 先前接受过质子治疗和射波刀治疗。所有患者的晚期疗效差，因此很难评估两个疗程的毒性，但质子再照射后的第一年总体视敏度保持稳定，但随后下降。其他后期影响包括白内障（25% 的患者接受矫正手术）和玻璃体积血（12.5% 的患者进行玻璃体切割术）。

（四）翼状胬肉的再程放疗

当这些良性的不规则的肉色纤维血管增

生物长到视轴区角质层时会引起视物不清。首次病灶切除后的复发率为 20%～30%。而在再次病灶切除者中的复发率为 30%～60%。使用 ^{90}Sr 的 β 线治疗，18Gy 单次或 60Gy，每次 6 次，复发率在 2%～12%（Paryani 等，1994；Van den Brenk，1968）。而在再程治疗的患者中，复发率和并发症发生率均有所增加（Wilder 等，1992；Dusenbery 等，1992）。

四、总结

复发的眼肿瘤，尤其是在葡萄膜黑色素瘤

和视网膜母细胞瘤中，经过仔细选择的部分患者还是可以成功的实施再程放疗。基于 CT 的三维放疗计划结合精准放疗技术可以使放疗主要针对肿瘤靶区而避开眼的其他重要结构。这种治疗方式给眼肿瘤复发患者提供了保留住眼球、在一定程度上保存视力的治疗选择。

参 考 文 献

[1] Badiyan SN, Rao RC, Apicelli AJ et al (2014) Outcomes of iodine–125 plaque brachytherapy for uveal melanoma with intraoperative ultrasonography and supplemental transpupillary thermotherapy. Int J Radiat Oncol Biol Phys 88:801–805

[2] Barak A, Hauser D, Yipp P et al (2005) A phase I trial of stereotactic external beam radiation for subfoveal choroidal neovascular membranes in age–related macular degeneration. Br J Radiol 78:827–831

[3] Barker CA, Francis JH, Cohen GN et al (2014) 106Ru plaque brachytherapy for uveal melanoma: factors associated with local tumor recurrence. Brachytherapy 13:584–590

[4] Cardosa CC, Giordani AJ, Wolosker AM et al (2012) Protracted hypofractionated radiotherapy for Graves' ophthalmopathy: a pilot study of clinical and radiologic response. Int J Radiat Oncol Biol Phys 82:1285–1291

[5] Chan RV, Yonekawa Y, Lane AM et al (2010) Proton beam irradiation using a light–field technique for the treatment of choroidal hemangiomas. Ophthalmologica 224:209–216

[6] Chen L, Kim IK, Lane AM et al (2014) Proton beam irradiation for non–AMD CNV: 2–year results of a randomised clinical trial. Br J Ophthalmol 98:1212–1217

[7] Courdi A, Caujolle JP, Grange JD et al (2010) Results of proton therapy of uveal melanomas treated in Nice. Int J Radiat Oncol Biol Phys 45:5–11

[8] Dendale R, Lumbroso–Le Rouic L, Noel G et al (2006) Proton beam radiotherapy for uveal melanoma: results of Curie Institut–Orsay proton therapy center (ICPO). Int J Radiat Oncol Biol Phys 65:780–787

[9] Dusenbery KE, Alul IH, Holland EJ et al (1992) Beta–irradiation of recurrent pterygia: results and complications. Int J Radiat Oncol Biol Phys 24:315–320

[10] Egger E, Schalenbourg A, Zografos L et al (2001) Maximizing local tumor control and survival after proton beam radiotherapy of uveal melanoma. Int J Radiat Oncol Biol Phys 151:138–147

[11] Emami B, Lyman J, Brown A et al (1991) Tolerance of normal tissue to therapeutic irradiation. Int J Radiat Oncol Biol Phys 21:109–122

[12] Fasola CE, Jones CE, Huang DD et al (2013) Low–dose radiation therapy (2Gy x 2) in the treatment of orbital lymphoma. Int J Radiat Oncol Biol Phys 86:930–935

[13] Ferry AP, Font R (1974) Carcinoma metastatic to the eye and orbit: a clinicopathological study of 227 eyes. Arch Ophthalmol 92:276–286

[14] Gragoudas E, Li W, Lane AM et al (2002) Evidence–based estimates of outcome in patients irradiated for intraocular melanoma. Arch Ophthalmol 120:1665–1671

[15] Harada K, Murakami N, Kitaguchi M et al (2014) Localized ocular adnexal mucosa–associated lymphoid tissue lymphoma treated with radiation therapy: a long–term outcome in 86 patients with 104 treated eyes. Int J Radiat Oncol Biol Phys 88:650–654

[16] Jackson TL, Chakravarthy U, Slakter JS et al (2015) Stereotactic radiotherapy for neovascular age–related macular degeneration: year 2 results of the INTREPID study. Ophthalmology 122:138–145

[17] Kamran SC, Collier JM, Lane AM et al (2014) Outcomes of proton therapy for the treatment of uveal metastases. Int J Radiat Oncol Biol Phys 90:1044–1050

[18] Lanciano R, Fowble B, Sergott RC et al (1990) The results of radiotherapy for orbital pseudotumor. Int J Radiat Oncol Biol Phys 18:407–411

[19] Marucci L, Lane AM, Li W et al (2006) Conservation treatment of the eye: conformal proton reirradiation for recurrent uveal melanoma. Int J Radiat Oncol Biol Phys 64:1018–1022

[20] Marucci L, Ancukiewicz M, Lane AM et al (2011) Uveal melanoma recurrence after fractionated proton beam therapy: comparison of survival in patients treated with reirradiation or with enucleation. Int J Radiat Oncol Biol Phys 79:842–846

[21] Merchant T, Gould CJ, Hilton NE et al (2002) Ocular preservation after 36Gy external beam radiation therapy for retinoblastoma. J Pediatr Hematol Oncol 224:246–249

[22] Mourits MP, van Kempen–Harteveld ML, Garcia MBG et al (2000) Radiotherapy for Graves' orbitopathy: randomised placebo–controlled study. Lancet 355:1505–1509

[23] Mouw KW, Sethi RV, Yeap BY et al (2014) Proton radiation therapy for the treatment of retinoblastoma. Int J Radiat Oncol Biol Phys 90:863–869

[24] Munch–Petersen HD, Rasmussen PK, Coupland SE et al (2015) Ocular adnexal diffuse large B–cell lymphoma: a multicenter international study. JAMA Ophthalmol 133:165–173

[25] Parsons JT, Fitzpatrick CJ, Hood CL et al (1983) The effects of irradiation on the eye and optic nerve. Int J Radiat Oncol Biol Phys 9:609–622

[26] Paryani SB, Scotta WP, Wells JW et al (1994) Management of pterygium with surgery and radiation therapy. Int J Radiat Oncol Biol Phys 28:101–103

[27] Petersen IA, Kriss JP, McDougall IR et al (1990) Prognostic factors in radiotherapy of Graves' ophthalmopathy. Int J Radiat Oncol Biol Phys 19:259–264

[28] Pradhan DG, Sandridge AL, Mullaney P et al (1997) Radiation therapy for retinoblastoma: a retrospective study

of 120 patients. Int J Radiat Oncol Biol Phys 39:3–13

[29] Riechardt AI, Cordini D, Dobnet B et al (2014) Salvage proton beam therapy in local recurrent uveal melanoma. Am J Ophthalmol 158:948–956

[30] Rudoler SB, Shields CL, Corn BW et al (1997) Functional vision is improved in the majority of patients treated with external–beam radiotherapy for choroid metastases: a multivariate analysis of 188 patients. J Clin Oncol 15: 1244–1251

[31] Sagoo MS, Shields CL, Mashayekhi A et al (2011) Plaque radiotherapy for juxtapapillary choroidal melanoma. Tumor control in 650 consecutive cases. Ophthalmology 118: 402–407

[32] Semenova E, Finger PT (2013) Palladium–103 radiation therapy for small choroidal melanoma. Ophthalmology 120:2353–2357

[33] The American Brachytherapy Society – Ophthalmic Oncology Task Force (2014) The American Brachytherapy Society consensus guidelines for plaque brachytherapy of uveal melanoma and retinoblastoma. Brachytherapy 13:1–14

[34] Tsina EK, Lane AM, Zacks DN et al (2005) Treatment of metastatic tumors of the choroid with proton beam irradiation. Ophthalmology 112:337–343

[35] Van den Brenk HA (1968) Results of prophylactic postoperative irradiation in 1300 cases of pterygium. Am J Roentgenol 103:723–727

[36] Van Houtte P, Roelandts M, Devriendt D et al (2005) Radiation therapy of benign diseases. What's new eight years after? Cancer Radiother 9:427–434

[37] Wilder RB, Buatti JM, Kittleson JM et al (1992) Pterygium treated with excision and postoperative beta irradiation. Int J Radiat Oncol Biol Phys 23:533–537

第 9 章　头颈部癌的再程放疗
Re-irradiation in Head and Neck Cancer

Johannes A. Langendijk　著

常冬姝　李　晶　任　刚　译

摘　要

　　对于放射肿瘤学专家来说，头颈部癌局部区域治疗失败或接受全疗程放化疗后放疗区域内第二原发癌的再程放疗是个具有挑战性的问题。挽救性手术仍然是标准的治疗方法，但仅有约 20% 的患者适合手术。单纯化疗并不是一种治愈性的治疗选择。

　　经过精心筛选的病例中，根治性再程放（化）疗是安全的，15%～20% 的患者可获得长期生存，但是增加了严重的急性或晚期毒性反应。以紫杉醇为基础的再程放（化）疗研究结果令人鼓舞。

　　对于有不良预后因素的患者，挽救性手术后立即给予再程放（化）疗也是安全的，并显著提高肿瘤局部控制率。治疗相关的严重并发症仍然是再程放疗主要关注的问题。然而，大多数已发表的文献并没有使用最佳的时间－剂量分割模式和放疗技术，通过改变时间－剂量分割模式、限制高危区的靶体积剂量、使用更先进的放疗技术，可提高治疗比。

　　未来研究方向应聚焦于头颈部鳞癌（head and neck squamous cell cancer, HNSCC）有效的初次治疗新进展上。以多西他赛＋顺铂＋氟尿嘧啶（TPF）为代表的新辅助化疗，以及放疗联合西妥昔单抗靶向治疗，可能提高局控率和总生存率，而不增加治疗的并发症。

一、概述

　　放疗在头颈部鳞状细胞癌的治疗中起着重要的作用。目前，大多数头颈部鳞癌确诊时为局部进展期，治疗以放疗为主，或联合手术、化疗及生物靶向治疗。尽管头颈部鳞癌的初始治疗已经取得重大进展，仍有 30%～50% 的患者局部复发（Blanchard 等，2013，2015）。而对于长期存活患者，不断新发的头颈部肿瘤也是一种持续存在的威胁，Meta 分析显示第二原发肿瘤（second primary tumours, SPTs）发生

率达 14.2%（Haughey 等，1992）。由于大部分患者接受原发部位和淋巴引流区域的放疗，复发和第二原发肿瘤绝大多数发生在曾受照射的区域。

　　大多数患者初次放疗给予的剂量低于正常组织普遍接受的耐受剂量，随着时间的推移，正常组织可部分修复，但可以安全地给予正常组织的额外剂量仍有待确定。故再程放疗时，大多数放射肿瘤学家对正常组织的放射剂量更加慎重，特别是脊髓、喉、视神经和视交叉等重要结构。此外，为获得满意的局部区域肿瘤

控制率，高危区域的总剂量至少应达到常规认为可治愈的范围。因此，根治性放（化）疗后照射野内复发和第二原发头颈部鳞癌是摆在放射肿瘤学专家面前一个重要而艰难的挑战。本章节将讨论再程放疗的疗效及是否联合其他模式治疗的相关问题。

二、人群的变化

在过去的几十年，头颈部鳞癌的治疗已取得重大进展，特别是同步放化疗（Langendijk 等，2004；Pignon 等，2009）、西妥昔单抗联合放疗（Bonner 等，2006，2010）和改变时间 – 剂量分割模式的放疗（Baujat 等，2010；Blanchard 等，2011）均显著提高了肿瘤局部控制率和总体生存率。这些新的治疗方案已被接受，并作为头颈部鳞癌器官保留或不可切除肿瘤的标准治疗。在大多数报道头颈部鳞癌再程放（化）疗的研究中，纳入的患者在 1990 年前接受初次治疗，采用传统剂量分割方案，并未联合化疗（Weppelmann 等，1992；Spencer 等，1999；Schaefer 等，2000；De Crevoisier 等，1998，2001）。此外，当时 CT 模拟计划系统及三维剂量计算并不是常规使用，大多数患者的治疗采用模拟机定位，接受术后放疗的病例也存在同样情况。自从两个前瞻性随机研究的结果发表以来，更多的患者采用术后同步放化疗，取代了单纯术后放疗（Bernier 等，2004；Cooper 等，2004），特别是具有局部失败高危因素的患者，如手术切缘阳性和淋巴结转移并播散（Bernier 等，2005 年）。这些方案已作为目前标准的治疗手段，有两点值得关注。第一，改变时间 – 剂量分割模式下 CT 引导的三维适形放疗或调强放疗（IMRT）和（或）联合同步化疗与传统的单纯放疗相比，局部治疗失败率下降，与早期研究的患者相比，预示着选择出更多的放疗抵抗患者。因此，有研究者质疑，对接受过更有效的初次治疗方案后，再程放疗

患者，用这些早期研究结果解释是否合理。第二，相对于传统的单纯分割放疗，更有效的放化疗后肿瘤局部复发，复发的肿瘤细胞可能来源于对放疗更为抵抗的细胞克隆，不能排除再程放（化）疗的疗效更低。Nagar 等的研究结果发现，与初次治疗为单纯放疗者相比，再程放（化）疗对初次接受放化疗联合治疗者，无病生存率和总生存率均显著下降（Nagar 等，2004），在这项研究中，初次治疗为放化疗联合治疗者无病生存不超过 1 年，所有患者在再程放（化）疗后 2 年内死亡。此外，在一项包含 9 个 I～II 期头颈部癌再程放疗临床试验的回顾性研究中，初次采用放化联合治疗是总生存率的预后不良因素（Choe 等，2011）。这些结果支持这样一种假设，放疗区域内复发的头颈部癌患者考虑再程放疗时，初次接受放化疗后复发者，比早期报道中主要包括初次仅接受放疗后复发者预后更差。

三、患者选择

无论是否与其他方式联合应用，再程放疗都有出现严重急性和晚期毒副反应的风险，要进一步提高治疗率，正确地选择患者是关键。从这个角度看，确定可靠和有效的预后因素至关重要。此外，也应考虑替代治疗方法的可能性，并详细分析既往的放疗计划。

（一）预后因素

再程放疗预后因素的确定和验证存在一些方法学问题：①不同研究中，研究对象入组标准不同，导致研究人群的异质性；②大多为回顾性研究；③纳入患者人数有限，没有足够的能力发现临床相关的预后因素；④所使用的治疗方案种类繁多。不过，尽管存在这些方法学上的缺陷，也发现了几个重要预后指标。

Tanvetyanon 等回顾性分析了头颈部癌根治性再程放疗影响生存的预后因素（Tanvetyanon

等，2009），研究对象包括复发性肿瘤和第二原发癌，103 例中有 43 例接受过挽救性手术和再程放疗。根据这个诺模图，可以结合多种预后因素预测再程放疗后 24 个月的死亡概率，包括伴发疾病（Charlson 指数）、再程放疗前器官功能障碍、孤立的颈部复发、肿瘤体积和间隔时间（初次治疗结束至再程放疗前）。诺模图显示预测结果和观察结果之间有很好的一致性（C 指数为 0.75），图中包含的因素体现了大多数既往已报道的预后因素（Stell，1989；Spencer 等，2001，2008）。然而，本分析的患者病例数相对较少，其他潜在的预后因素包括复发与第二原发癌、放疗总剂量、既往放化疗联合治疗（Spencer 等，2001，2008）和放疗技术均未被认定为重要的预后因素。然而，这个诺模图可能是一种有用的工具，选择结果较好的患者接受更强的再程放（化）疗方案。

Choe 等报道了一项回顾性多变量分析，166 例既往接受放疗的局部晚期非转移性头颈部癌患者，接受挽救性手术后再程放（化）疗，或标准的再程放（化）疗（Choe 等，2011）。最终确定了 4 个影响总体生存的独立预后因素，包括再程放（化）疗是否行挽救性手术、既往是否行放化疗、再程放疗总剂量（< 60Gy vs. ≥ 60Gy）和首次治疗结束至再程放化疗开始之间的间隔时间（< 36 个月 vs. ≥ 36 个月）。有 0 ～ 1 个不良预后因素患者的 5 年总生存率约为 30%，而 2 个和 3～4 个不良预后因素患者的 5 年总生存率分别为 10% 和 0%。后一种模型简单、实用，可将患者分为不同风险组，提供最合适的挽救性策略。

最近，Riaz 等报道了一个诺模图的研制，该图预测再程放疗无论是单纯放疗还是联合手术或同步化疗后 2 年的局控率。这张图包括五个预后因素：分期、肿瘤位置、器官功能障碍、挽救性手术和再程放疗总剂量（Riaz 等，2014）。

上述两项研究的重要发现是，伴随疾病和已存在的器官功能障碍是重要的预后因素（Tanvetyanon 等，2009；Riaz 等，2014）。更具体地说，无这两项因素的患者，再程放疗后中位生存期达 59.6 个月，而有这两项因素者，中位生存仅 5.5 个月，没有生存超过 2 年的患者（P < 0.001）（Tanvetyanon 等，2009）。这两个因素可能很重要，这是因为治疗耐受性和依从性差，它们增加癌症相关死亡的风险和（或）增加非癌症相关死亡的风险。此外，器官功能障碍主要是由于初次放疗的毒性反应所致，也可能是肿瘤具有侵袭性生物学行为的体现。因此，这两项指标对总生存率的巨大影响，可能对再程放（化）疗产生负面作用，但也可能是一种竞争性死亡风险。

（二）治疗方案的选择

决定行再程放（化）疗前，也应该考虑其他治疗方案，特别是对于可切除的局部复发和（或）第二原发癌，手术作为传统意义上的标准治疗手段应该被考虑（Gilbert 和 Kagan，1974；Pradhan 等，1980，Goodwin，2000），而化疗或再程放（化）疗是不可切除肿瘤的主要治疗手段或挽救性手术后的辅助治疗（De Crevoisier 等，1998，2001）。然而，仅约 20% 的患者适合根治性切除术（Ridge，1993；Mabanta 等，1999），而且挽救性手术治疗效果相对较差。基于 32 个临床研究的 1633 例头颈部鳞癌挽救性手术患者的 Meta 分析结果显示，5 年生存率约 40%（Goodwin，2000），复发性喉癌（48%）和口腔癌（43%）的 5 年生存率高于复发性口咽癌患者（26%）。最近一项回顾性研究证实，同步放化疗后局部复发的喉癌和下咽癌患者行挽救性手术的效果更好（Putten 等，2015）。66 例同步放化疗后局部复发的患者中，22 例接受了挽救性手术（33%），挽救性手术的独立预后因素是年轻和喉癌，术后 5 年总生存率为 27%，而未行挽救性手术的 5 年总生存率为 0%。然而，这种较高的生存率是以 14% 的并发症为代价的。

值得注意的是，Meta 分析并没有得到分期或间隔时间（初次治疗到复发）的分层数据，这是它的局限性之一（Goodwin，2000）。据此，Zafareo 等回顾性分析了挽救性手术在复发性口咽鳞状细胞癌患者中的治疗结果（Zafereo 等，2009），研究显示挽救性手术的结果取决于其他预后因素。作者们认为除了区域淋巴结转移和远处转移外，199 例根治性放疗后局部复发的口咽癌患者，41 例（21%）选择了挽救性手术治疗，3 年总体生存率为 42%。这项研究表明挽救性手术的有利预后因素包括年轻、复发肿瘤较小且能够取得阴性切缘、无颈部复发。其他研究结果也显示前一次治疗的间隔时间（Stell，1991；Llewelyn 和 Mitchell，1997；Agra 等，2006）和肿瘤分期（Lacy 等，1999；Goodwin，2000；Agra 等，2003，2008）是挽救性手术重要的预后因素。不过，挽救性手术后二次复发风险依然很高，约 2/3 的患者挽救性手术后 1 年复发（Kim 等，2007；Zafereo 等，2009），强调了再程放（化）疗的潜在重要性（见后文）。

在决定行再程放（化）疗和挽救性手术时，应考虑到单纯挽救性手术的结果和术后再程放（化）疗的事实。值得注意的是，从这点上看，挽救性手术后给予术后再程放（化）疗优于单纯再程放（化）疗。Salama 等（2006）研究结果显示术后再程放（化）疗 5 年疾病无进展生存率达 51%，显著优于单纯再程放（化）疗的 19%。Kasperts 等（2006）回顾性分析了 39 例第二原发癌或局部复发患者接受术后再程放疗（没有化疗）的研究结果，所有患者具有切缘阳性和（或）淋巴结转移，并伴有结外侵犯，因此被认为有很高或非常高的局部失败风险（Langendijk 等，2005）。本研究 3 年局控率和

总生存率分别为 74% 和 44%，这一治疗结果与初次治疗的手术联合术后放疗结果无明显差异。

同样应该注意的是，与再程放（化）疗相同，患者局部放疗后挽救性手术的并发症也是一个重要的问题，发生率为 20%~40%（Goodwin，2000），这与预期相符合，因 III 期和 IV 期手术范围更大，并发症发生率也更高。尽管相当多的患者（约 50%）会发生切口并发症，但切口并发症似乎是一个可处理的问题（Langendijk 等，2005；Agra 等，2008；Putten 等，2015），围术期死亡相对较少。目前，肌皮瓣或微血管吻合游离皮瓣的应用，从非放疗区域选择组织在手术区域重建，为外科医生提供了更大的选择余地。

对于复发性头颈部鳞癌，单独化疗通常不认为是一种可治愈的选择，尽管在治疗转移性和复发性疾病方面取得了进展，但患者不适合进行更积极的局部治疗，如挽救手术或再程放疗。在仅进行全身治疗情况下，以铂类为基础的化疗认为是标准治疗（Hong 等，1983；Forastiere 等，1992；Arnold 等，2004；Gibson 等，2005；Sacco and Cohen，2015）。与单纯铂类为基础的化疗相比，铂类、氟尿嘧啶和西妥昔单抗联合的治疗方案有约 30% 的疗效（Sacco 和 Cohen，2015），总生存期从单纯化疗组 7.4 个月提高至化疗 + 西妥昔单抗组 10.1 个月（Vermorken 等，2008）。虽然这些结果令人鼓舞，但从长远看，单纯系统性化疗仍不能作为治愈性治疗的选择，而应作为不适合局部治疗患者和（或）已有远处转移患者的治疗方法。Datta 等回顾性分析发现根治性放疗后局部有残留或复发患者，放化疗联合治疗效果明显优于单纯化疗，5 年生存率为 19%，单纯化疗 5 年无幸存者（Datta 等，2003）。然而，缺乏比较两种治疗效果的随机对照试验，因此，不能除外，与单纯化疗相比，选择性偏倚可能使放化疗部分获益。

（三）复发分析

在既往放疗区域内局部复发或第二原发癌的患者接受更积极的治疗方案，使用如 IMRT 更先进的放疗技术，参考靶区外组织，允许更好的靶区剂量适形性，使参照初始放疗剂量分布确定局部复发的确切位置变得越来越重要。如果复发部位的放疗剂量显著低于大体肿瘤靶区（GTV）的处方剂量，例如复发位于选择性的颈部治疗区或靶区遗漏区，局部治疗失败就不能归因于内在放疗抵抗，与位于高剂量区的复发相比，再程放（化）疗可能更为有效。因此，所有考虑行再程放（化）疗患者，应进行治疗区域的三维重建及初次治疗方案和剂量分布的分析，这就是所谓的"复发分析"，使用初次治疗时的计划 CT 和复发区域 CT 扫描做图像融合，最好结合其他先进的图像技术，包括正电子发射断层扫描（PET）和（或）MRI，这是治愈性再程放（化）疗策略的重要步骤。

四、以再程放（化）疗为主的治疗

大多数复发患者初次治疗时已接受了足量的放疗，复发灶很有可能存在放疗抵抗的肿瘤克隆，给予同样或稍低剂量的再次放疗，很难清除这些放疗抵抗的克隆细胞。有许多潜在方式来克服放射抵抗问题，包括提高剂量、应用放射增敏方案，如联合化疗和（或）分子靶向治疗。

（一）单纯再程放疗

许多作者报道了采用单纯外照射实施再程放疗的结果。在较早研究中，患者接受常规分割剂量和传统照射技术的放疗（Stevens 等，1994），有时联合了近距离放疗，复发患者的局部控制率为 27%，而第二原发癌患者的局部控制率为 60%，复发肿瘤患者和第二原发癌患者的 5 年生存率分别为 17% 和 37%（Skolyszewski 等，1980）。某些亚组的治疗效果更好，如

Wang 等系列研究报道早期第二原发喉癌，5 年生存率达 93%（Wang 和 McIntyre，1993）。关于单纯再程放疗的报道，均为单中心的回顾性分析，包括高度选择的患者和异质的患者群体，采用过时的放疗技术。

最近一些作者报道了采用现代放疗技术进行再程放疗的结果，如三维适形放疗和调强放疗 IMRT（Dawson 等，2001）。34 例不能手术或不可切除的第二原发癌（26 例）和局部复发性肿瘤（8 例）患者接受高剂量再程放疗，采用常规分割，总剂量 60Gy，2 年局部控制率为 27%，3 年总体生存率为 22%。

（二）是否存在剂量效应的相关性

在头颈部鳞癌的初次治疗中，通过超分割增加剂量，可提高局部控制率而不增加远期放疗毒性。虽然缺乏再程放疗剂量递增的 III 期临床研究证据，但是回顾性分析显示更高的照射剂量与局部区域肿瘤控制有关。

Datta 等（2003）发现再程放疗疗效和总剂量存在显著相关性。124 例放疗后复发或残留的患者给予单纯再程放疗或联合诱导化疗或同步化疗，当再程放疗剂量 $\geqslant$ 40Gy 时，总有效率显著提高（91% vs. 33%，$P < 0.001$），总生存率亦显著提高（多因素分析）。

Shaefer 等采用放疗联合同步化疗治疗 32 例患者，羟基脲、氟尿嘧啶连用 5 天，休息 9 天，每 2 周重复，直至放疗累积剂量达 110Gy（包括既往放射剂量）（Schaefer 等，2000），在这项研究中接受 $\leqslant$ 50Gy 治疗的患者中位总生存期和无进展生存期分别为 9.0 个月和 14.2 个月，其中接受总剂量 40~49Gy 治疗的患者中位总生存期和无进展生存期分别为 0.0 个月和 5.0 个月。

在另一项研究中，接受总剂量 > 50Gy 与 $\leqslant$ 50Gy 的患者相比，总生存率显著提高，在多因素分析中具有显著性意义（HR = 0.45;

95%CI 0.26～0.76；$P = 0.002$）（Choe 等，2011）。Riaz 等也得出类似的结果，在多因素分析中，照射剂量是局部控制的独立预后因素，与低于 50Gy 的患者相比，50Gy 或更高剂量组的风险比为 0.57（95%CI 0.38～0.85）（Riaz 等，2014）。

Salama 等（2006）报道了芝加哥大学连续 7 个 Ⅰ～Ⅱ 期研究方案，关于 115 例局部复发性（非转移性）或第二原发头颈部鳞癌患者采用高剂量再程放（化）疗的结果，总剂量 ≥ 58Gy 者 3 年局控率、无进展生存率和总体生存率分别为 56%、38% 和 30%，显著高于总剂量＜ 58Gy 的患者，其 3 年局控率、无进展生存率和总体生存率分别为 33%、21% 和 6%。多因素分析中，总剂量为独立的预后因素，这种剂量效应关系在不可切除的患者亚组中最为明显。Choe 等发现再程照射总剂量是总生存率的独立预后因素，接受＜ 60Gy 的患者与接受 60Gy 或以上的患者相比，风险比为 0.35（95%CI 0.23～0.53；$P ＜ 0.001$）（Choe 等，2011）。

然而，其他研究未能明确证实剂量效应关系，这可能是由于纳入研究的患者数量少、统计学效能低，无法检测不同剂量之间的临床相关差异。

这些研究结果提示更高剂量的再程放疗可提高局控率和（或）总生存率，但这种情况下仍难以确定最佳剂量水平，因为还不清楚高剂量带来好的获益是否归结于选择了预后更好的患者。考虑大多数复发的患者在首次治疗采用 66～70Gy 根治剂量放疗后失败，再程放疗给予更低的剂量很难达到有效的局部控制率，这一情况同样适用于照射区域出现的第二原发癌，没有理由相信低于常规放疗的剂量可以达到满意的局部控制率。

因此，对于根治目的的再程放（化）疗，至少应达到标准分割放疗总剂量 60Gy 或等效

生物剂量的超分割放疗，缩短总放疗时间的超分割放疗可能会带来更理想的效果（Fu 等，2000）。

（三）再程放（化）疗

再程放（化）疗取得的成果已在前面的报道中概述（Kasperts 等，2005），综上所述，在这些报道中化疗方案以氟尿嘧啶和羟基脲为主，正如 Vokes 等（1989）最初描述，采用交替再程放化疗的治疗方案，在这些报道中，2 年总生存率为 5%～45%（Weppelmann 等，1992；Spencer 等，1999；Schaefer 等，2000）。

放疗协助组（RTOG）开展了第一个再程放疗联合化疗的前瞻性多中心临床试验（RTOG9610）（Spencer 等，2008），纳入了 79 例不可手术切除的复发或第二原发癌患者，2 年和 5 年生存率分别为 15% 和 3.8%，5 年生存结果与其他的报道相似，但仍令人失望（DeCrevoisier 等，1998）。这些结果是以严重的毒性为代价获得的，4 级和 5 级急性血液学毒性反应为 17.7% 和 7.6%，晚期毒性反应主要与放疗相关，3 级毒性反应为 19.4%，4 级毒性反应为 30%，在最后随访中，约 70% 的患者依赖于管饲。

报道的较高的生存率试验，往往联合更有效的化疗方案、更高的再程放疗剂量和（或）术后再程放化疗（Langendijk 等，2006；Milano 等，2005）。

多项前瞻性研究的结果显示，在初治阶段，采用紫杉烷 + 顺铂 + 氟尿嘧啶（TPF）诱导化疗后给予放疗或同步放化疗较顺铂 + 氟尿嘧啶诱导化疗更有效。临床前研究结果显示紫杉烷类药物对放疗耐受的鳞癌细胞系尤其有效，因此将紫杉烷类药物加入再程放（化）疗中很有意义（Britten 等，1998）。

在过去的 5 年，许多作者报道了含紫杉烷类的再程放（化）疗治疗方案（Hehr 等，2005；Kramer 等，2005；Langer 等，2007）。

Kramer 等（2005）报道了在 Fox Chase 癌症中心进行的两个前瞻性 I-II 期的临床试验结果，对 38 例不能手术切除的复发性头颈部鳞癌，给予分段再程放疗联合顺铂 + 紫杉醇化疗，2 年总生存率为 35%，1 年无进展生存率为 33%，治疗相关毒性增加，但可以接受。

值得注意的是 RTOG 牵头的一项 II 期临床试验（RTOG 9911）（Langer 等，2007），包含 105 例放疗后局部复发或第二原发癌患者，治疗方案为每次 1.5Gy，每天 2 次，每 2 周放疗 5d，总剂量 60Gy，同步给予顺铂每天 15mg/m²，紫杉醇每天 20mg/m²，第 1～5 天，隔周重复。74% 的患者完成了计划的化疗，76% 的患者接受了至少 52.5Gy 剂量的放疗。然而，该方案的毒性反应巨大，具有相当高的治疗相关死亡率和 4 级及以上晚期治疗毒性反应发生，4 级或以上急性治疗相关毒性和血液学毒性发生率分别为 28% 和 21%，治疗相关死亡率达 8%，其中 5% 发生于急性期。另外，有 3 例出现致命性晚期并发症，包括 2 例颈总动脉出血，1 例死于口腔皮肤瘘和软组织坏死。中位总生存期为 12.1 个月，1 年和 2 年总生存率分别为 50.2% 和 25.9%，明显好于 RTOG 9601，1 年和 2 年总生存率的 47.1% 和 16.9%（$P = 0.044$）。

应该强调的是，很难从这些相对样本量较小的 II 期临床试验中得出一个明确的结论。以紫杉烷类药物为基础的再程放化疗充满希望，提高了肿瘤局控率和生存率，但这也是以急性和晚期并发症的增加为代价的，和更早期的 RTOG 试验（RTOG9601）相比，以紫杉烷类药物为基础的再程放化疗方案治疗效果似乎更佳。

基于这些结果，在一项前瞻性随机研究（RTOG 0421）中，观察了再程同步放化疗是否好于单独以含顺铂为基础的化疗和（或）不与紫杉烷类联合化疗治疗的结果（Wong 等，2006 年），不幸的是，这项研究因入组患者较少而终止。

（四）再程放疗联合西妥昔单抗靶向治疗

一项 III 期随机临床试验结果显示表皮生长因子受体（EGFR）抑制药西妥昔单抗联合放疗可显著增加肿瘤局控率和总生存率，且不增加放疗相关毒性反应（Bonner 等，2010）。因此，使用针对特异性分子靶点的药物，尤其是表皮生长因子受体，可能是更有希望的治疗方法。这一结果也可以从单药使用抗 EGFR 靶向药物（西妥昔单抗）治疗挽救性化疗后进展的难治性头颈部鳞癌有效的事实中得到支持（Baselga 等，2005）。关于再程放疗和西妥昔单抗联合治疗的报道越来越多（Balermpas 等，2009；Jensen 等，2010；Lartigau 等，2013；Dornoff 等，2015）。

值得一提的是，一项多中心 II 期临床研究，采用大分割立体定向放疗（SBRT）联合西妥昔单抗每周 5 次治疗 60 例不能手术的头颈部癌或第二原发癌（Lartigau 等，2013）。所有患者都接受过初始放疗，85% 接受过手术，48% 接受过化疗。3 个月有效率为 58%，1 年总生存率为 48%，急性毒性反应主要是皮肤反应，一例患者死于毒性反应。作者的结论是，这种治疗方法有效，急性和晚期毒性反应可耐受。

尽管这项联合治疗前景较好，但由于再程放疗的总剂量较低，且缺乏与其他方法的直接比较，很难从研究中得出明确的结论。鉴于治疗相关的毒性较轻，这一治疗方案为未来设计更好的再程放疗研究奠定了基础，可进一步优化放疗方案。

五、术后再程放疗

如前所述，挽救性手术是治疗放疗区域内复发和第二原发头颈部鳞癌的首选方法，适合手术的患者应该没有远处转移，肿瘤范围局限能够手术切除，且有足够的切缘，无手术禁忌的疾病，且医学上能耐受手术。

虽然单纯的挽救手术在可选择的患者中

治疗相对成功（McLaughlin 等，1996；Ganly 等，2005），但对复发性局部晚期的患者疗效较差（Agra 等，2006）。对局部复发高风险的患者，如切缘阳性和淋巴结转移伴结外侵犯者（Langendijk 等，2005；Jonkman 等，2007），局部失败风险增加，应考虑行术后再程放（化）疗（Kasperts 等，2006）。

GORTEC/GETTEC 报道了一项前瞻性 Ⅲ 期临床试验研究结果，130 例放疗区域内复发或第二原发癌的患者，接受完整切除并大多数有足够切缘的挽救性手术治疗后，随机分成两组，一组接受足量放疗（60Gy）并同步化疗（氟尿嘧啶和羟基脲），另一组不予辅助治疗（Janot 等，2008）。相对于单纯手术患者，术后再程放化疗显著提高了肿瘤局控率（HR = 2.73；95%CI 1.66～4.51；$P < 0.001$）和无病生存率（HR = 1.68；95%CI 1.13～2.50；$P = 0.01$）。然而，无病生存率的获益并未提高总生存率，可能是由于再程放化疗组远处转移率更高。最严重的急性期毒性反应为 3～4 级黏膜炎，发生率达 28%，肿瘤局控率和无病生存率的提高以增加 3～4 级的毒性反应为代价（2 年发生率分别为 39% 和 10%）。值得注意的是，观察组患者在行挽救性手术后出现局部复发时，可给予挽救性再程放化疗，这部分患者占了观察组患者的 25%。鉴于此，这项研究可以被认为是即刻和延迟术后再程放疗的比较。

GORTEC/GETTEC 报道的再程放化疗方案是否是最优化的治疗方案有待确定，如前所述，Kasperts 等在切缘阳性或转移淋巴结结外侵犯等复发高风险的患者中取得了 3 年局控率 70% 的治疗效果，晚期毒性反应相当（Kasperts 等，2006）。

综上所述，术后高剂量再程放化疗的晚期毒性反应增加但可接受。更重要的结果显示，对于二次治疗失败高风险的患者，术后再程放化疗可显著改善肿瘤局控率。因此，这些高危患者应给予术后再程放（化）疗，因为单纯挽救性手术的 2 年局控率仅 20%。考虑到晚期毒性发生率高，需进一步优化术后再程放疗方案，如优化放疗分割剂量、放疗技术和（或）联合生物靶向药物，如表皮生长因子受体抑制药等，不影响放疗毒性反应。

六、如何降低治疗相关并发症

通过一系列的措施包括减少放疗靶体积和选择性使用放射性防护剂等可以降低治疗相关并发症。在初次治疗中，许多研究者根据正常组织并发症概率（NTCP）模型现已阐明，放疗相关的副反应主要与放疗总剂量和放疗容积相关，如口干和吞咽困难等。然而，在再程放疗中，无 NTCP 模型可利用，只有一些回顾性资料提示再程放疗相关晚期副反应的预测因素（Pomp 等，1988；Stevens 等，1994）。为降低正常组织照射体积，主要应用两个策略，包括重新确定临床靶区（CTV）和使用先进和新兴的放疗技术。

（一）减少靶体积

在头颈部鳞癌的初次治疗时，当隐匿性淋巴结转移率大于 20%，可采用手术或放疗选择性淋巴结治疗（Weiss 等，1994；Gregoire 等，2000）。在再程放疗中，考虑到选择性颈部淋巴结放疗的相关并发症和预期局部控制率，此阈值定为 20% 有些武断。因为再程放（化）疗相关并发症的发生率可能更高，随着放疗靶体积的增大而进一步增加（Langlois 等，1985），所有再程放（化）疗是否要将选择性淋巴结区域包括在靶区内存在争议。

近期发表的系列研究中，当再程放化疗作为首要治疗时，临床靶区 CTV 在 GTV 的基础上稍外放，而作为术后再程放疗时，CTV 仅限于高复发风险区域（Nagar 等，2004；Hehr 等，2005；Kasperts 等，2006；Langendijk 等，

2006；Langer 等，2007；Sulman 等，2009；Heron 等，2009，2010；Berger 等，2010；Chen 等，2011）。

Popovtzer 等回顾性分析了 66 例根治性再程放疗患者的失败模式，所有放疗靶区仅包括 GTV，外扩范围有限。47 例局部复发患者中，45 例（96%）在 GTV 范围内复发，仅 2 例野外复发（4%），这和其他研究者的结果相似（Nagar 等，2004；Hehr 等，2005；Kasperts 等，2006；Langendijk 等，2006；Langer 等，2007；Sulman 等，2009；Heron 等，2009，2010；Berger 等，2010；Chen 等，2011）。

这些研究结果提示再程放（化）疗作为主要治疗或术后辅助治疗，特别是在选择性淋巴结区域内存在以往接受过高剂量放疗的情况下，CTV 局限于高危区域或在 GTV 基础上稍外放是安全的。

（二）新的放疗技术

许多再程放疗患者中，常规三维适形放疗技术很难达到满意的剂量分布，特别是在一些邻近危及器官（organs at risks，OAR）的凹陷和 U 形靶区，如已达到放疗耐受剂量的脊髓。在这些病例中，为了限制危及器官剂量，不得不降低靶区剂量，这可能与局部失败率高相关（Nutting 等，2011）。鉴于前述的肿瘤控制的剂量 – 效应关系，与初次放疗相比，提高再程放疗靶区剂量和最大限度降低危及器官的剂量分布更为重要。在这方面，使用先进的放疗技术变得更为重要。

（三）调强放疗

调强放疗技术（IMRT）作为一种放疗技术，通过优化各照射野剂量强度以符合靶区的形状，同时降低邻近重要器官的剂量。初步研究结果显示，IMRT 在肿瘤的局部控制、总体生存，特别是在降低放疗毒性反应（如口干、吞咽困难）等方面取得了令人鼓舞的结果（Lee

等，2006；McMillan 等，2006；Pow 等，2006；Vergeer 等，2009；Christianen 等，2016）。IMRT 能提高靶区剂量的适形性，进而降低毒性反应同时提高肿瘤局部控制。少数作者报道了 IMRT 用于再程放疗的研究结果（Sulman 等，2009；Chen 等，2011；Sher 等，2010）。

Sulman 等（2009）回顾性分析了 78 例挽救性手术后联合化疗或联合再程放疗（中位总剂量 60Gy）的结果，2 年肿瘤局部控制率和总生存率分别为 64% 和 58%，严重的晚期放疗相关毒性反应发生率为 20%。作者认为相对于传统的放疗技术，IMRT 的晚期放疗相关毒性反应发生率较低，提示 IMRT 在治疗比上获益。

Dana-Farber 肿瘤研究所回顾性分析了 35 例利用 IMRT 行同步再程放化疗结果，中位放疗总剂量 60Gy（Sher 等，2010）。2 年局控率和总生存率分别为 67% 和 48%，此结果可以与 Sulman 等（2009）报道的结果相当。

Chen 等报道了一项前瞻性临床研究结果（Chen 等，2011），率先采用图像引导的 IMRT 高剂量再程放疗，入组 21 例患者，靶区在 GTV 的基础上稍外放，不联合化疗，每次放疗前行兆伏级螺旋 CT 扫描图像引导的放疗（IGRT）。2 年局部控制率为 65%，没有治疗相关死亡发生，最常见的晚期毒性反应为颈部软组织纤维化。值得注意的是，最后随访中有 57% 的患者依赖胃造瘘管。

Duprez 等最近报道了一项回顾性研究的长期结果，67 例复发性头颈部癌接受 IMRT 治疗，总剂量为 70Gy（常规分割）（Duprez 等，2009），5 年局控率为 32%，总生存率为 22%。5 年后Ⅲ级和Ⅳ级晚期毒性发生率为 66%。

这些研究结果显示，高剂量的再程调强放疗联合或不联合化疗都可以获得较高的局控率，但严重的晚期放疗相关毒性反应仍然是主要关注的问题，虽然其发生率较常规放疗技术有所下降，但长期生存是以 3 级和 4 级毒性反应高发生率为代价（Duprez 等，2009）。

（四）立体定向放疗

应用立体定向放疗技术提高治疗精确度，可进一步降低危及器官剂量。近期，Heron 等报道了利用立体定向放疗技术（SBRT）治疗既往放疗区域内头颈部鳞癌的安全性和有效性的 I 期临床研究结果（Heron 等，2010）。在这个研究中，靶区局限于影像和临床可见的大体肿瘤区域，必要时利用 PET/CT 确定靶区，80% 的等剂量线至少覆盖 90% 的靶区。分次剂量由每次 5Gy 增至每次 8.8Gy，均照射 5 次。入组 25 例患者，其中 65% 的患者同时接受了化疗，治疗耐受性良好，未出现剂量限制性毒性，也未达到最大耐受剂量。然而，反应率较低，只有 4 例患者获得客观缓解，最长持续时间为 4 个月，客观缓解率和治疗总剂量无显著相关性，这种治疗方法将在高剂量立体定向放疗和西妥昔单抗联合治疗的 II 期临床试验中进一步研究。

另一研究结果，报道了 36 例不同位置头颈部肿瘤局部复发的患者接受分次立体定向放疗的结果（Roh 等，2009），在这项研究中，计划靶体积 PTV 包括影像学 GTV 外缘 2～3mm，完全缓解率为 43%，部分缓解率为 37%。然而，

这种方法的确切疗效很难评估，因为这项研究的主要局限性之一是肿瘤剂量和分次剂量是以个体为基础确定，如前次放疗剂量、复发间隔时间、体能状态和邻近正常组织估计剩余的耐受性等。13 例（30%）患者发生 III 级急性并发症，3 例患者出现晚期并发症（1 例骨坏死，2 例软组织坏死）。

最近，Kress 等（2015）发现 85 例头颈部癌患者接受大分割立体定向再程放疗后，2 年总生存率和局部复发率分别为 24% 和 28%，3 级晚期毒性反应率极低（5.9%），在这项研究中使用了不同的分次计划。

因为这两个研究的样本量小，研究对象异质性大，以及使用不同的分次计划，故很难从中得出确切结论。使用立体定向放疗图像引导高精确定位这一优势，可以安全地减少 CTV 到 PTV 的外放范围。不过这两个研究使用更高的分次剂量则抵消了靶区体积缩小的优势，假设 GTV 只包含肿瘤组织而不含正常组织，从而给予 GTV 更高的分次剂量，但这是不可能做到的。后一研究中 3 个主要并发症可能与过高的分次剂量有关。

很明显，当使用立体定向放疗时，特别是在与全身系统性药物治疗联合的情况下，最优化的分次剂量仍有待确定。

结 论

经过全疗程放（化）疗后，头颈部鳞癌局部失败或放射野内发生第二原发肿瘤对放射肿瘤专家来说，是极具挑战性的问题，但仍是一种潜在可治愈的疾病。

如果可行，挽救性手术依然是标准的治疗措施，约 20% 的患者适合手术治疗，在有不良预后因素的情况下，挽救性手术后立即行术后再程放（化）疗是安全的，可显著提高局控率。尽管晚期放疗相关并发症发生率相对较高，但对于局部复发风险增加的患者，如切缘阳性和（或）结外侵犯的淋巴结转移等，应该考虑辅助再程放（化）疗。

对于不可手术切除局部失败或第二原发癌患者，经筛选评估后，适合的患者应考虑给予根治性再程放（化）疗。基于紫杉类的再程放（化）疗的疗效令人鼓舞，相当比例的患者获得长期生存。

　　严重的治疗相关并发症仍然是再程放（化）疗的主要问题，当考虑行再程放（化）疗时，应将初次治疗模式考虑在内（如单纯放疗或放化疗联合治疗），"复发分析"也应列为诊断程序的一部分。再程放（化）疗为主要治疗时，CTV 在 GTV 稍外放，而术后再程放（化）疗时，CTV 应局限于高复发风险区域。使用先进放疗技术（IMRT 和立体定向放疗）将靶区限制在高复发风险区域，对于降低放疗相关并发症，提高治疗比有重要意义，但必须谨慎应用大分割剂量治疗。此外，调强放疗后在局控率和生存率上的结果令人鼓舞。

　　未来的研究应该关注已证实在头颈部鳞癌初始治疗中有效的方案。在这方面，新的诱导化疗方案如 TPF 和西妥昔单抗联合放疗让研究者非常感兴趣，因为这些治疗方法改善了局部控制和总生存，而不增加治疗相关并发症。

参 考 文 献

[1] Agra IM, Carvalho AL, Pontes E, Campos OD, Ulbrich FS, Magrin J, Kowalski LP (2003) Postoperative complications after en bloc salvage surgery for head and neck cancer. Arch Otolaryngol Head Neck Surg 129(12):1317–1321

[2] Agra IM, Carvalho AL, Ulbrich FS, de Campos OD, Martins EP, Magrin J, Kowalski LP (2006) Prognostic factors in salvage surgery for recurrent oral and oropharyngeal cancer. Head Neck 28(2):107–113

[3] Agra IM, Carvalho AL, Pinto CA, Martins EP, Filho JG, Soares FA, Kowalski LP (2008) Biological markers and prognosis in recurrent oral cancer after salvage surgery. Arch Otolaryngol Head Neck Surg 134(7):743–749

[4] Arnold DJ, Goodwin WJ, Weed DT, Civantos FJ (2004) Treatment of recurrent and advanced stage squamous cell carcinoma of the head and neck. Semin Radiat Oncol 14(2):190–195

[5] Balermpas P, Hambek M, Seitz O, Rodel C, Weiss C (2009) Combined cetuximab and reirradiation for locoregional recurrent and inoperable squamous cell carcinoma of the head and neck. Strahlenther Onkol 185(12):775–781

[6] Baselga J, Trigo JM, Bourhis J, Tortochaux J, Cortes-Funes H, Hitt R, Gascon P, Amellal N, Harstrick A, Eckardt A (2005) Phase II multicenter study of the antiepidermal growth factor receptor monoclonal antibody cetuximab in combination with platinum-based chemotherapy in patients with platinum-refractory metastatic and/or recurrent squamous cell carcinoma of the head and neck. J Clin Oncol 23(24):5568–5577

[7] Baujat B, Bourhis J, Blanchard P, Overgaard J, Ang KK, Saunders M, Le Maître A, Bernier J, Horiot JC, Maillard E, Pajak TF, Poulsen MG, Bourredjem A, O'Sullivan B, Dobrowsky W, Andrzej H, Skladowski K, Hay JH, Pinto LH, Fu KK, Fallai C, Sylvester R, Pignon JP; MARCH Collaborative Group (2010) Hyperfractionated or accelerated radiotherapy for head and neck cancer. Cochrane Database Syst Rev (12):CD002026

[8] Berger B, Belka C, Weinmann M, Bamberg M, Budach W, Hehr T (2010) Reirradiation with alternating docetaxel-based chemotherapy for recurrent head and neck squamous cell carcinoma: update of a single-center prospective phase II protocol. Strahlenther Onkol 186(5):255–261

[9] Bernier J, Domenge C, Ozsahin M, Matuszewska K, Lefebvre JL, Greiner RH, Giralt J, Maingon P, Rolland F, Bolla M, Cognetti F, Bourhis J et al (2004) Postoperative irradiation with or without concomitant chemotherapy for locally advanced head and neck cancer. N Engl J Med 350(19):1945–1952

[10] Bernier J, Cooper JS, Pajak TF, van Glabbeke M, Bourhis J, Forastiere A, Ozsahin EM, Jacobs JR, Jassem J, Ang KK, Lefèbvre JL (2005) Defining risk levels in locally advanced head and neck cancers: a comparative analysis of concurrent postoperative radiation plus chemotherapy trials of the EORTC (#22931) and RTOG (# 9501). Head Neck 27(10):843–850

[11] Blanchard P, Hill C, Guihenneuc-Jouyaux C, Baey C, Bourhis J, Pignon JP, MACH-NC and MARCH Collaborative Groups (2011) Mixed treatment comparison meta-analysis of altered fractionated radiotherapy and chemotherapy in head and neck cancer. J Clin Epidemiol 64(9):985–992

[12] Blanchard P, Bourhis J, Lacas B, Posner MR, Vermorken JB, Hernandez JJ, Bourredjem A, Calais G, Paccagnella A, Hitt R, Pignon JP, Meta-Analysis of Chemotherapy in Head and Neck Cancer, Induction Project, Collaborative Group (2013) Taxane-cisplatin-fluorouracil as induction chemotherapy in locally advanced head and neck cancers: an individual patient data meta-analysis of the meta-analysis of chemotherapy in head and neck cancer group. J Clin Oncol 31(23):2854–2860

[13] Blanchard P, Lee A, Marguet S, Leclercq J, Ng WT, Ma J, Chan AT, Huang PY, Benhamou E, Zhu G, Chua DT, Chen Y,

Mai HQ, Kwong DL, Cheah SL, Moon J, Tung Y, Chi KH, Fountzilas G, Zhang L, Hui EP, Lu TX, Bourhis J, Pignon JP, MAC-NPC Collaborative Group (2015) Chemotherapy and radiotherapy in nasopharyngeal carcinoma: an update of the MAC-NPC meta-analysis. Lancet Oncol 16(6):645–655

[14] Bonner JA, Harari PM, Giralt J, Azarnia N, Shin DM, Cohen RB, Jones CU, Sur R, Raben D, Jassem J, Ove R, Kies MS, Baselga J, Youssoufian H, Amellal N, Rowinsky EK, Ang KK (2006) Radiotherapy plus cetuximab for squamous-cell carcinoma of the head and neck. N Engl J Med 354(6):567–578

[15] Bonner JA, Harari PM, Giralt J, Cohen RB, Jones CU, Sur RK, Raben D, Baselga J, Spencer SA, Zhu J, Youssoufian H, Rowinsky EK, Ang KK (2010) Radiotherapy plus cetuximab for locoregionally advanced head and neck cancer: 5-year survival data from a phase 3 randomised trial, and relation between cetuximab-induced rash and survival. Lancet Oncol 11(1):21–28

[16] Britten RA, Perdue S, Opoku J, Craighead P (1998) Paclitaxel is preferentially cytotoxic to human cervical tumor cells with low Raf-1 kinase activity: implications for paclitaxel-based chemo radiation regimens. Radiother Oncol 48(3):329–334

[17] Chen AM, Farwell DG, Luu Q, Cheng S, Donald PJ, Purdy JA (2011) Prospective trial of high-dose reirradiation using daily image guidance with intensity-modulated radiotherapy for recurrent and second primary head-and-neck cancer. Int J Radiat Oncol Biol Phys 80(3):669–676

[18] Choe KS, Haraf DJ, Solanki A, Cohen EE, Seiwert TY, Stenson KM, Blair EA, Portugal L, Villaflor VM, Witt ME, Vokes EE, Salama JK (2011) Prior chemoradiotherapy adversely impacts outcomes of recurrent and second primary head and neck cancer treated with concurrent chemotherapy and reirradiation. Cancer 117(20):4671–4678

[19] Christianen ME, van der Schaaf A, van der Laan HP, Verdonck-de Leeuw IM, Doornaert P, Chouvalova O, Steenbakkers RJ, Leemans CR, Oosting SF, van der Laan BF, Roodenburg JL, Slotman BJ, Bijl HP, Langendijk JA (2016) Swallowing sparing intensity modulated radiotherapy (SW-IMRT) in head and neck cancer: clinical validation according to the model-based approach. Radiother Oncol 118(2):298–303

[20] Cooper JS, Pajak TF, Forastiere AA, Jacobs J, Campbell BH, Saxman SB, Kish JA, Kim HE, Cmelak AJ, Rotman M, Machtay M, Ensley JF et al (2004) Postoperative concurrent radiotherapy and chemotherapy for high-risk squamous-cell carcinoma of the head and neck. N Engl J Med 350(19):1937–1944

[21] Datta NR, Nagar YS, Singh S, Naryan L (2003) Loco-regional failures in head and neck cancer: can they be effectively salvaged by nonsurgical therapeutic modalities? Int J Clin Oncol 8(1):31–39

[22] Dawson LA, Myers LL, Bradford CR, Chepeha DB, Hogikyan ND, Teknos TN, Terrell JE, Wolf GT, Eisbruch A (2001) Conformal re-irradiation of recurrent and new primary head-and-neck cancer. Int J Radiat Oncol Biol Phys 50(2):377–385

[23] de Crevoisier R, Bourhis J, Domenge C, Wibault P, Koscielny S, Lusinchi A, Mamelle G, Janot F, Julieron M, Leridant AM, Marandas P, Armand JP et al (1998) Full-dose reirradiation for unresectable head and neck carcinoma: experience at the Gustave-Roussy Institute in a series of 169 patients. J Clin Oncol 16(11):3556–3562

[24] de Crevoisier R, Domenge C, Wibault P, Koscielny S, Lusinchi A, Janot F, Bobin S, Luboinski B, Eschwege F, Bourhis J (2001) Full dose reirradiation combined with chemotherapy after salvage surgery in head and neck carcinoma. Cancer 91(11):2071–2076

[25] Dornoff N, Weiß C, Rödel F, Wagenblast J, Ghanaati S, Atefeh N, Rödel C, Balermpas P (2015) Reirradiation with cetuximab or cisplatin-based chemotherapy for recurrent squamous cell carcinoma of the head and neck. Strahlenther Onkol 191(8):656–664

[26] Duprez F, Madani I, Bonte K, Boterberg T, Vakaet L, Derie C, De Gersem W, De De neve W (2009) Intensity-modulated radiotherapy for recurrent and second primary head and neck cancer in previously irradiated territory. Radiother Oncol 93(3):563–569

[27] Forastiere AA, Metch B, Schuller DE, Ensley JF, Hutchins LF, Triozzi P, Kish JA, McClure S, VonFeldt E, Williamson SK (1992) Randomized comparison of cisplatin plus fluorouracil and carboplatin plus fluorouracil versus methotrexate in advanced squamous-cell carcinoma of the head and neck: a Southwest Oncology Group study. J Clin Oncol 10(8):1245–1251

[28] Fu KK, Pajak TF, Trotti A, Jones CU, Spencer SA, Phillips TL, Garden AS, Ridge JA, Cooper JS, Ang KK (2000) A Radiation Therapy Oncology Group (RTOG) phase III randomized study to compare hyperfractionation and two variants of accelerated fractionation to standard fractionation radiotherapy for head and neck squamous cell carcinomas: first report of RTOG 9003. Int J Radiat Oncol Biol Phys 48(1):7–16

[29] Ganly I, Patel S, Matsuo J, Singh B, Kraus D, Boyle J, Wong R, Lee N, Pfister DG, Shaha A, Shah J (2005) Postoperative complications of salvage total laryngectomy. Cancer 103(10):2073–2081

[30] Gibson MK, Li Y, Murphy B, Hussain MH, DeConti RC, Ensley J, Forastiere AA (2005) Randomized phase III evaluation of cisplatin plus fluorouracil versus cisplatin plus paclitaxel in advanced head and neck cancer (E1395): an intergroup trial of the Eastern Cooperative Oncology Group. J Clin Oncol 23(15):3562–3567

[31] Gilbert H, Kagan AR (1974) Recurrence patterns in squamous cell carcinoma of the oral cavity, pharynx, and larynx. J Surg Oncol 6(5):357–380

[32] Goodwin WJ Jr (2000) Salvage surgery for patients with recurrent squamous cell carcinoma of the upper aerodigestive tract: when do the ends justify the means? Laryngoscope 110(3 Pt 2 Suppl 93):1–18

[33] Gregoire V, Coche E, Cosnard G, Hamoir M, Reychler H (2000) Selection and delineation of lymph node target volumes in head and neck conformal radiotherapy. Proposal for standardizing terminology and procedure based on the surgical experience. Radiother Oncol 56(2):135–150

[34] Haughey BH, Gates GA, Arfken CL, Harvey J (1992) Meta-

analysis of second malignant tumors in head and neck cancer: the case for an endoscopic screening protocol. Ann Otol Rhinol Laryngol 101(2 Pt 1):105–112

[35] Hehr T, Classen J, Belka C, Welz S, Schafer J, Koitschev A, Bamberg M, Budach W (2005) Reirradiation alternating with docetaxel and cisplatin in inoperable recurrence of head-and-neck cancer: a prospective phase I/II trial. Int J Radiat Oncol Biol Phys 61(5):1423–1431

[36] Heron DE, Ferris RL, Karamouzis M, Andrade RS, Deeb EL, Burton S, Gooding WE, Branstetter BF, Mountz JM, Johnson JT, Argiris A, Grandis JR et al (2009) Stereotactic body radiotherapy for recurrent squamous cell carcinoma of the head and neck: results of a phase I dose-escalation trial. Int J Radiat Oncol Biol Phys 75(5):1493–1500

[37] Heron DE, Rwigema JC, Gibson MK, Burton SA, Quinn AE, Ferris RL (2010) Concurrent cetuximab with stereotactic body radiotherapy for recurrent squamous cell carcinoma of the head and neck: a single institution matched case-control study. Am J Clin Oncol 34(2):165–172

[38] Hong WK, Schaefer S, Issell B, Cummings C, Luedke D, Bromer R, Fofonoff S, D'Aoust J, Shapshay S, Welch J, Levin E, Vincent M et al (1983) A prospective randomized trial of methotrexate versus cisplatin in the treatment of recurrent squamous cell carcinoma of the head and neck. Cancer 52(2):206–210

[39] Janot F, De Raucourt D, Benhamou E, Ferron C, Dolivet G, Bensadoun RJ, Hamoir M, Gery B, Julieron M, Castaing M, Bardet E, Gregoire V et al (2008) Randomized trial of postoperative reirradiation combined with chemotherapy after salvage surgery compared with salvage surgery alone in head and neck carcinoma. J Clin Oncol 26(34):5518–5523

[40] Jensen AD, Bergmann ZP, Garcia-Huttenlocher H, Freier K, Debus J, Münter MW (2010) Cetuximab and radiation for primary and recurrent squamous cell carcinoma of the head and neck (SCCHN) in the elderly and multi-morbid patient. A single center experience. Head Neck Oncol 2:34

[41] Jonkman A, Kaanders JH, Terhaard CH, Hoebers FJ, van den Ende PL, Wijers OB, Verhoef LC, de Jong MA, Leemans CR, Langendijk JA (2007) Multicenter validation of recursive partitioning analysis classification for patients with squamous cell head and neck carcinoma treated with surgery and postoperative radiotherapy. Int J Radiat Oncol Biol Phys 68(1):119–125

[42] Kasperts N, Slotman B, Leemans CR, Langendijk JA (2005) A review on re-irradiation for recurrent and second primary head and neck cancer. Oral Oncol 41(3):225–243

[43] Kasperts N, Slotman BJ, Leemans CR, de Bree R, Doornaert P, Langendijk JA (2006) Results of postoperative reirradiation for recurrent or second primary head and neck carcinoma. Cancer 106(7):1536–1547

[44] Kim AJ, Suh JD, Sercarz JA, Abemayor E, Head C, Funk G, Blackwell KE (2007) Salvage surgery with free flap reconstruction: factors affecting outcome after treatment of recurrent head and neck squamous carcinoma. Laryngoscope 117(6):1019–1023

[45] Kramer NM, Horwitz EM, Cheng J, Ridge JA, Feigenberg SJ, Cohen RB, Nicolaou N, Sherman EJ, Babb JS, Damsker JA, Langer CJ (2005) Toxicity and outcome analysis of

patients with recurrent head and neck cancer treated with hyperfractionated split-course reirradiation and concurrent cisplatin and paclitaxel chemotherapy from two prospective phase I and II studies. Head Neck 27(5):406–414

[46] Kress MAS, Sen N, Unger KR, Lominska CE, Deeken JF, Davidson BJ, Newkirk KA, Hwang J, Harter KW (2015) Safety and efficacy of hypofractionated stereotactic body reirradiation in head and neck cancer: long-term follow-up of a large series. Head Neck 37(10):1403–1409

[47] Lacy PD, Spitznagel EL Jr, Piccirillo JF (1999) Development of a new staging system for recurrent oral cavity and oropharyngeal squamous cell carcinoma. Cancer 86(8):1387–1395

[48] Langendijk JA, Leemans CR, Buter J, Berkhof J, Slotman BJ (2004) The additional value of chemotherapy to radiotherapy in locally advanced nasopharyngeal carcinoma: a meta-analysis of the published literature. J Clin Oncol 22(22):4604–4612

[49] Langendijk JA, Slotman BJ, van der Waal I, Doornaert P, Berkof J, Leemans CR (2005) Risk-group definition by recursive partitioning analysis of patients with squamous cell head and neck carcinoma treated with surgery and postoperative radiotherapy. Cancer 104(7):1408–1417

[50] Langendijk JA, Kasperts N, Leemans CR, Doornaert P, Slotman BJ (2006) A phase II study of primary reirradiation in squamous cell carcinoma of head and neck. Radiother Oncol 78(3):306–312

[51] Langer CJ, Harris J, Horwitz EM, Nicolaou N, Kies M, Curran W, Wong S, Ang K (2007) Phase II study of low-dose paclitaxel and cisplatin in combination with split-course concomitant twice-daily reirradiation in recurrent squamous cell carcinoma of the head and neck: results of Radiation Therapy Oncology Group Protocol 9911. J Clin Oncol 25(30):4800–4805

[52] Langlois D, Eschwege F, Kramar A, Richard JM (1985) Reirradiation of head and neck cancers. Presentation of 35 cases treated at the Gustave Roussy Institute. Radiother Oncol 3(1):27–33

[53] Lartigau EF, Tresch E, Thariat J, Graff P, Coche-Dequeant B, Benezery K, Schiappacasse L, Degardin M, Bondiau PY, Peiffert D, Lefebvre JL, Lacornerie T, Kramar A (2013) Multi institutional phase II study of concomitant stereotactic reirradiation and cetuximab for recurrent head and neck cancer. Radiother Oncol 109(2):281–285

[54] Lee NY, de Arruda FF, Puri DR, Wolden SL, Narayana A, Mechalakos J, Venkatraman ES, Kraus D, Shaha A, Shah JP, Pfister DG, Zelefsky MJ (2006) A comparison of intensity-modulated radiation therapy and concomitant boost radiotherapy in the setting of concurrent chemotherapy for locally advanced oropharyngeal carcinoma. Int J Radiat Oncol Biol Phys 66(4): 966–974

[55] Llewelyn J, Mitchell R (1997) Survival of patients who needed salvage surgery for recurrence after radiotherapy for oral carcinoma. Br J Oral Maxillofac Surg 35(6):424–428

[56] Mabanta SR, Mendenhall WM, Stringer SP, Cassisi NJ (1999) Salvage treatment for neck recurrence after irradiation alone for head and neck squamous cell carcinoma with clinically positive neck nodes. Head Neck 21(7):591–594

[57] McLaughlin MP, Parsons JT, Fein DA, Stringer SP, Cassisi NJ, Mendenhall WM, Million RR (1996) Salvage surgery after radiotherapy failure in T1–T2 squamous cell carcinoma of the glottic larynx. Head Neck 18(3):229–235

[58] McMillan AS, Pow EH, Kwong DL, Wong MC, Sham JS, Leung LH, Leung WK (2006) Preservation of quality of life after intensity–modulated radiotherapy for earlystage nasopharyngeal carcinoma: results of a prospective longitudinal study. Head Neck 28(8):712–722

[59] Milano MT, Vokes EE, Salama JK, Stenson KM, Kao J, Witt ME, Mittal BB, Argiris A, Weichselbaum RR, Haraf DJ (2005) Twice–daily reirradiation for recurrent and second primary head–and–neck cancer with gemcitabine, paclitaxel, and 5–fluorouracil chemotherapy. Int J Radiat Oncol Biol Phys 61(4):1096–1106

[60] Nagar YS, Singh S, Datta NR (2004) Chemo–reirradiation in persistent/recurrent head and neck cancers. Jpn J Clin Oncol 34(2):61–68

[61] Nutting CM, Morden JP, Harrington KJ, Urbano TG, Bhide SA, Clark C, Miles EA, Miah AB, Newbold K, Tanay M, Adab F, Jefferies SJ, Scrase C, Yap BK, A'Hern RP, Sydenham MA, Emson M, Hall E, PARSPORT trial management group (2011) Parotid–sparing intensity modulated versus conventional radiotherapy in head and neck cancer (PARSPORT): a phase 3 multicentre randomised controlled trial. Lancet Oncol 12(2):127–136

[62] Pignon JP, le Maître A, Maillard E, Bourhis J, MACH–NC Collaborative Group (2009) Meta–analysis of chemotherapy in head and neck cancer (MACH–NC): an update on 93 randomised trials and 17,346 patients. Radiother Oncol 92(1):4–14

[63] Pomp J, Levendag PC, van Putten WL (1988) Reirradiation of recurrent tumors in the head and neck. Am J Clin Oncol 11(5):543–549

[64] Popovtzer A, Gluck I, Chepeha DB, Teknos TN, Moyer JS, Prince ME, Bradford CR, Eisbruch A (2009) The pattern of failure after reirradiation of recurrent squamous cell head and neck cancer: implications for defining the targets. Int J Radiat Oncol Biol Phys 74(5):1342–1347

[65] Pow EH, Kwong DL, McMillan AS, Wong MC, Sham JS, Leung LH, Leung WK (2006) Xerostomia and quality of life after intensity–modulated radiotherapy vs. conventional radiotherapy for early–stage nasopharyngeal carcinoma: initial report on a randomized controlled clinical trial. Int J Radiat Oncol Biol Phys 66(4): 981–991

[66] Pradhan SA, Rajpal RM, Kothary PM (1980) Surgical management of postradiation residual/recurrent cancer of the base of the tongue. J Surg Oncol 14(3): 201–206

[67] Putten L, Bree R, Doornaert PA, Buter J, Eerenstein SE, Rietveld DH, Kuik DJ, Leemans CR (2015) Salvage surgery in post–chemo radiation laryngeal and hypopharyngeal carcinoma: outcome and review. Acta Otorhinolaryngol Ital 35(3):162–172

[68] Riaz N, Hong JC, Sherman EJ, Morris L, Fury M, Ganly I, Wang TJ, Shi W, Wolden SL, Jackson A, Wong RJ, Zhang Z, Rao SD, Lee NY (2014) A nomogram to predict loco–regional control after re–irradiation for head and neck cancer. Radiother Oncol 111(3):382–387

[69] Ridge JA (1993) Squamous cancer of the head and neck: surgical treatment of local and regional recurrence. Semin Oncol 20(5):419–429

[70] Roh KW, Jang JS, Kim MS, Sun DI, Kim BS, Jung SL, Kang JH, Yoo EJ, Yoon SC, Jang HS, Chung SM, Kim YS (2009) Fractionated stereotactic radiotherapy as reirradiation for locally recurrent head and neck cancer. Int J Radiat Oncol Biol Phys 74(5):1348–1355

[71] Sacco AG, Cohen EE (2015) Current treatment options for recurrent or metastatic head and neck squamous cell carcinoma. J Clin Oncol 33(29):3305–3313

[72] Salama JK, Vokes EE, Chmura SJ, Milano MT, Kao J, Stenson KM, Witt ME, Haraf DJ (2006) Long–term outcome of concurrent chemotherapy and reirradiation for recurrent and second primary head–and–neck squamous cell carcinoma. Int J Radiat Oncol Biol Phys 64(2):382–391

[73] Schaefer U, Micke O, Schueller P, Willich N (2000) Recurrent head and neck cancer: retreatment of previously irradiated areas with combined chemotherapy and radiation therapy–results of a prospective study. Radiology 216(2):371–376

[74] Sher DJ, Haddad RI, Norris CM Jr, Posner MR, Wirth LJ, Goguen LA, Annino D, Balboni T, Allen A, Tishler RB (2010) Efficacy and toxicity of reirradiation using intensity–modulated radiotherapy for recurrent or second primary head and neck cancer. Cancer 116(20):4761–4768

[75] Skolyszewski J, Korzeniowski S, Reinfuss M (1980) The reirradiation of recurrences of head and neck cancer. Br J Radiol 53(629):462–465

[76] Spencer SA, Wheeler RH, Peters GE, Beenken SW, Meredith RF, Smith J, Conner W, Salter MM (1999) Concomitant chemotherapy and reirradiation as management for recurrent cancer of the head and neck. Am J Clin Oncol 22(1):1–5

[77] Spencer SA, Harris J, Wheeler RH, Machtay M, Schultz C, Spanos W, Rotman M, Meredith R (2001) RTOG 96–10: reirradiation with concurrent hydroxyurea and 5–fluorouracil in patients with squamous cell cancer of the head and neck. Int J Radiat Oncol Biol Phys 51(5):1299–1304

[78] Spencer SA, Harris J, Wheeler RH, Machtay M, Schultz C, Spanos W, Rotman M, Meredith R, Ang KK (2008) Final report of RTOG 9610, a multi–institutional trial of reirradiation and chemotherapy for unresectable recurrent squamous cell carcinoma of the head and neck. Head Neck 30(3):281–288

[79] Stell PM (1989) Survival times in end–stage head and neck cancer. Eur J Surg Oncol 15(5):407–410

[80] Stell PM (1991) Time to recurrence of squamous cell carcinoma of the head and neck. Head Neck 13(4): 277–281

[81] Stevens KR Jr, Britsch A, Moss WT (1994) High–dose reirradiation of head and neck cancer with curative intent. Int J Radiat Oncol Biol Phys 29(4):687–698

[82] Sulman EP, Schwartz DL, Le TT, Ang KK, Morrison WH, Rosenthal DI, Ahamad A, Kies M, Glisson B, Weber R, Garden AS (2009) IMRT reirradiation of head and neck cancer–disease control and morbidity outcomes. Int J Radiat Oncol Biol Phys 73(2):399–409

[83] Tanvetyanon T, Qin D, Padhya T, Kapoor R, McCaffrey J, Trotti A (2009) Survival outcomes of squamous cell

carcinoma arising from sinonasal inverted papilloma: report of 6 cases with systematic review and pooled analysis. Am J Otolaryngol 30(1):38–43

[84] Vergeer MR, Doornaert PA, Rietveld DH, Leemans CR, Slotman BJ, Langendijk JA (2009) Intensity–modulated radiotherapy reduces radiation–induced morbidity and improves health–related quality of life: results of a nonrandomized prospective study using a standardized follow–up program. Int J Radiat Oncol Biol Phys 74(1):1–8

[85] Vermorken JB, Mesia R, Rivera F, Remenar E, Kawecki A, Rottey S, Erfan J, Zabolotnyy D, Kienzer HR, Cupissol D, Peyrade F, Benasso M et al (2008) Platinum–based chemotherapy plus cetuximab in head and neck cancer. N Engl J Med 359(11):1116–1127

[86] Vokes EE, Panje WR, Schilsky RL, Mick R, Awan AM, Moran WJ, Goldman MD, Tybor AG, Weichselbaum RR (1989) Hydroxyurea, fluorouracil, and concomitant radiotherapy in poor–prognosis head and neck cancer: a phase I–II study. J Clin Oncol 7(6):761–768

[87] Wang CC, McIntyre J (1993) Re–irradiation of laryngeal carcinoma – techniques and results. Int J Radiat Oncol Biol Phys 26(5):783–785

[88] Weiss MH, Harrison LB, Isaacs RS (1994) Use of decision analysis in planning a management strategy for the stage N0 neck. Arch Otolaryngol Head Neck Surg 120(7):699–702

[89] Weppelmann B, Wheeler RH, Peters GE, Kim RY, Spencer SA, Meredith RF, Salter MM (1992) Treatment of recurrent head and neck cancer with 5–fluorouracil, hydroxyurea, and reirradiation. Int J Radiat Oncol Biol Phys 22(5):1051–1056

[90] Wong SJ, Machtay M, Li Y. Locally recurrent, previously irradiated head and neck cancer: concurrent re–irradiation and chemotherapy, or chemotherapy alone? J Clin Oncol 2006; 24(17): 2653–8

[91] Zafereo ME, Hanasono MM, Rosenthal DI, Sturgis EM, Lewin JS, Roberts DB, Weber RS (2009) The role of salvage surgery in patients with recurrent squamous cell carcinoma of the oropharynx. Cancer 115(24):5723–5733

第 10 章　鼻咽癌

Nasopharyngeal Carcinoma

Wai Tong Ng　Oscar S. H. Chan　Henry C. K. Sze　Anne W. M. Lee　著

崔　迪　范文俊　滕　峰　译

摘　要

　　虽然鼻咽癌（NPC）的治疗技术已取得了很大的进步，治疗效果也取得了显著的改善，但是局部复发仍然是其主要的失败模式之一，尤其在局部晚期患者中常见。复发可出现于初次治疗后数年，通常伴有破坏性的局部症状。挽救性鼻咽切除术通常用于早期复发的病例，而大多数患者仅有的治愈机会只能依赖再程放疗。由于复发肿瘤与关键结构邻近，而且既往曾暴露在高剂量照射下，其治疗窗非常狭窄。而治疗方式逐渐发展为以放化疗联合治疗为主，这可能意味着目前的局部复发是一种对放化疗更有抵抗性且难以清除的肿瘤细胞克隆。即便如此，目前能够指导我们解决这一具有挑战性问题的前瞻性研究仍然非常少。提高疾病控制率，减少治疗毒性反应需要更好地了解放射生物学因素，改进放疗技术，并与全身治疗相结合。个体化治疗和系统治疗的新方案将是未来的研究方向。

一、概述

　　放疗（RT）是非转移性鼻咽癌的主要治疗方式。随着技术的进步（包括放疗技术和影像诊断技术）及晚期局部进展期患者化疗方案的增加，治疗效果取得了很大的改善。在使用调强放疗（IMRT）作为同步治疗方案的研究中，总体局部复发率已下降 5%～15%（Wang 等，2013；Lee 等，2014；Sun 等，2014；Jiang 等，2015；Setton 等，2015）。尽管采用现代的治疗技术，T_4 期 NPC 仍然经常会出现问题，其复发率的差异很大，在 15%～45%（Cao 等，2013；Kong 等，2014；Lee 等，2014 年；Sun 等，2014 年；Jiang 等，2015；Setton 等，2015）。

　　复发性鼻咽癌是一种极具破坏性的疾病。

局部复发的患者通常有严重的症状，包括顽固性疼痛、出血和脑神经麻痹。早期复发病例主要由医疗中心的外科专家进行手术挽救治疗。令人惋惜的是在确诊为复发时大部分患者已经出现广泛侵犯，再程放疗是他们唯一的挽救治疗机会。在初次放疗中肿瘤区域已经被高剂量射线充分覆盖，抗辐射肿瘤细胞克隆很可能存在于复发病灶中，因此进行再程放疗的难度较大。另外，在初次放疗复发后微环境中出现纤维化，复发的肿瘤更容易出现乏氧和辐射抗拒。此外，由于重要危及器官（OAR）在解剖学位置上邻近复发病灶，初次放疗引起的不同程度的亚致死性损伤，治疗窗口非常狭窄。严重的治疗毒性的进展往往增加了患者的痛苦。

　　此外，我们目前的临床实践主要是通过回

顾性研究中少数选择性的病例进行指导的，缺少全面的前瞻性研究数据。最佳的放射剂量分割模式和化疗潜在作用是主要的不确定因素，这些因素仍有待解决。在这一章中，我们将对现有的资料数据进行总结，以提供尽可能多的关于局部复发性鼻咽癌和再程放疗的知识，并试图找出解决这些挑战的合理结果。

二、自然行为及失败模式

鼻咽癌的初次放疗到局部复发时间间隔的差异很大。与其他头颈部肿瘤不同，鼻咽癌复发时间较晚。1999 年，Lee 等报道了 847 例患者复发的中位潜伏期为 1.9 年（范围为 0.6~11.9 年），2012 年，Li 等报道中位潜伏期为 2.2 年（范围为 0.3~24.3 年）。2 年内局部复发率为 48%~57%（Lee 等，1999；Li 等，2012；Setton 等，2015），在 2~5 年复发率为 35%~39%（Lee 等，1999；Lietal 等，2012）和 5 年以上复发率为 9%~17%（Lee 等，1999；Lietal 等，2012）。早期发现尤为重要，因为这是最重要的预后因素。除了治疗后前 5 年间的密切复查外，仍需要更长时间的随访。

局部复发性鼻咽癌的临床表现不尽相同。这些表现可能与放疗引起的晚期毒性反应相似，给早期诊断带来挑战。Li 等于 2012 年对 351 例局部复发患者的研究中，最常见的症状包括鼻出血（38%）、脑神经麻痹（36%）和头痛（31%）。耳鸣、鼻塞和听力障碍的发生率较低，而 10% 的患者没有明显症状。

在不同的研究中复发患者的分期差异很大。超过 60% 的患者经诊断分期为 $rT_{3~4}$。此外，局部复发的患者发生其他部位失败的概率也很高。在 Lee 等 1999 的研究中，分别有 25% 和 8% 的患者同时存在淋巴结转移和远处转移。因此，在确定挽救治疗方法之前，必须进行全面的检查。

三、局部未控与局部复发

对持续性病变（初次治疗后未完全消退的肿瘤）和复发性病变（完全消退后复发的肿瘤）需要进行鉴别，因为肿瘤生物学特性不同，预后也不同。因为放疗后肿瘤消退需要一段时间，因此很难确定肿瘤未控的持续时间。Kwong 等于 1999 年报道放疗结束后第 1 周至第 9 周的组织学阳性率从 29% 下降至 12%，随后再次上升。早期（＜5 周）即有组织学缓解的患者 5 年无局部失败率为 82%；组织学延迟缓解（5~12 周）的患者 5 年无局部失败率为 77%，而肿瘤组织学持续未控的患者 5 年无局部失败率仅为 54%。

近距离放疗（腔内或组织间）已被广泛应用于浅表的持续未控肿瘤，近距离治疗 $T_{1~2}$ 期肿瘤 5 年局部无失败率可以达到 90% 及以上，治疗效果良好（Leung 等，2000；Kwong 等，2001；Law 等，2002）。而对体积较大的持续未控的肿瘤，已证实单次立体放疗（SRS）和分次立体放疗（SRT）可以获得良好的局部控制（Chua 等，1999、2003 年；Yau 等，2004；Zheng 等，2004）。总体来讲，大多数研究表明持续未控肿瘤的预后优于复发肿瘤。然而，值得注意的是一些"持续性未控肿瘤"，尤其是那些通过早期活检诊断的肿瘤，即使没有进一步的治疗也可能会自行消退。真正的肿瘤持续性未控是由于初次的放射性抵抗或放疗剂量覆盖不充足导致的，这种情况的预后可能比较差。

四、局部复发的检测

Wang 等于 2012 年报道窄波段成像内镜可提高黏膜病变复发检出率（敏感性和特异性均为 88%），取代传统的光纤内镜检查，但放疗后的反应可能会导致假阳性结果。需要影像学检查以排除深部或黏膜下的复发。磁共振成像（MRI）在识别软组织轮廓方面具有优于 CT（Liang 等，2009）的优势。然而，MRI 在鉴别肿瘤持续性残存 / 肿瘤复发和放疗后纤维化方面不是很准确，已经尝试使用扩散加权成像（DWI）（Hong 等，2013）和体素内不相干运动（IVIM）来提高其准确性（Lai 等，2013）。功能成像联合正电子发射断层扫描（PET/CT）逐渐开始使用。Yen 等于 2003 报道 PET/CT 在检测残留 / 复发鼻咽癌方面优于 MRI，提高了敏感性（100% vs. 62%）、特异性（93% vs. 44%）和准确性（96% vs. 49%）。最近发表的 Meta 分析报道 PET/CT 和 SPECT（单光子发射计算机断层扫描）可以非常准确地检测局部残余 / 复发的鼻咽癌，准确性优于 MRI，用于鉴别鼻咽癌放疗后改变与复发。PET/CT（93%）和 SPECT（81%）的特异性明显高于 MRI（76%）（Wei，等，2015）。但是放疗后的黏膜炎症变化 / 黏膜炎或骨坏死可导致 PET/CT 假阳性结果。

鼻咽癌患者血浆 / 血清中 EB 病毒（EBV）DNA 水平升高可能是有价值的预后因素之一（Lin 等，2004），并且可用于对病情进行监测。在 55%～96% 的远处转移患者中发现 EBV-DNA 升高，但在局部 / 局部区域复发的患者中则为 0%～67%（Leung 等，2003；Hong 等，2004，2011；Chai 等，2012；Hsu 等，2013）。因此检测局部复发病例的准确性不十分肯定。

有研究采用经口行鼻咽拭子 EBV-DNA 来检测局部鼻咽癌复发（Lam 等，2015）。在 Hao 等 2004 年的研究中，84 例鼻咽癌患者使用基于 LMP-1 基因（PCR 的潜伏膜蛋白）和 EBNA-1 基因检测的鼻咽拭子监测局部复发。在 LMP-1 和 EBNA-1 阳性的 12 例患者中，有 11 例出现局部复发（敏感性 91.7%，特异性 98.6%）。该方法简便易行，但在深部病变的检测中可能不可靠。

五、治疗决策

（一）积极治疗的基本理论和治疗方案

对局部孤立病灶复发的患者进行积极的治疗是有必要的。在一项 200 例局部孤立病灶复发患者的研究中（Yu 等，2005），接受根治性挽救治疗（无论是手术还是放疗）的患者总体生存率（OS）明显优于仅接受化疗的患者。

由于可切除的病例通常具备更有利的临床因素，如病灶体积小、rT 分期早（复发后的 T 分期）、良好的 PS 评分和较少的并发症，因此很难比较手术与再程放疗疗效的差异。目前还没有比较这两种治疗模式的随机试验。回顾性研究表明，两种治疗方式的局部挽救率非常相似（Lee 等，2012）。然而，考虑到再程放疗的严重晚期毒性反应发生率高，应尽可能考虑行手术挽救治疗。根据疾病的严重程度，已经有不同的手术技术应用于临床，如经内镜切除、机器人经口切除无咽旁间隙累及的小肿瘤（Tsang 等，2013）到通过不同的方法进行鼻咽切除术（Chan，2014）。据报道，长期局部控制率高达 70%，对患者的生活质量（QOL）没有显著的影响（Chan 等，2012）。

然而，对于手术后局部肿瘤浸润范围较广或切缘呈阳性的患者，再程放疗作为一种治疗方式往往不可避免。面临的挑战是开发新的放疗技术及采用最佳剂量分割模式以改善预后并减少晚期毒性反应。

（二）放射生物因素

再程放疗的剂量是影响挽救率的重要因素之一。有共识指出肿瘤再程放疗剂量 ≥ 60Gy 时才是有效的剂量（Pryzant 等，1992）。还有文章指出（Lee 等 1997），每增加 10Gy 的再程放疗生物有效剂量（$\alpha/\beta = 10Gy$）（C_2-BED）时可使失败风险下降 1.7%。但晚期毒性反应的风险是一个严重的问题。Pryzant 等于 1992 年发现当 2 个疗程放疗的总剂量超过 100Gy 时，严重晚期毒性反应的发生率显著增加（5 年发生率 39% vs. 4%）。在治疗有效率和严重晚期毒性反应之间寻求最佳的平衡点一直是一项巨大的挑战。

以下的临床和实验室研究重点关注再程放疗的损害和最大耐受剂量。Lee 等（1997）的临床研究发现，晚期毒性反应受 2 个疗程的照射剂量影响：每增加 3Gy 剂量使初次放疗（C_1-BED）和再程放疗（C_2-BED）的毒性反应风险增加 4.2% 和 1.2%（假设 α/β = 3Gy）。Lee 等在随后 2000 年的研究中进一步发现，初次放疗后正常组织可部分恢复，总体可耐受的 BED 值（Σ-BED）高于预期的初次治疗的 BED（C_1-BED）。5 年发生 20% 的毒性反应时，Σ-BED 约为 129%C_1-BED。增加疗程之间的间隔时间 $\geqslant$ 2 年（P = 0.07），有降低毒性反应风险的趋势。

$$C_2\text{-BED} = 129\% \text{ 完全耐受 } C_1\text{-BED} - C_1\text{-BED}$$

由于上述这些研究包括所有有症状的晚期并发症（口干症除外），个体 OAR 的并发症发生率实际上远低于 20%。

这一计算公式与 van der Kogel（1993 年）的建议非常相似，即两疗程的最大可耐受总剂量为单疗程最大可耐受剂量的 130%。此外，作者建议，100% 耐受剂量应高于通常在初次治疗的最大剂量限制，因为再程放疗应承受较高的风险（如脊髓从 50Gy 改为 60Gy）。

$$C_2\text{-BED} = 130\% \text{ 完全耐受 } C_1\text{-BED} - C_1\text{-BED}$$

从此，许多学者开始进行再程放疗晚期并发症发生率的研究，重点研究中枢神经系统（CNS）结构。Nieder 等（2005，2006）分析的研究中共有 78 名患者脊髓剂量的 Σ-BED 为 102～205Gy（α/β = 2Gy），并根据 Σ-BED、再程放疗的时间间隔及每个疗程的 BED 值建立了一个评分系统，将患者分成 3 个不同风险组。从低风险组到高风险组，髓鞘炎的发生风

险从 3% 增加到 25% 再到 90%。研究指出如果 Σ-BED $\leqslant$ 135Gy$_2$（α/β = 2Gy），每个疗程的 BED $\leqslant$ 98Gy$_2$ 且疗程间隔时间至少 6 个月，放疗引起的颈/胸髓脊髓病的风险将非常小。第二个疗程推荐公式如下。

$$C_2\text{-BED} = 135\text{Gy}_2 - C_1\text{-BED}$$

Mayer 和 Sminia（2008）研究了神经胶质瘤再照射后有临床症状的坏死发生率。与脊髓相比，他们发现正常脑组织的体积效应大，但放射性坏死的发生率与再次治疗的时间间隔没有相关性（其研究的最小间隔时间为 3 个月）。放射性脑坏死的发生仅在 EQD$_2$ > 100Gy 时出现。

Sulman 等（2009）对 IMRT 进行再程放疗治疗其他头颈部肿瘤的严重毒性反应（导致住院、挽救手术或死亡）的研究表明，中枢神经系统结构在初次放疗后 12 个月有 50% 的恢复，推荐放疗重新修正的公式为：

$$C_2\text{-BED} = \text{完全耐受 } C_1\text{-BED} - 50\% C_1\text{-BED}$$

Jones 和 Grant（2014）推导出一个更详细的公式，用于估算中枢神经系统结构的耐受 C_2-BED 作为剩余剂量耐受和治疗时间间隔的函数。

$$\frac{C_2\text{-BED}}{\text{完全耐受 } C_1\text{-BED}} = \left(1 - \frac{C_1\text{-BED}}{\text{完全耐受 } C_1\text{-BED}}\right)^{\frac{1}{r}}$$

在这个公式中采用了更谨慎的方法。$r = 1.5 + e^{[1.2(t-1)]}$，t = 治疗时间（年）。可耐受的第二程剂量（C_2）可以从 C_2-BED 中计算出相应的分次方案和相应的 α/β 值。

这些观察结果与动物实验结果一致，即再程放疗对中枢神经系统的晚期损伤和耐受剂量的估算（Ruifrok 等，1992；Ang 等，1993；Mason 等，1993；Wong 等，1993）。据报道 20% 到 55% 的部分症状可以恢复。症状恢复的程度取决于初始剂量、两个疗程间的间隔时间、分次模式、实验动物的年龄和品种，以及正常组织受损的类型和部位。

以上为临床医生估算再程放疗的耐受剂量提供了一个粗略的计算方法。表 10-1 列举了再程放疗最大耐受剂量依据不同的模型假设每个疗程 OAR 的 100% 耐受剂量为 60Gy，第一程实际接受的放疗剂量是 50Gy，第一和第二程分次数分别为 35 次和 30 次。最大耐受剂量为 32～48Gy（假设 2 个疗程之间的治疗间隔为 2 年）。如果 2 个疗程之间的最大剂量点不重叠，甚至可给予更高的剂量。然而，我们必须注意的是，这些模型是基于相当有限的临床数据；在这些研究中，OAR 内的确切剂量分布往往不为人知。由于多种因素的复杂相互作用和个体对辐射损伤的敏感性范围广泛，很难做出准确的预测。此外，如果对正常组织的保护会影响肿瘤覆盖的充分性，应及时告知患者挽救治疗失败的风险和严重后果，如果患者接受额外的风险，应优先考虑给予目标剂量。

除总剂量外，分次剂量是影响晚期毒性反应风险的另一个重要因素。大分割剂量和低分割剂量可能有较高的风险，超低分割模式很值

得考虑（Karam 等，2015 年），我中心目前使用的方案是每分次剂量 1.2Gy，每天治疗 2 次，间隔至少 6h 以上，总剂量为 64.8Gy。

（三）技术因素

复发性疾病的治疗技术反映了数十年来放疗技术的发展。初始研究多采用二维外照射放疗（Wang，1987；Lee 等，1997；Teo 等，1998）和（或）近距离放疗（Leung 等，2000a）。近距离放疗主要局限于黏膜浅表复发；在 rT_1 或部分 rT_2 疾病中，使用放射性金属颗粒或铱源的组织间插植的挽救率为 60% 或以上（Law 等，2002）。严重的晚期软组织和骨的并发症并不少见。最近，影像引导近距离放疗方法也得出了研究结果，但 Shen 等（2015）的初步结果显示，在 30 例接受 CT 引导永久植入 ^{125}I 粒子患者的中位生存时间仅为 18 个月。

20 世纪 90 年代，适形放疗逐渐取代二维放疗，因为不但剂量可以更好地覆盖肿瘤，而且可以更好地保护 OAR（Zheng 等，2005；Li

表 10-1 再程放疗最大耐受剂量的估算方法

	Lee 等（2000）	Nieder 等（2005，2006）	Sulman 等（2009）	Jones 和 Grant（2014）
C_1 总耐受剂量	60Gy	N/A	60Gy	60Gy
C_1-BED 总耐受剂量	$94.3Gy_3$	N/A	$94.3Gy_3$	$111.4Gy_2$
C_2-BED 计算公式	129% 完全耐受 C_1-BED-C_1-BED	$135Gy_2$-C_1-BED	完全耐受 C_1-BED-50%C_1-BED	$\dfrac{C_2\text{-BED}}{\text{完全耐受 } C_1\text{-BED}}=(1-\dfrac{C_1\text{-BED}}{\text{完全耐受 } C_1\text{-BED}})^{\frac{1}{\text{rw}}}$
Ref 耐受 BED	$121.6Gy_3$	$135Gy_2$	$94.3Gy_3$	$111.4Gy_2$
C_1 剂量	50Gy	50Gy	50Gy	50Gy
C_1-BED	$73.8Gy_3$	$85.7Gy_2$	$73.8Gy_3$	$85.7Gy_2$
C_2-BED 耐受剂量	$47.8Gy_3$	$49.3Gy_2$	$57.4Gy_3$	$86.6Gy_2$
C_2 耐受剂量	34Gy	32Gy	39Gy	48Gy

各模型的 α/β 值都引自原始文献；N/A. 未报道

基于不同剂量分割模式下假设第一个疗程 OAR 的 100% 耐受剂量为 60Gy，而在初次放疗中实际的剂量为 50Gy，初次放疗和再程放疗分次数为 35 次和 30 次

等，2006；Luo 等，2010）。现有报道显示，控制率的提高令人鼓舞，但并没有显著减少晚期毒性反应。Zheng 等（2005）使用 3D 适形技术，中位剂量 68Gy，该研究报道了 5 年局部挽救率高达 71%。然而由于严重的晚期毒性反应，5 年 OS 仅提高到 40%（所有患者均出现一个或多个晚期 ≥ 3 级毒性反应，治疗死亡率为 13%）。

如今 IMRT 或立体定向放疗都在临床应用中。立体定向放疗具有剂量衰减快、几何精度高的优点。立体定向治疗的出色的治疗效果已被报道，局部治愈率从 53% 到 86% 不等（Chua 等，1999，2009；Chen 等，2001；Leung 等，2009；Ozyigit 等，2011；Dizman 等，2014）。然而，非常高的单位剂量照射可导致正常组织的严重损伤，导致大出血，最终导致死亡（Chua 等，1999 年；Ozyigit 等，2011）。肿瘤包绕颈动脉的患者应避免行立体定向放疗。

目前，调强放疗是最常用的治疗方法。大多研究的目的是给予复发性肿瘤体积（GTV）≥ 60Gy 的放疗剂量。据报道已取得了非常好的局部控制率，52%～86%（Chua 等，2005a；Han 等，2012；Hua 等，2012；Qiu 等，2012、2014；Chen 等，2013；Tian 等，2014）。然而，晚期并发症和治疗相关的死亡在不同的研究中有显著差异。重要的因素如最佳总剂量、分次模式和 OAR 的剂量限制仍有待确定。

调强质子治疗（IMPT）的发展进一步改善了物理剂量的分布。其独特的性质（如布拉格峰、远端快速衰减和潜在更锐利的半影）可以更好地保护 OAR（Ott 等 2008）。Lin 等（1999 年）最近的一项研究使用 IMPT 对 16 例复发的鼻咽癌患者（其中 12 例为 rT₄）进行了 59.9～70.2Gy 的大剂量照射，结果得出 50% 的 OS 和局部 PFS。而研究结果显示 OAR 的剂量较低（0～22Gy），平均随访 24 个月未观察到中枢神经系统毒性反应。

（四）综合全身治疗

尽管缺乏高水平的证据，再程放疗往往采用诱导化疗和同步化疗。特别是诱导化疗可以缩小复发肿瘤体积，特别是对于 $rT_{3\sim4}$ 疾病，有可能更好地保护邻近的 OAR，并消除微转移。从初次治疗的经验推断，同步化疗可能更有效地改善肿瘤的控制，但更值得关注的问题为是否会进一步增加晚期毒性反应的风险。

目前已对多种化疗联合方案进行了研究，包括顺铂（Poon 等，2004；Koutcher 等，2010）、氟尿嘧啶（Poon 等，2004；Ngan 等，2015）、吉西他滨（Chua 等，2005）和紫杉醇（Ngan 等，2015）。其他新型药物如抗 EGFR 药物（Lartigau 等，2013；Ngan 等，2015；Vargo 等，2015）和抗血管生成药物（Seiwert 等，2008）已在复发性头颈部肿瘤中进行了试验。然而，复发性鼻咽癌的数据相对较少（Xu 等，2016），对于抗血管生成药物靶向治疗应充分考虑出血的风险（Hui 等，2011）。

六、预后因素

最重要的预后因素是疾病的分级和复发时的 GTV（Han 等，2012；Chen 等，2013；Tian 等，2015；Xiao 等 2015）。进展期的 rT 分期，尤其是颅内广泛侵犯时预后较差（Leung 等，2000b；Chua 等，2005a；Han 等，2012；Qiu 等，2012）。较大的复发肿瘤预后较差的原因，不仅是其临近 OAR 而限制了放疗剂量，还因为缺氧增加了辐射抵抗的风险。Xiao 等（2015）对 291 例局部复发鼻咽癌患者的研究表明，肿瘤体积 < 22cm³ 和 ≥ 22cm³ 患者的 5 年 OS 分别为 63.1% 和 20.8%。肿瘤体积 ≥ 22cm³ 的患者远处转移和放射性毒性反应发生率较高。

潜伏期是另一个影响预后的因素（Lee 等，1999；Qiu 等，2012）。Lee 等（1999）研究了 847 例复发性鼻咽癌，结果显示那些潜伏期长

的患者由于远期失败的风险较低而有更好的预后，远处失败率在≤ 2 年、2～5 年和≥ 5 年分别为 57%、67% 和 83%。组织学类型也被证实为独立的预后因素，Hwang 等（1998）报道，未分化癌相对于角化型有更好的 5 年无局部进展率和生存率。

七、治疗结果

表 10-2 总结了 IMRT 再照射治疗一些研究的结果。根据第二次照射的剂量，这些研究可分为两组。

来自北美的研究（Koutcher 等，2010；Karam 等，2015）和中国香港（Chua 等，2005b；Ngan 等，2015），使用 60Gy 左右的再程放疗剂量，结合全身化疗，OS 达到 60% 左右。主要的晚期并发症发生率的变化很大。最近的一项Ⅱ期临床研究由中国香港 NPC 研究小组探索改善 rT$_{3\sim4}$ 肿瘤治疗效果的可行性，通过联合使用多烯紫杉醇、顺铂、氟尿嘧啶（TPF）三联诱导化疗，序贯行再程放疗和同步每周多西他赛和西妥昔单抗治疗（Ngan 等，2015）。32

例入组患者的初步结果显示，2 年生存率高达 67%，但毒性反应发生率很高［观察到 8 例颞叶坏死（TLN）和 2 例致死性鼻出血］。此外，本组复发患者对诱导 TPF 化疗的耐受性较差（5 例患者在 TPF 第 1 周期后因乏力症状退出研究；≥ 3 级中性粒细胞减少和低钠血症发生率分别为 38% 和 28%）。

来自中国的四项研究采用了 70Gy 左右的再程放疗剂量。其中 Han 等（2012）的研究规模最大，共入组 239 例患者（25% rT$_{1\sim2}$）进行再程放疗，GTV 平均总剂量为 69.94Gy，分次剂量的平均值为 2.31Gy。5 年局部无复发生存率为 85%，但 OS 仅为 45%，其中 35% 死于治疗相关毒性反应。Chen 等（2013）在 54 例复发性鼻咽癌患者中发现平均 GTV 剂量为 69.96Gy 的类似结果。局部 2 年无失效生存率为 64%，但 OS 仅为 44%，其中 48% 的患者出现严重的晚期毒性反应，25% 的患者死于治疗并发症。在相似的研究中，Tian 等（2014）对两种不同的分割方案（60Gy，分 27 次；68Gy，分 34 次）进行的随机Ⅱ期研究发现，两组患者

表 10-2　调强放疗后再程放疗的疗效及毒性反应

作　者	病例数	rT$_{1\sim2}$（%）	剂量（Gy）	化　疗	年	L-FFR（%）	OS（%）	脑坏死（%）	大量出血（%）	放疗相关死亡（%）
Chua（2015a）	31	25	50～60	68%	1	56	63	7	NR	NR
Karam（2015）	27	78	40～60（1.1～1.4Gy，分次，每天 2 次）	85%	3	53	57	0	0	0
Koutcher（2010）	29	45	45～59	93%	5	52	60	22	NR	NR
Ngan（2015）	32	0	60	100%	2	75	68	35	13	13
Qiu（2012）	70	53	中位数 70	44%（Ⅰ）±18%（C）	3	49	52	NR	9	9
Han（2012）	239	25	61.7～78.7	49%	5	86	45	28	NR	35
Chen（2013）	54	20	49.8～76.6	52%	2	64	44	19	11	24
Tian（2014）	117	21	65.4～73.1	0%	5	64～71	37	21	25	32

L-FFR . 无局部失败率；OS. 总生存率；I. 诱导；C. 同步；NR. 未报道

治疗相关死亡的发生率都很高（24% vs. 41%）。此外，由于 60Gy 分 27 次组有较低的治疗相关死亡率，这一组有更好的 OS。

八、治疗相关并发症

晚期毒性反应是鼻咽癌再程放疗的主要禁忌因素。图 10-1 显示了再程放疗后可能出现的晚期并发症。其他常见的反应包括口干、听力受损、牙关紧闭、脑神经麻痹和垂体功能减退。目前缺少对生活质量评估相关的详细研究。

（一）颈动脉破裂

颈动脉破裂是所有并发症中最令人生畏的，也是治疗相关死亡的主要原因。McDonald 等（2012）对 1554 例患者进行系统回顾，结果显示，头颈部（H&N）再程放疗后颈动脉破裂率大致为 2.6%，其中 76% 的患者死亡。但报道的鼻咽癌再程放疗后出血的概率差异很大；IMRT 或 SRT 后的发病率为 0%～25%（Seo 等，2009；Ozyigit 等，2011；Chen 等，2013；Benhaim 等，2014）。总体再程放疗剂量是重要的加重毒性反应的因素。Tian 等（2014）的 II 期随机研究比较两种复发性 NPC 放射剂量分割模式，中位随访 25 个月大出血发生率在 60Gy 分 27 次组为 19%，68Gy 分 34 次组为 31%。RT 联合全身治疗是否会加重病情尚不确定，中国香港 NPC 研究组前瞻性 II 期研究的中期分析报道，60Gy 放疗联合诱导、同步治疗后出血风险为 14%（Ngan 等，2015）。

（二）颞叶坏死（TLN）

TLN 是另一种潜在的危及生命的晚期毒性反应。虽然有些可能是无症状的，特别是在早期发展阶段，其他可能导致衰弱的症状（包括头痛、头晕、记忆丧失、癫痫、压力症状、意识水平的变化和偶尔发作的颅内出血）（Lee 等，2002）。再程放疗组的发病率比单疗程 RT 组高得多，7%～35%（Chua 等，2005a；Koutcher 等，

2010；Han 等，2012；Chen 等，2013；Tian 等，2014；Ngan 等，2015）。TLN 的发生风险取决于分割剂量、累积剂量、RT 技术和 RT 两个疗程之间的时间间隔（Lee 等，1998；Bakst 等，2011；Chen 等，2011；Zhou 等，2014）。Liu 等（2014）给予 200 多例复发性鼻咽癌患者进行了约 70Gy 的再程放疗，发现 31% 的患者存在 TLN 风险，中位潜伏期仅为 15 个月；建议最大累积剂量小于 125Gy（EQD$_2$），疗程间隔至少 2 年。

（三）黏膜坏死和颅底骨坏死（ORN）

软组织和骨坏死是再程放疗常见的问题。临床特征包括恶臭、剧烈头痛，甚至大量出血。内镜检查可发现结痂、坏死组织和裸露的骨骼。已报道的发病率为 6.3%～40.6%（Han 等，2012；Qiu 等，2012；Chen 等，2013；Tian 等，2014）。Huang 等（2006）观察到从再程放疗到发生 ORN 的潜伏期为 7～24 个月。

（四）吞咽障碍

牙关紧闭、咽部蠕动功能障碍和后组脑神经病变均可导致吞咽障碍、营养不良和误吸。Chen 等（2013）报道，20% 的患者在再次照射后出现进食困难，需要永久性鼻胃管或胃造口进食。严重的牙关紧闭发生率约为 17%（Koutcher 等，2010；Qiu 等，2012；Tian 等，2014）。

（五）听力障碍

听力障碍可以是感音神经性的（由于耳蜗毛细胞或第 VIII 对脑神经的损伤）、传导性的（由于内听道放射性骨坏死或中耳病理）或感音神经性及传导性原因两者兼备的。仅经过 1 个疗程的放化疗，高音调感音神经性耳聋（≥ 30dB 下降）的发生率也可能达到 35%；由于耳蜗平均照射剂量与感音神经性听力损伤的发生率相关，预计再程放疗后的发病率会高得多（Chan

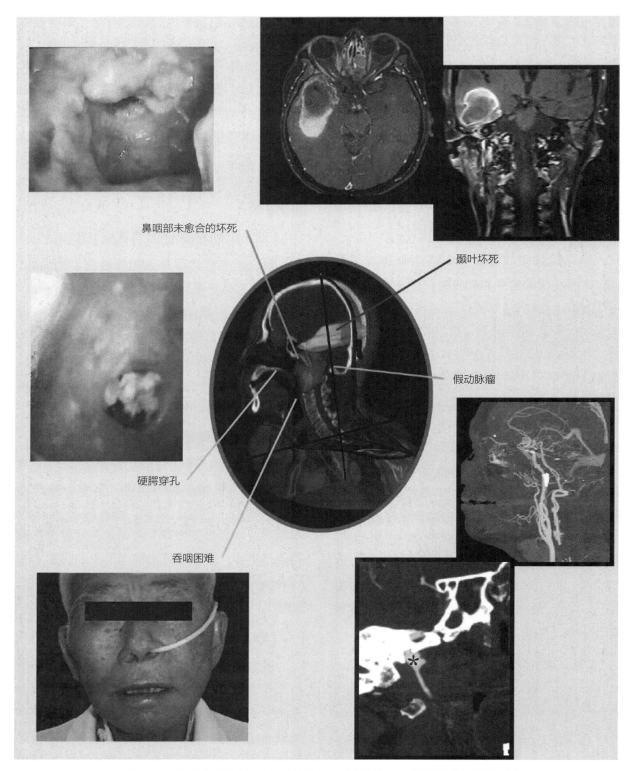

鼻咽部未愈合的坏死

颞叶坏死

假动脉瘤

硬腭穿孔

吞咽困难

▲ 图 10-1　再程放疗潜在的晚期毒性反应，假动脉瘤（*）（彩图见书末彩插部分）

等，2009）。大多数研究报道基于临床分级，而不是经过详细的纯音听力图进行评估的。据报道发病率为 12%～22%（Han 等，2012；Qiu 等，2012；Tian 等，2014）。

（六）治疗相关死亡率

据报道，再程治疗的死亡率为 9%～35%（Han 等，2012；Qiu 等，2012；Chen 等，2013；Tian 等，2014；Ngan 等，2015）。治疗引起的死亡通常与颈动脉破裂、脑和（或）黏膜/骨坏死有关。然而，一些治疗导致的死亡原因是不易发现的，如无症状吸入性肺炎。在治疗毒性反应和局部控制之间应谨慎平衡，治疗前应详细讨论可能发生的毒性反应和致死性毒性作用。

九、结语与未来研究方向

依据现有数据，可以总结出以下主要观察结果。

• 患者需要积极进行挽救治疗。局部复发时，再程放疗 ± 化疗是一种有效的治疗方法，但有发生严重的晚期毒性反应的风险，因此如果具备充足的专科技术能力，对于 $rT_{1\sim2}$ 的病例，应考虑手术切除。

• 治疗结果与复发的疾病分期、肿瘤体积和潜伏期是密切相关的。

• 局部控制率取决于再程放疗剂量，而晚期毒性反应与初程和再程治疗的累积剂量相关。高剂量的再程放疗可以提高局部挽救率，但由于过度治疗相关的死亡率不一定转化为更高的生存率，因此需要寻找最佳的平衡点。

• 最佳适形技术应该用于更好地保护正常组织，但即便使用了调强放疗或适形放疗，严重的晚期毒性反应发生率仍然很高。因此，应该探索更多的新技术。IMPT 比光子疗法有物理上的优势，可以更好地避开 OAR。但其长期生存和毒性结果有待进一步观察。

• 已经有不同的模型来估算最大耐受剂量，但大多数模型是基于过去的治疗模式，没有关于不同 OAR 剂量的准确信息。各种参数的不确定性仍然存在，需要进一步研究耐受剂量、优化剂量限制和分次剂量。

• 除了总剂量影响外，再程放疗时的分次剂量也很重要；高分次剂量会增加发生致命毒性反应的风险，包括神经系统损伤、血管损伤、软组织和骨坏死。尤其当肿瘤包绕颈动脉血管时，应避免大分割剂量的 SRT。此外，超分次治疗模式是值得考虑的治疗方案。

• 理想的治疗方案应该根据每个病例的风险模式、放射敏感性和耐受性进行个体化调整。放射基因组学作为一种新的研究方向出现，以确定放疗不良反应潜在的基因决定因素。全基因组关联分析（GWAS）正在进行中，以确定可能的遗传变异，影响放射敏感性。希望大规模的 GWAS 能够识别遗传特征，以帮助选择适合再照射的患者（Barnett 等，2012；Rattay 和 Talbot，2014）。

• 目前还没有研究评估联合化疗的确切作用。过去的靶向治疗研究没有显示出更理想的疗效。还需要进一步的研究来探索更有效、毒性更小的全身治疗方法。免疫治疗已成为癌症治疗的新武器。最近发表的 I 期使用 PD-1 抑制药的研究显示，经过大量预处理的复发或转移性鼻咽癌患者的应答率为 22%，引人注目的 PFS 结果为 11 个月（Hsu 等，2015）。有必要进一步探索免疫治疗的价值。

致谢：感谢 Dr.Michael C. H. Lee（ Department of Medical Physics，Pamela Youde Nethersole Eastern Hospital）撰写"放射生物学因素"部分。

参 考 文 献

[1] Ang KK, Price RE, Stephens LC, Jiang GL, Feng Y, Schultheiss TE et al (1993) The tolerance of primate spinal cord to re-irradiation. Int J Radiat Oncol Biol Phys 25:459–464

[2] Bakst RL, Lee N, Pfister DG, Zelefsky MJ, Hunt MA, Kraus DH et al (2011) Hypofractionated dose-painting intensity modulated radiation therapy with chemotherapy for nasopharyngeal carcinoma: a prospective trial. Int J Radiat Oncol Biol Phys 80:148–153

[3] Barnett GC, Coles CE, Elliott RM, Baynes C, Luccarini C, Conroy D et al (2012) Independent validation of genes and polymorphisms reported to be associated with radiation toxicity: a prospective analysis study. Lancet Oncol 13:65–77

[4] Benhaim C, Lapeyre M, Thariat J (2014) Stereotactic irradiation in head and neck cancers. Cancer Radiother 18:280–296

[5] Cao CN, Luo JW, Gao L, Yi JL, Huang XD, Wang K et al (2013) Clinical outcomes and patterns of failure after intensity-modulated radiotherapy for T4 nasopharyngeal carcinoma. Oral Oncol 49:175–181

[6] Chai SJ, Pua KC, Saleh A, Yap YY, Lim PV, Subramaniam SK et al (2012) Clinical significance of plasma Epstein-Barr Virus DNA loads in a large cohort of Malaysian patients with nasopharyngeal carcinoma. J Clin Virol 55:34–39

[7] Chan JY (2014) Surgical management of recurrent nasopharyngeal carcinoma. Oral Oncol 50:913–917

[8] Chan SH, Ng WT, Kam KL, Lee MC, Choi CW, Yau TK et al (2009) Sensorineural hearing loss after treatment of nasopharyngeal carcinoma: a longitudinal analysis. Int J Radiat Oncol Biol Phys 73:1335–1342

[9] Chan YW, Chow VL, Wei WI (2012) Quality of life of patients after salvage nasopharyngectomy for recurrent nasopharyngeal carcinoma. Cancer 118:3710–3718

[10] Chen HJ, Leung SW, Su CY (2001) Linear accelerator based radiosurgery as a salvage treatment for skull base and intracranial invasion of recurrent nasopharyngeal carcinomas. Am J Clin Oncol 24:255–258

[11] Chen J, Dassarath M, Yin Z, Liu H, Yang K, Wu G (2011) Radiation induced temporal lobe necrosis in patients with nasopharyngeal carcinoma: a review of new avenues in its management. Radiat Oncol (London, England) 6:128

[12] Chen HY, Ma XM, Ye M, Hou YL, Xie HY, Bai YR (2013) Effectiveness and toxicities of intensity-modulated radiotherapy for patients with locally recurrent nasopharyngeal carcinoma. PLoS One 8, e73918

[13] Chua DT, Sham JS, Hung KN, Kwong DL, Kwong PW, Leung LH (1999) Stereotactic radiosurgery as a salvage treatment for locally persistent and recurrent nasopharyngeal carcinoma. Head Neck 21:620–626

[14] Chua DT, Sham JS, Kwong PW, Hung KN, Leung LH (2003) Linear accelerator-based stereotactic radiosurgery for limited, locally persistent, and recurrent nasopharyngeal carcinoma: efficacy and complications. Int J Radiat Oncol Biol Phys 56:177–183

[15] Chua DT, Sham JS, Leung LH, Au GK (2005a) Re-irradiation of nasopharyngeal carcinoma with intensity-modulated radiotherapy. Radiother Oncol 77:290–294

[16] Chua DT, Sham JS, Au GK (2005b) Induction chemotherapy with cisplatin and gemcitabine followed by reirradiation for locally recurrent nasopharyngeal carcinoma. Am J Clin Oncol 28:464–471

[17] Chua DT, Wu SX, Lee V, Tsang J (2009) Comparison of single versus fractionated dose of stereotactic radiotherapy for salvaging local failures of nasopharyngeal carcinoma: a matched-cohort analysis. Head Neck Oncol 1:13

[18] Dizman A, Coskun-Breuneval M, Altinisik-Inan G, Olcay GK, Cetindag MF, Guney Y (2014) Reirradiation with robotic stereotactic body radiotherapy for recurrent nasopharyngeal carcinoma. Asian Pacific J Cancer Prevent 15:3561–3566

[19] Han F, Zhao C, Huang SM, Lu LX, Huang Y, Deng XW et al (2012) Long-term outcomes and prognostic factors of re-irradiation for locally recurrent nasopharyngeal carcinoma using intensity-modulated radiotherapy. Clin Oncol (R Coll Radiol) 24:569–576

[20] Hao SP, Tsang NM, Chang KP (2004) Monitoring tumor recurrence with nasopharyngeal swab and latent membrane protein-1 and epstein-barr nuclear antigen-1 gene detection in treated patients with nasopharyngeal carcinoma. Laryngoscope 114:2027–2030

[21] Hong RL, Lin CY, Ting LL, Ko JY, Hsu MM (2004) Comparison of clinical and molecular surveillance in patients with advanced nasopharyngeal carcinoma after primary therapy: the potential role of quantitative analysis of circulating Epstein-Barr virus DNA. Cancer 100:1429–1437

[22] Hong J, Yao Y, Zhang Y, Tang T, Zhang H, Bao D et al (2013) Value of magnetic resonance diffusion-weighted imaging for the prediction of radiosensitivity in nasopharyngeal carcinoma. Otolaryngol Head Neck Surg 149:707–713

[23] Hou X, Zhao C, Guo Y, Han F, Lu LX, Wu SX et al (2011) Different clinical significance of pre- and post-treatment plasma Epstein-Barr virus DNA load in nasopharyngeal carcinoma treated with radiotherapy. Clin Oncol (R Coll Radiol) 23:128–133

[24] Hsu CL, Chan SC, Chang KP, Lin TL, Lin CY, Hsieh CH et al (2013) Clinical scenario of EBV DNA follow-up in patients of treated localized nasopharyngeal carcinoma. Oral Oncol 49:620–625

[25] Hsu C, Lee SH, Ejadi S, Even C, Cohen R, Le Tourneau C, Mehnert J (2015) Antitumor activity and safety of pembrolizumab in patients with PD-L1-positive nasopharyngeal carcinoma: Interim results from a phase 1b study positive nasopharyngeal carcinoma. Ann Oncol 26(suppl 9):ix94

[26] Hua YJ, Han F, Lu LX, Mai HQ, Guo X, Hong MH et al (2012) Long-term treatment outcome of recurrent nasopharyngeal carcinoma treated with salvage intensity

modulated radiotherapy. Eur J Cancer 48: 3422–3428

[27] Huang XM, Zheng YQ, Zhang XM, Mai HQ, Zeng L, Liu X et al (2006) Diagnosis and management of skull base osteoradionecrosis after radiotherapy for nasopharyngeal carcinoma. Laryngoscope 116:1626–1631

[28] Hui EP, Ma BB, King AD, Mo F, Chan SL, Kam MK et al (2011) Hemorrhagic complications in a phase II study of sunitinib in patients of nasopharyngeal carcinoma who has previously received high–dose radiation. Ann Oncol 22:1280–1287

[29] Hwang JM, Fu KK, Phillips TL (1998) Results and prognostic factors in the retreatment of locally recurrent nasopharyngeal carcinoma. Int J Radiat Oncol Biol Phys 41:1099–1111

[30] Jiang F, Jin T, Feng XL, Jin QF, Chen XZ (2015) Long–term outcomes and failure patterns of patients with nasopharyngeal carcinoma staged by magnetic resonance imaging in intensity–modulated radiotherapy era: The Zhejiang Cancer Hospital's experience. J Cancer Res Ther 11(Suppl 2):C179–C184

[31] Jones B, Grant W (2014) Retreatment of central nervous system tumours. Clin Oncol (R Coll Radiol) 26:407–418

[32] Karam I, Huang SH, McNiven A, Su J, Xu W, Waldron J et al (2015) Outcomes after reirradiation for recurrent nasopharyngeal carcinoma: North American experience. Head Neck

[33] Kong FF, Ying H, Du CR, Huang S, Zhou JJ, Hu CS (2014) Effectiveness and toxicities of intensity–modulated radiation therapy for patients with T4 nasopharyngeal carcinoma. PLoS One 9, e91362

[34] Koutcher L, Lee N, Zelefsky M, Chan K, Cohen G, Pfister D et al (2010) Reirradiation of locally recurrent nasopharynx cancer with external beam radiotherapy with or without brachytherapy. Int J Radiat Oncol Biol Phys 76:130–137

[35] Kwong DL, Nicholls J, Wei WI, Chua DT, Sham JS, Yuen PW et al (1999) The time course of histologic remission after treatment of patients with nasopharyngeal carcinoma. Cancer 85:1446–1453

[36] Kwong DL, Wei WI, Cheng AC, Choy DT, Lo AT, Wu PM et al (2001) Long term results of radioactive gold grain implantation for the treatment of persistent and recurrent nasopharyngeal carcinoma. Cancer 91:1105–1113

[37] Lai V, Li X, Lee VH, Lam KO, Chan Q, Khong PL (2013) Intravoxel incoherent motion MR imaging: comparison of diffusion and perfusion characteristics between nasopharyngeal carcinoma and post–chemoradiation fibrosis. Eur Radiol 23:2793–2801

[38] Lam JW, Chan JY, Ho WK, Tsang RK (2015) Use of transoral nasopharyngeal brush biopsy for Epstein–Barr virus DNA detection of local recurrence of nasopharyngeal carcinoma after radiotherapy. Head Neck. doi: 10.1002/hed.24216. [Epub ahead of print]

[39] Lartigau EF, Tresch E, Thariat J, Graff P, Coche–Dequeant B, Benezery K et al (2013) Multi institutional phase II study of concomitant stereotactic reirradiation and cetuximab for recurrent head and neck cancer. Radiother Oncol 109: 281–285

[40] Law SC, Lam WK, Ng MF, Au SK, Mak WT, Lau WH (2002) Reirradiation of nasopharyngeal carcinoma with intracavitary mold brachytherapy: an effective means of local salvage. Int J Radiat Oncol Biol Phys 54:1095–1113

[41] Lee AW, Foo W, Law SC, Poon YF, Sze WM, O SK et al (1997) Reirradiation for recurrent nasopharyngeal carcinoma: factors affecting the therapeutic ratio and ways for improvement. Int J Radiat Oncol Biol Phys 38:43–52

[42] Lee AW, Foo W, Chappell R, Fowler JF, Sze WM, Poon YF et al (1998) Effect of time, dose, and fractionation on temporal lobe necrosis following radiotherapy for nasopharyngeal carcinoma. Int J Radiat Oncol Biol Phys 40:35–42

[43] Lee AW, Foo W, Law SC, Poon YF, Sze WM, O SK et al (1999) Recurrent nasopharyngeal carcinoma: the puzzles of long latency. Int J Radiat Oncol Biol Phys 44:149–156

[44] Lee AW, Foo W, Law SC, Peters LJ, Poon YF, Chappell R et al (2000) Total biological effect on late reactive tissues following reirradiation for recurrent nasopharyngeal carcinoma. Int J Radiat Oncol Biol Phys 46:865–872

[45] Lee AW, Kwong DL, Leung SF, Tung SY, Sze WM, Sham JS et al (2002) Factors affecting risk of symptomatic temporal lobe necrosis: significance of fractional dose and treatment time. Int J Radiat Oncol Biol Phys 53:75–85

[46] Lee AW, Fee WE Jr, Ng WT, Chan LK (2012) Nasopharyngeal carcinoma: salvage of local recurrence. Oral Oncol 48:768–774

[47] Lee AW, Ng WT, Chan LL, Hung WM, Chan CC, Sze HC et al (2014) Evolution of treatment for nasopharyngeal cancer–success and setback in the intensity–modulated radiotherapy era. Radiother Oncol 110:377–384

[48] Leung TW, Tung SY, Sze WK, Sze WM, Wong VY, O SK (2000a) Salvage brachytherapy for patients with locally persistent nasopharyngeal carcinoma. Int J Radiat Oncol Biol Phys 47:405–412

[49] Leung TW, Tung SY, Sze WK, Sze WM, Wong VY, Wong CS et al (2000b) Salvage radiation therapy for locally recurrent nasopharyngeal carcinoma. Int J Radiat Oncol Biol Phys 48:1331–1338

[50] Leung SF, Lo YM, Chan AT, To KF, To E, Chan LY et al (2003) Disparity of sensitivities in detection of radiation–naive and postirradiation recurrent nasopharyngeal carcinoma of the undifferentiated type by quantitative analysis of circulating Epstein–Barr virus DNA1,2. Clin Cancer Res 9:3431–3434

[51] Leung SF, Zee B, Ma BB, Hui EP, Mo F, Lai M et al (2006) Plasma Epstein–Barr viral deoxyribonucleic acid quantitation complements tumor–node–metastasis staging prognostication in nasopharyngeal carcinoma. J Clin Oncol 24:5414–5418

[52] Leung TW, Wong VY, Tung SY (2009) Stereotactic radiotherapy for locally recurrent nasopharyngeal carcinoma. Int J Radiat Oncol Biol Phys 75:734–741

[53] Li JC, Hu CS, Jiang GL, Mayr NA, Wang JZ, He XY et al (2006) Dose escalation of three–dimensional conformal radiotherapy for locally recurrent nasopharyngeal carcinoma: a prospective randomised study. Clin Oncol (R Coll Radiol) 18:293–299

[54] Li JX, Lu TX, Huang Y, Han F (2012) Clinical characteristics

of recurrent nasopharyngeal carcinoma in high-incidence area. Sci World J 719754

[55] Liang SB, Sun Y, Liu LZ, Chen Y, Chen L, Mao YP et al (2009) Extension of local disease in nasopharyngeal carcinoma detected by magnetic resonance imaging: improvement of clinical target volume delineation. Int J Radiat Oncol Biol Phys 75:742–750

[56] Lin R, Slater JD, Yonemoto LT, Grove RI, Teichman SL, Watt DK et al (1999) Nasopharyngeal carcinoma: repeat treatment with conformal proton therapy--dose-volume histogram analysis. Radiology 213:489–494

[57] Lin JC, Wang WY, Chen KY, Wei YH, Liang WM, Jan JS et al (2004) Quantification of plasma Epstein-Barr virus DNA in patients with advanced nasopharyngeal carcinoma. New Engl J Med 350:2461–2470

[58] Liu S, Lu T, Zhao C, Shen J, Tian Y, Guan Y et al (2014) Temporal lobe injury after re-irradiation of locally recurrent nasopharyngeal carcinoma using intensity modulated radiotherapy: clinical characteristics and prognostic factors. J Neuro Oncol 119:421–428

[59] Luo W, Ye L, Yu Z, He Z, Li F, Liu M (2010) Effectiveness of three-dimensional conformal radiotherapy for treating early primary nasopharyngeal carcinoma. Am J Clin Oncol 33:604–608

[60] Mason KA, Withers HR, Chiang CS (1993) Late effects of radiation on the lumbar spinal cord of guinea pigs: re-treatment tolerance. Int J Radiat Oncol Biol Phys 26:643–648

[61] Mayer R, Sminia P (2008) Reirradiation tolerance of the human brain. Int J Radiat Oncol Biol Phys 70: 1350–1360

[62] McDonald MW, Moore MG, Johnstone PA (2012) Risk of carotid blowout after reirradiation of the head and neck: a systematic review. Int J Radiat Oncol Biol Phys 82:1083–1089

[63] Ngan RK, Ng WT, Kwong D, Tung S, Yau CC, Leung SF, Chan WY, Lung M, Lee A (2015) Preliminary results of HKNPC-1001 trial to evaluate the role of induction TPF followed by weekly docetaxel and cetuximab in combination with intensity modulated radiotherapy for locally advanced nasopharyngeal carcinoma. Ann Oncol 26(Suppl 9):ix93–ix102

[64] Nieder C, Grosu AL, Andratschke NH, Molls M (2005) Proposal of human spinal cord reirradiation dose based on collection of data from 40 patients. Int J Radiat Oncol Biol Phys 61:851–855

[65] Nieder C, Grosu AL, Andratschke NH, Molls M (2006) Update of human spinal cord reirradiation tolerance based on additional data from 38 patients. Int J Radiat Oncol Biol Phys 66:1446–1449

[66] Ozyigit G, Cengiz M, Yazici G, Yildiz F, Gurkaynak M, Zorlu F et al (2011) A retrospective comparison of robotic stereotactic body radiotherapy and three-dimensional conformal radiotherapy for the reirradiation of locally recurrent nasopharyngeal carcinoma. Int J Radiat Oncol Biol Phys 81:e263–e268

[67] Poon D, Yap SP, Wong ZW, Cheung YB, Leong SS, Wee J et al (2004) Concurrent chemoradiotherapy in locoregionally recurrent nasopharyngeal carcinoma. Int J Radiat Oncol Biol Phys 59:1312–1318

[68] Pryzant RM, Wendt CD, Delclos L, Peters LJ (1992) Re-treatment of nasopharyngeal carcinoma in 53 patients. Int J Radiat Oncol Biol Phys 22:941–947

[69] Qiu S, Lin S, Tham IW, Pan J, Lu J, Lu JJ (2012) Intensity-modulated radiation therapy in the salvage of locally recurrent nasopharyngeal carcinoma. Int J Radiat Oncol Biol Phys 83:676–683

[70] Qiu S, Lu J, Zheng W, Xu L, Lin S, Huang C et al (2014) Advantages of intensity modulated radiotherapy in recurrent T1-2 nasopharyngeal carcinoma: a retrospective study. BMC Cancer 14:797

[71] Rattay T, Talbot CJ (2014) Finding the genetic determinants of adverse reactions to radiotherapy. Clin Oncol (R Coll Radiol) 26:301–308

[72] Ruifrok AC, Kleiboer BJ, van der Kogel AJ (1992) Reirradiation tolerance of the immature rat spinal cord. Radiother Oncol 23:249–256

[73] Seiwert TY, Haraf DJ, Cohen EE, Stenson K, Witt ME, Dekker A et al (2008) Phase I study of bevacizumab added to fluorouracil- and hydroxyurea-based concomitant chemoradiotherapy for poor-prognosis head and neck cancer. J Clin Oncol 26:1732–1741

[74] Seo Y, Yoo H, Yoo S, Cho C, Yang K, Kim MS et al (2009) Robotic system-based fractionated stereotactic radiotherapy in locally recurrent nasopharyngeal carcinoma. Radiother Oncol 93:570–574

[75] Setton J, Han J, Kannarunimit D, Wuu YR, Rosenberg SA, DeSelm C et al (2015) Long-term patterns of relapse and survival following definitive intensity-modulated radiotherapy for non-endemic nasopharyngeal carcinoma. Oral Oncol 53:67–73

[76] Shen X, Li Y, Zhang Y, Kong J, Li Y (2015) An analysis of brachytherapy with computed tomography-guided permanent implantation of Iodine-125 seeds for recurrent nonkeratin nasopharyngeal carcinoma. Onco Targets Ther 8:991–997

[77] Sulman EP, Schwartz DL, Le TT, Ang KK, Morrison WH, Rosenthal DI et al (2009) IMRT reirradiation of head and neck cancer-disease control and morbidity outcomes. Int J Radiat Oncol Biol Phys 73:399–409

[78] Sun X, Su S, Chen C, Han F, Zhao C, Xiao W et al (2014) Long-term outcomes of intensity-modulated radiotherapy for 868 patients with nasopharyngeal carcinoma: an analysis of survival and treatment toxicities. Radiother Oncol 110:398–403

[79] Teo PM, Kwan WH, Chan AT, Lee WY, King WW, Mok CO (1998) How successful is high-dose (> or = 60Gy) reirradiation using mainly external beams in salvaging local failures of nasopharyngeal carcinoma? Int J Radiat Oncol Biol Phys 40:897–913

[80] Tian YM, Zhao C, Guo Y, Huang Y, Huang SM, Deng XW et al (2014) Effect of total dose and fraction size on survival of patients with locally recurrent nasopharyngeal carcinoma treated with intensity-modulated radiotherapy: a phase 2, single-center, randomized controlled trial. Cancer 120:3502–3509

[81] Tian YM, Xiao WW, Bai L, Liu XW, Zhao C, Lu TX et al

(2015) Impact of primary tumor volume and location on the prognosis of patients with locally recurrent nasopharyngeal carcinoma. Chin J Cancer 34:247–253

[82] Tsang RK, Ho WK, Wei WI, Chan JY (2013) Transoral robotic assisted nasopharyngectomy via a lateral palatal flap approach. Laryngoscope 123:2180–2183

[83] van der Kogel AJ (1993) Retreatment tolerance of the spinal cord. Int J Radiat Oncol Biol Phys 26:715–717

[84] Vargo JA, Ferris RL, Ohr J, Clump DA, Davis KS, Duvvuri U et al (2015) A prospective phase 2 trial of reirradiation with stereotactic body radiation therapy plus cetuximab in patients with previously irradiated recurrent squamous cell carcinoma of the head and neck. Int J Radiat Oncol Biol Phys 91:480–488

[85] Wang CC (1987) Re-irradiation of recurrent nasopharyngeal carcinoma--treatment techniques and results. Int J Radiat Oncol Biol Phys 13:953–956

[86] Wang WH, Lin YC, Chen WC, Chen MF, Chen CC, Lee KF (2012) Detection of mucosal recurrent nasopharyngeal carcinomas after radiotherapy with narrow-band imaging endoscopy. Int J Radiat Oncol Biol Phys 83:1213–1219

[87] Wang R, Wu F, Lu H, Wei B, Feng G, Li G et al (2013) Definitive intensity-modulated radiation therapy for nasopharyngeal carcinoma: long-term outcome of a multicenter prospective study. J Cancer Res Clin Oncol 139:139–145

[88] Wei J, Pei S, Zhu X (2015) Comparison of (18)F-FDG PET/CT, MRI and SPECT in the diagnosis of local residual/recurrent nasopharyngeal carcinoma: A meta-analysis. Oral Oncol Widesott L, Pierelli A, Fiorino C, Dell'oca I, Broggi S, Cattaneo GM et al (2008) Intensity-modulated proton therapy versus helical tomotherapy in nasopharynx cancer: planning comparison and NTCP evaluation. Int J Radiat Oncol Biol Phys 72:589–596

[89] Wong CS, Poon JK, Hill RP (1993) Re-irradiation tolerance in the rat spinal cord: influence of level of initial damage. Radiother Oncol 26:132–138

[90] Xiao W, Liu S, Tian Y, Guan Y, Huang S, Lin C et al (2015) Prognostic significance of tumor volume in locally recurrent nasopharyngeal carcinoma treated with salvage intensity-modulated radiotherapy. PLoS One 10, e0125351

[91] Xu T, Ou X, Shen C, Hu C (2016) Cetuximab in combination with chemoradiotherapy in the treatment of recurrent and/or metastatic nasopharyngeal carcinoma. Anticancer Drugs 27:66–70

[92] Yau TK, Sze WM, Lee WM, Yeung MW, Leung KC, Hung WM et al (2004) Effectiveness of brachytherapy and fractionated stereotactic radiotherapy boost for persistent nasopharyngeal carcinoma. Head Neck 26: 1024–1030

[93] Yen RF, Hung RL, Pan MH, Wang YH, Huang KM, Lui LT et al (2003) 18-fluoro-2-deoxyglucose positron emission tomography in detecting residual/recurrent nasopharyngeal carcinomas and comparison with magnetic resonance imaging. Cancer 98:283–287

[94] Yu KH, Leung SF, Tung SY, Zee B, Chua DT, Sze WM et al (2005) Survival outcome of patients with nasopharyngeal carcinoma with first local failure: a study by the Hong Kong Nasopharyngeal Carcinoma Study Group. Head Neck 27:397–405

[95] Zheng XK, Chen LH, Chen YQ, Deng XG (2004) Three-dimensional conformal radiotherapy versus intracavitary brachytherapy for salvage treatment of locally persistent nasopharyngeal carcinoma. Int J Radiat Oncol Biol Phys 60:165–170

[96] Zheng XK, Ma J, Chen LH, Xia YF, Shi YS (2005) Dosimetric and clinical results of three-dimensional conformal radiotherapy for locally recurrent nasopharyngeal carcinoma. Radiother Oncol 75:197–203

[97] Zhou X, Ou X, Xu T, Wang X, Shen C, Ding J et al (2014) Effect of dosimetric factors on occurrence and volume of temporal lobe necrosis following intensity modulated radiation therapy for nasopharyngeal carcinoma: a case-control study. Int J Radiat Oncol Biol Phys 90:261–269

第 11 章 肺 癌
Lung Cancer

Branislav Jeremić Francesc Casas Sherif Abdel–Wahab Nikola Cihoric Pavol Dubinsky
Ana Mena Merino Luhua Wang 著
沈庆林 曾 麟 章圣祎 姚伟荣 译

摘 要

尽管最近肺癌在生物学、诊断技术及治疗上都有新进展，但总体结局仍令人沮丧。初始治疗后，无论肿瘤的分期和组织学类型如何，局部或区域复发都是常见的治疗失败原因。虽然不知道初始接受胸部放疗的患者中有多少人在疾病过程中会接受再程放疗，但近年来有许多文献报道了再程放疗的疗效。现有的研究大部分是回顾性的且规模有限。外照射放疗被用于接受初始放疗后发生局部区域胸腔内复发的肺癌患者，主要为非小细胞肺癌。在大多数情况下，治疗的目的是缓解症状。然而，随着新技术如调强放疗和立体定向放疗的不断出现，极大地改善了患者的结局。虽然支气管腔内近距离放疗能够缓解复发症状，但近年来使用频率较低。目前尚无指南，由于一线放疗参数的差异很大，治疗计划不同，加之缺乏有效的预后因素，当前的做法是预先评估治疗目的并谨慎使用该技术。

一、概述

肺癌是全球医疗系统面临的主要挑战之一。2014 年美国预计新增 224 210 例肺癌患者，死亡病例约 159 260 例（Siegel 等，2009），因此不论男女肺癌仍是恶性肿瘤中的主要杀手。国际癌症研究机构（IARC）的最新数据显示，2012 年全球肺癌新发病例约 182.5 万例（男性124.2 万，女性 58.3 万），死亡病例约 159.0 万例（男性 109.9 万，女性 41 万）（IARC，2012）。与发达地区相比，在资源有限的欠发达地区肺癌的发病率及死亡率明显升高。

为了提高肺癌的治愈率，近几十年来在临床实践中应用了许多新颖的诊断技术和治疗方法，例如分子肿瘤学技术，改进了肺癌亚型的组织学分类标准及定义。以及正电子发射断层显像 / 计算机断层扫描（PET/CT），已广泛应用于肺癌的诊断和分期（Vanuytsel 等，2000；Videtic 等，2008），同时也用于优化放疗（RT）计划（Nestle 等，1999，2006；Faria 等，2008；Schaefer 等，2008；MacManus 等，2009；Grgic 等，2009；Hanna 等，2010；Riegel 等，2010；Wu 等，2010）。PET 还可以在放疗期间监测代谢反应，并改善自适应放疗（ART）计划。近年来，在临床实践中还大量引入了新的放疗技术（调强放疗 -IMRT、立体定向消融放疗 -SABR、ART、质子）和新型药物（靶向药物）。

大部分非小细胞肺癌（NSCLC）患者及绝

大多数小细胞肺癌（SCLC）患者因就诊时晚期而失去手术机会。对于这部分患者，可以选择放疗或化疗（CHT）或两者联合。尽管生物学和技术迅速发展，但该病的治疗方面仍缺乏重大进展，无论组织学类型（NSCLC vs. SCLC）、分期（早期 vs. 局部晚期 vs. 转移）、治疗（手术、RT、CHT 或联合）或复发出现的时间（最初治疗后不久或多年后），复发仍是导致治疗失败的主要原因。复发可分为三类，即局部（如肺实质、支气管残端或胸壁）、区域（如纵隔淋巴结）和远处（脑、肝、肾上腺、骨骼或对侧肺），同一患者可存在一种或多种类型的转移。一旦发生复发几乎是致命事件，只有极少数的患者可以治愈，这与患者或肿瘤特征及所给予的（再）治疗无关。复发常常会导致痛苦的临床症状并增加额外的支持治疗。最后，复发会导致患者的生活质量大大降低。

复发可能出现在胸腔的不同解剖部位，包括仅发生于肺实质（同侧或对侧肺）。因此，区分异时性第二原发性肺癌与肺癌复发十分重要，后者在初始治疗后发生。在原发性肺癌的初始治疗后出现的异时性第二原发性肺癌的诊断和定义要求可以区分它与复发或转移性肿瘤。正如 Martini 和 Melamed（1975）所提出的，如果肿瘤具有以下特征，则可将其定义为异时性第二原发性肺癌：与首次肺癌的组织学类型不同（Ⅰ）或具有相同组织学类型（Ⅱ），但满足以下条件之一：①两次病变的无病生存期间隔至少为 2 年；②原位癌处又出现新的肿瘤；③除外肺外转移和淋巴转移后，第二次肿瘤发生在不同肺叶或非同侧肺。虽然本文不讨论异时性第二原发性肺癌，但许多数据（Jeremic 等，2001；Kawaguchi 等，2006）表明，肺癌幸存者罹患第二种肺癌的风险不断增加。对于这部分患者，放疗是非常重要的治疗手段（Jeremic 等，2001）。

再程放疗的基本问题：治疗复发还是不治疗？在现代医学要求延长患者生命的时代，特别是在西方文明中，这一问题似乎已经过时了。研究表明，积极治疗比单纯的支持性治疗效果更好，最近 Hung 等再次证实了这一点（2009）。他们再次证实了 Sugimura 等的早期研究（2007），Sugimura 等观察了 1073 名接受手术治疗后复发的 390 名患者。手术切除至复发的中位时间为 11.5 个月，复发后的中位生存期为 8.1 个月。其中 171 例患者出现胸内复发，172 例患者出现胸外复发，47 例患者同时出现胸内复发和胸外复发。复发后的治疗包括手术43 例，化疗59 例，放疗73 例，联合治疗96 例。所有接受治疗的患者比未接受治疗的患者存活时间更长。如果患者接受积极的治疗方案，例如对复发灶进行治疗，那么是治疗目的是要首先考虑的，即以治愈或姑息为目的的治疗。由于外科和放疗方法均取得了重要进展，这些进展基于新技术，因此更倾向于选择治愈性的治疗手段，但必须强调的是目前缺乏有助于我们决策的、确定的预后因素，这主要是由于许多研究中的受试者人数较少导致的。随着 SABR 的引入，情况也发生了改变。复发性疾病的阶段和患者的体力状态决定了治疗上选择更传统的放疗（主要是限制再程放疗的剂量），而 SABR 重点则是从单纯的缓解症状到无法治愈的疾病控制症状转向更积极的治愈性治疗，以延长患者的生命。

放疗用于 NSCLC 术后的局部复发，它可用于治疗位于不同胸内位置的局部或区域复发，包括胸壁/胸膜、实质、支气管残端和纵隔淋巴结复发。其有效性得到了许多研究的证实（green 和 Kern，1978；Kopelson 和 Choi，1980；Law 等，1982；Shaw 等，1992；Curran 等，1992；Yano 等，1994；Leung 等，1995；Emami 等，1997；Kagami 等，1998；Kono 等，1998；Jeremic 等，1999a，1999b）。这些研究表明，高剂量有更好的疗效，并且复发位置可能会影响疗效。特别是，支气管残端复发似乎比胸壁 / 胸膜或纵隔淋巴结复发的预后更好。Jeremic 和 Bamberg（2002）收集了没有其他胸腔内复发的支气管残端复发病例的文献数据，其中位生存期（MST）约 28.5 个月，5 年生存率约 31.5%。这些结果表明外照射放疗（EBRT）可作为该患者人群的治疗选择。在 Jeremic 等（1999b）的研究中，一小部分（$n = 7$）早期（即 I 期：T_2N_0）支气管残端复发的患者中，使用大剂量 EBRT（$\geq 60Gy$）可获得更好的生存率（5 年生存率为 57%），接近同样分期的接受手术治疗的 NSCLC 患者的生存率（Mountain 1986；Naruke 等 1988）。有趣的是，当接受大剂量或超分割放疗治疗时，其生存率比新诊断的 NSCLC 相似阶段的患者要好得多（Ono 等，1991；Morita 等，1997；Jeremic 等，1997；Sibley 等，1998；Hayakawa 等，1999；Jeremic 等，1999a）。Law 等（1982）的研究也提供了患有"更广泛"的支气管或气管疾病患者的数据，进一步证实了 EBRT 在治疗支气管残端复发中的有效性。这些患者的 MST 为 19 个月，1 年和 3 年生存率分别为 75% 和 12.5%，表明更广泛但仍局限于局部的疾病（无淋巴结转移）也可能从放疗中获益。当残端复发并伴有其他部位（例如淋巴结）复发时，生存率明显降低（Curran 等，1992；Jeremic 等，1999b；Kagami 等，1998；Kono 等，1998）。

过去 10 年的研究再次证实了这些结果。Kelsey 等（2006）分别给予 29 例术后复发性 NSCLC 患者放疗（$n = 14$）或放化疗（$n = 15$）。大部分患者有纵隔淋巴结肿大（$n = 19$），7 例患者病变局限于手术残端，3 例患者肺门淋巴结肿大，其中 2 例伴有残端复发，1 例不伴残端复发。中位放疗剂量为 66Gy（范围 46～74Gy）。放疗后的 MST 为 17 个月。局部控制率和 2 年总生存率分别为 62% 和 38%。Sugimura 等（2007）发现局部复发患者的 MST

总体为 9.8 个月，而肺内复发患者接受非手术治疗［放疗和（或）化疗］后生存期延长至 13.4 个月。最后，SABR 也用于治疗术后局部复发的患者。2008 年 Coon 等报道使用射波刀进行 SABR 治疗。对于所有（$n = 12$）术后复发性肿瘤患者，分 3 次给予 60Gy 剂量。大多数患者在治疗前使用了 PET/CT 来测定肿瘤大小，所有患者使用 CT 或 PET/CT 成像进行定期随访，总缓解率为 75%。12 例患者中有 1 例（8%）在术后 7 个月出现局部复发。共有 9 例患者（75%）经历了局部、区域或远处复发，中位进展时间为 3 个月（范围为 2～7 个月）。中位随访 11 个月，治疗部位的局部控制率为 92%，总生存率为 67%。图 11-1 为射波刀剂量分布的示例。最近，Agolli 等（2015 年）治疗了 28 例 30 个病灶的患者，总缓解率为 86%。其中局部复发 3 例，区域性复发 5 例，远处进展 10 例。2 年总生存率和无病生存率分别为 57.5% 和 36.6%。作者指出，对于不适合或对其他疗法无效的患者，SABR 可能在孤立的局部复发中发挥替代作用。

二、外照射放疗在初始放疗后局部或区域胸腔内复发患者中的应用

EBRT 用于治疗术后局部 / 区域复发的肺癌（大部分是 NSCLC）患者。在 30 多年的时间（1982—2015 年）里，有 13 篇英文文献报道（表 11-1 至表 11-3）了共 435 例患者使用了除 SABR 以外的放疗技术。尽管已有报道证明了在这种情况下放疗的有效性，但现在仍不知道在最初接受胸部放疗的患者中，有多少比例最终接受了再程放疗。为了解决这个问题，2007 年 Estall 等研究了那些接受了不止一次放疗的肺癌患者的比例。虽然 2003 年 Delaney 等预计放疗比例可达 76%，但在 2007 年 Estall 等的研究结果中显示为 52%。胸部局部疾病中首次使用放疗的比例为 79%，而二次（22%）和三次

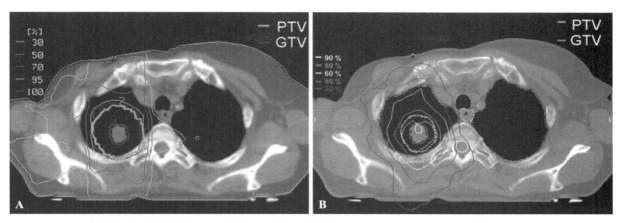

▲ 图 11-1　A. 在自由呼吸条件下基于 CT 扫描的三维适形放疗计划的示例。图中显示了肿瘤靶区（GTV）和计划靶区（PTV）。B. 同一患者的射波刀治疗计划。可以看到，GTV 到 PTV 的距离更近，且 PTV 被 80% 等剂量线包围（彩图见书末彩插部分）

（21%）放疗的治疗比例要低得多。随着治疗次数的增加，每次治疗间隔的平均持续时间减少。同时总剂量和分次数也减少了，这可能反映了患者在疾病和生命末期的活动状态（PS）评分降低和预后不良。遗憾的是，该研究只有 2 年（1993 年和 1996 年）的数据，并且没有延长时间，这限制了我们对结果的理解及其适用性。此外，其他机构的数据也普遍不足。当然，在不同的机构可能会有不同的初始放疗以及再程放疗使用比例。

由于多种原因，再程放疗仍是一项挑战。目前确定其疗效的数据有限（表 11-1 至表 11-3）。使放疗达到特定目标（治愈、缓解）的适当剂量 / 分次和持续时间仍不清楚。关于再照射可能引起的不良反应，也没有明确的数据，特别是在以前的高剂量根治性放疗后紧接着高剂量再程放疗的情况下。尽管存在这些问题，但在一些有关复发性肺癌治疗的早期报道中明确地证明了再程放疗的可行性和有效性（Green 和 Melbye，1982；Jackson 和 Ball，1987；Montebello 等，1993）。这些研究均为回顾性研究，除了对肺实质复发的患者进行再程放疗外，还包括术后复发的患者、术后辅助放疗的患者、伴随转移的患者和第二原发性

肺癌患者。初始放疗的剂量范围为 25～80Gy，复发时的剂量范围为 6～70Gy，累积剂量范围为 43～150Gy。有时，小部分患者接受第三次放疗（第二次再程放疗）。在初始放疗过程中使用的放疗野通常包括或多或少的未累及（预防性）淋巴结区域，而在再程放疗时的野明显受限，通常仅包括可见复发，安全范围为 1～2cm（Green 和 Melbye，1982；Jackson 和 Ball，1987；Montebello 等，1993；Gressen 等，2000；Okamoto 等，2002）。对主要发生在肺和脊髓的过度毒性的担心，很可能明显影响了再程放疗的总剂量和治疗区域。目前再程放疗的主要目的是减轻症状，而不是延长生命。在 15 年前发表的一篇综述中（Gressen 等，2000），对原始文章的临床数据进行了总结。结果表明，再程治疗对症状控制有积极作用，其中咯血的控制比例为 83%，咳嗽的控制比例为 65%，呼吸困难的控制比例为 60%，疼痛的控制比例为 64%。再程放疗的并发症发生率仅为 5%（Green 和 Melbye，1982；Jackson 和 Ball，1987；Montebello 等，1993；Gressen 等，2000；Okamoto 等，2002），最常见的事件是放射性肺炎，占 3%，而放射性脊髓病和肋骨骨折是罕见的事件。虽然最近的一项研究

表 11-1 患者和肿瘤特征（非 SABR 研究）

作者（年份）	病例数	性别（男/女）	年龄范围（中位数）	初始肿瘤分期，比例	组织学类型，比例	再程放疗时 PS 评分，范围（中位数）	初次放疗和第二次放疗间隔（月）（中位数）
Green 和 Melbye (1982)	29	23/6	35—85 (57)	n.s.	SCC, 66% ADC, 14% LC, 14% SCLC, 6%	n.s.	3~40 (10)
Jackson 和 Ball (1987)	22	21/1	45—76 (62)	n.s.	SCC, 50% ADC, 36% 其他, 14%	n.s.	5.7~48.5 (15)
Montebello 等 (1992)	30	18/12	45—83 (62)	I~II, 23%; III A, 47%	SCC, 53% ADC, 27% LC, 10% 其他, 10%	KPS 40~100 (60)	n.s.
Gressen 等 (2000)	23	13/10	47—87 (66)	n.s.	SCC, 35% ADC, 30% LC, 9% 其他, 27%	n.s.	3~156 (15)
Okamoto 等 (2002)	34	29/5	38—85 (69)	I~II, 9% IIIA, 29% IIIB, 53% IV 9%	SCC, 50% ADC, 18% LC, 6% 其他, 24%	PS 0~1=41% PS ≥ 2 = 59%	5~87 (23)
Wu 等 (2003)	23	21/2	43—79 (68)	II 30% III 70%	SCC, 40% ADC, 30% SCLC, 30%	KPS 70~100	6~42 (13)
Kramer 等 (2004)	28	27/1	52—83 (68)	n.s.	NSCLC, 100%	n.s.	6~72 (17)
Tada 等 (2005)	19	17/2	49—84 (64)	III A = 21% III B = 79%	SCC, 74% ADC, 21% LC, 5%	PS 0~1=42% PS 2~3=58%	5~60 (16)

（续表）

作者（年份）	病例数	性别（男/女）	年龄范围（中位数）	初始肿瘤分期，比例	组织学类型，比例	再程放疗时 PS 评分，范围（中位数）	初次放疗和第二次放疗间隔（月）（中位数）
Ebara 等（2007）	44	n.s.	49—86（71）	n.s.	SCC, 43% ADC, 27% SCLC, 20% 其他, 10%	PS 0~1 = 86% PS 2~3 = 14%	5.8~47.2（12.6）
Cetingoz 等（2009）	38	35/3	33—80（58）	ⅡB = 5% ⅢA = 10% ⅢB = 84%	SCC, 61% ADC, 13% 其他, 26%	n.s.	1~47（9）
Ohguri 等（2012）	33	30/3	45—85（68）	ⅠB: 2（6%） ⅡB: 4（12%） ⅢA: 7（21%） ⅢB: 10（30%） Ⅳ: 4（12%） 术后复发: 6（18%）	SCC, 16（48%） ADC, 15（45%） 其他, 2（6%）	PS 0: 3（9%） PS 1: 21（64%） PS 2: 9（27%） （中位数，PS1）	1.1~28.2（7.9）
Yoshitake 等（2013）	17	15/2	69—88（81）	不能或拒绝手术（所有早期 NSCLC）	SCC, 9（53%） ADC, 3（18%） NSCLC, NOS, 1（6%） 不明, 4（24%）	PS 0: 3（18%） PS 1: 8（47%） PS 2: 5（29%） PS 3: 1（6%） （中位数，PS1）	6.3~35.5（12.4）
Kruser 等（2014）	48	29/19	40—81（61）	Ⅰ, 2（4%） Ⅱ, 5（10%） Ⅲ, 20（42%） Ⅳ, 10（21%） SCLC, 11（23%）	SCC, 17（35%） 非 SCC, 15（31%） NSCLC NOS, 5（10%） SCLC, 11（23%）	n.s.	n.s.（19.1）
Tetar 等（2015）	30	16/14	44—80（63）	n.s.	n.s.	PS 0~2（1）	5~189（30）

KPS.Karnofsky 功能状态评分；PS. WHO/ECOG 体力状况评估；n.s. 未注明；SCC. 鳞状细胞癌；ADC. 腺癌；LC. 大细胞癌；SCLC. 小细胞肺癌；NSCLC NOS. 非小细胞肺癌（非特指型）；其他. 包括至少 2 种其他组织学。经 Elsevier 许可改编自 International Journal of Radiation Oncology, Biology and Physics

表 11-2 治疗特征（非 SABR 研究）

作者（年）	初始放疗剂量 Gy（中位数）	再程放疗剂量 Gy（中位数）	累积放疗剂量 Gy（中位数）	放疗野和（或）靶区	放疗野大小 cm²（中位数）	接受化疗的比例 %
Green 和 Melbye（1982）	40~65（53）	6~54[a]（35）	60~166[a]（82）	仅肿瘤 = 76% 未累及纵隔 = 24%	平均值，80	24%
Jackson 和 Ball（1987）	50~61（55）	20~30（30）	70~90（85）	靶区包括引起症状的病灶	n.s.	n.s.
Montebello 等（1992）	28~66（60）	15~57（30）	43~122[b]（88）	大野[b] = 4~25 例 仅肿瘤 = 30 例	（96）（85）	23%
Gressen 等（2000）	25~66（59）	6~40（30）	60~101（86）	肿瘤 +1~2 cm	30~315（81）	61%
Okamoto 等（2002）	30~80（66）	10~70（50）	56.5~150（110）	根治 = 仅肿瘤 姑息 = 受累区域	20~238（65）	47%
Wu 等（2003）	30~78（66）	46~60（51）	n.s.	肿瘤 +1.5~2.0cm	42~210（104）	100%
Kramer 等（2004）	40~60（n.s.）	16（16）	56~76（n.s.）	"有限的放疗"	n.s	n.s.
Tada 等（2005）	50~70（n.s.）	50~60（50）	n.s.	"有限的放疗"	30~204（64）	6%
Ebara 等（2007）	50~70（60）	30~60（40）	80~130（102）	肿瘤 +5~10mm	n.s.	57%
Cetingoz 等（2009）	29~67（30）	5~30（25）	n.s.	肿瘤 +1~2cm	25~245（89）	24%
Ohguri 等（2012）	30~85（70）	29~70（50）	70~146（115）	3D PTV = GTV + 7~20mm	24~386（112）	15（45%）
Yoshitake 等（2013）	48~60（48）	60~70（60）	168~189.6（Gy_{10}）（177.6）	3D 和 4D 仅肿瘤	n.s.	4（23.5 %）
Kruser 等（2014）	30~80.5（57）	12~60（30）	42~140.5（87）	3D, IMRT PTV = GTV + 5~11mm	n.s.	12（32%）
Tetar 等（2015）	24~70（60）	39~66（60）	63~136（120）	4D-IMRT n.s.	n.s.	20（67%）

n.s.. 未注明；3D. 三维放疗；4D. 四维放疗；GTV. 肿瘤靶区；PTV. 计划靶区；IMRT. 调强适形放疗

a. 接受 2 次放疗的患者

b. 包括同侧肺门、对侧肺门、纵隔和同侧锁骨上在内的各个大小的野

经 Elsevier 许可改编自 International Journal of Radiation Oncology, Biology and Physics

表 11-3 再程放疗治疗结果（非 SABR 研究）

作 者	MST 月（范围）	OS %	症状好转的患者比例 %					≥3 级的毒性反应 %
			咯 血	咳 嗽	胸 痛	呼吸困难	总 计	
Green 和 Melbye（1982）	5（1~54）	1年=14% 5年=3%	33%	55%	n.s.	44%	48%	肋骨骨折，3% 放射性肺炎，3%
Jackson 和 Ball（1987）	5.4（n.s）	1年=38% 2年=15%	83%	50%	40%	67%	50%	脊髓损伤，5%
Montebello 等（1992）	5（n.s.）	n.s.	89%	64%	77%	53%	70%	食管炎，20% 皮肤，13% 放射性肺炎，3%［译者注：原文重复，已修改］
Gressen 等（2000）	4.9（n.s.）	1年=13%	100%	60%	80%	73%	72%	5级（致命性），4%
Okamoto 等（2002）	8（n.s.）	1年=43% 2年=27%	n.s	n.s	n.s	n.s	75%	2级肺炎，35% 3级肺炎，21% 2级食管炎，12% 3级食管炎，6%
Wu 等（2003）	14（2~37）	1年=59% 2年=21%	n.s	n.s	n.s	n.s	n.s	1~2级食管炎，9% 1~2级肺炎，22% 2年=21% 1~2级肺炎，22%
Kramer 等（2004）	5.6（n.s.）	1年=18%	100%	67%	n.s.	35%	71%	2级食管炎，4%

（续表）

作 者	MST 月（范围）	OS %	症状好转的患者比例 %					≥3 级的毒性反应 %
			咯 血	咳 嗽	胸 痛	呼吸困难	总 计	
Tada 等（2005）	7.1（n.s.）	1 年 = 26% 2 年 = 11%	n.s.	n.s.	80%	100%	n.s.	3 级肺炎，5% 2 级食管炎，16%
Ebara 等（2007）	6.5（n.s.）	1 年 = 27.7%	n.s.	n.s.	n.s.	n.s.	81%	2 级肺炎，7% 3 级肺炎，7%
Cetingoz 等（2009）	3（n.s.）	1 年 = 8.7% 2 年 = 5.8%	86%	77%	60%	69%	78%	1~2 级食管炎，77% 3 级食管炎，4%
Ohguri（2012）	n.s.（18.1）	1 年 = 62%（est.）	100%	100%	100%	100%	16/17（94%）所有肿瘤相关症状	3 级血小板，1（3%） 3 级胸膜炎，1（3%） 3 级臂丛神经病变，1（3%）
Yoshitake（2013）	n.s.（17）	1 年 = 74.7%	n.s.	n.s.	n.s.	n.s.	n.s.	无 3~5 级毒性
Kruser（2014）	n.s.（5.1）	1 年 = 22%	n.s.	n.s.	n.s.	n.s.	75%	无 3~5 级毒性
Tetar（2015）	n.s.（13.5）	2 年 = 23%	n.s.	n.s.	n.s.	n.s.	n.s.	5 级出血，5（17%） 皮下和纵隔肺气肿，1（3%） 支气管狭窄和氧气依赖，1（3%）

MST. 中位生存时间；OS. 总生存期；n.s. 未注明；est. 根据生存曲线估计

经 Elsevier 许可改编自 International Journal of Radiation Oncology, Biology and Physics

（Okamoto 等，2002）发现放射性肺炎的发病率较高，该研究将其描述为 2 级（中度），并发生在累积剂量达到 12～150Gy 之后，但在该研究中制定了一些不同的原则，不仅导致有症状的患者，也导致无症状的患者再次接受放疗。这为作者提供了使用更高放疗剂量的机会。患者接受的中位放疗剂量为 45Gy。在较早的研究中，症状缓解率为 48%～72%，平均累积剂量为 30Gy（Green 和 Melbye，1982；Jackson 和 Ball，1987；Montebello 等，1993；Gressen 等，2000），在 Okamoto 等的研究中达到了 75%。同样，这可能表明更高的剂量可获得更高的缓解率，而不增加高级别（≥ 3）的肺炎。事实上，早期的研究达到了约 5 个月的 MST（Green 和 Melbye，1982；Jackson 和 Ball，1987；Gressen 等，2000），但 Okamoto 等的研究报道了 8 个月的 MST 和 27% 的 2 年生存率，对于接受治愈性治疗和较高的放疗剂量的患者可高达 15 个月和 51%。另外，< 70 岁和≥ 70 岁患者的治疗结果并没有差异（Gressen 等，2000），这表明 EBRT 在该疾病中的适用性更高，尤其是在追求姑息治疗和当严重的后期影响不那么重要时。Kramer 等（2004）证实了这一结果，他们给予了 8Gy（分 2 次）的 1 周分次治疗方案，这对患者和医院都是一种实用而舒适的姑息治疗方案。MST 为 5.6 个月，71% 的患者一个或多个症状得到了部分或完全缓解，其中呼吸困难、咯血和咳嗽的缓解率分别为 35%、100% 和 67%。有 45% 的患者 Karnofsky 功能状态（KPS）改善。症状缓解的总平均时间为 4 个月。图 11-2 是姑息性再程放疗的示例。

与 Kramer 等的研究不同，Tada 等（2005年）给予了 19 例Ⅲ期 NSCLC 患者 50Gy（分 25 次）的治疗方案，其中包括接受了 60Gy（分 30 次）的一名患者。他们的 1 年和 2 年总生存率分别为 26% 和 11%，MST 为 7.1 个月。但是，对于其中 14 位接受了规定剂量的患者，MST

为 10.5 个月。除一名胸痛患者外，再程放疗缓解了所有有症状患者的症状。Wu 等（2003年）的最新研究似乎是第一个前瞻性Ⅰ～Ⅱ期研究，首个疗程的中位剂量为 66Gy（范围为 30～78Gy）。使用 3D 适形技术进行再程放疗，以标准分割技术给予 51Gy 的中位剂量（范围 46～60Gy）。研究结果显示，MST 为 14 个月，2 年生存率为 21%，而 2 年局部无进展生存率为 42%。

除了这项开创性的研究之外，十几年前，Beavis 等（2005）首次报道了 IMRT 在非小细胞肺癌患者再治疗中的应用。常规技术的目标覆盖范围明显不及 IMRT。随着 IMRT 在具有显著优势（例如肿瘤的形状和位置以及再程放疗）的情况下得到广泛使用，人们预计该技术可能在肺癌的再程放疗中起重要作用。

最近的几项研究（Ohguri 等，2012；Yoshitake 等，2013；Kruser 等，2014；Tetar 等，2015）使用了三维（3D）或四维（4D）或 IMRT（表 11-1 至表 11-3），且所有技术均允许使用更高剂量的再程放疗。相对有限的领域也使接受额外化疗的患者比例更高。因此，毫无意外的是，观察到了更久的 MST（13.5～18.1 个月）和 60%～70% 的 1 年生存率。有趣的是，除了 Ohguri 等（2012）的研究，其他研究没有报道症状缓解的情况，这可能说明治疗理念向更有效（和较少姑息）的治疗转变。这些报道提供了此类方法安全性的证据除了 Tetar 等（2015）的研究。他们的研究结果显示，出血或呼吸衰竭导致的死亡率为 17%，这可能是肿瘤位于中心位置的患者在第一次和第二次放疗过程中高剂量区域重叠所致。

据文献报道，特别是最近使用高度复杂的计划和传输技术（除了 SABR）进行的研究增多，包括但不限于以下事实：①由于使用的技术不同，包括用于处理不均匀性的算法，总剂量、每单位剂量和处方剂量都不同；②在制

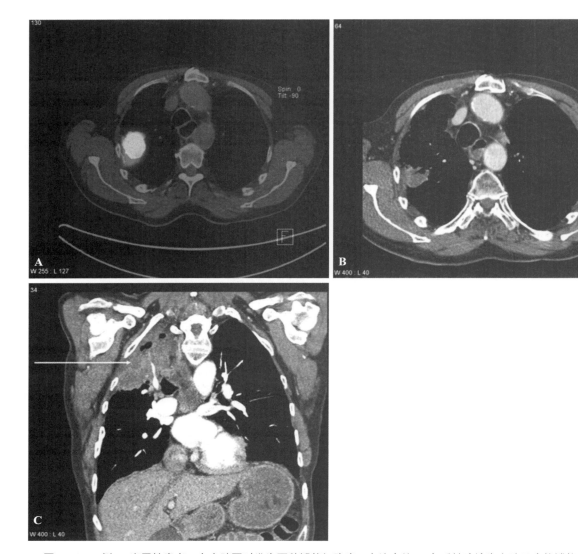

▲ 图 11-2　1 例 70 岁男性患者，左右肺同时发生两种鳞状细胞癌，在治愈约 12 年后被确诊为右肺无症状鳞状细胞癌（初始手术切除，无辅助治疗）

当该患者患上新的原发性肿瘤时，他的肺功能已经严重受损，无法进行进一步的手术。PET/CT 显示无淋巴结转移（A）。在 2008 年 10 月，他接受了大剂量放疗，并以每次 2.2Gy 的剂量对原发灶进行了 3D 适形放疗。在治疗期间，他颈部疼痛加剧，进一步的 CT 扫描显示了第一胸椎的骨转移。在最初的 PET/CT 上未检测到这种转移。根据这一新发现，在 52.8Gy 后停止了对原发肿瘤的放疗。患者拒绝全身化疗并接受了对胸椎的姑息性放疗。随后 CT 扫描显示肺部病灶部分缓解（B）但在 2009 年 8 月，即放疗后 10 个月，患者的胸痛和呼吸困难加剧。他的体力状态评分为 ECOG2。新的 CT 扫描显示局部肿瘤进展伴肺不张（C）同时有两个小的肺转移灶。由于患者继续拒绝化疗，并且根据疾病程度被认为不适合进行近距离放疗，因此提供姑息性体外再程放疗（3Gy，分 10 次，2D 前后对穿视野，以前的疗程未使危机器官产生接近耐受的剂量）。该患者在没有 2 级或更高毒性的情况下获得了临床改善。由于生存期限制在 3.5 个月，因此无法评估晚期毒性。鉴于这一生存结果，采用不同的甚至更低的分次方案可能是一个合理选择（彩图见书末彩插部分）

订治疗计划时倾向于更小的边界，尽管尚不清楚这是由于肿瘤复发的特殊情况而故意这样做的，还是可能被视为使用新技术的结果；③使用不同的毒性反应评分系统，可更好地报道在放疗期间及之后发生的毒性反应；④治疗目的从单纯的缓解症状转向了更积极的治疗，然而在最新的高新技术研究中，缺乏对症状控制情况的报道（Yoshitake 等，2013；Kruser 等，2014；Tetar 等，2015）；⑤在过去的 10 年中初始放疗和再程放疗之间的间隔常常被规定

（Okamoto 等，2002；Wu 等，2003；Tada 等，2005；Cetingoz 等，2009；Oghuri 等，2012；Yoshitake 等，2013；Tetar 等，2015），但也有例外（Kruser 等，2014）。由于以下原因，后者可能是关键的问题：更好地了解疾病的自然史，讨论潜在的预后因素以及预估毒性反应的发生和时机。再程放疗最早在初始放疗后 1～6 个月开始，最迟在其后 39～189 个月开始，中位值为 13～16 个月（Wu 等，2003；Tada 等，2005）。Cetingoz 等和 Okamoto 等及 Tetar 等的研究例外，他们的间隔时间分别为 8.5 个月、23 个月和 30 个月。Tada 等的研究记录了第一次和第二次照射之间不同的时间间隔的影响，结果显示，除了影响 PS，时间间隔也是影响疗效的重要因素。小于 12 个月、12～18 个月和大于 18 个月的 MST 分别为 2.1 个月、7.1 个月和 11.5 个月。但是，Gressen 等的研究没有观察到这种现象。Cetingoz 等表明，在多变量分析中，第一次和第二次照射之间的时间间隔是唯一影响总生存率的独立预后因素。这些研究表明再程放疗可以降低肿瘤的侵袭性，同时也说明肿瘤放疗学家在第一次和第二次照射之间较长时间间隔内可使用较高的再照射剂量。

近年来，出现了许多关于在接受再程放疗的 NCSLC 患者中进行高精确性放疗计划设计和执行的报道（表 11-4 至表 11-6）。看来，Poltinnikov 等（2005）是首次报道低分割 SABR 在先前接受同步放化疗的患者中的应用。大分割计划的中位剂量为 32Gy（范围为 4～42Gy），单次剂量的中位值为 4Gy（范围为 2.5～4.2Gy），每周 3～5 次，其中 5 例患者同时接受化疗。5 例（29%）患者出现放射学反应，另外 5 例（29%）患者病情稳定。从再程放疗开始后计算的 MST 为 5.5 个月。在 85% 的有症状患者中观察到症状缓解，且没有发生 3 级或更高级别的不良反应。Chang 等（2008）报道了使用 4D 计划为 14 例患有孤立的复发

性肿瘤的患者提供 40～50Gy 剂量的治疗，这些患者在 SABR 前曾接受过包括或不包括化疗或手术治疗的放疗。中位随访期 17 个月，接受 50Gy 剂量的患者治疗部位的局部控制率约为 100%。其中 4 例（29%）患者出现了 2 级肺炎。38 位接受不同再程放疗技术的患者中，还观察到其他不良反应（Binkley 等，2015）。其中包括声带麻痹（$n = 2$），臂丛神经病变（$n = 1$）和霍纳综合征（$n = 1$），未观察到 ≥ 4 级的毒性反应。

在过去数年中，有几篇关于 SABR 用于初始放疗后发生肺部复发患者的报道（表 11-4 至表 11-6）。患者的数量为 8～72 人，在年龄较大的人群中（年龄范围为 40—92 岁；中位值范围为 66—74 岁），大多数患者的 PS 评分良好（KPS 均为 80～90 或 PS 0～1）。从初始放疗到用 SABR 进行再程放疗的时间间隔从 0～2 个月到长达 92～106 个月不等，与之前的研究类似。虽然早期的报道（Poltinnikov 等，2007；Kelly 等，2010；Seung 等，2011；Liu 等，2012）仅规定了初始 RT 和 SABR 疗程的总剂量，但最近的研究（Trakul 等，2012；Meijeneke 等，2013；Valakh 等，2013；Kilburn 等，2014；Trovo 等，2014）使用生物等效剂量（BED）纳入了更多当代放射生物学计算方法，以兼顾疗效和对正常组织的毒性。大多数研究使用现有的 ICRU 规范来规定指定体积的剂量处方，但并非所有都被指定不论是否使用同步化疗。正如预期那样，由于使用这种方法的 BED 剂量较高，其疗效也令人满意。除了 Poltinnikov 等（2007）的研究报道了 5.5 个月的 MST，且没有 1～2 年生存率的报道，Liu 等（2012 年）的研究没有 MST，但他们报道的 2 年生存率高达 74%。其他研究也报道了出色的结果，在选定的人群中，MST 为 14～26 个月，2 年生存率高达 59%～69%（表 11-4 至表 11-6）。这些结果伴随着可接受的且相当低的毒性。然而，一些

表 11-4　患者和肿瘤特征（SABR 研究）

作者（年份）	病例数	性别（男 / 女）	年龄范围（中位数）	初始肿瘤分期，比例	组织学类型，比例	再程放疗时 PS 评分，范围（中位数）	初次放疗和第二次放疗间隔（月）（中位数）
Poltinnikov 等（2005）	17	10/7	45—79（66）	n.s.	SCC，35% ADC，59% 其他，6%	KPS，60～90（80）	2～39（13）
Kelly 等（2010）	36	16/20	52—92（67.5）	Ⅰ～Ⅱ期，16（44%） Ⅲ期，17（47%） Ⅳ期，3（8%）	ADC，14（39%） SQC，12（33%） NSCLC NOS，8（22%） 其他，2（6%）	KPS，60～100（80）	0～92（22）
Seung 等（2011）	8	2/6	50—85（71）	Ⅰ期，3 Ⅱ期，3 Ⅲ期，1 局限期 SCLC，1	NSCLC，7 SCLC，1	KPS，70～100（90）	8～57（36.5）
Liu 等（2012）	72	47/25	44—89（67）	T₁₋₂，37 T₃₋₄，25 N₀₋₂，48 N₃，14	ADC，31（43%） SQC，20（28%） NSCLC NOS，20（28%） 其他，1（1%）	PS 0～1: 54（75%） PS 2～3: 18（25%）	0～106（21）
Trakul 等（2012）	15	8/9	49—92（66）	n.s.	n.s.	n.s.	5～80（16）
Meijneke 等（2013）	20	14/6	50—80（71）	Ⅰ期，10 Ⅱ期，1 Ⅳ期，9	ADC，1 SQC，2 透明细胞，1 小细胞，2 无病理学，14 （非肺来源，3）	n.s.	2～33（17）

（续表）

作者（年份）	病例数	性别（男/女）	年龄范围（中位数）	初始肿瘤分期，比例	组织学类型，比例	再程放疗时 PS 评分，范围（中位数）	初次放疗和第二次放疗间隔（月）（中位数）
Valakh 等（2013）	9	n.s.	59—83（74）	I 期，5 II 期，1 III 期，2 IV 期，1	ADC，1 SQC，4 NSCLC，NOS，3 ADC（转移），1	n.s.	n.s.
Kilburn 等（2014）	33	19/14	45—80（66）	I A 期：5 I B 期：4 II A 期：2 II B 期：2 III A 期：8 III B 期：5 IV 期：3 非肺来源：4	ADC，12 SQC，11 SCLC，4 NSCLC，1 ADC 和 SQC，1 非肺来源，4	PS 0：7 PS 1：19 PS 2：6	6~61 （18）
Trovo 等（2014）	17	14/3	40—88（66）	III A：14 III B：3	SQC，9 ADC，8	PS 0~1：9 PS 2：8	1~60 （18）
Patel 等（2015）	26	7/19	42—87（68）	I~II 期，8 III 期，15 IV 期，3	肺来源，23 非肺来源，3	n.s.	3~26 （8）

SABR. 立体定向消融放疗；KPS. Karnofsky 功能状态；PS. WHO/ECOG 体力状况评估；n.s.. 未注明；SCC. 鳞状细胞癌；ADC. 腺癌；SCLC. 小细胞肺癌；NSCLC NOS. 非小细胞肺癌（非特指型）

表 11-5 治疗特征（SABR 研究）

作者（年）	初始放疗剂量 Gy（中位数）	再程放疗剂量 Gy（中位数）	累积放疗剂量 Gy（中位数）	放疗野和（或）靶区	放疗野大小 cm²（中位数）	接受化疗的比例 %
Poltinnikov 等（2007）	50~66（52）	4~42（32）	n.s.	SABR	95（30~189）GTV +5mm	29%
Kelly 等（2010）	30~79.2（61.5）	40~50（50）	59.4~134.6（81.5）	SABR	CTV = iGTV + 8mm PTV = CTV + 3mm	n.s.
Seung 等（2011）	50~68（61.5）	48~60（n.a.）	100~126（113）	SABR	PTV = ITV + 3~5mm	0
Liu（2012）	30~79.2（63）	50（50）	80~129.2（113）	SABR	CTV = iGTV + 8mm PTV = CTV + 3mm	0
Trakul 等（2012）	60~112.5（BED）（87.5）	60~112.5（BED）（80）	n.a.（157.6）（BED）	SABR	GTV = CTV PTV = ITV+ 5mm	n.s.
Meijnke 等（2013）	30~60（60） 44~150（Gy_{10}）（133）（Gy_{10}）	20~60（48） 23~150（Gy_{10}）（83）（Gy_{10}）	78~120（93） 67~300（Gy_{10}）（216）（Gy_{10}）	SABR, 18 3D：2	n.s.	2（10%）
Valakh 等（2013）	30~60（60） 60~180（BED_{10}）（132）（BED_{10}）	30~60（60） 60~180（BED_{10}）（132）（BED_{10}）	60~120（116） 120~360（BED_{10}）（264）（BED_{10}）	SABR 第 1 次后 SABR	PTV = ITV + 3mm	n.s.
Kilburn 等（2014）	45~80.5（66）（EBRT） 22.6~60（50）（SBRT）	20~54（50）（SBRT） 66~70.2（70）（EBRT）	累计最大综合剂量：74~130（103）； 最大剂量（EQD_2）： 118~507（209）	EBRT- SABR, 23 SABR- SABR, 7 SABR -EBRT, 3	3D-EBRT, GTV + 10mm 3D-SBRT, GTV+5~10mm 4D-EBRT, ITV + 5mm 4D-SBRT, ITV + 5mm	n.s.
Trovo 等（2014）	50~60（n.a.）	30（37.5~40）（BED）	87.5~90（n.a.）	SABR	PTV = GTV + 5mm	n.s.
Patel 等（2015）	30~70.4（61.2）	15~50（30）	45~120.4（91.2）	SABR	PTV = CTV + 5mm	13（50%）

SABR. 立体定向消融放疗；n.s.. 未注明；3D. 三维放疗；4D. 四维放疗；GTV. 肿瘤靶区；CTV . 临床靶区；PTV. 计划靶区；ITV. 内靶区；EBRT. 外放疗；iGTV. 内 GTV；BED. 生物等效剂量；EQD_2. 分次放射等效剂量，即相当于常规 2Gy 分次放射的"等效生物剂量"

表 11-6 再程放疗治疗结果（SABR 研究）

作 者	MST 月（范围）	OS%	症状好转的患者比例 %					≥ 3 级的毒性反应 %
			咯血	咳嗽	胸痛	呼吸困难	总的	
Poltinnikov 等	5.5（2.5~30）	n.s.	n.s.	n.s.	n.s.	n.s.	65%	无 3~5 级毒性
Kelly 等（2010）	26（est）	2 年, 59%	n.s.	n.s.	n.s.	n.s.	n.s.	2 级食管炎, 24%；1 级肺炎, 6%
Seung 等（2011）	18	1 年, 87%	n.s.	n.s.	n.s.	n.s.	n.s.	3 级咳嗽, 1（3%）；3 级肺炎, 7（28%）；3 级食管炎, 3（8%）；3 级皮肤, 2（6%）；3 级胸痛, 6（17%）
Liu 等（2012）	n.s.	2 年, 74.4%	n.s.	n.s.	n.s.	n.s.	n.s.	无 3~5 级毒性
Trakul 等（2012）	21	1 年, 80%	n.s.	n.s.	n.s.	n.s.	n.s.	3 级肺炎, 14（19%）；5 级肺炎, 1（1%）
Meijneke 等（2013）	15	2 年, 33%	n.s.	n.s.	n.s.	n.s.	n.s.	无 3~5 级毒性
Valakh 等（2013）	22	2 年, 68.6%	n.s.	n.s.	n.s.	n.s.	n.s.	无 3~5 级毒性
Kilburn 等（2014）	21	2 年, 45%	n.s.	n.s.	n.s.	n.s.	n.s.	3 级迟发型肺炎, 2（22%）；3 级迟发型胸痛, 1（11%）
Trovo 等（2014）	19	2 年, 29%	n.s.	n.s.	n.s.	n.s.	n.s.	3 级呼吸困难, 1（3%）；5 级出血, 1（3%）
Patel 等（2015）	14	2 年, 27%	n.s.	n.s.	n.s.	n.s.	n.s.	3 级肺炎, 4（23%）；5 级肺炎, 1（5%）；无 3~5 级毒性

SABR. 立体定向消融放疗；MST. 中位生存期；OS. 总生存期；n.s.. 未注明；est. 根据生存曲线估计

研究包括了一个偶尔出现 5 级（致命性）肺或出血性毒性反应的患者。我们在此列出的 10 项研究中，总共有 253 例（1%）患者接受了治疗，其中有 3 例出现了这样的情况。但是，必须清楚地认识到，大多数研究都没有报道弹性形变的使用情况，因此不可能准确地估算危险器官的累积辐射剂量。另一方面，研究者观察到绝大多数 5 级毒性反应都发生在中心部位复发时。最后且令人失望的是，除了 Poltinnikov 等提供了总体症状缓解（但未针对每种症状进行详细说明），没有一项使用 SABR 的研究报道了像早期的非立体定向研究一样可以缓解症状。原因之一可能是研究者使用了更高剂量的 BED，将治疗意图从单纯的姑息治疗转向延长患者生存时间的更积极的治疗。事实上，这种转变可能已经获得了远远超过使用传统技术（如三维放疗）所得到的回报，其目的是在这种情况下实现简单快速的缓解。

最后，质子设施在几个国家的使用也意味着出现了有关其在复发性肺癌再程放疗中应用的少量报道。Berman 等（2013）初步报道了 NSCLC 的多中心试验。24 例患者接受了再程放疗，其中 12 例进行了质子治疗的前瞻性试验。中位年龄为 69 岁（51—89 岁），先前的中位剂量为 62.4Gy（范围为 30.6～80Gy）。63% 的患者进行了同步化疗（铂类或厄洛替尼）。质子治疗的中位剂量为 66.6Gy（范围为 36～74Gy）。随访时间大于 60 天。1 例患者野内复发，4 例胸腔内复发，9 例患者死亡。这些结果显示了肿瘤体积小的患者疗效较早出现且毒性较低，但是由于在肿瘤体积大的患者中出现的毒性，在正在进行的试验中还需要其他排除标准，并且已为 NSCLC 患者增加了排除标准。McAvoy 等（2013）报道了 33 例接受初始放疗的患者，1979—2010 年，其治疗方法包括传统的 3D、IMRT、SABR 和质子。从初始放疗到再程放疗的时间间隔为 1～376 个月（中位

值 36 个月）。初始放疗的中位剂量为 63Gy（范围为 40～74Gy），分次的中位数为 33 次（范围为 4～59 次），每次的中位剂量为 2Gy（范围为 1.18～12.5Gy）。初始放疗的中位 BED 为 93Gy$_4$（范围为 62～206Gy$_4$），而相当于每次 2Gy（EQD$_2$）给出的剂量的中位等效剂量为 62.2Gy（范围为 39～155Gy）。传递的中位剂量为 66Gy（相对生物学效应 –RBE）[范围为 16.4～75Gy（RBE）]，传递的分次中位数为 32 次（范围为 9～58 次），因此每次的中位剂量为 2Gy（RBE）[范围为 1.2～7Gy（RBE）]。对于按计划完成质子放疗的患者，中位 BED 为 99Gy$_4$（RBE）[范围为 57～192Gy$_4$（RBE）]。EQD$_2$ 中位数为 66Gy（RBE）[范围为 38～140Gy（RBE）]。MST 为 11.1 个月，2 年总生存率为 33%。1 例患者发生 4 级食管炎，2 例患者发生 4 级肺损伤，总的高级别毒性反应可接受。由于质子的剂量分布优于光子，越来越多的中心开始使用质子，因此在不久的将来可能出现更多的此类研究。

在小细胞肺癌（SCLC）中，放疗不常用于治疗局部复发。在 Drodge 等（2014）最近的综述中，包括 13 项研究共 421 例肺癌患者，其中 42 例为 SCLC，仅占 10%。不幸的是，因为患者数量少，没有提供单独的 SCLC 组织学数据。以前常采用放化疗联合的治疗方式，关于再程放疗控制疾病进展的资料很少，可能是由于担心再程放疗可能仅增加毒性而对患者没有明显益处（图 11-3）。对于广泛期，RT 是近年来才开始频繁应用的。因此，大部分复发时再程放疗的数据是在初次化疗后。回顾性研究（Ihde 等，1979；Ochs 等，1983；Salazar 等，1991）对患有局限期和广泛期的 SCLC 复发的患者使用了 21～60Gy 的剂量进行治疗。尽管在放疗中观察到的缓解率为 52%～77%，但 MST 只有 3～4 个月，也可能是由于早期全身性进展所致。尽管如此，由于可使用的剂量范围宽泛，使作者有机会推测更高的剂量（≥ 40Gy）是否

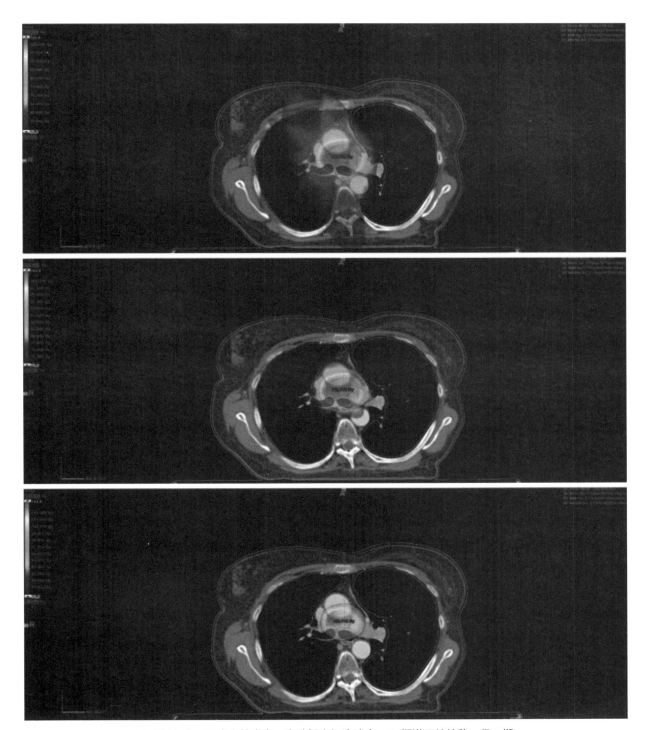

▲ 图 11-3　60 岁女性患者，右肺门小细胞肺癌，N₂ 期淋巴结转移，ⅢA 期

15 年前，她曾接受过左侧乳腺癌的辅助放疗。在第 2 个周期和第 3 个周期之间，她接受了同步放化疗，顺铂 / 依托泊苷和放疗（45Gy，分 30 次，1.5Gy，每日 2 次，三维适形），随后进行了预防性颅脑放疗。1 年后，诊断为孤立的纵隔野内复发（PET/CT，支气管内镜超声活检阳性，总肿瘤体积为 1.2cm³）。她接受了再程放疗（57Gy，1.5Gy，每日 2 次，三维适形，不含未受累淋巴结，同时给予顺铂 / 依托泊苷）。累积等剂量线如下所示（50Gy、70Gy 和 90Gy；Varian Eclipse™）。尽管食管再程放疗剂量较低（平均 9.7Gy，V₅₀ < 3%），但她还是出现了暂时性的急性 3 级食管炎。食管在此水平之前已经接受了全部处方剂量。血液毒性也很严重。平均肺剂量分别为 4Gy（再程放疗）和 14.5Gy。目前 6 个月的随访时间太短，无法判断其他不良反应（彩图见书末彩插部分）

会产生更好的治疗效果，这对预期寿命有限的患者而言是重要但尚未解决的问题。随着放疗在广泛期患者和延长患者生存期方面的成功，预计在不久的将来再程放疗会更常用。

三、支气管内（腔内）近距离放疗治疗局部复发性肺癌

支气管内近距离放疗也被用于治疗复发性肺癌，尤其是在之前接受过 EBRT 的情况下。同样，在这里，绝大多数的报道包括多种组织学，只有少数患者为小细胞肺癌。25 年前的首次报道提供了不同来源的支气管内近距离治疗联合低剂量 EBRT 治疗复发性肺癌的数据（Mendiondo 等，1983），并取得了令人满意的姑息治疗结果。从那时起，发表了许多使用不同剂量率的支气管内近距离放疗的研究。绝大多数报道包括使用高剂量率（HDR）近距离放射疗法（Seagren 等，1985；Mehta 等，1989；Bedwinek 等，1991；Sutedja 等，1992；Gauwitz 等，1992；Gustafson 等，1995；Micke 等，1995；Delclos 等，1996；Ornadel 等，1997；Hatlevoll 等，1999；Kelly 等，2000；Zorlu 等，2008；Hauswald 等，2010）。在大多数报道中，以前的 EBRT 的中位剂量大多为 54～58Gy（Bedwinek 等，1991；Sutedja 等，1992；Gauwitz 等，1992；Gustafson 等，1995；Micke 等，1995；Hauswal 等，2010），尽管在 Zorlu 等（2008 年）的研究中，中位总剂量为 30Gy（范围为 30～70Gy）。在一些研究中，支气管内放疗的单次剂量为 10Gy（Seagren 等，1985；Hatlevoll 等，1999；Zorlu 等，2008）或 15Gy（Zorlu 等，2008）或 20～30Gy（Mehta 等，1989）。但是，大多数其他作者规定每周放疗 2～3 次。每次剂量为 6～15Gy，而在两项德国研究（Micke 等，1995；Hauswald 等，2010）中，每次剂量为 5Gy，给予 2～4 次。观察到对治疗的主观反应为 66%～94%，与姑息性 EBRT 相似（每个症状）。

但是，在一些研究中（Zorlu 等，2008 年），令人失望的是，缓解期的平均时间很短，为 45 天（范围为 0～9 个月）。另一方面，初诊时 KPS ≥ 80 的患者，缓解期明显更长。Hauswald 等（2010）研究表明，症状缓解在 12% 的患者中非常好，在 46% 的患者中较好。15% 的患者完全缓解，58% 的患者部分缓解。在其他研究中，72%～100% 的患者通过支气管镜观察到客观缓解，而在 64%～88% 的患者中观察到再通气的影像学表现。缓解持续时间为 4.5～6.5 个月。精确计算的局部控制率很少被报道，在 Hauswald 等（2010）的最新研究中，1 年的控制率为 17%，2 年的控制率为 3%。在该研究中，中位无进展生存期为 4 个月（范围 1～23 个月）。近年来报道的生存率越来越高，1 年生存率约为 25%（Bedwinek 等，1991），而 Kelly 等（2000）和 Hauswald 等（2010）1 年和 2 年的生存率分别为 18% 和 7%。MST 为 5～9 个月（Bedwinek 等，1991；Gauwitz 等，1992；Delclos 等，1996；Micke 等，1995；Kelly 等，2000；Zorlu 等，2008；Hauswald 等，2010）。有两项研究报道了应答者 MST 为 7 个月的相同发现（Sutedja 等，1992；Kelly 等，2000）。

尽管已观察到许多治疗相关并发症，但最令人担心的是致命性出血。最初的研究（Seagren 等，1985；Bedwinek 等，1991；Sutedja 等，1992）报道了严重肺出血的发生率为 25%～32%，与其相反，数十年来（Gauwitz 等，1992；Gustafson 等，1995；Delclos 等，1996；Kelly 等，2000；Zorlu 等，2008；Hauswald 等，2010）报道了这种并发症的发生率显著降低（范围为 0%～7%）。虽然调查了许多风险因素，但报道的性质不同（粗略与精确计算）及经常缺乏预处理患者和肿瘤特征，使得很难得出确切的结论。Ornadel 等（1997）的研究表明先前的激光切除是导致致命性咯血风险的主要因素（2 年后为 20%）。Hauswald 等（2010）对其他毒

性反应进行了详细的分析。包括组织坏死、气胸引起的呼吸困难、支气管纵隔瘘或不需要输血的轻度咯血，并要求详细记录治疗期间和治疗后发生的任何毒性反应，以便从成本效益的角度进行分析，尤其是考虑单组分 HDR 时。

结 论

在肺癌的发病过程中，不管最初的治疗如何，复发是一个常见的现象。近年来，肺癌的诊断和治疗在生物学和技术方面都取得了进展，这为肺癌的成功治疗带来了希望。矛盾的是，这也可能增加治疗结束后或许是在随访期间复发的患者数量。密切随访，早期发现可能有助于有效的治疗。

此外，SABR 等新技术可以成功地提高剂量，从而为局部复发进行再程放疗提供了基础。射波刀、质子或重离子等技术进步可能成为成功治疗这些患者的必不可少的工具。区分治愈意图和姑息意图很重要。需要考虑的因素包括疾病的阶段和 PS 评分，以及两个放疗疗程之间的时间间隔，当然还有初始和再程放疗疗程的总剂量（以生物当量物表示）的放射生物学计算。不适合更积极治疗的复发可能需要姑息性放疗和（或）最佳支持治疗。由于初始 RT 参数的多样性，不同的计划和执行特征（包括使用的不同照射工具）及缺乏预后因素，可能不会很快出现既定的指导原则，目前要谨慎使用现有技术，并预先设定明确的目标。

最后，与其他肿瘤一样，提出重要问题并得到解决的最佳方法（可能用于临床）是进行前瞻性临床研究。

参 考 文 献

[1] Agolli L, Valeriani M, Carnevale A, Falco T, Bracci S, De Sanctis V, Minniti G, Enrici RM, Osti MF (2015) Role of salvage stereotactic body radiation therapy in post-surgical loco-regional recurrence in a selected population of non-small cell lung cancer patients. Anticancer Res 35:1783–1789

[2] Beavis AW, Abdel-Hamid A, Upadhyay S (2005) Re-treatment of a lung tumour using a simple intensity-modulated radiotherapy approach. Br J Radiol 78: 358–361

[3] Bedwinek J, Petty A, Bruton C, Sofield J, Lee L (1991) The use of high dose rate endobronchial brachytherapy to palliate symptomatic endobronchial recurrence of previously irradiated bronchogenic carcinoma. Int J Radiat Oncol Biol Phys 22:23–30

[4] Berman AT, Ciunci, CA, Lin H, Both S, Langer CJ, Varillo K, Rengan R, Hahn SM, Fagundes MD, Hartsell W (2013) Multi-institutional prospective study of reirradiation with proton beam radiotherapy for non-small cell lung cancer. J Clin Oncol 31(suppl; abstr 7578)

[5] Binkley MS, Hiniker SM, Chaudhuri A, Maxim PG, Diehn M, Loo BW Jr, Shultz DB (2015) Dosimetric factors and toxicity in highly conformal thoracic reirradiation. Int J Radiat Oncol Biol Phys. pii: S0360-3016(15)26844-7. doi:10.1016/j.ijrobp.2015.12.007

[6] Cetingoz R, Arikan-Alicikus Z, Nur-Demiral A, Durmak-Isman B, Bakis-Altas B, Kinay M (2009) Is re-irradiation effective in symptomatic local recurrence of non small cell lung cancer patients? A single institution experience and review of the literature. J BUON 14:33–40

[7] Chang JY, Balter PA, Dong L, Yang Q, Liao Z, Jeter M, Bucci MK, McAleer MF, Mehran RJ, Roth JA, Komaki R (2008) Stereotactic body radiation therapy in centrally and superiorly located stage I or isolated recurrent non-small-cell lung cancer. Int J Radiat Oncol Biol Phys 72:967–971

[8] Coon D, Gokhale AS, Burton SA, Heron DE, Ozhasoglu C, Christie N (2008) Fractionated stereotactic body radiation therapy in the treatment of primary, recurrent, and metastatic lung tumors: The role of Positron Emission Tomography/Computed Tomography-based treatment planning. Clin Lung Cancer 9:217–221

[9] Curran WJ Jr, Herbert SH, Stafford PM, Sandler HM,

Rosenthal SA, McKenna WG, Hughes E, Dougherty MJ, Keller S (1992) Should patients with post-resection locoregional recurrence of lung cancer receive aggressive therapy? Int J Radiat Oncol Biol Phys 24:25–30

[10] Delaney G, Barton M, Jacob S, Jalaludin B (2003) A model for decision making for the use of radiotherapy in lung cancer. Lancet Oncol 4:120–128

[11] Delclos ME, Komaki R, Morice RC, Allen PK, Davis M, Garden A (1996) Endobronchial brachytherapy with high-dose-rate remote afterloading for recurrent endobronchial lesions. Radiology 201:279–282

[12] Drodge CS, Ghosh S, Fairchild A (2014) Thoracic reirradiation for lung cancer: a literature review and practical guide. Ann Palliat Med 3:75–91

[13] Ebara T, Tanio N, Etoh T, Shichi I, Honda A, Nakajima N (2007) Palliative reirradiation for in-field recurrence after definitive radiotherapy in patients with primarylung cancer. Anticancer Res 27(1):531–534

[14] Emami B, Graham MV, Deedy M, Shapiro S, Kucik N (1997) Radiation therapy for intrathoracic recurrence of nonsmall cell lung cancer. Am J Clin Oncol (CCT) 20:46–50

[15] Estall V, Barton MB, Vinod SK (2007) Patterns of radiotherapy re-treatment in patients with lung cancer: a retrospective, longitudinal study. J Thorac Oncol 2:531–536

[16] Faria SL, Menard S, Devic S, Sirois C, Souhami L, Lisbona R, Freeman CR (2008) Impact of FDG-PET/CT on radiotherapy volume delineation in non-small-cell lung cancer and correlation of imaging stage with pathologic findings. Int J Radiat Oncol Biol Phys 70:1035–1038

[17] Gauwitz M, Ellerbroek N, Komaki R, Putnam JB Jr, Ryan MB, DeCaro L, Davis M, Cundiff J (1992) High dose endobronchial irradiation in recurrent bronchogenic carcinoma. Int J Radiat Oncol Biol Phys 23:397–400

[18] Green N, Kern W (1978) The clinical course and treatment results of patients with postresection locally recurrent lung cancer. Cancer 42:2478–2482

[19] Green N, Melbye RW (1982) Lung cancer: Retreatment of local recurrence after definitive irradiation. Cancer 49:865–868

[20] Gressen EL, Werner-Wasik M, Cohn J, Topham A, Curran WJ Jr (2000) Thoracic reirradiation for symptomatic relief after prior radiotherapeutic management for lung cancer. Am J Clin Oncol (CCT) 23:160–163

[21] Grgic A, Nestle U, Schaefer-Schuler A, Kremp S, Ballek E, Fleckenstein J, Rübe C, Kirsch CM, Hellwig D (2009) Nonrigid versus rigid registration of thoracic 18F-FDG PET and CT in patients with lung cancer: an intraindividual comparison of different breathing maneuvers. J Nucl Med 50:1921–1926

[22] Gustafson G, Vicini F, Freedman L, Johnston E, Edmudson G, Sherman S, Pursel S, Komic M, Chen P, Borrego JC, Seidman J, Martinez A (1995) High dose rate endobronchial brachytherapy in the management of primary and recurrent bronchogenic malignancies. Cancer 75:2345–2350

[23] Hanna GG, McAleese J, Carson KJ, Stewart DP, Cosgrove VP, Eakin RL, Zatari A, Lynch T, Jarritt PH, Young VA, O'Sullivan JM, Hounsell AR (2010) (18)F-FDG PET-CT simulation for non-small-cell lung cancer: effect in patients already staged by PET-CT. Int J Radiat Oncol Biol Phys 77:24–30

[24] Hatlevoll R, Karlsen KO, Skovlund E (1999) Endobronchial radiotherapy for malignant bronchial obstruction or recurrence. Acta Oncol 38:999–1004

[25] Hauswald H, Stoiber E, Rochet N, Lindel K, Grehn C, Becker HD, Debus J, Harms W (2010) Treatment of recurrent bronchial carcinoma: the role of high-dose-rate endoluminal brachytherapy. Int J Radiat Oncol Biol Phys 77:373–377

[26] Hayakawa K, Mitsuhashi N, Saito Y, Nakayama Y, Furuta M, Sakurai H, Kawashima M, Ohno T, Nasu S, Niibe H (1999) Limited field irradiation for medically inoperable patients with peripheral stage I non-small cell lung cancer. Lung Cancer 26:137–142

[27] Hung JJ, Hsu WH, Hsieh CC, Huang BS, Huang MH, Liu JS, Wu YC (2009) Post-recurrence survival in completely resected stage I non-small cell lung cancer with local recurrence. Thorax 64:192–196

[28] Ihde DC, Bilek FS, Cohen MH (1979) Response to thoracic radiotherapy in patients with small cell carcinoma of the lung after failure of combination chemotherapy. Radiology 132:443–446

[29] International Agency for Research on Cancer (IARC): http://globocan.iarc.fr (2012)

[30] Jackson MA, Ball DL (1987) Palliative retreatment of locally recurrent lung cancer after radical radiotherapy. Med J Aust 147:391–394

[31] Jeremic B, Bamberg M (2002) External beam radiation therapy for bronchial stump recurrence of non-small-cell lung cancer after complete resection. Radiother Oncol 64:251–257

[32] Jeremic B, Shibamoto Y, Acimovic LJ, Milisavljevic S (1997) Hyperfractionated radiotherapy alone for clinical stage I nonsmall cell lung cancer. Int J Radiat Oncol Biol Phys 38:521–525

[33] Jeremic B, Shibamoto Y, Acimovic LJ, Milisavljevic S (1999a) Hyperfractionated radiotherapy for clinical Stage II nonsmall cell lung cancer. Radiother Oncol 51:141–145

[34] Jeremic B, Shibamoto Y, Milicic B, Milisavljevic S, Nikolic N, Dagovic A, Aleksandrovic J, Radosavljevic-Asic G (1999b) External beam radiation therapy alone for loco-regional recurrence of non-small-cell lung cancer after complete resection. Lung Cancer 23: 135–142

[35] Jeremic B, Shibamoto Y, Acimovic L, Nikolic N, Dagovic A, Aleksandrovic J, Radosavljevic-Asic G (2001) Second cancers occurring in patients with early stage non-small cell lung cancer treated with chest radiation therapy alone. J Clin Oncol 19:1056–1063

[36] Kagami Y, Nishio M, Narimatsu N, Mjoujin M, Sakurai T, Hareyama M, Saito A (1998) Radiotherapy for locoregional recurrent tumours after resection of nonsmall cell lung cancer. Lung Cancer 20:31–35

[37] Kawaguchi T, Matsumura A, Iuchi K, Ishikawa S, Maeda H, Fukai S, Komatsu H, Kawahara M (2006) Second primary cancers in patients with stage III non-small cell lung cancer successfully treated with chemo-radiotherapy. Jpn J Clin Oncol 36:7–11

[38] Kelly JF, Delclos ME, Morice RC, Huaringa A, Allen

PK, Komaki R (2000) High-dose-rate endobrobchial brachytherapy effectively palliates symptoms due to airway tumors: the 10-year M.D. Anderson Cancer Center experience. Int J Radiat Oncol Biol Phys 48:697–702

[39] Kelly P, Balter PA, Rebueno N, Sharp HJ, Liao Z, Komaki R, Chang JY (2010) Stereotactic body radiation therapy for patients with lung cancer previously treated with thoracic radiation. Int J Radiat Oncol Biol Phys 78:1387–1393

[40] Kelsey CR, Clough RW, Marks LB (2006) Local recurrence following initial resection of NSCLC: salvage is possible with radiation therapy. Cancer J 12:283–288

[41] Kilburn JM, Kuremsky JG, Blackstock AW, Munley MT, Kearns WT, Hinson WH, Lovato JF, Miller AA, Petty WJ, Urbanic JJ (2014) Thoracic re-irradiation using stereotactic body radiotherapy (SBRT) techniques as first or second course of treatment. Radiother Oncol 110:505–510

[42] Kono K, Murakami M, Sasaki R (1998) Radiation therapy for non-small cell lung cancer with postoperative intrathoracic recurrence. Nippon Igaku Hoshasen Gakkai Zasshi 58:18–24

[43] Kopelson G, Choi NCH (1980) Radiation therapy for postoperative local-regionally recurrent lung cancer. Int J Radiat Oncol Biol Phys 6:1503–1506

[44] Kramer GWPM, Gans S, Ullmann E, van Meerbeck JP, Legrand C, Leer JWH (2004) Hypofractionated external beam radiotherapy as retreatment for symptomatic non-small-cell lung carcinoma: an effective treatment? Int J Radiat Oncol Biol Phys 58:1388–1393

[45] Kruser TJ, McCabe BP, Mehta MP, Khuntia D, Campbell TC, Geye HM, Cannon GM (2014) Reirradiation for locoregionally recurrent lung cancer: outcomes in small cell and non-small cell lung carcinoma. Am J Clin Oncol 37:70–76

[46] Law MR, Henk JM, Lennox SC, Hodson M (1982) Value of radiotherapy for tumour on the bronchial stump after resection of bronchial carcinoma. Thorax 37: 496–499

[47] Leung J, Ball D, Worotniuk T, Laidlaw C (1995) Survival following radiotherapy for post-surgical locoregional recurrence of non-small cell lung cancer. Lung Cancer 13:121–127

[48] Liu H, Zhang X, Vinogradskiy YY, Swisher SG, Komaki R, Chang JY (2012) Predicting radiation pneumonitis after stereotactic ablative radiation therapy in patients previously treated with conventional thoracic radiation therapy. Int J Radiat Oncol Biol Phys 84:1017–1023

[49] MacManus M, Nestle U, Rosenzweig KE, Carrio I, Messa C, Belohlavek O, Danna M, Inoue T, Deniaud-Alexandre E, Schipani S, Watanabe N, Dondi M, Jeremic B (2009) Use of PET and PET/CT for radiation therapy planning: IAEA expert report 2006–2007. Radiother Oncol 91: 85–94

[50] Martini N, Melamed MR (1975) Multiple primary lung cancers. J Thorac Cardiovasc Surg 70:606–612

[51] McAvoy SA, Ciura KT, Rineer JM, Allen PK, Liao Z, Chang JY, Palmer MB, Cox JD, Komaki R, Gomez DR (2013) Feasibility of proton beam therapy for reirradiation of locoregionally recurrent non-small cell lung cancer. Radiother Oncol 109:38–44

[52] Mehta MP, Shahabi S, Jarjour NN, Kinsella TJ (1989) Endobronchial irradiation for malignant airway obstruction. Int J Radiat Oncol Biol Phys 17:847–851

[53] Mendiondo OA, Dillon M, Beach LJ (1983) Endobronchial brachytherapy in the treatment of recurrent bronchogenic carcinoma. Int J Radiat Oncol Biol Phys 9: 579–582

[54] Meijneke TR, Petit SF, Wentzler D, Hoogeman M, Nuyttens JJ (2013) Reirradiation and stereotactic radiotherapy for tumors in the lung: dose summation and toxicity. Radiother Oncol 107:423–427

[55] Micke O, Prott FJ, Schäfer U, Wagner W, Pötter R (1995) Endoluminal HDR brachytherapy in the palliative treatment of patients with the recurrence of a non-small- cell bronchial carcinoma after prior radiotherapy. Strahlenther Onkol 171:554–559

[56] Montebello JF, Aron BS, Manatunga AK, Horvath JL, Peyton FW (1993) The reirradiation of recurrent bronchogenic carcinoma with external beam irradiation. Am J Clin Oncol 16:482–488

[57] Morita K, Fuwa N, Suzuki Y, Nishio M, Sakai K, Tamaki Y, Niibe H, Chujo M, Wada S, Sugawara T, Kita M (1997) Radical radiotherapy for medically inoperable non-small cell lung cancer in clinical stage I: retrospective analysis of 149 patients. Radiother Oncol 42:31–36

[58] Mountain CF (1986) A new international staging system for lung cancer. Chest 89:225S–233S

[59] Naruke T, Goya T, Tsuchiya R, Suemasu K (1988) Prognosis and survival in resected lung carcinoma based on the new international staging system. J Thorac Cardiovasc Surg 96:440–447

[60] Nestle U, Walter K, Schmidt S, Licht N, Nieder C, Motaref B, Hellwig D, Niewald M, Ukena D, Kirsch CM, Sybrecht GW, Schnabel K (1999) 18F-deoxyglucose positron emission tomography (FDG-PET) for the planning of radiotherapy in lung cancer: high impact in patients with atelectasis. Int J Radiat Oncol Biol Phys 44:593–597

[61] Nestle U, Kremp S, Grosu AL (2006) Practical integration of [18F]-FDG-PET and PET-CT in the planning of radiotherapy for non-small cell lung cancer (NSCLC): the technical basis, ICRU-target volumes, problems, perspectives. Radiother Oncol 81:209–225

[62] Ochs JJ, Tester WJ, Cohen MH, Lichter AS, Ihde DC (1983) Salvage radiation therapy for intrathoracic small cell carcinoma of the lung progressing on combination chemotherapy. Cancer Treat Rep 67: 1123–1126

[63] Ohguri T, Imada H, Yahara K, Moon SD, Yamaguchi S, Yatera K, Mukae H, Hanagiri T, Tanaka F, Korogi Y (2012) Re-irradiation plus regional hyperthermia for recurrent non-small cell lung cancer: a potential modality for inducing long-term survival in selected patients. Lung Cancer 77:140–145

[64] Okamoto Y, Murakami M, Yoden E, Sasaki R, Okuno Y, Nakajima T, Kuroda Y (2002) Reirradiation for locally recurrent lung cancer previously treated with radiation therapy. Int J Radiat Oncol Biol Phys 52:390–396

[65] Ono R, Egawa S, Suemasu K, Sakura M, Kitagawa T (1991) Radiotherapy in inoperable stage I lung cancer. Jpn J Clin Oncol 21:125–128

[66] Ornadel D, Duchesne G, Wall P, Ng A, Hetzel M (1997)

Defining the roles of high dose rate endobronchial brachytherapy and laser resection for recurrent bronchial malignancy. Lung Cancer 16:203–213

[67] Patel NR, Lanciano R, Sura K, Yang J, Lamond J, Feng J, Good M, Gracely EJ, Komarnicky L, Brady L (2015) Stereotactic body radiotherapy for re-irradiation of lung cancer recurrence with lower biological effective doses. J Radiat Oncol 4:65–70

[68] Poltinnikov IM, Fallon K, Xiao Y, Reiff JE, Curran WJ Jr, Werner-Wasik M (2005) Combination of longitudinal and circumferential three-dimensional esophageal dose distribution predicts acute esophagitis in hypofractionated reirradiation of patients with non-small-cell lung cancer treated in stereotactic body frame. Int J Radiat Oncol Biol Phys 62:652–658

[69] Riegel AC, Bucci MK, Mawlawi OR, Johnson V, Ahmad M, Sun X, Luo D, Chandler AG, Pan T (2010) Target definition of moving lung tumors in positron emission tomography: correlation of optimal activity concentration thresholds with object size, motion extent, and source-to-background ratio. Med Phys 37:1742–1752

[70] Salazar OM, Yee GJ, Slawson RG (1991) Radiation therapy for chest recurrence following induction chemotherapy in small cell lung cancer. Int J Radiat Oncol Biol Phys 21:645–650

[71] Schaefer A, Kremp S, Hellwig D, Rübe C, Kirsch CM, Nestle U (2008) A contrast-oriented algorithm for FDG-PET-based delineation of tumour volumes for the radiotherapy of lung cancer: derivation from phantom measurements and validation in patient data. Eur J Nucl Med Mol Imaging 35:1989–1999

[72] Seagren SL, Harrell JH, Horn RA (1985) High dose rate intraluminal irradiation in recurrent endobronchial carcinoma. Chest 88:810–814

[73] Seung SK, Matthew SM (2011) Salvage SBRT for previously irradiated lung cancer. J Cancer Ther 2:190–195

[74] Shaw EG, Brindle JS, Creagan ET, Foote RL, Trastek VF, Buskirk SJ (1992) Locally recurrent non-small-cell lung cancer after complete surgical resection. Mayo Clin Proc 67:1129–1133

[75] Sibley GS, Jamieson TA, Marks LB, Anscher MS, Prosnitz LR (1998) Radiotherapy alone for medically inoperable stage I non-small-cell lung cancer: The Duke experience. Int J Radiat Oncol Biol Phys 40:149–154

[76] Siegel R, Ma J, Zou Z, Jemal A (2009) Cancer Statistics, 2014. CA Cancer J Clin 64:9–29

[77] Sugimura H, Nichols FC, Yang P, Allen MS, Cassivi SD, Deschamps C, Williams BA, Pairolero PC (2007) Survival after recurrent nonsmall-cell lung cancer after complete pulmonary resection. Ann Thorac Surg 83:409–417

[78] Sutedja G, Baris G, Schaake-Koning C, van Zandwijk N (1992) High dose rate brachytherapy in patients with local recurrences after radiotherapy of non-small-cell lung cancer. Int J Radiat Oncol Biol Phys 24:551–553

[79] Tada T, Fukuda H, Matsui K, Hirashima T, Hosono M, Takada Y, Inoue Y (2005) Non-small-cell lung cancer: reirradiation for loco-regional relapse previously treated with radiation therapy. Int J Clin Oncol 10: 247–250

[80] Tetar S, Dahele M, Griffioen G, Slotman B, Senan S (2015) High-dose conventional thoracic re-irradiation for lung cancer: updated results. Lung Cancer 88:235–236

[81] Trakul N, Harris JP, Le QT, Hara WY, Maxim PG, Loo BW Jr, Diehn M (2012) Stereotactic ablative radiotherapy for reirradiation of locally recurrent lung tumors. J Thorac Oncol 7:1462–1465

[82] Trovo M, Minatel E, Durofil E, Polesel J, Avanzo M, Baresic T, Bearz A, Del Conte A, Franchin G, Gobitti C, Rumeileh IA, Trovo MG (2014) Stereotactic body radiation therapy for re-irradiation of persistent or recurrent non-small cell lung cancer. Int J Radiat Oncol Biol Phys 88:1114–1119

[83] Vanuytsel LJ, Vansteenkiste JF, Stroobants SG, De Leyn PR, De Wever W, Verbeken EK, Gatti GG, Huyskens DP, Kutcher GJ (2000) The impact of (18)F-fluoro-2-deoxy-D-glucose positron emission tomography (FDG-PET) lymph node staging on the radiation treatment volumes in patients with non-small cell lung cancer. Radiother Oncol 55:317–324

[84] Valakh V, Miyamoto C, Micaily B, Chan P, Neicu T, Li S (2013) Repeat stereotactic body radiation therapy for patients with pulmonary malignancies who had previously received SBRT to the same or an adjacent tumor site. J Cancer Res Ther 9:680–685

[85] Videtic GM, Rice TW, Murthy S, Suh JH, Saxton JP, Adelstein DJ, Mekhail TM (2008) Utility of positron emission tomography compared with mediastinoscopy for delineating involved lymph nodes in stage III lung cancer: insights for radiotherapy planning from a surgical cohort. Int J Radiat Oncol Biol Phys 72:702–706

[86] Wu KL, Jiang G-L, Qian H, Wang L-J, Yang H-J, Fu X-L, Zhao S (2003) Three-dimensional conformal radiotherapy for locoregionally recurrent lung carcinoma after external beam irradiation: a prospective phase I–II clinical trial. Int J Radiat Oncol Biol Phys 57: 1345–1350

[87] Wu K, Ung YC, Hornby J, Freeman M, Hwang D, Tsao MS, Dahele M, Darling G, Maziak DE, Tirona R, Mah K, Wong CS (2010) PET CT thresholds for radiotherapy target definition in non-small-cell lung cancer: how close are we to the pathologic findings? Int J Radiat Oncol Biol Phys 77:699–706

[88] Yano T, Hara N, Ichinose Y, Asoh H, Yokoyama H, Ohta M, Hata K (1994) Local recurrence after complete resection for nonsmall-cell carcinoma of the lung. Significance of local control by radiation treatment. J Thorac Cardiovasc Surg 10:8–12

[89] Yoshitake T, Shioyama Y, Nakamura K, Sasaki T, Ohga S, Shinoto M, Terashima K, Asai K, Matsumoto K, Hirata H, Honda H (2013) Definitive fractionated reirradiation for local recurrence following stereotactic body radiotherapy for primary lung cancer. Anticancer Res 33:5649–5653

[90] Zorlu AF, Selek U, Emri S, Gurkayanak M, Akyol FH (2008) Second line palliative endobronchial radiotherapy with HDR Ir 192 in recurrent lung carcinoma. Yonsei Med J 49:620–624

第 12 章　食管癌的再程放疗
Re-irradiation for Esophageal Cancer

Stefano Arcangeli　Vittorio Donato　著

李　静　滕　峰　刘朝兴　译

摘　要

　　虽然食管癌复发在临床工作中很常见，但关于包括再程放疗在内的治疗方法的数据有限。放疗的治疗计划和实施方面的巨大技术进步，为评估再放射在放疗后复发的食管癌的治疗中的适用性铺平了道路。放射后复发的食管癌患者仍然可能选择进行潜在的治疗，特别是那些临床状况良好的患者，他们可能长期生存并获得良好的疾病控制。对于相当比例的患者来说，没有哪一种治疗方案是在没有潜在危及生命的治疗相关毒性的情况下进行的。在这种情况下，个体化治疗原则可以帮助患者确定最合适的治疗方式，包括用尖端技术重新照射。在临床试验中入组这些患者是非常有必要的。

一、概述

　　局部复发仍然是食管癌患者放疗或放化疗后治疗失败的主要表现。根治性放疗、同步放化疗和手术后复发率超过 70%（Fujita 等，1994；Stahl 等，2005），同步放化疗后野内复发超过 20%（Haefner 等，2015；Ordu 等，2015）。一旦复发，5 年生存率急剧下降（Yano 等，2006；Shioyama 等，2007）。目前的 NCCN 指南建议，在这种情况下提供姑息 / 最佳支持治疗（NCCN 指南 2016，第 2 版）。化疗只起到姑息作用，因此中位生存期仅为 5 个月（Sudo 等，2014）。挽救性手术切除可获得良好的局部控制（95%）和整体生存率（高达 59 个月），但由于吻合口瘘发生率高（17%～39%）、肺部并发症（17%～30%）、重症监护病房再入院（17%～22%）和术后死亡率（3%～15%）而受到限制（Swisher 等，2002；Marks 等，2012，2014；Sudo 等，2013，2014）。这使得手术适应证要求很高，仅限于严格选择的患者群体（Marks 等，2012）。

二、再程放疗

　　能否再程放疗在很大程度上取决于局部复发病变与先前照射野的位置。但再程放疗往往不能进行，即一旦之前进行了放疗，就不能给予进一步的放疗，因为它可能超过正常的组织耐受剂量。事实上，使用外照射放疗（EBRT），通常很难避免那些已经在第一次放疗中接受耐受性辐射剂量的器官。虽然在其他肿瘤上已经证实，再程放疗是可行的和有效的（Zwicker 等，2011；Zerini 等，2015），其在治疗同步放化疗后局部瘤床复发方面的优势仍不确定。治疗计划和放疗技术的进展引起了人们对评估各种解剖部位再辐射的可行性的兴趣（Mantel 等，2013）。然而，先进形式的放疗——调强放疗（IMRT）和立体定向放疗（SBRT）的经验很少，仅限于个案报道，而关于根治性同步放化疗后局部复发的挽救性再放射的研究仅有少数研究发表（Yamaguchi 等，2011；Kim 等，2012；zhou 等，2015）。2011 年，Yamaguchi 等报道了 31 例复发或晚期食管鳞状细胞癌患者，应用三维适形放疗技术再照射达 36～40Gy，单次 2Gy。其中，27 例患者同时接受化疗，14 例患者在再照射过程中接受区域热疗。尽管使用了较低的辐射剂量，但严重的毒性并不罕见，6 例（20%）患者出现 3 级食管穿孔。2015 年，Zhou 等报道了最大的研究数据，回顾性分析了 114 例局部复发食管鳞状细胞癌患者的初始根治性同步放疗后，55 例患者接受挽救性再程放疗，中位剂量为 54Gy（范围 18～66Gy），单次剂量 1.8～2.0Gy，每周 5 天，59 例患者仅接受最佳支持治疗。在中位随访时间为 20 个月（范围为 8～70 个月）后，接受积极治疗的患者在复发后报道了 6 个月和 1 年的生存率分别为 41.8% 和 16.4%。最佳支持治疗组分别是 11.9% 和 3.4%（$P < 0.001$）。然而，治疗相关毒性是相应增加的，3 例（5.5%）和 11 例（20.0%）患者分别经历 ≥ 3 级放射性肺炎和食管瘘 / 穿孔，而 BSC 组为 0 例和 8 例（13.6%）。多因素分析显示，挽救性再程放疗剂量 > 50Gy 和复

发时间间隔超过 12 个月与更好的预后有关。由于其固有的剂量分布，近距离腔内放疗（BT）可以考虑取代外照射放疗，它通过使用适当的探头来恢复管腔的完整性，可以减少黏膜表面过度的剂量沉积（Harms 等，2005）。然而，2004 年，Homs 等报道称，高达 30% 接受了挽救性再程放疗的患者，出现严重风险（≥ 3 级）毒性，主要包括穿孔、出血和瘘管形成。复发性食管鳞癌患者的另一个选择是质子治疗（PT），它可能比光子治疗更有优势，因为质子束将其大部分能量沉积在特定的深度，因此超出该目标的辐射剂量是可以忽略不计的。2016 年，Fernandes 等报道了 14 例有胸部放疗史和新诊断或局部复发食管癌的患者，他们在一项前瞻性试验中接受质子束再照射。中位再程放疗处方剂量为 54.0Gy（相对生物有效性（50.4～61.2Gy），两次放疗中位间隔时间为 32 个月（10～307 个月）。11 例患者同时接受化疗。中位随访 10 个月（2～25 个月）后，总体中位生存期为 14 个月，在 10 例有症状的患者中，4 例症状完全缓解，4 例症状减轻或稳定。分别有 4 例和 1 例患者出现了晚期 3 级毒性反应和晚期 5 级食管溃疡。虽然肿瘤进展与晚期不良反应之间的鉴别诊断似乎很困难，但不可否认的是，尽管使用了这种先进的放疗形式，但治疗相关的毒性反应仍然可能发生。

结　论

总之，从这些有限的数据中可以得出几点。

1. 放疗的治疗计划和实施方面的巨大技术进步，为评估再放射在放疗后复发的食管癌的治疗中的适用性铺平了道路。

2. 放射后复发的食管癌患者仍然可能选择进行潜在的治疗，特别是那些临床状况良好的患者，他们可能长期生存并获得良好的疾病控制。

3. 积极的治疗选择包括挽救手术、内镜手术（包括放疗和化疗），对于相当比例的患者来说，没有一个是在没有危及生命的治疗相关毒性的情况下进行的。

4. 质子放疗可能比光子治疗有优势，在这种情况下应该尽可能保护危及器官，如脊髓、心脏和肺，但治疗相关的不良反应仍可发生。

在这种情况下，个体化治疗原则可以帮助患者确定最合适的治疗方式，包括用尖端技术重新照射。在临床试验中入组这些患者是非常有必要的。

参 考 文 献

[1] Fernandes A, Berman AT, Mick R et al (2016) A prospective study of proton beam reirradiation for esophageal cancer. Int J Radiat Oncol Biol Phys 95:483–487

[2] Fujita H, Kakegawa T, Yamana H et al (1994) Lymph node metastasis and recurrence in patients with a carcinoma of the thoracic esophagus who underwent three-field dissection. World J Surg 18:266–272

[3] Haefner MF, Lang K, Krug D et al (2015) Prognostic factors, patterns of recurrence and toxicity for patients with esophageal cancer undergoing definitive radiotherapy or chemo-radiotherapy. J Radiat Res 56:742–749

[4] Harms W, Krempien R, Grehn C et al (2005) Daytime pulsed dose rate brachytherapy as a new treatment option for previously irradiated patients with recurrent oesophageal cancer. Br J Radiol 78:236–241

[5] Homs MY, Steyerberg EW, Eijkenboom WM et al (2004) Single-dose brachytherapy versus metal stent placement for the palliation of dysphagia from oesophageal cancer: multicentre randomised trial. Lancet 364: 1497–1504

[6] Kim YS, Lee CG, Kim KH et al (2012) Re-irradiation of recurrent esophageal cancer after primary definitive radiotherapy. Radiat Oncol J 30:182–188

[7] Mantel F, Flentje M, Guckenberger M (2013) Stereotactic body radiation therapy in the re-irradiation situation – a review. Radiat Oncol 8:7

[8] Markar SR, Karthikesalingam A, Penna M et al (2014) Assessment of short-term clinical outcomes following salvage esophagectomy for the treatment of esophageal malignancy: systematic review and pooled analysis. Ann Surg Oncol 21:922–931

[9] Marks JL, Hofstetter W, Correa AM et al (2012) Salvage esophagectomy after failed definitive chemoradiation for esophageal adenocarcinoma. Ann Thorac Surg 94:1126–1133

[10] NCCN Guidelines Version 2.2016 Updates Esophageal and Esophagogastric Junction Cancers Available online

[11] Ordu AD, Nieder C, Geinitz H et al (2015) Radio(chemo) therapy for locally advanced squamous cell carcinoma of the esophagus: long-term outcome. Strahlenther Onkol 191:153–160

[12] Shioyama Y, Nakamura K, Ohga S et al (2007) Radiation therapy for recurrent esophageal cancer after surgery: clinical results and prognostic factors. Jpn J Clin Oncol 37:918–923

[13] Stahl M, Stuschke M, Lehmann N et al (2005) Chemoradiation with and without surgery in patients with locally advanced squamous cell carcinoma of the esophagus. J Clin Oncol 23:2310–2317

[14] Sudo K, Taketa T, Correa AM et al (2013) Locoregional failure rate after preoperative chemoradiation of esophageal adenocarcinoma and the outcomes of salvage strategies. J Clin Oncol 31:4306–4310

[15] Sudo K, Xiao L, Wadhwa R et al (2014) Importance of surveillance and success of salvage strategies after definitive chemoradiation in patients with esophageal cancer. J Clin Oncol 32:3400–3405

[16] Swisher SG, Wynn P, Putnam JB et al (2002) Salvage esophagectomy for recurrent tumors after definitive chemotherapy and radiotherapy. J Thorac Cardiovasc Surg 123:175–183

[17] Yamaguchi S, Ohguri T, Imada H et al (2011) Multimodal approaches including three-dimensional conformal re-irradiation for recurrent or persistent esophageal cancer: preliminary results. J Radiat Res 52:812–820

[18] Yano M, Takachi K, Doki Y et al (2006) Prognosis of patients who develop cervical lymph node recurrence following curative resection for thoracic esophageal cancer. Dis Esophagus 19:73–77

[19] Zerini D, Jereczek-Fossa BA, Fodor C et al (2015) Salvage image-guided intensity modulated or stereotactic body reirradiation of local recurrence of prostate cancer. Br J Radiol 88:20150197

[20] Zhou Z, Zhen C, Bai W et al (2015) Salvage radiotherapy in patients with local recurrent esophageal cancer after radical radiochemotherapy. Radiat Oncol 10:54

[21] Zwicker F, Roeder F, Thieke C et al (2011) IMRT reirradiation with concurrent cetuximab immunotherapy in recurrent head and neck cancer. Strahlenther Onkol 187:32–38

第 13 章　局部复发乳腺癌的再程放疗
Re-irradiation for Locally Recurrent Breast Cancer

Andrew O. Wahl　William Small Jr.　著

蓝美玲　丁　昕　滕　峰　译

摘　要

乳腺癌患者在保乳术或乳房切除术加放疗的局部复发率为 5%～15%，同侧乳腺内复发可行挽救性乳房切除术，但实施再次保乳术加术后放疗可能是更有希望的选择。乳房切除术后胸壁复发通常较保乳术后乳腺内复发预后差，既往接受过放疗的患者，行再次治疗的方案选择有限。虽然一些胸壁再程放疗的研究已显示出较好的疗效，晚期毒性反应也可耐受，但是随访资料有限。

一、保乳术后再程放疗概述

乳腺癌保乳术后加放疗的 5 年局部复发率为 2%～10%，10 年局部复发率为 5%～15%。（Fourquet 等，1989；Bartelink 等，2001；Fisher 等，2002；Veronesi 等，2002）。发生远处转移的患者中，有 5%～10% 患者出现同侧乳腺内复发（Fourquet 等，1989；Touboul 等，1999）。发生转移的高危因素包括皮肤有无累及、复发肿瘤最大径是否大于 10mm、淋巴结状态和原发肿瘤的分级（Voogd 等，1999）。复发间隔期长是有利的预后指标（Kurtz 等，1990）。局部复发出现晚的患者与无局部进展患者的 5 年生存率相近。有接近 40% 的局部复发可能是新的第二原发肿瘤而不是原有疾病的复发，而第二原发肿瘤的发生发展和治疗模式与原发肿瘤显然是不同的（Smith 等，2000；Huang 等，2002）。单核苷酸多态性阵列已经被用于区分第二原发肿瘤和原有疾病的复发，并且可能会优于临床诊断（Bollet 等，2008）。

二、同侧乳腺肿瘤复发的挽救性乳房切除术

由于乳腺的再程放疗可能会影响到美容效果，因此一直以来挽救性乳房切除术是保乳术辅助放疗后同侧乳腺复发的标准治疗（Kurtz 等，1988；Kennedy 和 Abeloff，1993；Osborne 和 Simmons，1994；Huston 和 Simmons，2005）。挽救性手术的局部控制率为 51%～85%（Kurtz 等，1988；Cajucom 等，1993；Osborne 和 Simmons，1994），5 年无疾病生存率为 52%～72%（Kurtz 等，1991；Abner 等，1993；Cajucom 等，1993；Osborne 和 Simmons，1994；Alpert 等，2005）。

与肿瘤切除术相比，乳房切除术会给患者带来更多的心理压力，在体态形象和衣着方面影响也更明显，但生活质量和情绪评价在术后 1 年时评估则基本相近（Ganz 等，1992）。与老年患者相比，年轻的乳腺癌患者对乳房切除更敏感，心理压力更大。在＜40 岁的乳腺癌患

者中，乳房切除术后有较大心理压力者占 66%，而部分乳房切除者仅 13%，$P = 0.027$（Maunsell 等，1989）。乳房切除术后性生活质量降低者占 45%，而乳房肿瘤切除术者仅为 30%（Rowland 等，2000）。

三、单纯挽救性保乳手术

挽救性保乳手术对那些想保留乳房的患者来说是最理想的选择，但文献报道的资料有限（表 13-1）。有临床报道，50 例乳房内复发行挽救性再次保乳术患者的再次复发率为 32%，中位生存时间为 33 个月。初始治疗 5 年后复发者行乳房切除术的局部控制率达 92%，而 5 年内复发行乳房切除术的局部控制率仅为 49%（$P = 0.01$）。但挽救性保乳手术与乳房切除术后的局控率方面无显著性差异（96% vs. 78%，$P = 0.18$），切缘阳性或不确定者较切缘阴性者有更高的局控失败率（47% vs. 24%，$P < 0.01$）（Kurtz 等，1990，1991）。

Alpert 等用挽救性保乳手术治疗了 30 例乳房内复发患者，这些患者肿瘤最大径 < 3cm，淋巴结阳性数 ≤ 3 个，无皮肤及脉管受侵。同期与挽救性乳房切除术组对比，中位随访时间

13.8 年，挽救性保乳手术组局控率达 93%，再次出现局部失败者采用乳房切除术挽救。结果显示两组的远处转移率、疾病特异性生存率、总生存率均无差异。对再次出现局部失败采用乳房切除挽救治疗的患者进行病理学回顾性分析，结果提示有 24% 的患者存在多中心病灶。所有患者的多中心病灶在术前体检或乳腺影像学检查中均已被检测到（Alpert 等，2005）。

Abner 等回顾了 16 例拒绝乳房切除而只接受了复发肿瘤切除活检的患者，结果显示局部复发率为 31%（Abner 等，1993）。米兰研究组回顾了再次保乳手术（$n = 57$）和乳房切除术（$n = 134$），中位随访 73 个月，单纯保乳术组的局部控制率及 5 年总生存率分别为 86% 和 85%，而乳房切除术组分别为 97% 和 70%，无病生存率两组无差异（Salvadori 等，1999）。另一项 14 例挽救性保乳手术的回顾性分析，结果显示局部失败率为 50%（Dalberg 等，1998）。

综上所述，挽救性保乳手术的局部复发率为 10%～50%，大部分文献报道的局部复发率在 30%～35% 范围内。因为乳腺影像学和切缘状态文献报道中的不一致，因此对这些结果的解读也受到局限。挽救性保乳手术者的局部控制率类似于前瞻性试验中初始乳腺癌行单纯保乳手术而未行辅助性放疗情况。与初治患者相似，挽救性保乳术后再加放疗可能会降低局部失败率。

四、挽救性保乳术后乳腺再程放疗

一度认为既往行胸部照射及斗篷野照射是保乳术后再程放疗的禁忌，但也有一些研究者打破禁忌报道了他们的临床经验或前瞻性临床试验的结果。常用的治疗方法是采用部分乳腺照射或加速部分乳腺照射。放疗技术的进步使得在短时间内照射部分的乳腺成为可能。对再程放疗患者而言，只照射部分乳腺可以减少全乳房再次放疗带来的不良反应。部分乳腺照射

表 13-1 挽救性保乳术后未行放疗的结果

研究者	年 份	病例数（n）	随访（年）	局部控制率（%）
Alpert	2005	30	13.8	93
Abner	1993	16	3.25	69
Kurtz	1991	50	4.25	62
Komoike	2003	30	3.6	70
Salvadori	1999	57	6.1	86
Gentilini	2007	161	3.6	79
Dalberg	1998	14	13	50
Ishitobi	2014	130	4.8	81
Voogd	1999	16	4.3	62

技术有适形外照射、组织间插植、腔内近距离治疗、电子束或术中放疗（Harms 等，2016）。

Chadha 等报道了一项前瞻性 I / II 期挽救性保乳术后部分乳腺低剂量率组织间插植的结果。初治时中位的外照射剂量为 60Gy（Chadha 等，2008）。最初的 6 个患者接受了 30Gy 的照射，并至少随访 12 个月，未观察到不可接受的毒性反应。随后的 9 例患者，保乳术腔及周围的 1～2cm 切缘再程放疗的剂量提高到 45Gy，皮肤剂量限制≤ 20Gy，中位随访 36 个月，总生存率为 100%，局部无病生存率为 89%。1 例患者再程放疗后 27 个月时出现局部复发，接受了挽救性乳房切除术后无病生存。3 例患者出现引流管处皮肤色素沉着，但无 3～4 级纤维化，未见明显感染，后续的随访检查中，除了乳房不对称较再程放疗前明显外，并无其他影响美容的不良后果。

Allegheny 研究组发表了 26 例挽救性保乳手术后行再次近距离放疗的结果，再程放疗后的中位随访时间为 38 个月（Trombetta 等，2009）。初次治疗时放疗剂量为 45～60.4Gy，有 1 例行斗篷野放疗，其余患者行全乳放疗。22 例患者瘤床外放 1cm 的范围内行低剂量率组织间插植放疗，剂量为 45～50Gy。4 例行腔内近距离放疗，34Gy，分 10 次，每日 2 次，局部控制率为 96%。根据美国乳腺与肠道外科辅助治疗研究组的美容标准评价美容效果，美容效果 III 级 2 例，未观察到 IV 级美容效果患者。在另一个研究中，有 18 例患者行腔内近距离放疗，总剂量 34Gy，单次剂量 3.4Gy，每日 2 次。中位随访时间 39.6 个月，11% 的患者接受了因局部复发的挽救性乳房切除术。有 1 例患者因球囊位置出现慢性感染需行乳房切除术（Trombetta 等，2014）。

在维也纳大学的一项前瞻性研究中，有 17 例小的乳房复发灶（0.5～2.5cm）患者接受了再次保乳术加再程放疗（Resch 等，2002）。初次治疗时乳房照射剂量为 50～60Gy。在实验性研究阶段，有 8 例患者瘤床外 2cm 的范围内接受了 30Gy 外照射及 12.5Gy 脉冲式剂量率的近距离照射。后续的 7 例患者减少了外照射剂量相应地增加了近距离照射剂量。最后 9 例患者行单纯 40.2～50Gy 脉冲式剂量率近距离照射。中位随访时间 59 个月后，24%（4 例）患者肿瘤局部复发，12 例仍存活局部无肿瘤复发征象，骨转移 2 例。毒性仅限于乳腺 1～2 级纤维化反应，也没有出现不可接受的美容不良反应。在这试验之后，研究者们又设计了 1 个前瞻性方案，使保乳术后再次放疗的患者瘤床外 2cm 的范围内接受 50.1Gy 的多排加速脉冲式剂量率的近距离照射（Kauer-Dorner 等，2012）。在脉冲式剂量率的近距离照射中晚反应组织的等效生物剂量达 63.4Gy。初次治疗时全乳腺的放疗剂量为 50Gy，局部加量 28%，平均随访时间为 57 个月，局部控制率为 93%。在 24 例具有详细晚期毒性反应资料的女性患者中，16% 出现≥ 3 级的晚期毒性反应，76% 具有良好的美容效果。

迄今为止病例数最大的一项研究是来自法国 2 个研究所的 69 例乳腺癌再程近距离放疗的报道（Hannoun-Levi 等，2004）。初次诊断乳腺癌后乳房的中位照射剂量为 60.5Gy，第二次保乳术后，Marseilles 和 Nice 治疗中心的患者分别接受了 50Gy 和 30Gy 的再程放疗剂量，照射区域包括瘤床外加 2cm 范围。62 例患者的前后 2 次乳房累积照射剂量超过 100Gy，中位随访时间为 50.2 个月。5 年内未再复发者占 77.4%，未出现转移者占 86.7%，2 级（需要内科处理）和 3 级（需要外科干预）晚期并发症发生率分别为 11.6% 和 10.2%。累积照射剂量超过 100Gy 的患者，2 级或 3 级晚期并发症发生率增加（4% vs. 32.5%，$P = 0.005$）。与再程放疗剂量＜ 46Gy 的患者相比，再程放疗剂量＞ 46Gy 的患者 2～3 级晚期并发症发生率增加（13.6% vs. 36%，$P = 0.007$）。

Nice 的一项研究报道 42 例患者在第二次保乳术后接受组织间高剂量率近距离照射（Hannoun-Levi 等，2011）。照射剂量为 34Gy，分 10 次，连续 5 天，照射区域包括瘤床外加 1cm 范围。中位随访时间 21 个月，局部控制率 97%，晚期毒性反应中 1 级 28%，2 级 19%，3 级 3%。大部分毒性反应是皮肤和皮下纤维化。发生疼痛、毛细血管扩张、肋骨骨折的概率分别为 28%、21% 和 2%。

来自欧洲的 8 个肿瘤放疗中心的一个多中心回顾性研究报道了 217 例患者在二次保乳术后接受部分乳腺近距离再程放疗（Hannoun-Levi 等，2013）。5 年和 10 年的局部复发率分别为 5.6%、7.2%；远处转移率分别为 9.6%、19.1%。3～4 级晚期毒性反应为 11%。

术中放疗用于再程放疗的临床资料有限。其中第一项研究纳入 15 例患者，采用 50kV X 线光束单次照射，剂量为 14.7～20Gy（Kraus-Tiefenbacher 等，2007）。中位随访时间为 26 个月时，局部控制率为 100%，未观察到 3～4 级晚期毒性反应。

部分乳腺再程放疗的大多数报道是采用组织间插植放疗技术实施的（表 13-2）。Deutsch 发表了一项 39 例患者（38 例为乳房局部复发，8 例为导管内原位癌）行挽救性保乳手术后再程外照射放疗的回顾性分析结果（Deutsch，2002）。所有患者初治时全乳房照射剂量为 45～50Gy，21 例曾行瘤床加量（剂量未报道）。挽救性保乳术者有 13% 的患者切缘阳性，再次放疗采用瘤床区电子线外照射，剂量为 50Gy，分 25 次，局部控制率为 79%，8 例局部复发患者中有 3 例的再度局部复发部位位于同一象限，9 例出现中等或较差的美容效果。

肿瘤放疗协作组（RTOG）已经开始了一项 II 期挽救性保乳术后三维适形再程放疗的前瞻性试验。患者必须符合以下入组标准：复发肿瘤最大径≤ 3cm，MRI 及乳腺影像学显示无多中心病灶，无远处转移，无皮肤累及，≤ 3 个腋窝淋巴结转移。第一次保乳术加放疗结束时间在入组时必须超过 1 年以上。治疗技术通常采用三野、四野或五野非共面放疗来达到剂量限制条件（表 13-3）（Baglan 等，2003；Formenti 等，2004；Kozak 等，2006）。目标靶区的定义如下。

表 13-2　挽救性保乳术后部分乳腺再程放疗结果

研究者	年　份	病例数（n）	放疗技术	首程放疗剂量（Gy）	再程放疗剂量（Gy）	局部控制率（%）
Chadha	2008	15	LDR PBI	60	30～45	89
Hannoun-Levi	2004	69	LDR PBI	60.5	30～50	77
Maulard	1995	38	LDR PBI	65	30～70	79
Resch	2002	17	综合治疗	50～60	40～50	76
Trombetta	2009	26	LDR/HDR PBI	45～60.4	45～50 LDR；34 HDR	96
Trombetta	2014	18	HDR PBI	NR	34	89
Guix	2010	36	HDR	NR	30	89
Hannoun-Levi	2011	42	HDR	45～66	34	97
Kauer-Dorner	2012	39	PDR	50～61.8	50.1	93

LDR. 低剂量率近距离放疗；HDR. 高剂量率近距离放疗；PBI. 部分乳腺放疗；PDR. 脉冲剂量率近距离放疗；NR. 未报道

表 13-3 部分乳腺再程放疗的正常组织限量（参照 RTOG 1014）

正常组织	限 量
未侵犯的正常乳腺	≥ 50% 处方剂量的体积 < 60%，且 100% 处方剂量的体积 < 35%
对侧乳腺	100% 处方剂量的体积 < 3%
同侧肺	30% 处方剂量的体积 < 15%
对侧肺	5% 处方剂量的体积 < 15%
心脏（右侧复发）	5% 处方剂量的体积 < 5%
心脏（左侧复发）	5% 处方剂量的体积 < 40%
甲状腺	最大剂量点不得超过 3% 的处方剂量

RTOG. 肿瘤放疗协作组

- 临床靶区（CTV）：指瘤床区及均匀外放 15mm，CTV 离皮肤表面距离为 5mm，且不包括后面的胸壁结构。

- 计划靶区（PTV）：指 CTV 均匀外放 10mm，PTV 用来定义合适的挡块边界。

- PTV-EVAL：指 PTV 减去 PTV 中乳腺外组织、皮肤下 5mm、乳腺后组织，PTV-EVAL 用于评价 DVH 图。

在一项 PTV 45Gy，每次 1.5Gy，每日 2 次的超分次放疗研究中，研究终点包括毒性反应、美观效果、局部控制、避免乳房切除术的比率、无病生存率和总生存率。对前 55 名患者进行 1 年随访，关于皮肤、纤维化和（或）乳腺疼痛不良事件，其中 1 级占 63%，2 级占 7%，< 2% 的患者出现 ≥ 3 级的不良事件（Arthur 等，2015）。复发终点尚未公布，需要更长的随访时间。

五、单纯胸壁再程放疗

华盛顿大学早期发表的研究结果显示，胸壁的再程放疗是可行的（Laramore 等，1978）。一项包括 13 例患者在乳房切除术加放疗后

给予胸壁再程放疗的临床报道显示，中位无病生存时间为 5.9 年，首程胸壁放疗剂量为 40～50Gy，其中有 4 例患者首程放疗资料不详；胸壁再程放疗剂量为 36～60Gy，每次剂量为 2Gy，累积的放疗剂量为 80～100Gy。中位随访时间 20 个月，局部无病生存率达 62%。除 1 例患者出现需要治疗的湿性脱皮外，其余患者的急性毒性反应均可以接受，晚期毒性反应未见报道。

Sloan Kettering 纪念癌症中心报道了一项 13 例患者胸壁再程放疗的研究结果（Wagman 等，2002），12 例患者首诊接受保乳术加术后全乳放疗 45～50.4Gy，瘤床加量 6～20Gy。其中 1 例患者行乳房切除术前接受了 22Gy（分 4 次）的放疗。距首次复发的中位无病生存时间为 46 个月，有 3 例患者接受了再程放疗，10 例患者在第 2 次局部复发时接受再程放疗。治疗采用电子线照射胸壁，放疗剂量为 7.5～64.4Gy（中位剂量为 50.4Gy）。从再程放疗开始后的中位随访时间为 20 个月，2 年局部无复发生存率为 85%，总生存率为 85%。3 度皮肤毒性发生率 46%，其中有 38% 的患者需要中断放疗。晚期的毒性反应中有 1 例肋骨骨折，1 例心包炎。

六、胸壁再程放疗联合热疗或化疗

再程放疗后的疗效和局部无病生存率在文献报道中的差异较大，疾病完全缓解率范围为 20%～70%（表 13-4）。再程放疗同步化疗 ± 热疗可以增加肿瘤缓解率。一项在表浅肿瘤中放疗联合或不联合热疗的随机研究（Jones 等，2005）结果显示，联合热疗组疾病完全缓解率有所提高。该研究中约 60% 是乳腺癌患者，结果显示以前曾接受过放疗的患者在接受再程放疗同步热疗后疾病完全缓解率较以前未曾放疗的患者高（68% vs. 24%）。一项包含 5 个放疗联合热疗随机研究的 Meta 分析结果显示，以前曾接受放疗的患者，再程放疗联合同步热

表 13-4 胸壁再程放疗的结果

研究者	年 份	病例数（n）	随访（月）	RT$_1$（Gy）	RT$_2$（Gy）	累积剂量（Gy）	HT	CR（%）	LC（%）
Laramore	1978	13	20	40~50	36~60	80~100	否	62	62
Wagman	2002	13	20	60.8	50.4	111.2	否	—	85
Jones	2005	39	—	—	30~66	—	是	68	—
Van der Zee	1999	13	21	45	32	77	是	71	74
Oldenborg	2010	78	64	65	32	97	是	—	78
Dragovic	1989	30	—	50	32	82	是	57	43
Phromratanapongse	1991	44	—	59.7	29.4^a	89.1	是	41	67
Wahl	2008	81	12	60	48	108	54%	57	66
Li	2004	41	—	58	43	101	是	56	—
Kouloulias	2002	15	—	60	30.6	90.6	是	20	—

RT$_1$. 首程放疗剂量；RT$_2$. 再程放疗剂量；HT. 热疗；LC. 局部控制率；a. 使用了不同的分割方案

疗较单纯再程放疗疾病完全缓解率有显著改善（57% vs. 31%），差异有显著统计学意义（OR 4.7，95% CI 2.4~5.9）（Vernon 等，1996）。一项胸壁再程放疗的多中心回顾性研究结果也显示：再程放疗联合热疗有提高有效率的趋势，但差异无统计学意义（67% vs. 39%，P = 0.08）（Wahl 等，2008）。尽管胸壁复发是一个不良的预后因素，但治疗后能提高患者的生活质量，而热疗显然是一种能改善肿瘤局部有效率的手段。

荷兰报道了一项复发病灶不能手术或手术切缘阳性接受再程放疗的研究结果（van der Zee 等，1999）。再程放疗剂量 32Gy，分 8 次，每周 2 次，同时联合热疗。在可视肿瘤转移的患者中疾病完全缓解率达 71%。在肿瘤完全缓解亚组，有 36% 的患者出现了肿瘤野内复发。中位的局控时间为 31 个月。共有 14 例患者发生了胸壁溃疡，但其中有 9 例患者是再程放疗前就有胸壁溃疡存在，另外 5 例患者是属于无肿瘤顽固性溃疡。未观察到骨坏死、骨折及臂丛神经损伤的发生。另有一项 30 例再程放疗（32Gy，分 8 次）联合热

疗的前瞻性 Ⅱ 期临床研究报道（Dragovic 等，1989）。首程中位放疗剂量为 50Gy，大约有 57% 的患者获得肿瘤完全缓解，复发肿瘤最大径＜ 5cm 患者的肿瘤完全缓解率为 81%，而≥ 5cm 的患者仅为 29%（P ＜ 0.001）。局控率为 43%，2 年总生存率为 30%。其他的一些研究结果也显示复发肿瘤较小者有较高的治疗有效率。The University of Wisconsin 回顾了 44 例胸壁再程放疗联合同步热疗的研究结果（Phromratanapongse 等，1991），提示复发病灶≤ 6cm 的患者肿瘤完全缓解率达 65%，而＞ 6cm 患者仅为 26%（P = 0.013）。再程放疗联合热疗总完全缓解率为 41%。

虽然再程放疗联合同步化疗增敏可能有潜在的提高治疗反应率的可能，但只有少量数据支持应用再程放疗联合同步化疗的增敏作用。有一项胸壁再程放疗（30.6Gy）加热疗联合应用脂质体阿霉素化疗的研究报道（Kouloulias 等，2002）。该研究的病例数少，所有病例的首程胸壁放疗剂量达 60Gy，结果肿瘤完全缓解率为 20%，要低于其他研究报道的数据。还有一

项回顾性的胸壁再程放疗加用化疗增敏的研究（Wahl 等，2008）报道，结果同样也未能证明加用化疗增敏后肿瘤完全缓解率提高。但再程放疗联合化疗增敏组中有 86% 的患者再程放疗时胸壁的复发病灶均肉眼可见，而未接受化疗组比例只有 53%（P = 0.01）。因此，还需要有更多的研究来进一步证实化疗增敏的作用。

七、胸壁再程放疗技术

胸壁再程放疗技术有很多种。大多数的文献报道采用电子线进行胸壁的再程放疗（Laramore 等，1978；van der Zee 等，1999；Dragovic 等，1989；Phromratanapongse 等，1991，图 13-1）。为确保皮肤表面获得足够的剂量常需要加用填充物。对于较大的胸壁复发病灶或全胸壁照射患者，也可以使用兆伏级光子线的切线野照射（Kouloulias 等，2002）。在一项多中心胸壁再程放疗的回顾性研究中，有 80% 的患者采用单纯光子线治疗，14% 的患者采用单纯电子线照射，另有 6% 的患者则光子线和电子线混合照射（Wahl 等，2008）。对那些预后极差的患者，可以采用仅针对肉眼可见肿瘤或亚临床病灶的局部照射，这样可以相应地减少并发症的发生。当然，与全胸壁照射相比，这样局限的照射野今后胸壁再次复发的概率会更高一些。若首程放疗时未包括区域淋巴结，则胸壁再程放疗时应包括这些区域（Halverson 等，1990）。区域淋巴结再程放疗的资料很少，其潜在的毒性问题也更少有人探讨。根据已发表的文献数据，一般胸壁的累积放疗剂量（首程放疗剂量加再程放疗剂量）范围为 90～110Gy。当两次放疗累积剂量超过 120Gy 时，其晚期毒性反应似乎也可以接受，但是所观察的病例数较少，仅只有 12 例患者的资料（Wahl 等，2008）

八、胸壁再程放疗的毒性反应

胸壁再程放疗长期随访的数据资料有限，其毒性方面的结果报道也不一致（表 13-5）。Li 等报道一项有 41 例患者行再程放疗联合同步热疗，采用常规放疗，剂量为 40～50Gy，皮肤溃疡发生率为 14%，其中有 2 例患者的累积

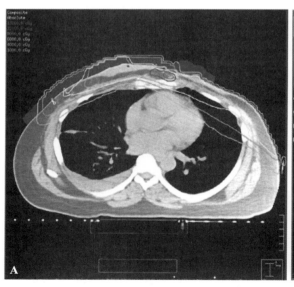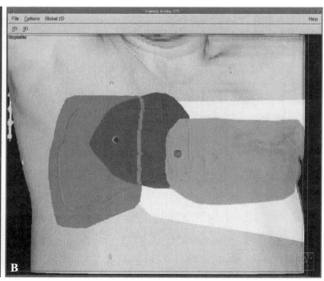

▲ 图 13-1　1 例因左侧局部进展期乳腺癌而行双侧乳房切除术患者
给予该患者 50.4Gy 的左侧胸壁切线野照射及 9Gy 手术瘢痕处加量照射后，在原切线野内侧出现治疗失败，继而弥漫至双侧胸壁。A. 在轴位 CT 片上重建首程放疗和再程放疗的等剂量曲线。B. 绘在体表的左侧胸壁切线野及右侧胸壁两个再程放疗照射野（彩图见书末彩插部分）

表 13-5　胸壁再程放疗的毒性反应

研究者（年份）	病例数（n）	随访（月）	再程放射中位剂量	累积剂量（Gy）	两次照射间隔时间（月）	毒性反应
Wahl 等（2008）	81	12	48Gy，分 24 次	108	38	5% 的患者出现 3 级或 4 级迟发性毒性反应
Oldenborg 等（2010）	78	64	32Gy，分 8 次	97	58	43% 的患者出现 3 级或 4 级迟发性毒性反应
Van der Zee 等（1999）	134	21	32Gy，分 8 次	77	41	5 例患者出现非肿瘤性溃疡
Li 等（2004）	41	—	40～50Gy，分 20～25 次	101	—	6 例患者出现皮肤溃疡，2 例患者溃疡久治不愈，1 例死于溃疡
Dragovic 等（1989）	30	—	32Gy，分 8 次	82	—	11 例患者出现皮肤溃疡，2 例患者溃疡久治不愈

放疗剂量 > 100Gy，1 例死于顽固性溃疡。一项 81 例再程放疗的回顾性研究中，中位的累积放疗剂量为 106Gy（74.4～137.5Gy），根据 CTC 3.0 的标准进行毒性反应评价（Wahl 等，2008），3 级晚期毒性反应为 4%，4 级晚期毒性反应为 1%（皮肤毒性），未发生治疗相关性死亡，未观察到严重的皮肤软组织坏死、骨坏死、骨折、臂丛神经损伤、肺炎及心包炎。其中 25 例患者随访时间超过 20 个月，未观察到 3～4 级晚期毒性反应。约有 35% 的患者发生了非皮肤相关的急性毒性反应，9% 的患者因毒性反应需要中断治疗。同步热疗发生非皮肤相关的急性毒性反应比例要更高一些。累积放疗剂量、再程放疗剂量、两次放疗的间隔时间、治疗模式及同步化疗与晚期毒性反应发生率的增加均无显著相关性。

一项累积放疗剂量 82Gy（再程放疗剂量 32Gy，每次 4Gy）联合热疗的研究显示，完全缓解患者中有 11% 发展为不可治愈的溃疡（Dragovic 等，1989）。另有一项研究，采用了上述相同的治疗方案，4% 的患者出现持续性无肿瘤胸壁溃疡（van der Zee 等，1999）。Oldenborg 等胸壁再程放疗（剂量 32Gy，每次 4Gy）联合热疗的研究结果 3 级以上的晚期毒性反应发生率为 40%（Oldenborg 等，2010）。皮肤溃疡是最常见的毒性反应，也可以看到骨坏死、肋骨骨折、心肌损伤及臂丛神经损伤等，但未见到治疗相关的死亡病例发生。在现有已发表的、随访时间较长的文献中，这是唯一的再程放疗随访时间长达 64 个月的研究。该研究中的毒性反应发生率较其他研究高，可能与随访时间较长、生存率较高、大分割放疗相关。另外，该研究还发现那些瘢痕未愈或术后皮肤感染的患者更容易发生皮肤毒性反应。

胸壁的再程放疗有潜在的毒性反应发生，因此再程放疗的适应证选择显得尤其重要。现有的研究资料大多是回顾性分析，随访时间短，研究人群的异质性明显，治疗模式也存在差异，所以对再程放疗的毒性反应难以得出结论。对于那些广泛转移，生存时间短的患者来说，局部姑息性再程放疗可以用来缓解复发灶产生的恶臭、出血、疼痛等症状。而对于那些只局限于首程放疗野内复发的患者来说，应谨慎地给予再程放疗。参考大多数胸壁再程放疗的文献报道，再程放疗的中位间隔时间为 38～58 个月，中位的累积放疗剂量 80～110Gy（Wahl 等，2008；Oldenborg 等，2010）。两次放疗间隔时间过短是晚期毒性反应发生的不利因素。

结　论

　　挽救性保乳术后应优先考虑采用乳腺的再程放疗，放疗的照射野仅局限于瘤床边缘适当外放。在大多数部分乳腺再程放疗的文献中实施的是近距离插植技术，一项 RTOG 的研究使用了适形外照射技术。乳腺的再程放疗不是标准的治疗，应该被用于有严格质量控制的临床试验中。无论是否存在远处转移，胸壁的再程放疗都可用于治疗镜下残留或肉眼残留的患者。肉眼可见的肿瘤复发再程放疗联合热疗可以提高肿瘤的局控率，但很少有资料支持胸壁的再程放疗联合同步化疗。生物治疗手段，如抗血管生成药物，因缺乏毒性反应的数据应谨慎使用。到目前为止，胸壁重复放疗晚期毒性反应的资料有限，故应谨慎使用。首程放疗后可能会在相对短的时间内给予胸壁的再程放疗，但需要注意的是，文献报道中两次放疗的间隔时间至少应达 38 个月。总的来说，目前的毒性反应资料随访时间短、治疗方案不同、报道标准不统一、患者选择也存在差异。

参 考 文 献

[1] Abner AL, Recht A et al (1993) Prognosis following salvage mastectomy for recurrence in the breast after conservative surgery and radiation therapy for early–stage breast cancer. J Clin Oncol 11:44–48

[2] Alpert TE, Kuerer HM et al (2005) Ipsilateral breast tumor cancer recurrence after breast conservation therapy: outcomes of salvage mastectomy vs. salvage breast–conserving surgery and prognostic factors for salvage breast preservation. Int J Radiat Oncol Biol Phys 63:845–851

[3] Arthur DW, Winter K et al (2015) NRG Oncology/RTOG 1014: 1–year toxicity report from a phase II study of repeat breast preserving surgery and 3D conformal partial–breast reirradiation (PBrI) for in–breast recurrence. Int J Radiat Oncol Biol Phys 93:S58–S59

[4] Baglan KL, Sharpe MB et al (2003) Accelerated partial breast irradiation using 3D conformal radiation therapy (3D–CRT). Int J Radiat Oncol Biol Phys 55:302–311

[5] Bartelink H, Horiot JC et al (2001) Recurrence rates after treatment of breast cancer with standard radiotherapy with or without additional radiation. N Engl J Med 345:1378–1387

[6] Beck TM, Hart NE et al (1983) Local or regionally recurrent carcinoma of the breast: results of therapy in 121 patients. J Clin Oncol 1:400–405

[7] Bedwinek JM, Lee J et al (1981) Prognostic indicators in patients with isolated local–regional recurrence of breast cancer. Cancer 47:2232–2235

[8] Bollet M, Servant N et al (2008) High–resolution mapping of DNA breakpoints to define true recurrences among ipsilateral breast cancers. J Natl Cancer Inst 100:48–58

[9] Buzdar AU, Blumenschein GR et al (1979) Adjuvant chemoimmunotherapy following regional therapy for isolated recurrences of breast cancer (stage IV NED). J Surg Oncol 12:27–40

[10] Cajucom CC, Tsangaris TN et al (1993) Results of salvage mastectomy for local recurrence after breast–conserving surgery without radiation therapy. Cancer 71:1774–1779

[11] Chadha M, Feldman S et al (2008) The feasibility of a second lumpectomy and breast brachytherapy for localized cancer in a breast previously treated with lumpectomy and radiation therapy for breast cancer. Brachytherapy 7:22–28

[12] Chu FC, Lin FJ et al (1976) Locally recurrent carcinoma of the breast. Results of radiation therapy. Cancer 37:2677–2681

[13] Dahlstrom KK, Andersson AP et al (1993) Wide local excision of recurrent breast cancer in the thoracic wall. Cancer 72:774–777

[14] Dalberg K, Mattsson A et al (1998) Outcome of treatment for ipsilateral breast tumor recurrence in early–stage breast cancer. Breast Cancer Res Treat 49:69–78

[15] Datta NR, Puric E et al (2016) Hyperthermia and radiation therapy in locoregional recurrent breast cancers: a systematic review and meta–analysis. Int J Radiat Oncol Biol Phys 94:1073–1087

[16] Deutsch M (2002) Repeat high–dose external beam irradiation for in–breast tumor recurrence after previous lumpectomy and whole breast irradiation. Int J Radiat Oncol Biol Phys 53:687–691

[17] Deutsch M, Parsons JA et al (1986) Radiation therapy for local–regional recurrent breast carcinoma. Int J Radiat Oncol Biol Phys 12:2061–2065

[18] Dragovic J, Seydel HG et al (1989) Local superficial hyperthermia in combination with low–dose radiation therapy for palliation of locally recurrent breast carcinoma. J Clin Oncol 7:30–35

[19] Fisher B, Anderson S et al (2002) Twenty–year follow–up of a randomized trial comparing total mastectomy, lumpectomy, and lumpectomy plus irradiation for the treatment of

invasive breast cancer. N Engl J Med 347:1233–1241

[20] Formenti SC, Truong MT et al (2004) Prone accelerated partial breast irradiation after breast–conserving surgery: preliminary clinical results and dose–volume histogram analysis. Int J Radiat Oncol Biol Phys 60:493–504

[21] Fourquet A, Campana F et al (1989) Prognostic factors of breast recurrence in the conservative management of early breast cancer: a 25–year follow–up. Int J Radiat Oncol Biol Phys 17:719–725

[22] Ganz PA, Schag AC et al (1992) Breast conservation versus mastectomy. Is there a difference in psychological adjustment or quality of life in the year after surgery? Cancer 69:1729–1738

[23] Gentilini O, Botteri E et al (2007) When can a second conservative approach be considered for ipsilateral breast tumour recurrence? Ann Oncol 18:468–472

[24] Guix B, Lejárcegui JA et al (2010) Exeresis and brachytherapy as salvage treatment for local recurrence after conservative treatment for breast cancer: results of a ten–year pilot study. Int J Radiat Oncol Biol Phys 78:804–810

[25] Halverson KJ, Perez CA et al (1990) Isolated local–regional recurrence of breast cancer following mastectomy: radiotherapeutic management. Int J Radiat Oncol Biol Phys 19:851–858

[26] Halverson KJ, Perez CA et al (1992) Survival following locoregional recurrence of breast cancer: univariate and multivariate analysis. Int J Radiat Oncol Biol Phys 23:285–291

[27] Hannoun–Levi JM, Houvenaeghel G et al (2004) Partial breast irradiation as second conservative treatment for local breast cancer recurrence. Int J Radiat Oncol Biol Phys 60:1385–1392

[28] Hannoun–Levi JM, Castelli J et al (2011) Second conservative treatment for ipsilateral breast cancer recurrence using high–dose rate interstitial brachytherapy: preliminary clinical results and evaluation of patient satisfaction. Brachytherapy 10:171–177

[29] Hannoun–Levi JM, Resch A et al (2013) Accelerated partial breast irradiation with interstitial brachytherapy as second conservative treatment for ipsilateral breast tumour recurrence: multicentric study of the GEC–ESTRO Breast Cancer Working Group. Radiother Oncol 108:226–231

[30] Harms W, Budach W et al (2016) DEGRO practical guidelines for radiotherapy of breast cancer VI: therapy of locoregional breast cancer recurrences. Strahlenther Onkol 192:199–208

[31] Huang E, Buchholz TA et al (2002) Classifying local disease recurrences after breast conservation therapy based on location and histology: new primary tumors have more favorable outcomes than true local disease recurrences. Cancer 95:2059–2067

[32] Huston TL, Simmons RM (2005) Locally recurrent breast cancer after conservation therapy. Am J Surg 189: 229–235

[33] Ishitobi M, Komoike S (2011) Repeat lumpectomy for ipsilateral breast tumor recurrence after breast–conserving treatment. Oncology 81:381–386

[34] Ishitobi M, Okumura Y et al (2014) Repeat lumpectomy for ipsilateral breast tumor recurrence (IBTR) after breast–conserving surgery: the impact of radiotherapy on second

IBTR. Breast Cancer Tokyo Jpn 21: 754–760

[35] Jones EL, Oleson JR et al (2005) Randomized trial of hyperthermia and radiation for superficial tumors. J Clin Oncol 23:3079–3085

[36] Kauer–Dorner D, Pötter R et al (2012) Partial breast irradiation for locally recurrent breast cancer within a second breast conserving treatment: Alternative to mastectomy? Results from a prospective trial. Radiother Oncol 102:96–101

[37] Kennedy MJ, Abeloff MD (1993) Management of locally recurrent breast cancer. Cancer 71:2395–2409

[38] Komoike Y, Motomura K et al (2003) Repeat lumpectomy for patients with ipsilateral breast tumor recurrence after breast–conserving surgery. Preliminary results. Oncology 64:1–6

[39] Kouloulias VE, Dardoufas CE et al (2002) Liposomal doxorubicin in conjunction with reirradiation and local hyperthermia treatment in recurrent breast cancer: a phase I/II trial. Clin Cancer Res 8:374–382

[40] Kozak KR, Doppke KP et al (2006a) Dosimetric comparison of two different three–dimensional conformal external beam accelerated partial breast irradiation techniques. Int J Radiat Oncol Biol Phys 65:340–346

[41] Kozak KR, Katz A et al (2006b) Dosimetric comparison of proton and photon three–dimensional, conformal, external beam accelerated partial breast irradiation techniques. Int J Radiat Oncol Biol Phys 65:1572–1578

[42] Kraus–Tiefenbacher U, Bauer L et al (2007) Intraoperative radiotherapy (IORT) is an option for patients with localized breast recurrences after previous external–beam radiotherapy. BMC Cancer 7:178

[43] Kurtz JM, Amalric R et al (1988) Results of salvage surgery for mammary recurrence following breast–conserving therapy. Ann Surg 207:347–351

[44] Kurtz JM, Spitalier JM et al (1990) The prognostic significance of late local recurrence after breast–conserving therapy. Int J Radiat Oncol Biol Phys 18:87–93

[45] Kurtz JM, Jacquemier J et al (1991) Is breast conservation after local recurrence feasible? Eur J Cancer 27:240–244

[46] Laramore GE, Griffin TW et al (1978) The use of electron beams in treating local recurrence of breast cancer in previously irradiated fields. Cancer 41:991–995

[47] Li G, Mitsumori M et al (2004) Local hyperthermia combined with external irradiation for regional recurrent breast carcinoma. Int J Clin Oncol 9:179–183

[48] Maulard C, Housset M et al (1995) Use of perioperative or split–course interstitial brachytherapy techniques for salvage irradiation of isolated local recurrences after conservative management of breast cancer. Am J Clin Oncol 18:348–352

[49] Maunsell E, Brisson J et al (1989) Psychological distress after initial treatment for breast cancer: a comparison of partial and total mastectomy. J Clin Epidemiol 42:765–771

[50] Nielsen HM, Overgaard M et al (2006) Study of failure pattern among high–risk breast cancer patients with or without postmastectomy radiotherapy in addition to adjuvant systemic therapy: long–term results from the Danish Breast Cancer Cooperative Group DBCG 82 b and c randomized studies. J Clin Oncol 24:2268–2275

[51] Oldenborg S, Van Os RM et al (2010) Elective re–irradiation

and hyperthermia following resection of persistent locoregional recurrent breast cancer: a retrospective study. Int J Hyperthermia 26:136–144

[52] Osborne MP, Simmons RM (1994) Salvage surgery for recurrence after breast conservation. World J Surg 18:93–97

[53] Overgaard M, Hansen PS et al (1997) Postoperative radiotherapy in high-risk premenopausal women with breast cancer who receive adjuvant chemotherapy. Danish Breast Cancer Cooperative Group 82b trial. N Engl J Med 337:949–955

[54] Overgaard M, Jensen MB et al (1999) Postoperative radiotherapy in high-risk postmenopausal breast-cancer patients given adjuvant tamoxifen: Danish Breast Cancer Cooperative Group DBCG 82c randomised trial. Lancet 353:1641–1648

[55] Phromratanapongse P, Steeves RA et al (1991) Hyperthermia and irradiation for locally recurrent previously irradiated breast cancer. Strahlenther Onkol 167:93–97

[56] Ragaz J, Olivotto IA et al (2005) Locoregional radiation therapy in patients with high-risk breast cancer receiving adjuvant chemotherapy: 20-year results of the British Columbia randomized trial. J Natl Cancer Inst 97:116–126

[57] Resch A, Fellner C et al (2002) Locally recurrent breast cancer: pulse dose rate brachytherapy for repeat irradiation following lumpectomy—a second chance to preserve the breast. Radiology 225:713–718

[58] Rowland JH, Desmond KA et al (2000) Role of breast reconstructive surgery in physical and emotional outcomes among breast cancer survivors. J Natl Cancer Inst 92: 1422–1429

[59] Salvadori B, Marubini E et al (1999) Reoperation for locally recurrent breast cancer in patients previously treated with conservative surgery. Br J Surg 86:84–87

[60] Schwaibold F, Fowble BL et al (1991) The results of radiation therapy for isolated local regional recurrence after mastectomy. Int J Radiat Oncol Biol Phys 21:299–310

[61] Smith TE, Lee D et al (2000) True recurrence vs. new primary ipsilateral breast tumor relapse: an analysis of clinical and pathologic differences and their implications in natural history, prognoses, and therapeutic management. Int

J Radiat Oncol Biol Phys 48:1281–1289

[62] Touboul E, Buffat L et al (1999) Local recurrences and distant metastases after breast-conserving surgery and radiation therapy for early breast cancer. Int J Radiat Oncol Biol Phys 43:25–38

[63] Trombetta M, Julian TB et al (2009) Long-term cosmesis after lumpectomy and brachytherapy in the management of carcinoma of the previously irradiated breast. Am J Clin Oncol 32:314–318

[64] Trombetta M, Hall M et al (2014) Long-term follow-up of breast preservation by re-excision and balloon brachytherapy after ipsilateral breast tumor recurrence. Brachytherapy 13:488–492

[65] van der Zee J, van der Holt B et al (1999) Reirradiation combined with hyperthermia in recurrent breast cancer results in a worthwhile local palliation. Br J Cancer 79:483–490

[66] Vernon CC, Hand JW et al (1996) Radiotherapy with or without hyperthermia in the treatment of superficial localized breast cancer: results from five randomized controlled trials. International Collaborative Hyperthermia Group. Int J Radiat Oncol Biol Phys 35: 731–744

[67] Veronesi U, Cascinelli N et al (2002) Twenty-year follow-up of a randomized study comparing breast-conserving surgery with radical mastectomy for early breast cancer. N Engl J Med 347:1227–1232

[68] Vicini FA, Recht A et al (1992) Recurrence in the breast following conservative surgery and radiation therapy for early-stage breast cancer. J Natl Cancer Inst Monogr 11:33–39

[69] Voogd AC, van Tienhoven G et al (1999) Local recurrence after breast conservation therapy for early stage breast carcinoma: detection, treatment, and outcome in 266 patients. Dutch study group on local recurrence after breast conservation (BORST). Cancer 85:437–446

[70] Wagman R, Katz M et al (2002) Re-irradiation of the chest wall for recurrent breast cancer. Int J Radiat Oncol Biol Phys 54:237–238

[71] Wahl AO, Rademaker A et al (2008) Multi-institutional review of repeat irradiation of chest wall and breast for recurrent breast cancer. Int J Radiat Oncol Biol Phys 70:477–484

第 14 章　前列腺癌
Prostate Cancer

Max Peters　Metha Maenhout　Steven Frank　Marco van Vulpen　**著**

蓝美玲　丁　昕　滕　峰　**译**

摘　要

　　对前列腺癌放疗后发生的局部复发病灶可以再次予以挽救性放疗，通常采用近距离治疗。对于再程放疗目前仅有有限的研究报道。根据这些研究，再程放疗后的严重毒性反应发生率非常高，需要手术的再次介入，临床效果也不满意。而且，对于挽救治疗是否能够改善疾病特异性生存率或总体生存率尚不清楚。基于这些原因，挽救性再程放疗的应用并不普遍，常常也只是在一些大型的医疗中心开展。对于初次治疗 2～3 年后出现的经病理确诊、较为局限或非侵袭性生长的局部复发病灶可考虑再次予以挽救性放疗。目前，对于再程放疗推荐对整个前列腺给予至少与前次放疗相同的剂量。PET 和 MRI 影像技术的发展有助于发现前列腺内的复发肿瘤灶。这为将来进行局限性挽救放疗提供了条件，而局限性放疗可以降低严重毒性反应的发生率。

一、概述

　　前列腺癌根治性放疗或前列腺切除术后再程放疗通常被称为挽救治疗，本章内将继续以挽救治疗代称再程放疗。另外，这里的挽救治疗仅仅指放疗后的再程放疗，前列腺切除术后的挽救性放疗不属于本章讨论的范围。

　　前列腺癌放疗后复发的治疗在全世界范围内都是难题（Ward 等，2008）。据估计，在美国已行放疗的前列腺癌患者中，每年约有 31 680 例面临治疗失败的风险（Ward 等，2008）。由于前列腺癌发病率持续增高以及放疗的普遍应用，可以预期治疗失败的病例数将继续增加（荷兰癌症协会，2010）。另外的统计数据还显示以放疗为初次治疗方案的前列腺癌患者中，约 60% 在治疗后的 10 年内可能出现复发（Brachman 等，2000；Agarwal 等，2008；Zelefsky 等，2007；Heidenreich 等，2008）。即使给予初治前列腺癌患者放疗累积剂量≥ 78Gy，8 年后的生化复发率在低危组中也接近 10%，中危组为 23%，高危组占 44%（Zumsteg 等，2015）。初次治疗后，根据前列腺特异性抗原（PSA）对病灶局部复发和远处转移进行鉴别非常困难，在许多 PSA 增高的患者中存在仅局限于前列腺内的复发病灶（Pound 等，2001）。甚至有研究者预测，局部复发的比例可高达 2/3（Menard 等，2015；Cellini 等，2002；Pucar 等，2008；Arrayeh 等，2012）。但另外的研究认为，在大多数治疗后 PSA 升高的患者中存在微转移病灶，局部复发仅见于极少数患者，这些患者将会从挽救治疗中获益（Ward 等，2005；Nguyen 等，2007a，b；Huang 等，2007；Leibovici 等，2012）。

对于初次放疗后确诊复发的前列腺癌，目前存在不同的挽救治疗方案，包括广泛前列腺切除、近距离放疗、外照射放疗、高能聚焦超声（HIFU）和冷冻手术等（Nguyen 等，2007a，2007b；Moman 等，2009；Alongi 等，2013；Peters 等，2013）。这些治疗措施的治疗失败率和严重毒性并发症发生率均较高，因此应用并不普遍（Moman 等，2009；Peters 等，2013）。目前尚缺乏大型的前瞻性临床试验数据，大多数研究资料来自于对有限病例的回顾性分析，这些病例在挽救治疗前的预后特征也是参差不齐。激素治疗是唯一的姑息性替代治疗，不良反应常常表现为心血管疾病、代谢障碍甚至是精神心理的压力（Heidenreich 等，2014；Nguyen 等，2015）。对于前列腺癌放疗后生化复发的病例，激素治疗是最常用的治疗方式，近 98% 的患者采用这种治疗方式（Moman 等，2009；Tran 等，2014）。

前列腺癌挽救治疗的高失败率可能与患者选择不恰当的治疗方式有关，因为许多接受挽救治疗的患者可能已经发生了早期的远处转移（Haider 等，2008；Nguyen 等，2007a，2007b）。由于缺乏准确定位复发灶的方法而只能依靠盲穿诊断复发，因此目前的挽救治疗通常针对整个前列腺，这可能是严重毒性反应发生率较高的原因之一。MRI 和 PET 等影像新技术的应用有助于提供更准确的定位信息（Barentsz 等，2012；Umbehr 等，2013；Fütterer 等，2015；Hamoen 等，2015；Evangelista 等，2013；Rooij 等，2015）。另外，模板引导下经会阴前列腺活检和 MRI 引导的靶向活检可以为定位及具有临床意义的疾病提供更多的信息（Siddiqui 等，2015；Valerio 等，2015；Moore 等，2013）。因此，这些方法

可用于引导对前列腺癌复发灶进行的局部治疗（Moman 等，2010；Peters 等，2014），从而降低严重毒性反应的发生率。

本章将首先讨论在发现局部肿瘤复发方面存在的困难和可能性，并提供目前国际上通用的选择患者进行挽救治疗的标准；还将通过与其他挽救治疗措施比较，讨论前列腺癌挽救放疗的临床效果。最后，将综述目前挽救放疗的技术细节及最新进展。

二、前列腺癌孤立局部复发灶的诊断

鉴于前列腺癌挽救治疗的较高失败率，而且只有孤立性局部复发的患者能够从挽救治疗中获益，因此治疗患者的选择非常重要。用于前列腺癌复发诊断的各种方法均有各自的不足之处，下面将就此进行讨论。此外还将介绍已为国际认可的前列腺癌挽救治疗的患者入选标准。

目前 PSA 使用于对前列腺癌治疗后的随访。治疗前 PSA 水平对治疗的预后价值已经得到证实。在许多使用不同方式治疗的研究中发现挽救治疗前的 PSA 似乎也是一个预后因素（Chade 等，2012；Wenske 等，2013；Murat 等，2009）。但是对如何定义治疗后 PSA 的正常值尚未形成共识，而且不同的初次治疗方式对 PSA 的影响亦不同。治疗后 PSA 的最低值称为谷值（nadir value）。与根治性前列腺切除不同，接受放疗的患者前列腺仍存在，因此即使最低 PSA 亦不可能降至不可测水平。与放疗前比较，放疗后前列腺组织萎缩，腺体组织减少，因此 PSA 值较低（Grignon 和 Hammond，1995）。有 3 个潜在因素导致 PSA 的最低值：①残余正常前列腺组织；②残余的局灶前列腺癌细胞；③亚临床播散性转移灶。血清 PSA 测定无法对以上 3 种因素进行鉴别，需评估 PSA 随时间的变化趋势。PSA 达到谷值的时间越长，

残余前列腺组织对 PSA 的贡献越大（Huang 等，2011）。而且，来自正常前列腺组织的 PSA 通常不会出现显著的升高。早期远处转移灶也可产生 PSA，而且会逐渐抵消局部治疗引起的 PSA 下降，继而导致 PSA 的升高，这种情况多见于治疗后的数年内。此外，在这类患者中，PSA 的谷值相对较高（Zietman 等，1996）。

局部复发可能表现为治疗后的数年内 PSA 持续缓慢上升，因为前列腺癌细胞首先需要对前次治疗的损伤进行修复（Zumsteg 等，2015）。治疗后 PSA 的升高可能源自肿瘤细胞，亦可能是 PSA 反弹现象。PSA 反弹是指 PSA 暂时性升高，之后逐渐降至谷值，通常与肿瘤的进展无关；该现象可见于高达 40% 的前列腺癌患者（Akyol 等，2005；Roach 等，2006）。目前，对 PSA 反弹现象尚无询证学方面的结论性解释。临床观察发现，射精或器械应用等因素能够造成 PSA 水平的波动（Das 等，2002）。在健康人群中进行的 PSA 普查显示 PSA 的水平具有显著的生理波动性（Prestigiacomo 和 Stamey，1996）。最后，前列腺癌近距离治疗后多因素分析显示，治疗后的 PSA 反弹与生化复发、前列腺特异性和总生存率有关（Hinnen 等，2012）。假设反弹现象是由于辐射效应造成的细胞破坏的延迟波引起的，那么很可能会使生存率得到提高。极小比例的 PSA 反弹现象或归于上述原因，但这仍不能对该现象做出完全解释。因此，对临床上发现的 PSA 升高需要鉴别属于 PSA 反弹现象还是肿瘤进展。基于这种考虑，目前国际上已经提出多个临床指南以协助分析 PSA 水平的变化，其中最为常用的有 2 个，即 ASTRO 指南（1997）和 Phoenix 指南（Roach 等，2006）。根据 ASTRO 指南，如果连续 3 次 PSA 升高超过 50%，且每次间隔时间至少 3 个月，则可考虑为肿瘤进展所致，但该定义的不足之处在于应用激素辅助治疗后假阳性率可达 20%（Roach 等，2006）。因此目前

较为通用的是 Phoenix 指南，即任意一次所测 PSA 值超过谷值 2ng/ml 以上即考虑为生化复发。这个定义在使用 ADT 时准确性也不受影响（Buyyounouski 等，2005）。临床中，挽救治疗之前的 PSA 水平如果高于 10ng/ml，则治疗效果通常较差（Izawa 等，2002；de la Taille 等，2000；Wenske 等，2013；Chade 等，2012），理想情况下，PSA 倍增的时间应不低于 12 个月（Zelefsky 等，2005；Nguyen 等，2007a，2007b），PSA 失败的间隔时间应不低于 3 年（Nguyen 等，2007a，2007b）。这些肿瘤特征一定程度地反映了肿瘤的数量和侵袭性以及发生转移的风险（Freedland 等，2005）。

当然，局部复发的确诊依赖病理学的证据，通常在直肠超声（TRUS）引导下对可疑病灶行穿刺活检病理检查（图 14-1）。Crook 等（1995）在治疗后再次行前列腺活检，他们发现约 19% 的治疗前活检阴性的病例于治疗后活检中显示阳性。采用系统性穿刺活检技术发生遗漏肿瘤灶的概率很高（取样误差），特别是在 TRUS 影像上难于发现的局部复发肿瘤病例（Crook 等，1993）。鉴于局部挽救治疗的成功与否与治疗时前列腺内的肿瘤量密切相关，目前采用的系统性穿刺活检技术可以发现大多数复发的进展期肿瘤。新的活检技术在检测复发部位上具有更高的准确度，此外，也能评估重要的临床疾病。经会阴定位模板前列腺癌穿刺活检（TTPM）利用前列腺近距离治疗模板栅，其间距为 5mm。能使大部分前列腺组织被取样，并细分在 24 个 Barzell 区域（Barzell 和 Whitmore，2003）。这项技术比经直肠活检检出高近 30% 的具有临床意义的肿瘤（Onik 等，2009；Sivaraman 等，2015）。这主要是由于取样量较高，但也是因为前列腺前部被取样，而经直肠活检的样本不足。TTPM 的一个局限性是检出了更多没有临床意义的肿瘤。然而，这些病变通常需要进行积极的随访，并显示出良好的（癌症特异

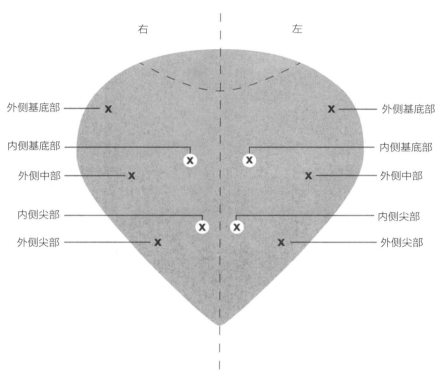

右　　　　　　　　　左

外侧基底部　　　　　　　　　　　　　　　外侧基底部
内侧基底部　　　　　　　　　　　　　　　内侧基底部
外侧中部　　　　　　　　　　　　　　　　外侧中部
内侧尖部　　　　　　　　　　　　　　　　内侧尖部
外侧尖部　　　　　　　　　　　　　　　　外侧尖部

▲ 图 14-1　国际上通用的对可疑前列腺局部复发灶进行确诊时的病理活检穿刺模式图
此图显示的穿刺点为 10 个

性）生存结果（Klotz 等，2010，2015）。此外，MRI 引导下对可疑病变的活检可以增加对具有临床意义疾病的检出，而不会增加甚至降低微小病变的检出率（Siddiqui 等，2015；Moore 等，2013）。

其次，对活检效果的评估存在困难。在早期的研究报道中，对于照射后的肿瘤组织清除率知之甚少，治疗失败甚至在放疗后 6 个月经穿刺才能得以证实（Scardino，1983）。现在我们已经知道治疗后短期内穿刺的假阳性率很高，这是因为辐射诱导的细胞死亡发生于细胞分裂后，而已有致死性损伤的细胞在死亡前可以再经历几次细胞分裂过程（Mostofi 等，1992）。即将死亡的细胞和存活的肿瘤细胞之间并无明显形态上可见的差异，因此病理医生很难判断所见到的肿瘤细胞是否具有克隆形成能力，进而需要进一步治疗（Crook 等，1997）。研究发现，放疗后第 1 年内穿刺活检阳性的病例中，约 30% 在 24~30 个月后再次活检结果阴性（Crook

等，2000，1995）。因此，Crook 等（1995）认为治疗后活检的最佳时间为 30~36 个月。当然，即使 36 个月后活检结果仍可能为假阳性，但概率相对较小。放疗后的病理诊断较难，最好由有经验的病理医生进行评估。对活检结果的判断是另一难点。目前应用的 Gleason 系统是基于在低倍视野下所见肿瘤的腺体形态。放疗后前列腺的解剖发生显著改变，特别是在腺体水平，因而 Gleason 评分系统对于治疗后的评估可能意义不大。另外，为了评估挽救治疗的可行性，还需要了解肿瘤细胞的侵袭性。病理医生也需要非常谨慎，因为放疗治疗后肿瘤在分级上通常显得更高（Bostwick 等，1982）。虽然放疗后前列腺活检存在诸多问题，如活检时机的选择、取样误差和结果判读等，对放疗失败病例考虑进行局部挽救治疗时仍需要进行活检以尽可能地获得病理依据。

影像学上，通常应用 TRUS 对局部复发病灶进行观察，但 TRUS 的敏感性非常低（Crook

等，1993；Onur 等，2004）。由于放疗后前列腺组织的纤维化导致准确性甚至更低。目前临床上仍缺乏诊断局部复发的有效影像手段。有潜在价值的局部影像技术包括动态增强MRI（dynamic contrast enhanced MRI，DCE-MRI）和 ^{18}F 或 ^{11}C- 胆碱 PET 影像（Rouviere 等，2004；Haider 等，2008；Moman 等，2010；Wang 等，2009；Breeuwsma 等，2010；Barentsz 等，2012；de Rooij 等，2015；Umbehr 等2013）。最近更多的研究进展报道了前列腺特异性膜抗原（PSMA）PET-CT 使用的各种示踪剂（Jadvar 等，2015；Rybalov 等，2014）。然而，需要用更多的研究和病理参考标准来评估这些技术。最近的 Meta 分析表明，MRI［使用前列腺成像报告和数据系统（PI-RADS）］可以帮助评估局限性疾病、包膜侵犯并排除具有临床意义的疾病，阴性预测值可达 95%（Hamoen 等，2015；Fütterer 等，2015；de Rooij 等，2015）。

在评估挽救治疗的可行性时，还需要通过影像检查以排除可能的远处转移。转移灶在骨扫描、盆腔 CT 或 MRI 的显示需以一定的肿瘤负荷为基础（Hovels 等，2008；Abuzallouf 等，2004），因此对于体积较小仍具可治愈性的转移灶（如 PSA 低于 10ng/ml）的诊断非常困难（Zagars 和 Pollack，1997；Nguyen 等，2007a，2007b）。还可行盆腔淋巴结切除活检以排除发生转移的可能性。盆腔闭孔区淋巴结的有限切除仅能发现约 30% 的淋巴结转移，因此淋巴结切除活检的价值值得商榷（Heesakkers 等，2008）。在早期转移灶的监测方面，胆碱PET（Breeuwsma 等，2010）和 MRI 磁性纳米颗粒（Barentsz 等，2007）的作用有待进一步评估。PET-CT 成像似乎能更准确评估转移性疾病和评估局限性前列腺复发。最近的综述报道已经显示，其在淋巴结受累、局限性前列腺复发和远处转移方面有令人鼓舞的结果（三者总的敏感性和特异性分别为 85.6% 和 92.6%）

（Evangelista 等，2013）。然而，在每一个中心标准化对于获得高诊断精准性是必要的。

初次治疗前患者的临床特征对于评估挽救治疗的预后亦非常重要。初始即有发生远处转移高风险因素的患者仅仅出现局部的复发的可能性很小（Nguyen 等，2007a，2007b）。初始高Gleason 评分、高 T 分期、高 PSA 水平和高 PSA动力学特征（初次治疗前）均为治疗后复发的风险因素，可用于评估挽救治疗的预后。因此，挽救治疗尤其推荐用于初始临床风险评估较低的前列腺癌患者（Nguyen 等，2007a，2007b）。在这一领域，多变量模型的证据通常是缺乏的，挽救治疗前的临床特征似乎对肿瘤控制的结果具有最高的预测能力（Chade 等，2011，2012；Wenske 等，2013；Murat 等，2009）。从这些关于挽救治疗的大型研究中，似乎显示挽救治疗前 PSA、PSADT 和 Gleason 评分常常与肿瘤控制效果有关。

其次，如果患者初次放疗时出现过严重毒性反应，那么挽救放疗时发生毒性反应的概率将增加。同样，其他治疗方式也将增加挽救治疗的毒性反应发生率，如经尿道切除术（TURP）或聚焦超声治疗（HIFU）等，因为这些治疗措施将产生额外的瘢痕组织，从而进一步降低前列腺再程放疗时正常组织的修复能力。然而，到目前为止，尚缺乏以多变量的方式对这些特征进行建模的研究，以确定产生毒性的可能性。

综上所述，可以制订进行局部挽救放疗的患者选择标准。合理使用这些标准非常重要，因为其他临床因素，如患者年龄、病史和一般状况等同样也会影响局部挽救治疗的决策。以下所列标准部分来源于正在进行临床试验RTOG0526（课题负责人：J.Crook，MD）。这些选择标准大部分在最近一次有关挽救治疗选择的国际性协作中得到了验证（van de Bos 等，2015）。患者入组标准如下。

- 初次放疗后至少 3 年，病理确诊局部复发。

- 治疗后 PSA < 10ng/ml，PSA 倍增时间 > 12 个月。

- 骨扫描和腹部 CT 或淋巴结切除活检无转移证据。

- 原发肿瘤临床风险分级低到中度。

- 初次放疗的毒性反应在可接受范围内。

- 未接受其他方式的前列腺癌治疗（如 TURP，HIFU 等）。

- 附加入 RTOG：利用多参数 MRI 验证肿瘤位置（至少由 1.5T 的 T_2 加权、动态增强和弥散加权成像序列组成）。利用 PET-CT 排除转移性疾病（^{18}F 或 ^{11}C- 胆碱 PET 或 ^{68}Ga-PSMA）。

三、前列腺癌挽救性放疗的临床效果

目前对前列腺癌复发临床上有多种不同的挽救治疗方案，常用的有广泛前列腺切除、外照射放疗、冷冻手术、^{125}I/^{103}Pd 粒子植入或 ^{192}Ir 近距离放疗和 HIFU（Pisters 等，2000；Lee 等，2008；Murat 等，2009；van der Poel 等，2007；Nguyen 等，2007a，2007b；Chade 等，2011，2012；Paparel 等，2009；Wenske 等，2013；Williams 等，2011；Spiess 等，2010；Chen 等，2013；Peters 等，2013；Burri 等，2010；Henríquez 等，2014；Yamada 等，2014）。对于治疗效果和相关毒性的文献很少且结果不一，均为回顾性且样本较少，多数研究病例数少于 100，而且缺乏对照性研究。因此，现行的治疗决策多取决于患者和（或）医生的选择。这些研究简述如下。

多篇研究文献提到了作为挽救治疗的广泛前列腺切除术，该治疗方案始于 20 世纪 60 年代。5 年的生化无病生存率（biochemical no evidence of disease，bNED）为 50%～60%（Nguyen 等，2007a，2007b）。在大多数研究系列中，挽救治疗前的 PSA < 10ng/ml，而较大样本的研究报道很少。Chade 等（2011）报道了最大的一项挽救性前列腺切除术的研究，纳入了自 1985 年开始治疗的 404 例患者。Ward 等（2005）报道了自 1967 年以来对 199 例患者进行挽救治疗的结果。另外，Paparel 等（2009）报道了来自单中心的 146 例患者。Stephenson 等（2004）的研究包括了 100 例患者。其他的研究涉及的患者例数为 6～51（Sanderson 等，2006；van der Poel 等，2007；Vaidya 和 Soloway，2000）。前列腺切除术后，bNED 的定义为 PSA 升高 > 0.2ng/ml。得出的结论为治疗前 PSA < 10ng/ml 的患者临床效果显著好于治疗前 PSA > 10ng/ml 的患者（Ward 等，2005；Bianco 等，2005）。此外，在多因素分析中显示治疗前较低的 Gleason 评分可以提高生化无病生存率和降低转移的发生（Chade 等，2011）。在这个最大的研究中，没有对死亡率进行多因素分析。然而，在 Paparel 等（2009）的研究中经过多因素分析后，这些因素与前列腺癌特异性生存率有关。新辅助激素治疗似乎并不能改善治疗效果（Ward 等，2005；van der Poel 等，2007）。同样，与广泛前列腺切除术相比，膀胱前列腺切除术亦未显示临床治疗优势（Ward 等，2005）。尽管术前的并发症较少，但部分症状自初次放疗后持续存在，其中小便失禁的加权平均发生率为 41%，膀胱颈挛缩和直肠损伤分别见于约 24% 和 5% 的患者（Nguyen 等，2007a，2007b）。

自 1990 年以来，已有多篇关于应用冷冻方式进行挽救治疗的研究报道（Nguyen 等，2007a，2007b），共 5 个大样本研究。其中最大的一个研究报道了来自 6 个中心的 797 例患者，在此基础上，建立了预测生化复发的预处理模型图（Spiess 等，2010）。Wenske 等（2013）报道了 328 例患者，分别为初次治疗为外照射（259 例），^{125}I 近距离治疗（49 例）及冷冻治疗

（20 例）的患者。此外，Williams 报道了 187 例患者。Izawa 等（2002）和 Chin 等（2001）分别报道了 131 例和 125 例患者的治疗结果。其他研究涉及的患者数均不超过 59 例（Bahn 等，2003）。大多数研究采用两次冻融治疗模式（Izawa 等，2002；Chin 等，2001；Bahn 等，2003；Williams 等，2011）。然而由于这些研究中所采用的评估挽救治疗后病变复发的标准不同，无法对其治疗效果进行比较。此外，纳入的患者亦存在差异。Nyugen 等（2007a，2007b）认为挽救性冷冻治疗的临床疗效与前述前列腺切除术的临床结果相似，并且这一结论在一些大型研究中得到了证实。毒性反应仍然较为严重，小便失禁的加权发生率均数为 36%，尿崩为 11%，膀胱颈狭窄或尿潴留的发生率为 36%，会阴区疼痛和瘘管形成分别见于 44% 和 3% 的病例（Nguyen 等，2007a，2007b）。

挽救性近距离放疗始于 1990 年左右（Nguyen 等，2007a，2007b）。与前列腺切除和冷冻治疗相比，近距离治疗的研究报道更少。最大的一组研究仅有 49 例患者（Grado 等，1999）。Chen 等（2013）报道了高剂量率（HDR）近距离挽救治疗的 52 例患者，另一个更大的联合 ^{125}I 挽救近距离治疗（$n = 37$）和 HDR 近距离治疗（$n = 19$）的研究结果已发表（Henríquez 等，2014）。此外，最近报道了一项 Ⅱ 期挽救性 HDR 近距离治疗的研究（Yamada 等，2014）。其他的研究中病例数均不超过 31 例（Nguyen 等，2007b；Wallner 等，1990；Beyer，1999；Lee 等，2008；Battermann，2000；Moman 等，2010）。同样，由于对 PSA 复发的定义差异导致难以对这些研究的结果进行横向比较。但仍可认为近距离治疗的临床疗效与挽救性前列腺切除和冷冻治疗的疗效相当（Nguyen 等，2007a，2007b）。然而，因为样本量不足及方法上的局限性，多变量分析未能得出与生化失败或生存有关的相同参数。小便失禁的加权发生

率为 6%，其他 3～4 级毒性反应发生率分别为胃肠道毒性 6%，泌尿系统毒性 17%，瘘管的发生率为 3%（Nguyen 等，2007a，2007b）。表 14-1 简要总结了近距离放疗的研究结果。

其他局部挽救治疗方式的临床研究数据非常有限。一项对 HIFU 的研究显示，随访时间仅 15 个月，但小便失禁发生率为 7%，膀胱颈狭窄见于 17 例患者，6% 的患者出现瘘管（Gelet 等，2004）。在一项包含 290 例患者的更新和更大的研究中，显示了具有低、中、高风险的患者 5 年生化无复发率，分别为 43%、22% 和 17%。近 10% 的患者发生 3 级尿失禁；46% 的患者出现膀胱颈梗阻需要进行干预治疗，其中 1.3% 的患者需要尿道改道；直肠尿道瘘占 2% 和耻骨炎占 2.7%（Crouzet 等，2012）。

14 例患者接受了铁磁性热消融治疗（Master 等，2004），3 例患者接受了外照射放疗（30.6～50Gy）和体外热疗（5～8 个疗程）的联合治疗（Kalapurakal 等，2001）。对这些新技术做出评估目前还为时尚早。

在以上的研究中，治疗疗效通常以 bNED 作为评价指标，但仍需要根据生存率数据判断挽救治疗是否具有实际应用价值。挽救治疗常常在老年患者群体中进行的。由于这些患者具有竞争风险，因此潜在的生存获益不是自动从 bNED 中效益的。然而，ADT 的使用可以推迟，也可以通过推迟生化复发的时间来预防，进而从姑息治疗中减少不良反应，并可能提高成效。所以，挽救治疗的主要目的就是推迟激素治疗。对于缓慢进展的寡转移患者是否也能受益于局部挽救治疗，这还需要进一步讨论。

在各种挽救治疗中严重毒性反应发生率都很高，这是挽救治疗难以推广的主要原因，也导致难以开展大型的随机临床试验。但挽救治疗是否具有临床应用前途仍需要根据随机临床试验作出判断。随机临床试验的设计最好将单

表 14-1 挽救性近距离放疗的临床疗效及严重毒性研究综述

参考文献	iPSA (ng/ml)	患者数 (n)	HDR/粒子	HT (%)	随访（月）	bNED	GI ≥ 3 级 (%)	GU ≥ 3 级 (%)
Yamada 等 (2014)	3.5	42	HDR	+（43）	36	69%（5 年）	0	8
Henriquez 等 (2014)	3.7	56	HDR (n = 19) 粒子 (n = 37)	+（27）	48	77%（5 年）[a,b]	4	23
Chen 等 (2013)	9.3	52	HDR	+（46）	60	51%（5 年）[a]	0	2
Burri 等 (2010)	5.6	37	粒子	+（84）	86	54%（10 年）	3	8
Moman 等 (2010)	11.4	31	粒子	+（16）	110	20%（5 年）[a]	0	6
Lee 等 (2008)	3.8	21	粒子	NA	36	38%（5 年）[b]	0	0
Nguyen 等 (2007a, 2007b)	7.5	25	粒子	−	47	70%（4 年）[a]	24	16
Lee 等 (2007)	5.9	21	HDR	+（52）	19	89%（2 年）[b]	0	14
Wong 等 (2006)	4.7	17	粒子	+（88）	44	75%（4 年）[b]	6	47
Lo 等 (2005)	NA	30	粒子	−	59	57%（5 年）[b]	3	10
Koutrouvelis 等 (2003)	NA	31	粒子	+	30	87%（3 年）[b]	5	13
Grado 等 (1999)	5.6	49	粒子	+（16）	64	34%（5 年）[c]	4	20
Beyer (1999)	2.2	17	粒子	+（47）	62	53%（5 年）[b]	0	24
Loening 和 Turner (1993)	NA	31	粒子	−	23	67%（2 年）[c]	0	0

HT. 挽救治疗之前的内分泌治疗; +. 有; −. 无; bNED. 生化无病生存率（时间）; NA. 数据未知; iPSA. 初始 PSA; HDR. 高剂量率近距离放疗; GI. 胃肠道毒性反应; GU. 泌尿生殖系统毒性反应
a.Phoenix 定义（谷值 +2ng/ml）; b.ASTRO 定义（连续 3 次 PSA 升高, > 50%）; c. 其他定义

独激素治疗与某一挽救治疗方式进行对照，以判断治疗是否带来生存率的获益。除了毒性评估外，对生存质量进行观察亦非常重要，由此可以判断毒性反应对患者的实际影响（Nguyen，2009）。

四、前列腺癌的再程放疗

对放疗后复发病灶的局部挽救性放疗通常采用近距离放疗（LDR、PDR 或 HDR）或外照射放疗（Kimura 等，2010），但更倾向于选择近距离放疗，因为外照射时病灶周围高剂量区范围更大，更易引起严重的毒性反应。这可能是外照射在前列腺癌放疗后复发治疗方面少有研究的原因。根据美国前列腺癌治疗策略研究协作组（Cancer of the Prostate Strategic Urological research Endeavor，CaPSURE）的统计数据，935 例初次外照射治疗后复发的前列腺癌患者接受了挽救治疗，仅 8 例采用了再次外照射放疗（Agarwal 等，2008）。该研究未发现予以挽救治疗能够改善生存获益。外照射的局限性之一在于如果要保护膀胱和直肠前壁，则势必影响一部分前列腺和（或）肿瘤的接受剂量，反之亦然。目前，外照射技术已获得显著改进，比如可以每天进行靶区位置影像验证（van der Heide 等，2007）及调强技术的应用等。在一个大的倾向评分匹配分析中显示，被动散射质子治疗具有潜在增加胃肠道毒性反应的风险（Sheets 等，2012）。调强质子放疗或可有更好的挽救治疗效果和较少的毒性反应，同样调强质子放疗仍然需要 IGRT 技术和每次治疗时靶区位置验证。尽管多数研究文献和教科书不鼓励将外照射作为放疗后复发的挽救治疗措施；但随着这些新技术的应用，外照射的临床治疗效果可能与上述其他挽救治疗措施的效果接近。目前标准的挽救治疗技术已经引致严重的毒性反应，进一步对外照射进行评估似乎不是研究的方向。

近距离治疗中通常应用的是永久性放射粒子植入，如 ^{125}I 和 ^{103}Pd（Wallner 等，1990；Beyer，1999；Grado 等，1999；Koutrouvelis 等，2003；Lee 等，2008；Battermann 2000；Nguyen 等，2007b；Moman 等，2010）。最近，高剂量率近距离放疗也用于挽救治疗中（Chen 等，2013；Henríquez 等，2014；Yamada 等；2014）。同样，由于各研究组间患者差异，治疗方式不同及评估治疗失败的标准也不同，限制了各组研究间的比较（Nguyen 等，2007a，2007b）。对于满足前文所列挽救治疗入选标准的患者，5 年的预期 bNED 为 50%～70%（表14-1）。已有研究报道，5 年的总体生存率可达 80%～90%（Beyer，1999；Lee 等，2008）。但严重毒性反应的发生率仍然较高，在胃肠道和泌尿生殖系统的合计发生率为 10%～30%（Moman 等，2010；Nguyen 等，2007b；Peters 等，2013）。目前，正在进行一项 RTOG 临床试验（RTOG0526）以对外照射治疗后近距离放疗的疗效进行前瞻性的评估。该试验将提供更多近距离挽救放疗的毒性反应信息，从而改善患者的选择，提高治疗获益 / 风险比（Nguyen 等，2007a，2007b；Moman 等，2010）。在所有的研究报道中均有相当大比例的患者出现严重毒性反应，因此从中尚不能推导出特定的剂量限制。各研究所用处方剂量不同，但多数仍沿用初次放疗时的剂量，如 ^{125}I 植入时 120～145Gy，^{103}Pd 植入时为 100～120Gy。最近研究表明挽救性 ^{125}I 近距离治疗整个前列腺需要对尿道、膀胱和直肠壁进行剂量限制（Peters 等，2015，2016）。然而，这些剂量限制是基于 28 名未使用多变量模型的挽救治疗的患者，考虑的主要是与毒性有关的其他重要预后因素特征。从本质上说，这些剂量限制代表了剂量学和晚期严重的泌尿系统及胃肠道毒性反应在挽救治疗患者中密不可分的关系。然而，这些限制都低于初次近距离治疗的设定，这表明这些结构在初次放疗后敏感性增加了。

根据解救性前列腺切除的临床治疗数据，Ward 等描述了剂量效应曲线，随着时间毒性反应的程度降低（Ward 等，2005），这似乎同样适用于永久性粒子植入治疗。初次放疗后进行 LDR 挽救治疗时，技术方面应遵循现有的近距离治疗的操作指南（Kovacs 等，2005）。另外，挽救治疗后的剂量计算仍是技术难题。

永久性粒子植入近距离放疗的经验主要基于 LDR 治疗（Battermann，2000），但 HDR 治疗在挽救治疗中也可能有效，但这方面的研究文献很少（表 14-1），HDR 治疗的问题在于治疗通常分次数进行，每次治疗均需插管，因此可能导致更为严重的毒性反应，且治疗效果更差。目前正在研究 HDR 单次治疗的可行性，这同样适用于挽救治疗的情况。针对近距离放疗已经开发了在线 MRI 影像引导技术。应用这一技术，将有助于发展单分割 HDR 挽救治疗方案。目前 HDR 近距离治疗在控制癌症和晚期毒性方面的结果还是有希望的，这似乎与之前的 LDR 近距离治疗相比更有优势（表 14-1）（Morton 等，2013）。

五、局部挽救性放疗

多项对挽救性放疗的研究均显示与治疗相关的毒性反应发生率较高（Nguyen 等，2007a，2007b；Moman 等，2010；Peters 等，2013），并且显著高于初次放疗时的毒性反应发生率。这可能与多个因素有关，如累积放疗剂量、患者的年龄和并发症等。最可能的原因是接受较高放射剂量的正常组织范围过大。因为在局部挽救治疗中，鉴于穿刺活检的空间不准确性和复发灶在影像上显示欠佳，需将整个前列腺作为治疗靶区（Moman 等，2010）。如果能够更准确地定位复发灶，则仅以大体肿瘤为目标进行治疗，从而正常组织的接受剂量将下降，严

重毒性反应的发生率亦随之降低（Moman 等，2010）。

越来越多的证据显示局部复发的部位更多集中于原发肿瘤区（GTV）（Gellini 等，2002；Pucar 等，2008；Arrayeh 等，2012；Menard 等，2015）。由此推测，存活的残留肿瘤组织在前次放疗中所受剂量过低，而次级继发性肿瘤病变区（CTV）则可能已经获得足够的治疗剂量。这与上述的讨论是一致的，即再程放疗时剂量不应降低，但可将治疗靶区限于可见病灶（Moman 等，2010）。此即局灶性挽救治疗（Moman 等，2010；Peters 等，2014）。

影像新技术将有助于从空间上准确识别前列腺内的局部复发病灶。已有报道在对局部复发前列腺癌施行部分前列腺再程放疗时采用 ^{18}F- 胆碱 PET 影像指导勾画治疗靶区（Wang 等，2009）。然而，PET 在排除淋巴结和远处转移方面似乎作用更大（Umbehr 等，2013；Evangelista 等，2013）。鉴于 MRI 分辨率高，多数研究组应用功能 MRI 技术定位前列腺内的复发病灶（Ahmed 等，2012；Peters 等，2014；Menard 等，2015）。动态增强 MRI（dynamic contrast-enhanced MRI，DCE-MRI）则可以显示血流灌注信息。放疗后，部分前列腺组织发生纤维化改变，常规 T_2 加权影像无法鉴别纤维组织和复发肿瘤病灶，而 DCE-MRI 能够发现肿瘤病灶内由新生血管所形成的高血流灌注信号，从而与纤维组织相鉴别。其敏感性为 70%～74%，特异性为 73%～85%（Rouviere 等，2004；Haider 等，2008）。最近诊断性 Meta 分析表明，MP-MRI［DCE-MRI 与弥散加权成像和（或）MR 光谱相结合］在前列腺癌分期的几个方面具有重要意义，标准化评估（使用 PIRADS）可达到 95% 的阴性预测值。然而，这些研究和初次治疗情形相关（Hamoen 等，2015；Fütterer 等，2015；de Rooij 等，2015；Barentsz 等，2012）。在图 14-2 中描述了一个

联合 T$_2$ 加权、DCE-MRI 和 DWI-MRI 用于挽救治疗的一个例子。术中基于 MRI 的管道重建如图 14-3。图 14-4 显示了在放疗失败后行挽救性近距离治疗的 1 例患者具有同样的 MRI 序列和计划。MRI 影像中的可疑复发灶仍需经活检加以确诊，活检最好在 MRI 引导下进行（Siddiqui 等，2015；Moore 等，2013）。

Eggener 等（2007）推荐了一套用于筛选患者进行局灶性治疗的标准，根据临床特征、病理活检结果和影像表现等排除高风险患者。Moman 等（2010）在挽救性放疗方面进行了类似的研究。理想状态是利用多变量预测模型来为整体和局部挽救治疗提供最优的选择标准。为实现这一目标，将来需要开展更多研究。

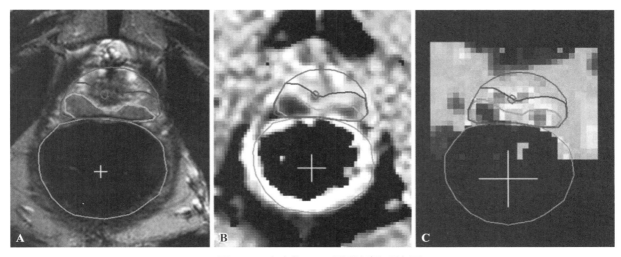

▲ 图 14-2　多参数 MRI 用于肿瘤靶区勾画
A. 横断位的 T$_2$ 加权成像；B. 横断位的 ADC；C. 横断位的 K-trans（彩图见书末彩插部分）

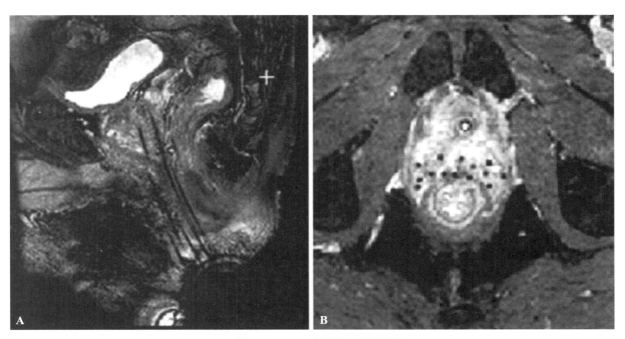

▲ 图 14-3　MRI 引导的可视化导管
A. 矢状位的 SPIR 影像；B. 横断位的 SPAIR 影像

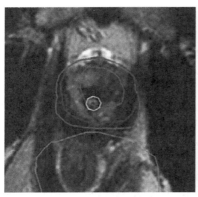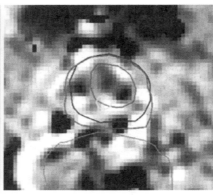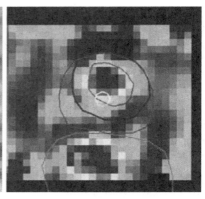

▲ 图 14-4　从左至右分别为 1 例经初治放疗后局部复发的前列腺癌患者，横断位 T_2 加权、DWI 和 DCE-MRI 影像

这个 MR 是 1 例 67 岁老年男性，经初次 ^{125}I 近距离放疗后 3 年复发的前列腺癌。在挽救治疗前 PSA 为 5.4ng/ml。挽救治疗后 PSA 下降至 1.0ng/ml（彩图见书末彩插部分）

目前局灶性挽救治疗模式中最重要的是冷冻治疗（Eisenberg 和 Shinohara，2008；de Castro Abreu 等，2013；Bomers 等，2013；Li 等，2015）、HIFU（Ahmed 等，2012；Baco 等，2014）和 ^{125}I 近距离治疗（Peters 等，2014；Hsu 等，2013）。在这些试验中，毒性反应的确有所减轻，然而肿瘤控制效果尚未提高。1 年、2 年、3 年和 5 年 BDFS 分别为 83%～100%、49%～100%、50%～91% 和 46.5%～54.4%，这些局灶性挽救治疗模式的肿瘤控制效果和整体挽救治疗效果相当。在这些研究中毒性反应主要通过自限性或药物处理。在 42 例仅有 1 例合并 3 级尿道狭窄患者中，挽救性近距离治疗 3 年后的生化无复发率约为 60%（Peters 等，2014；Hsu 等，2013；Sasaki 等，2013）。目前正在进行 FORECAST 试验，利用局灶性挽救冷冻治疗和 HIFU，在今后几年内将陆续看到实验结果（Kanthabalan 等，2015）。

局灶性挽救治疗策略也引起了对前列腺癌治愈或作为慢性疾病对待的讨论。通常前列腺癌的倍增时间非常缓慢，进行挽救治疗的患者通常仅有低至中度风险，且多数年龄较高，因此挽救治疗是否具有生存方面的获益尚有争议。或许大多数的此类患者并不会因前列腺癌死亡。如果可以采用局灶性挽救治疗，那么在随访期间，若再次发生局部复发，再次治疗仍然可行。如此，ADT 可以推迟或预防一类人群。这可能将复发的前列腺癌变成一种慢性疾病，将会对前列腺癌复发患者的生活质量具有更积极的影响。

参 考 文 献

[1] Abuzallouf S, Dayes I, Lukka H (2004) Baseline staging of newly diagnosed prostate cancer: a summary of the literature. J Urol 171:2122–2127

[2] Agarwal PK, Sadetsky N, Konety BR, Resnick MI, Carroll PR (2008) Treatment failure after primary and salvage therapy for prostate cancer: likelihood, patterns of care, and outcomes. Cancer 112:307–314

[3] Ahmed HU, Cathcart P, McCartan N et al (2012) Focal salvage therapy for localized prostate cancer recurrence after external beam radiotherapy: a pilot study. Cancer 118:4148–4155

[4] Akyol F, Ozyigit G, Selek U et al (2005) PSA bouncing after short term androgen deprivation and 3D-conformal radiotherapy for localized prostate adenocarcinoma and the relationship with the kinetics of testosterone. Eur Urol 48:40–45

[5] Alongi F, De Bari B, Campostrini F et al (2013) Salvage therapy of intraprostatic failure after radical external–beam radiotherapy for prostate cancer: a review. Crit Rev Oncol Hematol 88:550–563

[6] American Society for Therapeutic Radiology and Oncology Consensus Panel (1997) Consensus statement: Guidelines for

PSA following radiation therapy. Int J Radiat Oncol Biol Phys. 37:1035–1041

[7] Arrayeh E, Westphalen AC, Kurhanewicz J et al (2012) Does local recurrence of prostate cancer after radiation therapy occur at the site of primary tumor? Results of a longitudinal MRI and MRSI study. Int J Radiat Oncol Biol Phys 82:787–793

[8] Baco E, Gelet A, Crouzet S et al (2014) Hemi salvage high–intensity focused ultrasound (HIFU) in unilateral radiorecurrent prostate cancer: a prospective two–centre study. BJU Int 114:532–540

[9] Bahn DK, Lee F, Silverman P et al (2003) Salvage cryosurgery for recurrent prostate cancer after radiation therapy: a seven–year follow–up. Clin Prostate Cancer 2:111–114

[10] Barentsz JO, Fütterer JJ, Takahashi S (2007) Use of ultrasmall superparamagnetic iron oxide in lymph node MR imaging in prostate cancer patients. Eur J Radiol 63:369–372

[11] Barentsz JO, Richenberg J, Clements R et al (2012) ESUR prostate MR guidelines 2012. Eur Radiol 22:746–757

[12] Barzell WE, Whitmore WF (2003) Transperineal template guided saturation biopsy of the prostate: rationale, indications, and technique. Urol Times 31: 41–42

[13] Battermann JJ (2000) Feasibility of permanent implants for prostate cancer after previous radiotherapy in the true pelvis. Radiother Oncol 73:297–300

[14] Beyer DC (1999) Permanent brachytherapy as salvage treatment for recurrent prostate cancer. Urology 54:880–883

[15] Bianco FJ Jr, Scardino PT, Stephenson AJ et al (2005) Long–term oncologic results of salvage radical prostatectomy for locally recurrent prostate cancer after radiotherapy. Int J Radiat Oncol Biol Phys 62: 448–453

[16] Bomers JG, Yakar D, Overduin CG et al (2013) MR imaging–guided focal cryoablation in patients with recurrent prostate cancer. Radiology 268:451–460

[17] Bostwick DG, Egbert BM, Fajardo LF (1982) Radiation injury of the normal and neoplastic prostate. Am J Surg Pathol 6:541–551

[18] Brachman DG, Thomas T, Hilbe J, Beyer DC (2000) Failure–free survival following brachytherapy alone or external beam irradiation alone for T1–2 prostate tumors in 2222 patients: results from a single practice. Int J Radiat Oncol Biol Phys 48:111–117

[19] Breeuwsma AJ, Pruim J, van den Bergh AC, Leliveld AM, Nijman RJ, Dierckx RA, de Jong IJ (2010) Detection of local, regional, and distant recurrence in patients with psa relapse after external–beam radiotherapy using (11) C–choline positron emission tomography. Int J Radiat Oncol Biol Phys 77:160–164

[20] Burri RJ, Stone NN, Unger P, Stock RG (2010) Long–term outcome and toxicity of salvage brachytherapy for local failure after initial radiotherapy for prostate cancer. Int J Radiat Oncol Biol Phys 77:1338–1344

[21] Buyyounouski MK, Hanlon AL, Eisenberg DF, Horwitz EM, Feigenberg SJ, Uzzo RG et al (2005) Defining biochemical failure after radiotherapy with and without androgen deprivation for prostate cancer. Int J Radiat Oncol Biol Phys 63:1455–1462

[22] Cellini N, Morganti AG, Mattiucci GC et al (2002) Analysis of intraprostatic failures in patients treated with hormonal therapy and radiotherapy: implications for conformal therapy planning. Int J Radiat Oncol Biol Phys 53:595–599

[23] Chade DC, Shariat SF, Cronin AM et al (2011) Salvage radical prostatectomy for radiation–recurrent prostate cancer: a multi–institutional collaboration. Eur Urol 60:205–210

[24] Chade DC, Eastham J, Graefen M et al (2012) Cancer control and functional outcomes of salvage radical prostatectomy for radiation–recurrent prostate cancer: a systematic review of the literature. Eur Urol 61:961–971

[25] Chen CP, Weinberg V, Shinohara K et al (2013) Salvage HDR brachytherapy for recurrent prostate cancer after previous definitive radiation therapy: 5–year outcomes. Int J Radiat Oncol Biol Phys 86:324–329

[26] Chin JL, Pautler SE, Mouraviev V et al (2001) Results of salvage cryoablation of the prostate after radiation: identifying predictors of treatment failure and complications. J Urol 165:1937–1941

[27] Cox JD, Grignon DJ, Kaplan RS, Parsons JT, Schellhammer PF (1997) Consensus statement: guidelines for PSA following radiation therapy. American society for therapeutic radiology and oncology consensus panel. Int J Radiat Oncol Biol Phys 37:1035–1041

[28] Crook J, Robertson S, Collin G et al (1993) Clinical relevance of trans–rectal ultrasound, biopsy, and serum prostate–specific antigen following external beam radiotherapy for carcinoma of the prostate. Int J Radiat Oncol Biol Phys 27:31–37

[29] Crook JM, Perry GA, Robertson S et al (1995) Routine prostate biopsies following radiotherapy for prostate cancer: results for 226 patients. Urology 45:624–631

[30] Crook J, Bahadur Y, Robertson S et al (1997) Evaluation of radiation effect, tumor differentiation, and prostate specific antigen staining in sequential prostate biopsies after external beam radiotherapy for patients with prostate carcinoma. Cancer 27:81–89

[31] Crook J, Malone S, Perry G et al (2000) Postradiotherapy prostate biopsies: what do they really mean? Results for 498 patients. Int J Radiat Oncol Biol Phys 48: 355–367

[32] Crouzet S, Murat FJ, Pommier P et al (2012) Locally recurrent prostate cancer after initial radiation therapy: early salvage high–intensity focused ultrasound improves oncologic outcomes. Radiother Oncol 105:198–202

[33] Das P, Chen MH, Valentine K et al (2002) Using the magnitude of PSA bounce after MRI–guided prostate brachytherapy to distinguish recurrence, benign precipitating factors, and idiopathic bounce. Int J Radiat Oncol Biol Phys 54:698–702

[34] de Castro Abreu AL, Bahn D, Leslie S et al (2013) Salvage focal and salvage total cryoablation for locally recurrent prostate cancer after primary radiation therapy. BJU Int 112:298–307

[35] De la Taille A, Hayek O, Benson MC et al (2000) Salvage cryotherapy for recurrent prostate cancer after radiation therapy: the Columbia experience. Urology 55:79–84

[36] de Rooij M, Hamoen EH, Witjes JA, Barentsz JO, Rovers MM (2015) Accuracy of magnetic resonance imaging for local staging of prostate cancer: a diagnostic meta–analysis. Eur Urol [epub ahead of print]

[37] Dutch Cancer Society (2010) SCK rapport kanker in Nederland, pp 141–145. www.kwfkankerbestrijding. nl/index.jsp?objectid=kwfredactie:6419

[38] Eggener SE, Scardino PT et al (2007) Focal therapy for localized prostate cancer: a critical appraisal of rationale and modalities. J Urol 178:2260–2267

[39] Eisenberg ML, Shinohara K (2008) Partial salvage cryoablation of the prostate for recurrent prostate cancer after radiotherapy failure. Urology 72:1315–1318

[40] Evangelista L, Zattoni F, Guttilla A et al (2013) Choline PET or PET/CT and biochemical relapse of prostate cancer: a systematic review and meta–analysis. Clin Nucl Med 38:305–314

[41] Freedland SJ, Humphreys EB, Mangold LA et al (2005) Risk of prostate cancer–specific mortality following biochemical recurrence after radical prostatectomy. JAMA 294:433–439

[42] Fütterer JJ, Briganti A, De Visschere P et al (2015) Can clinically significant prostate cancer be detected with multiparametric magnetic resonance imaging? A systematic review of the literature. Eur Urol 68: 1045–1053

[43] Gelet A, Chapelon JY, Poissonnier L et al (2004) Local recurrence of prostate cancer after external beam radiotherapy: early experience of salvage therapy using high–intensity focused ultrasonography. Urology 63:625–629

[44] Grado GL, Collins JM, Kriegshauser JS et al (1999) Salvage brachytherapy for localized prostate cancer after radiotherapy failure. Urology 53:2–10

[45] Grignon DJ, Hammond EH (1995) College of American Pathologists Conference XXVI on clinical relevance of prognostic markers in solid tumors. Report of the prostate cancer working group. Arch Pathol Lab Med 119:1122–1126

[46] Haider MA, Chung P, Sweet J et al (2008) Dynamic contrast–enhanced magnetic resonance imaging for localization of recurrent prostate cancer after external beam radiotherapy. Int J Radiat Oncol Biol Phys 70:425–430

[47] Hamoen EH, de Rooij M, Witjes JA, Barentsz JO, Rovers MM (2015) Use of the prostate imaging reporting and data system (PI–RADS) for prostate cancer detection with multiparametric magnetic resonance imaging: a diagnostic meta–analysis. Eur Urol 67:1112–1121

[48] Heesakkers RA, Hövels AM, Jager GJ, van den Bosch HC, Witjes JA, Raat HP, Severens JL, Adang EM, van der Kaa CH, Fütterer JJ, Barentsz J (2008) MRI with a lymph–node–specific contrast agent as an alternative to CT scan and lymph–node dissection in patients with prostate cancer: a prospective multicohort study. Lancet Oncol 9:850–856

[49] Heidenreich A, Aus G, Bolla M et al (2008) EAU guidelines on prostate cancer. Eur Urol 53:68–80

[50] Heidenreich A, Bastian PJ, Bellmunt J et al (2014) EAU guidelines on prostate cancer. Part II: treatment of advanced, relapsing, and castration–resistant prostate cancer. Eur Urol 65:467–479

[51] Hinnen KA, Monninkhof EM, Battermann JJ et al (2012) Prostate specific antigen bounce is related to overall survival in prostate brachytherapy. Int J Radiat Oncol Biol Phys 82:883–888

[52] Henríquez I, Sancho G, Hervás A et al (2014) Salvage brachytherapy in prostate local recurrence after radiation therapy: predicting factors for control and toxicity. Radiat Oncol 9:102–109

[53] Hovels AM, Heesakkers RA, Adang EM et al (2008) The diagnostic accuracy of CT and MRI in the staging of pelvic lymph nodes in patients with prostate cancer: a meta–analysis. Clin Radiol 63:387–395

[54] Hsu CC, Hsu H, Pickett B et al (2013) Feasibility of MR imaging/MR spectroscopy–planned focal partial salvage permanent prostate implant (PPI) for localized recurrence after initial PPI for prostate cancer. Int J Radiat Oncol Biol Phys 85:370–377

[55] Huang WC, Kuroiwa K, Serio AM et al (2007) The anatomical and pathological characteristics of irradiated prostate cancers may influence the oncological efficacy of salvage ablative therapies. J Urol 177:1324–1329

[56] Huang SP, Bao BY, Wu MT et al (2011) Impact of prostate–specific antigen (PSA) nadir and time to PSA nadir on disease progression in prostate cancer treated with androgen–deprivation therapy. Prostate 71:1189–1197

[57] Izawa JI, Madsen LT, Scott SM et al (2002) Salvage cryotherapy for recurrent prostate cancer after radiotherapy: variables affecting patient outcome. J Clin Oncol 20:2664–2671

[58] Jadvar H (2015) PSMA PET in prostate cancer. J Nucl Med 56:1131–1132

[59] Kalapurakal JA, Mittal BB, Sathiaseelan V (2001) Re–irradiation and external hyperthermia in locally advanced, radiation recurrent, hormone refractory prostate cancer: a preliminary report. Br J Radiol 74:745–751

[60] Kanthabalan A, Shah T, Arya M et al (2015) The FORECAST study – focal recurrent assessment and salvage treatment for radiorecurrent prostate cancer. Contemp Clin Trials [epub ahead of print]

[61] Kimura M, Mouraviev V, Tsivian M, Mayes JM, Satoh T, Polascik TJ (2010) Current salvage methods for recurrent prostate cancer after failure of primary radiotherapy. BJU Int 150:191–201

[62] Klotz L, Zhang L, Lam A, Nam R, Mamedov A, Loblaw A (2010) Clinical results of long–term follow–up of a large, active surveillance cohort with localized prostate cancer. J Clin Oncol 28:126–131

[63] Klotz L, Vesprini D, Sethukavalan P et al (2015) Long–term follow–up of a large active surveillance cohort of patients with prostate cancer. J Clin Oncol 33:272–277

[64] Koutrouvelis P, Hendricks F, Lailas N et al (2003) Salvage reimplantation in patient with local recurrent prostate carcinoma after brachytherapy with three dimensional computed tomography–guided permanent pararectal implant. Technol Cancer Res Treat 2:339–344

[65] Kovacs G, Potter R, Loch T et al (2005) GEC/ESTRO–EAU recommendations on temporary brachytherapy using stepping sources for localised prostate cancer. Radiother Oncol 74:137–148

[66] Lee B, Shinohara K, Weinberg V et al (2007) Feasibility of high–dose–rate brachytherapy salvage for local prostate cancer recurrence after radiotherapy: the University of California–San Francisco experience. Int J Radiat Oncol Biol Phys 67:1106–1112

[67] Lee KL, Adams MT, Motta J (2008) Salvage prostate

brachytherapy for localized prostate cancer failure after external beam radiation therapy. Brachytherapy 7:17–21

[68] Leibovici D, Chiong E, Pisters LL et al (2012) Pathological characteristics of prostate cancer recurrence after radiation therapy: implications for focal salvage therapy. J Urol 188:98–102

[69] Li YH, Elshafei A, Agarwal G, Ruckle H, Powsang J, Jones JS (2015) Salvage focal prostate cryoablation for locally recurrent prostate cancer after radiotherapy: initial results from the cryo on-line data registry. Prostate 75:1–7

[70] Lo K, Stock RG, Stone NN (2005) Salvage prostate brachytherapy following radiotherapy failure. Int J Radiat Oncol Biol Phys 63:S290–S291

[71] Loening SA, Turner JW (1993) Use of percutaneous transperineal 198Au seeds to treat recurrent prostate adenocarcinoma after failure of definitive radiotherapy. Prostate 23:283–290

[72] Master VA, Shinohara K, Carroll PR (2004) Ferromagnetic thermal ablation of locally recurrent prostate cancer: prostate specific antigen results and immediate/intermediate morbidities. J Urol 172:2197–2202

[73] Menard C, Iupati D, Publicover J et al (2015) MR-guided prostate biopsy for planning of focal salvage after radiation therapy. Radiology 274:181–191

[74] Moman MR, Van der Poel HG, Battermann JJ, Moerland MA, van Vulpen M (2009) Treatment outcome and toxicity after salvage 125-I implantation for prostate cancer recurrences after primary 125-I implantation and external beam radiotherapy. Brachytherapy 9:119–125

[75] Moman MR, van den Berg CA et al (2010) Focal salvage guided by T2 weighted and dynamic contrast enhanced magnetic resonance imaging for prostate cancer recurrences. Int J Radiat Oncol Biol Phys 76:741–746

[76] Moore CM, Robertson NL, Arsanious N et al (2013) Image-guided prostate biopsy using magnetic resonance imaging-derived targets: a systematic review. Eur Urol 63:125–140

[77] Morton GC, Hoskin PJ (2013) Brachytherapy: current status and future strategies – can high dose rate replace low dose rate and external beam radiotherapy? Clin Oncol (R Coll Radiol) 25:474–482

[78] Mostofi F, Davis C, Sesterhenn I (1992) Pathology of carcinoma of the prostate. Cancer 70:235–253

[79] Murat FJ, Poissonnier L, Rabilloud M et al (2009) Mid-term results demonstrate salvage high-intensity focused ultrasound (HIFU) as an effective and acceptably morbid salvage treatment option for locally radiorecurrent prostate cancer. Eur Urol 55(3):640–647

[80] Nguyen PL, Chen MH, D'Amico AV et al (2007a) Magnetic resonance image-guided salvage brachytherapy after radiation in select men who initially presented with favorable-risk prostate cancer: a prospective phase 2 study. Cancer 110:4185–4192

[81] Nguyen PL, D'Amico AV, Lee AK, Suh WW (2007b) Patient selection, cancer control, and complications after salvage local therapy for postradiation prostate- specific antigen failure: a systematic review of the literature. Cancer 110:1417–1428

[82] Nguyen PL, Chen MH, Clark JA, Cormack RA, Loffredo M, McMahon E, Nguyen AU, Suh W, Tempany CM, D'Amico AV (2009) Patient-reported quality of life after salvage brachytherapy for radio-recurrent prostate cancer: a prospective phase II study. Brachytherapy 8:345–352

[83] Nguyen PL, Alibhai SM, Basaria S et al (2015) Adverse effects of androgen deprivation therapy and strategies to mitigate them. Eur Urol 67:825–836

[84] Onik G, Miessau M, Bostwick DG (2009) Three-dimensional prostate mapping biopsy has a potentially significant impact on prostate cancer management. J Clin Oncol 27:4321–4326

[85] Onur R, Littrup PJ, Pontes JE, Bianco FJ Jr (2004) Contemporary impact of transrectal ultrasound lesions for prostate cancer detection. J Urol 172:512–514

[86] Paparel P, Cronin AM, Savage C, Scardino PT, Eastham JA (2009) Oncologic outcome and patterns of recurrence after salvage radical prostatectomy. Eur Urol 55:404–410

[87] Peters M, Moman MR, van der Poel HG et al (2013) Patterns of outcome and toxicity after salvage prostatectomy, salvage cryosurgery and salvage brachytherapy for prostate cancer recurrences after radiation therapy: a multi-center experience and literature review. World J Urol 31:403–409

[88] Peters M, Maenhout M, van der Voort van Zyp JR et al. (2014) Focal salvage iodine-125 brachytherapy for prostate cancer recurrences after primary radiotherapy: a retrospective study regarding toxicity, biochemical outcome and quality of life. Radiother Oncol 112:77–82

[89] Peters M, Van der Voort van Zyp J, Hoekstra C et al (2015) Urethral and bladder dosimetry of total and focal salvage Iodine-125 prostate brachytherapy: Late toxicity and dose constraints. Radiother Oncol 117(2):262–269

[90] Peters M, Hoekstra C, van der Voort van Zyp J et al (2016) Rectal dose constraints for salvage iodine-125 prostate brachytherapy. Brachytherapy 15:85–93

[91] Pisters LL, English SF, Scott SM et al (2000) Salvage prostatectomy with continent catheterizable urinary reconstruction: a novel approach to recurrent prostate cancer after radiation therapy. J Urol 163:1771–1774

[92] Pound CR, Brawer MK, Partin AW (2001) Evaluation and treatment of men with biochemical prostate-specific antigen recurrence following definitive therapy for clinically localized prostate cancer. Rev Urol 3:72–84

[93] Prestigiacomo AF, Stamey TA (1996) Physiological variation of serum prostate specific antigen in the 4.0 to 10.0 Ng/ml range in male volunteers. J Urol 155:1977–1980

[94] Pucar D, Sella T, Schoder H (2008) The role of imaging in the detection of prostate cancer local recurrence after radiation therapy and surgery. Curr Opin Urol 18:87–97

[95] Roach M III, Hanks G, Thames H Jr, Schellhammer P, Shipley WU, Sokol GH et al (2006) Defining biochemical failure following radiotherapy with or without hormonal therapy in men with clinically localized prostate cancer: recommendations of the RTOG-ASTRO Phoenix consensus conference. Int J Radiat Oncol Biol Phys 65:965–974

[96] Rouviere O, Valette O, Grivolat S et al (2004) Recurrent prostate cancer after external beam radiotherapy: value of contrast-enhanced dynamic MRI in localizing intraprostatic tumor-correlation with biopsy findings. Urology 63:922–927

[97] Rybalov M, Ananias HJK, Hoving HD (2014) PSMA, EpCAM, VEGF and GRPR as imaging targets in locally recurrent prostate cancer after radiotherapy. Int J Mol Sci 15:6046–6061

[98] Sanderson KM, Penson DF, Cai J et al (2006) Salvage radical prostatectomy: quality of life outcomes and long-term oncological control of radiorecurrent prostate cancer. J Urol 176:2025–2031

[99] Sasaki H, Kido M, Miki K et al (2013) Salvage partial brachytherapy for prostate cancer recurrence after primary brachytherapy. Int J Urol 21:572–577

[100] Scardino PT (1983) The prognostic significance of biopsies after radiotherapy for prostatic cancer. Semin Urol 1:243–252

[101] Sheets NC, Goldin GH, Meyer AM et al (2012) Intensity-modulated radiation therapy, proton therapy, or conformal radiation therapy and morbidity and disease control in localized prostate cancer. JAMA 307:1611–1620

[102] Siddiqui MM, Rais-Bahrami S, Turkbey B et al (2015) Comparison of MR/ultrasound fusion-guided biopsy with ultrasound-guided biopsy for the diagnosis of prostate cancer. JAMA 313:390–397

[103] Sivaraman A, Sanchez-Salas R, Barret E (2015) Transperineal template-guided mapping biopsy of the prostate. Int J Urol 22:146–151

[104] Spiess PE, Katz AE, Chin JL et al (2010) A pretreatment nomogram predicting biochemical failure after salvage cryotherapy for locally recurrent prostate cancer. BJU Int 106:194–198

[105] Stephenson AJ, Scardino PT, Bianco FJ et al (2004) Morbidity and functional outcomes of salvage radical prostatectomy for locally recurrent prostate cancer after radiation therapy. J Urol 172:2239–2243

[106] Tran H, Kwok J, Pickles T, Tyldesley S, Black PC (2014) Underutilization of local salvage therapy after radiation therapy for prostate cancer. Urol Oncol 32:701–706

[107] Umbehr MH, Muntener M, Hany T, Sulser T, Bachmann LM (2013) The role of 11C-choline and 18Ffluorocholine positron emission tomography (PET) and PET/CT in prostate cancer: a systematic review and meta-analysis. Eur Urol 64:106–117

[108] Vaidya A, Soloway MS (2000) Salvage radical prostatectomy for radiorecurrent prostate cancer: morbidity revisited. J Urol 164:1998–2001

[109] Valerio M, Anele C, Charman SC et al (2015) Transperineal template prostate mapping biopsies: an evaluation of different protocols in detection of clinically significant prostate cancer. BJU Int [epub ahead of print]

[110] Van den Bos W, Muller BG, de Bruin DM (2015) Salvage ablative therapy in prostate cancer: international multidisciplinary consensus on trial design. Urol Oncol 33:495.e1–495.e7

[111] Van der Heide UA, Dehnad H, Hofman P, Kotte ANTJ, Lagendijk JJW, Van Vulpen M (2007) Analysis of fiducial marker based position verification in the intensity-modulated radiotherapy of patients with prostate cancer. Radiother Oncol 82:38–45

[112] Van der Poel HG, Beetsma DB, van Boven H et al (2007) Perineal salvage prostatectomy for radiation resistant prostate cancer. Eur Urol 51:1565–1571

[113] Wallner KE, Nori D, Morse MJ et al (1990) 125iodine reimplantation for locally progressive prostatic carcinoma. J Urol 144:704–706

[114] Wang H, Vees H, Miralbell R, Wissmeyer M, Steiner C, Ratib O, Senthamizhchelvan S, Zaidi H (2009) 18F-fluorocholine PET-guided target volume delineation techniques for partial prostate re-irradiation in local recurrent prostate cancer. Radiother Oncol 93:220–225

[115] Ward JF, Sebo TJ, Blute ML et al (2005) Salvage surgery for radiorecurrent prostate cancer: contemporary outcomes. J Urol 173:1156–1160

[116] Ward JF, Pagliaro LC, Pisters LL et al (2008) Salvage therapy for radiorecurrent prostate cancer. Curr Probl Cancer 32(6):242–271

[117] Wenske S, Quarrier S, Katz AE (2013) Salvage cryosurgery of the prostate for failure after primary radiotherapy or cryosurgery: long-term clinical, functional, and oncologic outcomes in a large cohort at a tertiary referral centre. Eur Urol 64:1–7

[118] Williams AK, Martinez CH, Lu C, Ng CK, Pautler SE, Chin JL (2011) Disease-free survival following salvage cryotherapy for biopsy-proven radio-recurrent prostate cancer. Eur Urol 60:405–410

[119] Wong WW, Buskirk SJ, Schild SE et al (2006) Combined prostate brachytherapy and short-term androgen deprivation therapy as salvage therapy for locally recurrent prostate cancer after external beam irradiation. J Urol 176:2020–2024

[120] Yamada Y, Kollmeier MA, Pei X et al (2014) A phase II study of salvage high-dose-rate brachytherapy for the treatment of locally recurrent prostate cancer after definitive external beam radiotherapy. Brachytherapy 13:111–116

[121] Zagars GK, Pollack A (1997) Kinetics of serum prostate-specific antigen after external beam radiation for clinically localized prostate cancer. Radiother Oncol 44:213–221

[122] Zelefsky MJ, Ben-Porat L, Scher HI et al (2005) Outcome predictors for the increasing PSA state after definitive external-beam radiotherapy for prostate cancer. J Clin Oncol 23:826–831

[123] Zelefsky MJ, Kuban DA, Levy LB, Potters L, Beyer DC, Blasko JC et al (2007) Multi-institutional analysis of long-term outcome for stages T1–T2 prostate cancer treated with permanent seed implantation. Int J Radiat Oncol Biol Phys 67:327–333

[124] Zietman AL, Tibbs MK, Dallow KC et al (1996) Use of PSA nadir to predict subsequent biochemical outcome following external beam radiation therapy for T1–2 adenocarcinoma of the prostate. Radiother Oncol 40:159–162

[125] Zumsteg ZS, Spratt DE, Romesser PB et al (2015) The natural history and predictors of outcome following biochemical relapse in the dose escalation era for prostate cancer patients undergoing definitive external beam radiotherapy. Eur Urol 67:1009–1016

第 15 章　直肠癌
Rectal Cancer

Mariangela Massaccesi　Vincenzo Valentini　**著**

甄凯宏　王立新　刘朝兴　**译**

摘　要

对于接受过放疗或放化疗后直肠癌复发的患者，联合化疗给予再程放疗是可行的，能够为患者提供较大的治愈或姑息减症的机会。几乎 50% 患者在病灶切除后盆腔病变能够得到长期控制，其中高达 65% 的患者可获得 5 年长期生存。即使病灶不能切除的患者也可以获得 20% 的长期局控率，其中的 20% 患者可以生存 5 年以上。只要放疗和外科手术技术得当，急性期和晚期毒性反应将不再是再程放疗的阻碍因素。推荐使用超分割放疗，利用较小的射野保护肠道和膀胱，使放射总剂量可达到 40Gy。由于大多数的治疗失败发生在放射野内，有必要进一步研究提高肿瘤局部控制率的技术。此外，大约半数的存活患者将发生远处转移，降低远处转移的新方法也值得研究探讨。

一、概述

直肠癌患者的再程放疗，可以分为两组，即接受过术前或术后放疗后复发的患者及因其他恶性肿瘤（如前列腺癌和妇科相关肿瘤）接受过盆腔放疗的新诊断为直肠癌的患者。在本章，我们将着重介绍肿瘤局部复发的再程放疗。

局部复发性直肠癌（LRRC）是一种极具破坏性的疾病，2/3 以上的患者可出现严重症状，包括骨盆疼痛、出血和肠梗阻。这些痛苦的症状会使患者的生活质量严重下降。LRRC 包括直肠癌切除术后盆腔内直肠肿瘤的复发、进展或新部位的发展（Beyond TME Collaborative 2013）。盆腔复发包括吻合口复发及淋巴管内的复发，如残留的直肠中段和盆腔侧壁的淋巴结，还包括腹股沟淋巴结复发及沿引流道和腹部或会阴部瘢痕出现的转移。

局部复发可以是孤立的也可以是合并的（局部和转移）。一般而言，未经治疗的患者总生存期仅为 3.5～13.0 个月（Saito 等，2003）。

采用全直肠系膜切除术（TME）（Enker 等，1995；Heald 1995；MacFarlane 等，1993）及新辅助放化疗将 LRRC 率从 20%～30%（瑞典直肠癌试验，1996；Goldberg 等，1994）降低至 6%～10%（Rödel 等，2015；Gérard 等，2012）。然而，由于直肠癌发病率高，所以仍然存在许多复发患者。这类患者的治疗策略的制订复杂，因为有很多需要考虑的因素，包括手术、是否放疗、根治性还是姑息性、是否联合化疗等，还有诊断延误的现象及各地不同的转诊模式，以及没有明确的临床指南（Beyond TME Collaborative，2013）的影响。

LRRC 的手术切除是提高生存率的重要措施，尤其是完全切除（R₀切除），仍然是唯一潜在的治愈手段，根据报道，入选患者接受完全切除后 5 年生存率提高到 50%。然而仅有 40%～50% 的 LRRC 患者可以接受治愈性的手术，这些人中只有 30%～45% 的患者将进行 R0 切除。因此，在所有的 LRRC 患者中，只有 20%～30% 的患者具有治愈潜力（Nielsen 等，2011）。此外，为了达到治愈的目的，大多数患者需要进行扩大的多器官、切除脏器的手术，而常规的全直肠系膜切除术的发病率高达 40%～82%（Haddock 等，2011；Nielsen 等，2012；Harji 等，2013）。术前放疗可以提高完全切除率和局部控制率（Vermaas 等，2005；Rödel 等，2000），从而可能减少手术切除的范围。术前放疗与以氟尿嘧啶为基础的化疗相结合，被广泛认为是未接受过放疗的 LRRC 患者的最合适的治疗方案（Konski 等，2012）。

虽然局部复发率有所下降，但越来越多的 LRRC 患者曾在初始治疗时接受高剂量盆腔放疗，术前短疗程放疗（5Gy，5 次）或 45～50Gy 的放化疗（每次 1.8～2.0Gy）。与未接受过放疗的患者相比，先前接受过放疗的 LRRC 患者的预后较差（Rombouts 等，2015；van den Brink 等，2004）。新辅助照射后的复发可能是预后不良的因素，如术前放疗后超过 2/3 的 LRRC 患者在复发时会出现远处转移，而仅手术的 LRRC 患者中只有不到 50% 有远处转移（van den Brink 等，2004）。已经观察到，接受过新辅助放疗和全直肠系膜切除术（TME）的 LRRC 患者有更高的不完全切除复发率（Alberda 等，2014；van den Brink 等，2004）。此外，接受放疗的原发性肿瘤患者的 LRRC 可能由对辐射不敏感的肿瘤增殖演变而来，使再程放疗的效果降低。

然而，最近的几项观察和试验已证明对先前接受过盆腔照射的 LRRC 患者进行再程放疗的安全性和有效性（Mohiuddin 等，1993，1997，2002；Lingareddy 等，1997；Valentini 等，1999，2006；Das 等，2010；Sun 等，2012；Koom 等，2012；Ng 等，2013；Bosman 等，2014）。再程放疗可能会更好地保护周围器官并提供较好的根治性切除（R₀）率，并为无法手术的肿瘤提供症状缓解或长期局部控制（Guren 等，2014）。但野内复发的再程放疗也会加重邻近组织（包括小肠、膀胱等）的晚期放射毒性并且会增加手术并发症的概率。因此，在实现 R₀ 手术和长期生存和（或）症状缓解方面的预期收益应该与再治疗引起的潜在发病率进行权衡。

由于 LRRC 存在挑战性问题，因此 Beyond TME 合作小组（2013）关于 LRRC 患者管理的国际共识声明中明确指出，有必要将 LRRC 患者转诊至专业的多学科团队（MDT）进行诊断，评估和进一步管理。亚专科 MDT 需要盆腔切除术方面的肿瘤学、放射学、外科和病理学专家参与。

二、局部复发性直肠癌的诊断与分期

早期诊断复发对于能够手术的患者十分重要，因为它增加了根治性（R₀）切除和预防传播的可能性。因此，需要制订不同的后续治疗策略（Figueredo 等，2003；Zitt 等，2006）。复发通常在切除原发肿瘤的两年内（Palmer 等，2007）。但是，在将近 30% 的接受过术前放化疗的局部晚期直肠癌患者中，局部复发（LR）的时间可能会超过 5 年（Coco 等，2006）。现有的列线图可以预测 LRRC，帮助选择随访类型和强度（Valentini 等，2011；van Gijn 等，2015）。

近年来，关于 LRRC 在盆腔内的位置观察到一些微妙的变化。一般来说，在 TME 前几年，大多数复发在中央、吻合口周围和前部，而自从采用联合治疗后，侧方和后部（骶前）的复发占据了主导地位（EnríquezNavascués 等，

2011）。在传统的手术技术中，直肠系膜段可以被保留，而局部复发在其余部分并不少见，往往位于吻合区（Palmer 等，2007）。在 TME 手术后，骶前局部复发是最常见的类型，由于之前的手术，肿瘤的生长并不局限于筋膜构成的特定区域，因为这些筋膜在原发手术中已经被破坏（Dresen 等，2008）。此外，已经观察到术前放疗有助于预防所有部位的局部复发，在预防吻合口复发方面尤其有效（Mohiuddin 和 Marks，1993）。

许多因素都有引起局部复发的风险，其中环切缘受累是最重要的因素（Quirke 等，1986）。盆腔的复发率也与肿瘤的分期有关（Sagar 和 Pemberton，1996）。危险因素的累加也非常重要，在 $T_1 \sim T_2$ 期患者中，环切缘阴性的局部复发的发生率为 1%，但是对于环切缘阳性的局部复发的概率则上升到 12%，而对于 $T_3 \sim T_4$ 期肿瘤的患者，环切缘阴性的比例为 15%，环切缘阳性的比例为 25%（Kusters 等，2010）。较差的病理类型和降低术前放化疗的分期也是 LR 的负预后指标（Rödel 等，2005）。肿瘤的解剖部位也是另一个关键因素。LR 更可能是直肠下 1/3（10%～15%）的肿瘤，而不是中 1/3（5%～10%）或上 1/3（2%～5%）的肿瘤（MacFarlane 等，1993；Kusters 等，2010）。LR 的风险也与直肠肿瘤的位置有关，直肠前侧的肿瘤的发生率高于其他位置（Chan 等，2006）。其他可能影响局部复发风险的因素是形状（肿瘤的外生性与非外生性），是否出芽，是否存在淋巴、静脉或神经周围浸润，是否存在阻塞或穿孔，肿瘤分化程度及肿瘤固定性（Sagar 和 Pemberton，1996）。

在随访时经常采用的临床检查方法有肿瘤标志物和影像学检查，如超声检查（US）、计算机断层扫描（CT）、磁共振（MR）和正电子发射断层扫描（PET）。CT 是最常见的盆腔复发识别方法，但在区分瘢痕组织和肿瘤时准

确性较差（Grabbe 和 Winkler，1985），如果以前曾经接受过放疗，则难度会更大（Heriot 等，2006）。与 CT 相比，MR 可以根据肿瘤和纤维化之间的信号强度差异（使用 T_2 加权序列或对比增强的成像技术），更准确地区分骶骨前瘢痕内的复发性癌症（Dicle 等，1999）。高分辨率的 MR 具有 80%～90% 的敏感性和高达 100% 的特异性（Lambregts 等，2011），因此，高分辨率的 MR 通常被认为是对疑似 LRRC 患者进行盆腔成像的最佳方式。与在 T_2 加权 MR 图像上表现出低信号的纤维化不同，复发性肿瘤通常显示出比肌肉更高的信号强度。此外，在给予钆造影剂后，肿瘤的造影剂增强或典型的边缘增强往往超过肿块体积的 40%（Messiou 等，2008）。

然而，使用造影剂后，良性纤维化瘢痕、恶性局部肿瘤复发和炎症均可增强（Tan 等，2005）。此外，显著纤维化的肿瘤在 T_2 加权像上呈低信号。PET 尽管在小沉积物或黏液性肿瘤中可能出现假阴性结果，但在区分纤维化和癌变方面可能比 CT 和 MR 更具优势（Huebner 等，2000）。血清癌胚抗原（CEA）的增加可能有助于诊断，尽管有假阳性的可能（Tan 等，2009）。

考虑到这些局限性，理想的 LRRC 诊断仍然是组织活检。如果组织活检不可行或呈阴性时，且病灶连续增大，同时伴有 PET-CT 阳性或 CEA 水平升高，以及 MDT 专家意见提示恶性肿瘤，亦可以作为诊断（Beyond TME Collaborative，2013）。

LRRC 患者的治疗主要取决于复发的类型和程度。因此，影像学评估可用于确定复发性疾病仅限于骨盆或已转移，并描述疾病的局部范围及其在盆腔中的分布，以帮助外科医生确定切除的可行性并计划最佳手术方法。

一项 Meta 分析调查了 US、CT、MR 和 PET 在检测肝转移中的价值，敏感性分别为 63%、75%、81% 和 97%，且特异性很高（Floriani 等，

2010）。特别是 PET 与 ^{18}F – 氟脱氧葡萄糖联用被证明在检测播散性转移方面具有很高的准确性（Ogunbiyi 等，1997）。PET 还被证明在判断疑似复发的结肠直肠癌患者中作用很大（Kalff 等，2002）。

判断患者能否 R_0 切除至关重要且很困难。切缘状态是手术治疗后局部复发性直肠癌的复发率和总生存率的独立预后因素。在完全切除组中，与无瘤边缘大于 2mm 的患者相比，无瘤边缘为 0~2mm 的患者复发率更高，总生存期也较差（Alberda 等，2015）。术前影像和临床评估被用于选择可能能够进行根治性切除术的患者。虽然 MR 已被证明是原发性直肠癌的首选分期方式，但其预测局部复发患者肿瘤程度的性能可能会因手术及辅助治疗后的纤维化而受影响。在对 40 例局部复发性直肠癌患者的回顾性分析中，Dresen 等（2010）发现，尽管 MR 成像的阳性预测值较低（53%~85%），尤其是在盆腔侧壁，但 MR 对于预测肿瘤未侵犯盆腔结构具有很高的准确性，阴性预测值为 93%~100%。因此，LRRC 患者的术前 MR 成像是很重要的诊断工具，可用于识别肿瘤是否侵入盆腔结构。

LRRC 的分类

尽管已经提出了几种分类来评估 LRRC 的可切除性（表 15-1），但目前还没有一个通用的分类系统。LRRC 缺乏标准分类，严重影响了解释结果和比较不同系列的可能性。实际上，除了有助于就切除的可能性和范围做出决策外，分类还具有重要的预后价值。

Royal Marsden 医院最近进行的一项前瞻性研究中，根据术前盆腔 MR 所见，描述了 7 种盆腔腔室中肿瘤浸润的程度，对肿瘤进行了新的分类（Georgiou 等，2013）。这些对应于盆腔器官之间的筋膜边界和剥离面，被描述为中央（C）、后（P）、下（I）、前上腹膜反折（AA）、前下腹膜反折（AB）、侧（L）和腹膜反射（PR）。这种基于磁共振成像的分类系统很有前景，可以更好地了解盆腔内的肿瘤侵袭程度，从而优化手术计划。

三、手术在 LRRC 中的作用

复发性直肠癌的切除性可以定义为病灶能够被完整切除镜下切缘阴性（R_0）且术后并发症和致死率在可接受范围。根据 Beyond TME Collaborative（2013）最近的共识声明，手术的绝对禁忌证包括双侧坐骨神经受累和周围骨受累。当肿瘤延伸至坐骨神经切迹，或包绕外血管或累及 $S_{2/3}$ 交界处的骨或存在无法切除的远处转移时，手术获益尚不清楚。

现在有三种确定可切除的骨盆位置模式：①中心复发；②骶骨复发；③侧方复发。对于中心复发，如果复发不涉及任何前泌尿生殖系统结构，则有可能会进行肛门和直肠的再次腹部手术切除（APR）。若累及前泌尿生殖系统，则需扩大多脏器切除以达到 R_0 切除，当涉及后部结构时，通常需要更多的扩大的根治性切除术。如果存在骨侵犯，R_0 切除只可能与骶骨切除同时进行。骨盆侧壁外侧的复发与获得 R_0 切除的机会有关（Moore 等，2004）。在先前的放化疗之后，伤口的愈合会受到影响，在某些患者中，使用各种带蒂的皮瓣可以实现最理想的愈合。

Renehan（2016）最近总结了当代研究中 LRRC 的手术结果。R_0 切除率约为 50%（38%~62%）（Ferenschild 等，2009；Bhangu 等，2014），其中几乎 50% 的患者需要接受骶骨切除术。不到 50% 的患者实现长期无病生存，在两个不同的研究中报道的 3 年无病生存率分别为 22%（Nielsen 等，2012）和 50%（Bhangu 等，2014）。

发病率和死亡率分别高达 60%（25%~60%）和 8%（0%~8%）。

表 15-1　局部复发性直肠癌的分类系统

研究团队	分 类		定 义
Mayo 医学中心（Suzuki 等，1996）	症状	S_0	无症状
		S_1	无疼痛
		S_2	疼痛
	固定程度和位置	F_0	无固定
		F_1	1 个固定点
		F_2	2 个固定点
		F_3	固定点＞ 2 个
Yamzada 等（2001）	骨盆的固定方式	局部	邻近的盆腔脏器或结缔组织
		骶骨	$S_{3\sim5}$，尾骨或骨周围组织
		外侧	侧方盆壁、S_1、S_2、坐骨神经或坐骨大孔
Wanebo 等（1999）	五个阶段	TR_1	局部切除后，在手术部位肠腔内局部复发
		TR_2	手术吻合口部位肠腔内复发
		TR_3	吻合口复发，穿透肠壁全层，侵及直肠周软组织
		TR_4	前方邻近器官，包括阴道、子宫、前列腺、膀胱、精囊腺或骶前组织，病灶粘连但不固定
		TR_5	侵犯骨韧带盆腔，包括骶骨、下部盆腔 / 侧壁、骶结节韧带、骶髂韧带
纪念 Sloan Kettering 医院（Moore 等，2004）	受累盆腔解剖区域	轴位	吻合口、直肠系膜或直肠周组织、APER 后肛周组织
		前方	累及泌尿生殖道
		后方	累及骶骨和骶前筋膜
		外侧	累计盆壁软组织和侧方骨性盆腔
Leeds	涉及解剖区域	中央	肿瘤局限于盆腔器官或结缔组织，不与骨头接触或不侵入骨头
		骶骨	肿瘤存在于骶前间隙，与骶骨相连或侵犯骶骨
		外侧	肿瘤累及盆腔侧壁外侧结构，包括坐骨大孔和坐骨神经，经梨状肌和臀区
		混合	骶骨和外侧壁合并复发
Royal Marsden 医院（Georgiou 等，2013）	MRI，解剖平面	C	直肠或新直肠、腔内复发、直肠周脂肪或直肠中、腔外复发
		PR	Douglas 直肠膀胱陷凹或直肠陷凹
		AA PR	腹膜反射上方的输尿管和髂血管、乙状结肠、小肠和侧壁筋膜
		AB PR	泌尿生殖系统
		L	输尿管、髂内外血管、骨盆外侧淋巴结、坐骨神经、坐骨切迹、S_1 和 S_2 神经根、梨状肌或闭孔内肌
		P	尾骨、骶前筋膜、骶骨后间隙、骶骨至 S_1 上部
		I	肛提肌、外括约肌复合体、APER、坐骨窝

改编自 Beyond TME Collaborative（2013）共识
APER. 腹会阴切除；MRI. 磁共振成像；C. 中央；PR. 腹膜反折；AA. 前上；AB. 前下；L. 侧；P. 后；I. 下

在接受多脏器切除术的患者和进行单一器官切除术的患者中，多脏器切除患者的并发症发生率可能更高（Gezen 等，2012）。

较长时间的外科手术的发病率和死亡率可能更高。如骶骨切除术（与其他手术相比）有着较高的平均出血量、较长的手术时间和较长的住院时间。膀胱切除术（与无膀胱切除术相比）有较长的手术时间。会阴皮瓣重建（与初次闭合或非皮瓣重建相比）有较长的平均手术时间和较长的平均住院时间（Bhangu 等，2014）。

遗憾的是，只有 1/3～1/2 的 LRRC 患者可以通过常规手术方式切除。余下部分病例则需要扩大根治性切除术，切除部分周围器官，以达到干净的手术切缘。在多脏器切除术之前对患者进行优化对降低围手术期发病率至关重要，需要更加专业的方法，最好通过正式的心肺测试来实现（Beyond TME Collaborative，2013）。

四、再程放疗在 LRRC 中的作用

对于未接受过任何放疗的复发直肠癌患者，新辅助外照射 50.4Gy 及同步化疗是治疗的标准治疗方案，此方案已经被证实可改善肿瘤的局部控制（Vermaas 等，2005；Dresen 等，2008）。长疗程的新辅助放化疗能够将局部复发直肠癌的延期手术切除率从 29.2% 提高至 64.9%（Dewsen 等，2008）；此外还可降低肿瘤分期，缩小手术切除范围。一般来说，复发性直肠癌是一种难治性肿瘤。The Royal Marsden 医院的一项最新研究中，只有 9% 的 LRRC 患者获得 CR，而 17% 的局部晚期原发肿瘤患者在接受长疗程放化疗后获得 CR（Yu 等，2014）。由于复发肿瘤可能来自具有放射抗性的细胞的克隆，因此先前放射后复发的直肠癌可能具有更高的放射抗性，而且由于周围的正常组织可能已在初始治疗期间接受了接近器官耐受剂量的射线，再照射具有挑战性。由于

对正常组织发生严重并发症的顾虑，特别是小肠和膀胱，一般不建议进行再次照射。然而，在临床研究中有越来越多的证据表明，再照射是可以进行的，并产生了良好的效果。特别是在最近发表的一项包括大量 LRRC 患者的研究中，再次接受照射的患者的 R_0 切除率和长期局部疾病控制率与首次接受全过程放疗的患者几乎相同。此外，尽管再程放疗组进行了更广泛的外科手术，反映出疾病进展更为严重，但两个治疗组之间的并发症发生率没有显著差异（Bosman 等，2014）。

术中放疗对这些患者来说可能也是一种有用的技术，可以精确地将大剂量（10～20Gy）照射到手术确定的复发部位，并避开周围的正常组织（Gunderson 等，1996；Mannaerts 等，2001）。

最近的一项系统回顾表明，只有 40% 的局部复发性直肠癌患者有意向治疗（Tanis 等，2013）。评估手术切除应在孤立的 LRRC 的情况下。但是，在某些情况下无法实现手术切除，或并发症等原因限制了外科手术干预。还有一些情况，进行了手术，但是没有大体切除，并且肉眼可见的肿瘤仍然存在，需要辅助治疗。其余的孤立 LRRC 患者可能会受益于图像引导的立体定向放疗，近距离放疗法或粒子放疗，以实现缓解和长期局部控制的目的（Combs 等，2012）。

（一）长疗程再程放疗

传统的外照射的可行性、毒性和远期效果在 LRRC 中是近期系统综述的热点（Guren 等，2014），其中包括 10 篇论文，描述了 7 个队列研究，总共 375 名患者（范围 13～103）（Mohiuddin 等，1993，1997，2002；Lingareddy 等，1997；Valentini 等，1999，2006；Das 等，2010；Koom 等，2012；Sun 等，2012；Ng 等，2013）。大多数研究是回顾性的，治疗方法、患

者人群和随访时间也很多样。自上一轮放疗后，不同队列的中位时间为 8～30 个月，并且大多超过 24 个月。尽管已研究了更高剂量（范围23.4～50.2Gy），但直肠癌的再照射大多采用超分割放化疗，总剂量为 30～40Gy。先前照射的EQD$_2$ Gy（α/β = 3Gy）为 43.2～1.8Gy$_3$，估计的累积 EQD$_2$ Gy 为 71.9～101.7Gy$_3$（Guren 等，2014）。

在之前的人群中，通常采用收缩野技术通过相对的侧向或三侧野外再照射，包括骶骨前区或后骨盆（作为亚临床疾病的预防）和肿瘤总体积加上 1～4cm 的余量（通常为 2cm），然后肿瘤部分加量（Mohiuddin 等，1993，1997，2002；Lingareddy 等，1997；Valentini 等，1999）。在新几年的研究中，用三维适形或调强技术通过多个野进行再照射，治疗体积仅包括肿瘤的 2cm GTV 到 PTV 边界（Valentini 等，2006；Das 等，2010；Koom 等，2012；Sun 等，2012；Ng 等，2013）。

图 15-1 显示了调强技术保留小肠的可能性。

当代放射线临床试验中的疾病控制和生存结果（Valentini 等，2006；Das 等，2010；Koom

等，2012；Sun 等，2012；Ng 等 2013；Milani 等，2008；Bosman 等，2014）的报道见表 15-2。再照射后接受切除的患者比例差异很大（范围为 20%～100%）。切除率的差异主要可以通过以下事实来解释。在某些研究中，无法切除的疾病或术中检测到的远处转移的患者并未从最初的研究人群中排除。此外，如前所述，缺少LRRC 的标准分类会对在不同系列之间比较结果产生负面影响。尽管很少描述病理完全缓解，但在几乎所有系列中，超过 70% 的手术患者获得了 R$_0$ 切除（范围 39%～89%）。

所有局部复发患者的中位生存时间为19～42 个月。非手术患者的中位生存时间为14～16 个月，而经过手术切除肿瘤者中位生存时间为 39～60 个月。在局部复发灶切除及联合治疗（包括再程放疗）的患者中，接近半数患者的盆腔内病变可获得长期控制，其中高达 65% 的患者能够长期（5 年）生存。即使病灶不能手术切除，经长时间化疗和再程放疗后约 20% 的病例可获得长期控制，相当部分（达22%）患者生存可超过 5 年。随访期间约 50% 的患者发生远处转移（Valentini 等，2006；Bosman

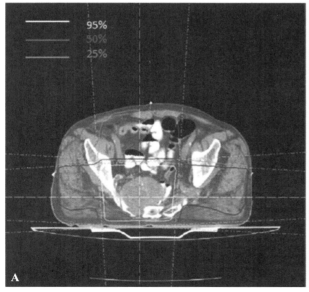
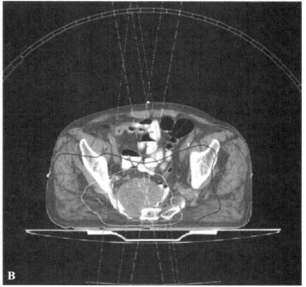

▲ 图 15-1　先前接受过放疗的直肠癌患者骶前复发的三维适形放疗（A）和容积调强弧光治疗（VMAT）（B）的剂量分布，显示小肠保留 VMAT（彩图见书末彩插部分）

表 15-2 直肠癌再次放疗临床试验的肿瘤控制和生存率结果

研　究	患者数	前期放疗剂量（Gy），中位值（范围）	再程放疗剂量（Gy），中位值（范围）	技　术	同步化疗	肿瘤切除（%）	局部控制率	无远处转移生存率	中位生存时间（个月）	总生存率
Bosman 等，(2014)，回顾性研究（1994—2013）	135	15~55Gy	在 90% 等剂量时，30.6Gy/1.8Gy 或 30Gy/2Gy+IOERT 补量 10Gy（R0），12.5Gy（R1）或 15Gy（R2）	三野照射或 3D-CRT	同步化疗（86.7%）	135/135（100%）75/135（55.7%）	45.9%（5 年）	56.6%（5 年）	—	34.1%（5 年）
Ng 等，(2013)，回顾性研究（1997—2008）	56	50.4Gy（21~64Gy）	39.6Gy（20~39.6Gy）/1.8Gy	3D-CRT 或 IMRT	氟尿嘧啶	11/56（20%）R0: 8/11（72%）	—	—	全部，19；切除者，39；未切除者，19	—；—
Sun 等，(2012)，前瞻性研究（2004—2008）	72	< 50 Gy（无报道）	30~36Gy/1.2Gy，每日 2 次；不可切除：重新勾画 GTV，总量 51.6~56.4Gy	3D-CRT	卡培他滨	18/72（25%）R0: 16/18（88%）	—	—	全部，32	全部，45.1%（3 年）
Koom 等，(2012)，回顾性研究（2000—2007）	22	54 Gy（45~59.4 Gy）	50.2Gy（30~66Gy）/1.8~3Gy	3D-CRT 或 IMRT	是	5/22（23%）	全部，32%（2 年）	—	全部，21	全部，50%（2 年）
Das 等，(2010)，回顾性研究（2001—2005）	50	47 Gy（25~70Gy）	39Gy（如果再次治疗时间间隔≥1 年）或 30（如果再次治疗时间间隔 < 1 年）/1.5Gy 每日 2 次 +/- IORT，5~10Gy	三野照射	卡培他滨	18/50（36%）R0: 7/18（38.8%）	切除，47%；未切除，21%	—	切除者，60；未切除者，16	切除者，66%；未切除者，27%
Milani 等，(2008)，回顾性研究（2000—2005）	24	50.4Gy（38.0~59.4 Gy）	39.6Gy（30.0~45.0Gy）/1.8Gy	三野至五野照射	氟尿嘧啶 + 热疗	0%	—	—	—	—
Valentini 等，(2006)，前瞻性研究（1997—2001）	59	50.4Gy（30~55Gy）	30Gy（+ 补量 10.8Gy）/1.2Gy，每日 2 次	3D-CRT	氟尿嘧啶	30/59（51%）R0: 21/30（70%）	全部 38.8%（5 年），切除（R0），69.0%	42%（5 年）	全部，44	全部，39.3%（5 年）；切除者（R0），65.0%；未切除者或切除部分肿瘤），22.3%

等，2014）。可能由于更加适形的治疗和照射体积的减少，与早期的试验相比，近期的研究急性和晚期毒性有降低的趋势（Guren等，2014）。在近代研究（表 15-3）中，由于毒性引起的试验中断或终止很少发生（小于 5%）。最常见的 3～4 级急性毒性反应是腹泻（5%～10%）和皮肤反应（5%）。报道中最常见的晚期毒性反应是胃肠道和泌尿系统并发症，如多达 14% 的患者有小肠梗阻或狭窄、瘘管、慢性腹泻、膀胱炎和创口愈合受损。在Koom 等的系列研究中，也报道了输尿管狭窄的高发生率（27%）。

在对局部复发患者进行联合治疗后，很大一部分晚期毒性事件可能是手术或骨盆内局部病变发展的结果。已经有报道说 LRRC 手术后的并发症发病率可以高达 60%。Das 及其同事（2010）观察到，接受过手术的患者的 3～4 级晚期毒性发生率高于再照射后未接受过手术的患者。超过 50% 的局部复发患者在治疗后再次出现局部复发或进展。在 Mohiuddin 的系列研究中，15 例出现小肠梗阻的患者仅 4 例（26.6%）未见局部复发。与此类似，在 Das 等（2010）的研究中，50% 的小肠梗阻患者发生腹膜后转移。

1. 长疗程再程放疗后疾病的控制和生存结果的预后因素

若干因素已被评估为 LRRC 再照射后的潜在预后决定因素。对化疗和再程放疗的反应与手术肿瘤切除的彻底性有关（Valentini 等，2006）。

当再照射剂量大于 30Gy（Haddock 等 2001）或 $50Gy_{10}$（Koom 等 2012）时，或者初次治疗到复发之间时间间隔超过 24 个月（Valentini 等，2006）时，进行 R_0 切除可获到更好的局部控制率（Bosman 等 2014；Valentini 等 2006）。

当患者的一般状况良好（KPS ≥ 70）且原发肿瘤进展程度低（Mohiuddin 等，2002）、

复发性直肠癌被完全切除（Bosman 等，2014；Ng 等，2013；Das 等，2010；Valentini 等，2006；Mohiuddin 等，2002）、初次治疗到再次治疗时间间隔超过 24 个月（Das 等，2010）或 36 个月 Bosman 等，2014）、再程放疗照射剂量达到 30Gy 时（Mohiuddin 等，2002），患者可获得更好的总生存率。

2. 盆腔脏器对再程放疗的耐受

增加再照射剂量可能提高局部控制和存活的机会（Haddock 等，2001 年；Mohiuddin 等，2002；Koom 等，2012）。然而，由于对盆腔器官对再照射的耐受性知之甚少，目前还不清楚再照射的最佳剂量是多少。

在 Bosman 等的系列研究中，接受过照射的患者与未接受照射的患者相比急性毒性发生率没有显著差异。这一发现与许多临床研究一致，这些研究表明，急性反应组织在放疗后的几个月内几乎完全恢复（Langendijk 等，2006；Wurschmidt 等，2008）。

对晚期效应的再照射耐受性的了解很少。晚期并发症的风险可能取决于先前的辐射剂量。Das 等（2010）观察到，与接受较低剂量照射的患者相比，接受 ≥ 54Gy 照射的患者的晚期毒性发生率明显更高。放疗间隔时间也可能有影响。在 Mohiuddin 等（2002）的一系列文章中发现，再照射间隔超过 24 个月的患者长期并发症显著减少。

肿瘤位置也可以作为毒性风险的预测因素。在 Koom 等的系列研究中（2012），轴位或前位肿瘤患者的 3 级或 4 级晚期毒性发生率明显高于侧位或后位肿瘤患者（64% vs. 9%）。

许多已发表的研究已采用超分割方案，以减少潜在的晚期毒性。Mohiuddin 等（2002）对 103 例复发性直肠癌再程放疗的长期效果进行了分析。放疗方案为每天 1 次 1.8Gy 或每天 2 次 1.2Gy，中位总剂量 34.8Gy。接受超分割放疗的患者组的长期并发症发生率显著低于常

表 15-3 再程放疗临床试验中的毒性反应

研究	3～4 级急性毒性反应发生率 (%)	治疗中断或终止（毒性）	随访时间（月）中位数（范围）	≥ 3 级晚期并发症发生率 (%)						手术死亡率 (%)
				小肠梗阻	瘘管	脓肿	创口愈合不良	输尿管	膀胱/尿道	
Bosman 等，(2014)，回顾性研究 (1994—2013)	腹泻 5，中性粒细胞减少性败血症 1	—	—	—	9.9[a]	15.9[a]	9.9[a]	—	10[a]	4.6
Ng 等，(2013)，回顾性研究 (1997—2008)	皮肤反应 5，胃肠道反应 9，黏膜反应 2	终止 4%	15 (1～108)	1.7[b]	1.7[b]	3.5[b]	1.7[b]	—	3.5[b]	0
Sun 等，(2012)，前瞻性研究 (2004—2008)	腹泻 10，粒细胞减少 8	终止 4%	24 (10～57)	1.4	—	—	—	—	5.6	0
Koom 等，(2012)，回顾性研究 (2000—2007)	腹泻 9	—	—	14	5	—	—	27	14	0
Das 等，(2010)，回顾性研究 (2001—2005)	恶心/呕吐 4	—	25 (0～71)	4	4	4	4	4	—	0
Milani 等，(2008)，回顾性研究 (2000—2005)	胃肠道反应 12.5	0	—	—	—	—	—	—	—	—
Valentini 等，(2006)，前瞻性研究 (1997—2001)	胃肠道反应 5	中断 10%，终止 3%	36 (9～69)	3	—	—	—	—	4	2.6

a. 30 天内手术并发症；b. 完全切除的患者

规分次治疗组。

报道中被提到过的长疗程再程放疗的晚期并发症通常发生在小肠、尿道（尿失禁、狭窄）、膀胱（膀胱炎）、输尿管（狭窄、渗漏）和皮肤（溃疡、纤维化、伤口延迟愈合）。因此，应考虑所有这些器官都有损伤的风险。

在盆腔再程放疗的临床试验中，最常报道的晚期毒性是小肠梗阻或狭窄。尽管有超分割方案，但在早期再程放疗研究报道中，近 15% 的患者出现了小肠梗阻等（Mohiuddindeng，1997，2002；Lingareddy 等，1997）。只有在 Das 等之前的一系列研究中（2010），小肠梗阻的发生率特别低（4%），这可能是因为在保护小肠方面进行了特殊的措施来限制小肠的体积，并且大多数患者采用俯卧位，使用腹部板装置进行治疗，这样有助于将小肠置于照射野外。在最近的一系列研究中小肠梗阻的发生率也较低（4%），因为用模拟 CT 定义的较小的照射体积和更多的适形技术（Bosman 等，2014；Ng 等，2013；Sun 等，2012；Das 等 2010；Valentini 等，2006）。在当代研究中，晚期肠梗阻的发生率最高，Koom 等报道了（14%），特别是对于轴位或前位复发肿瘤的患者，即使使用 3D-CRT 或 IMRT 进行照射体积限制的再照射。与其他现代系列不同的是，在 Koom 等的研究中，没有使用超分割方案；相反，许多患者接受中度低分割（每次剂量可达 3Gy）。

再程放疗后，瘘管的发生率约为 4%，与肠道梗阻类似，瘘管的形成多于病变持续存在或复发有关（Mohiuddin 等，2002）。

在 Sun 等发表的系列文章中，位于辐射场的小肠允许的剂量为 10Gy，体积小于 50%（Sun 等，2012）。在其他系列中没有使用小肠的特定剂量限制。因此，为了最大限度地降低晚期小肠损伤的风险，并在不能完全排除小肠的情况下使用超分割计划，并且应当努力限制照射野内的小肠体积。

术中技术问题或术后创口愈合不良是影响术前再程放疗的主要原因。在 Mohiuddin（2002）的研究中，虽然创口愈合较慢，术后并发症的发生率与无术前放疗者无明显差别，也无术后死亡病例。早前的研究认为术前放疗显著增加了术后并发症的发生率，但是根据 Haddock 和 Bosman 的研究，接受术前放疗的复发直肠癌患者的术后创口愈合并发症或其他并发症的发生率与未接受术前放疗患者中的发生率相当（Bosman 等，2014；Haddock 等，2001）。

（二）再程放疗与术中放疗

术中放疗（IORT）是一种治疗模式，允许向肿瘤瘤床提供高剂量，同时从照射野中移出对射线敏感的肠道和膀胱。IORT 可通过三种不同的技术进行，即电子（IOERT）、高剂量率（HDR）近距离放疗和低剂量率（LDR）^{125}I 粒子近距离放射疗法。关于 IORT 的研究已经发表了近 30 年；不过，IORT 在直肠癌治疗中的应用尚不清楚，一些作者报道了局部晚期/复发性直肠癌使用 IORT 后总体生存率更高，LR 率更低（Eble 等，1998；Gunderson 等，1997；Mannaerts 等，2001），而其他人则没有证实这一结果（Dresen 等，2008；Ferenschild 等，2006；Masaki 等，2008；Dubois 等，2011）。

Roeder 等将 IOERT 15～20Gy 90% 的等剂量线作为 43 例 LRRC 的唯一再程放疗方式，但未完全切除的 5 年局部控制和总生存率仅为 19% 和 11%（Roeder 等，2012）。

同样，在其他系列中，在外照射后使用 IOERT 作为补量（Bosman 等，2014；Pacelli 等 2010），切除边界仍然是 LC 和 OS 最强的预后因素，R_1 的预后比 R_0 切除差。这一发现意味着 IOERT 不能完全补偿不完全切除。虽然许多 IORT 的系列报道了 R_0 切除患者的令人鼓舞的局部控制结果，但对于这部分患者，IORT 的附加价值仍不清楚（Roeder 等，2012）。

在 Pacelli 等（2010）的系列研究中，虽然 IOERT 组患者的病情更严重，但未观察到 IOERT 组和无 IOERT 组并发症发生率的差异，这表明 IOERT 本身并没有增加与手术相关的风险。

关于晚期毒性的数据很少。周围神经病变毒性似乎是限制 IORT 剂量的主要因素。

Roeder 等（2012）的系列报道中 8% 的患者主诉存在周围神经病变，包括严重的慢性疼痛。接受 ≥ 15Gy 剂量的患者中，有 11% 的患者出现神经病变，接受剂量 < 15Gy 的患者中有 6% 的患者出现神经病变，但这一差异无统计学意义。Haddock 等在该系列文章中，神经病的发生率和严重程度也与 IOERT 剂量有关（2011），并且作者建议限制碘剂量为 12.5Gy 可降低周围神经毒性。

术中 LDR 近距离照射损伤周围神经的风险似乎较低，这可能是 ^{125}I 粒子持续低剂量率照射的结果（MartinezMonge 等，1998）。

Goes 等（1997）报道了 30 例患者在接受剖腹手术和根治性或减瘤性手术切除后，采用近距离治疗，包括临时或永久植入 ^{192}Ir 或 ^{125}I 的粒子。大块残留病变的患者局部控制率为 37%，微小残留患者局部控制率为 66%。这些结果表明，术中 ^{125}I 或 ^{103}Pd 粒子植入可能改善局部控制，即使是手术和 EBRT 后非手术切除的复发性直肠癌患者。

IORT 在再程放疗中的价值需要进一步的研究来评估。虽然 IOERT 可能不是根除不完整切除后的残留病变的有效方法，但它可能对较小的残余肿瘤残余灶更加有效，例如它可以用于 R0 切除但切除边缘具有局部复发的风险更高的患者（Alberda 等，2015）。术中植入 ^{125}I 粒子行 LDR 的研究很少，但可能是一种有可能替代不完全切除的方法。

（三）再程放疗与立体定向放疗

到目前为止，随着手术技术的不断进步，外科手术切除仍然是 LRRC 的标准治疗。然而，在某些情况下，比如患者合并其他严重的疾病，不能手术切除或不能安全进行。对于这些患者，长疗程化疗再程放疗对于缓解症状非常有效，但是长期控制肿瘤的机会很低。采用调强放疗或容积调强放疗（VMAT）结合日常图像引导进行高度适形治疗计划，可以在严格的安全边界的情况下减少正常组织在高剂量照射下的偶然暴露，并且有可能提供每部分高剂量的低次数照射。这是立体定向放疗（SRT）的概念。短期的治疗对患者来说非常方便，因为再治疗通常发生在姑息治疗中。此外，由于不同的机制，如血管损伤、DNA 链断裂和（或）染色体畸变均可能参与肿瘤对每次高剂量照射的反应（Song 等，2015），SRT 可能克服放射性复发肿瘤的耐辐射性。

初步结果表明，该方法可能是 LRRC 患者再程放疗的理想选择（Defoe 等，2011；Dewas 等，2011；Abusaris 等，2012；Dagoglu 等，2015）。特别是在小系列中，OS 和局部控制率与包括手术在内的系列多模式方法的控制率相当，而严重毒性的发生率显著降低（表 15-4）。

由于在 LRRC 肿瘤中使用 SRT 进行再照射的经验有限，因此这种方法的选择标准以及对危险器官的总剂量和部分剂量处方和剂量学约束都还没有明确确定。

肿瘤体积为 6.7～1114ml，差异很大。Defoe 等（2011）仅纳入骶前肿瘤复发，Dewas 等（2011）只纳入侧骨盆复发，而 Abusaris 等（2012）和 Dagoglu 等（2015）还包括了 SRT 前、侧复发。

总剂量和分次剂量的范围很广，在 Abusaris 等的系列研究中，大于 $60Gy_3$ 剂量组患者的

表 15-4　立体定向再程放疗临床试验的疾病控制和生存结果

研　究	患者数	肿瘤体积（cm³）中位数（范围）	前期放疗剂量（Gy），中位值（范围）	再程放疗剂量（Gy），中位值（范围）/ 次数	技　术	中位随访时间月（范围）	局部控制率	总生存率	疼痛缓解率	3～4 级毒性反应发生率
Dagoglu 等，(2015)，回顾性研究（2006—2012）	18	90（36.8~1029.4）	50.4（25~100.4）	25（24~40）/5（3~6）至中位剂量 78%（69%~86%）	射波刀	38（6~86）	68.7%（2 年）	65.9%（2 年）	c	16.6% 1例小肠穿孔，1例神经病变，1例肾积水
Abusaris 等，(2012)，回顾性研究（2005—2009）	22[a]	PTV 154（6.7~1114.5）.	EQD₂（31~83Gy₁₀）	34（8~60）/1~10 至 70%~85% 等剂量	射波刀	15（2~52）	53%（2 年）	37%（2 年）	95%（至少部分缓解）	0
Defoe 等，(2011)，回顾性研究（2003—2008）	14[b]	52.5（19~110）	50.4（20~81）	36Gy 分为 3 个部分，每周 2~3 次或单次 SBRT 剂量（12，16 或 18）至 80% 的等剂量	射波刀	16.5（6~69）	68.2%（2 年）	78.8%（2 年）	57.1%（完全缓解）	0
Dewas 等，(2011)，回顾性研究（2007—2010）	16[c]	无报道	45（20~75）	36Gy 分为 6 个部分，3 周以上达到 80% 的等剂量	射波刀	10.6（1.9~20.5）	51.4%（1 年）	46%（1 年）	50%（部分缓解）	0

a.13 例复发性直肠癌患者；b. 仅有骶骨前肿瘤；c. 仅存在侧壁肿瘤，4 例复发性直肠癌患者

局部对照显著优于较低立体定向再照射剂量组（2012），但总体生存期差异不显著。

此外，对危险器官的再照射剂量也有很大差异。Abusaris 等（2012）的研究中，直肠和肠道的累积最大允许剂量为 110Gy$_3$，其中允许最大容量为 10ml 的肠或直肠接受更高的剂量。膀胱允许的累积最大剂量为 120Gy$_3$，其中10ml 的膀胱允许获得更高的剂量。即使在某些患者中超出了限制，本研究也未观察到急性或晚期严重毒性。在 SRT 用于 LRRC 再程放疗的临床试验中，Dagoglu 等（2015）应用 ALARA 原理（辐射防护与安全最优化）优化正常组织体积的辐射剂量。在设计治疗计划时，所有可能产生晚期损伤的器官都应视为有危险的器官。在 SRT 再程放疗中，晚期毒性大多发生在小肠（穿孔）、神经（神经病伴下肢无力和麻木和骨盆疼痛）和输尿管（输尿管纤维化导致肾积水）（Dagoglu 等，2015）。

所有已发布的 LRRC 的 SRT 再程放疗文章均使用了射波刀技术。患者使用影像定位和影引导，患者脊柱和骨盆骨定位（Dewas 等，2011）或实时基准跟踪（Dagoglu 等，2015；Abusaris 等，2012；Defoe 等，2011）。然而，众所周知，处于危险中的器官的位置，特别是小肠和膀胱，在治疗过程中可能会发生变化，从而可能进入高剂量区域。虽然二维定位系统不能检测这种内部的分式运动，但机载图像制导系统（如机载 CT 或 MR）可以检测分式运动，从而进一步降低严重损伤的风险。

（四）再程放疗与近距离放疗

对于不能或选择不接受根治性手术切除的患者，近距离放疗可能是一种替代治疗方法。特别是经皮图像引导的粒子植入，无须手术或全身麻醉，已引起越来越多的关注。事实上，与 EBRT 和 IORT 相比，它具有低剂量率辐射的优势，可以在确保癌细胞长期死亡的同时，

在正常组织中可持续修复亚致死损伤的 DNA，从而有更长时间的治疗窗。组织间近距离放疗的另一个优点是相对快速的剂量下降。这些优点允许提供更高的累积剂量，这可能提供更好的肿瘤控制。然而，CT 引导下放射性粒子植入治疗局限性盆腔复发的报道较少（表 15-5）（Wang 等，2010，2011；Bishop 等，2015）。在所有这些报道中，患者是基于技术可行性能否进行近距离治疗、复发病灶的大小及接近关键器官的病灶而选择的。特别是在 Bishop 等的一系列研究中，随着时间的推移，我们选择了浸润性较小、病灶较小的患者，而对于肿瘤较大的患者，最初的结果并不令人满意。有趣的是，在 Wang 等的系列（2010），3 例患者曾接受两次放疗。

在这些选定的患者群体中，CT 引导的间质近距离放疗产生了持久的局部控制和长期生存。治疗有很好的耐受性和症状缓解也非常明显。

（五）再程放疗和粒子植入治疗

质子粒子疗法（^{1}H）或碳离子（^{12}C）与光子放疗相比具有物理和生物优势。由于存在高的局部剂量沉积在 Bragg 峰，粒子治疗可以精确地使用剂量，同时避免正常组织照射。此外，离子提供了一个增加的相对生物有效性（RBE），特别是 ^{12}C，可以根据细胞系及所分析的终点在 2～5 计算，由于受辐射细胞内聚集的DNA 双链断裂的诱导增加，这很难被细胞的内在修复机制修复。这种较高的相对生物有效性（RBE）可以转化为更好的临床结果（Combs 等，2012）。

德国 I/II 期临床试验 PANDORA 使用碳离子对 LRRC 进行再辐射的初步结果最近发表。我们初步分析了 2010—2013 年在海德堡离子束治疗中心（HIT）接受 ^{12}C 再照射的 99 例患者。所有患者均有手术史及盆腔放疗史至少 50.4Gy。中位剂量为 36Gy［相对生物疗

表 15-5 间质性 LDR 近距离治疗临床试验的疾病控制和生存结果

研 究	患者数	肿瘤体积（cm³）中位数（范围）	前期放疗剂量（Gy），中位值（范围）	再程放疗剂量（Gy），中位值（范围）/次数	技 术	中位随访时间（个月）（范围）	局部控制率（2 年）	总生存率（2 年）	疼痛缓解率	3～4 级毒性反应发生率
Bishop 等，（2015）回顾性研究（2000—2012）	20	n.r	90（72～149）	在 1cm 的范围内为 80 或 120 照射到 100% 的 GTV	CT 引导下经皮粒子植入（¹⁹⁸Au 或 ¹²⁵I）	23（13～132）	60%	62%	69%	输尿管狭窄 1 例
Wang 等，（2011），回顾性研究（2006—2009）	20	体积植入 68.9（26.9～97.3）	70% 的患者 60Gy（50～70）	中位最小外围剂量 120Gy（范围为 100～160）	CT 引导下经皮粒子植入（¹²⁵I）	22（3～34）	15%	25%	85%	输尿管狭窄 1 例
Wang 等，（2011），回顾性研究（2006—2009）	15	n.r	n.r	中位最小外围剂量 150Gy（范围为 110～165）	CT 引导下经皮粒子植入（¹²⁵I 或 ¹⁰³Pd）	8（4～50）	8.1%	10%	53.8%	皮肤瘘 1 例（会阴皮肤肿瘤侵袭）

n.r. 未见报道

效（RBE）］［范围为 36～51Gy（RBE）］，计划靶体积中位数为 456ml（范围为 75～1597ml）。在中位随访 7.8 个月后，3 名患者（16%）死亡，4 名患者（21%）在 RT 后出现局部进展，3 名患者（16%）诊断为远处转移。没有观察到 3 级或更高的毒性。

结　论

对于早期盆腔放疗后的孤立性 LRRC 或原发性局部进展期直肠癌患者，肿瘤的手术完全切除（R₀ 切除）是实现长期局部控制疾病和生存的最重要措施。如果对放疗和手术都仔细评估，术前长疗程化疗联合再程放疗可以提高 R₀ 切除的机会，且不会增加不可接受的症状。使用小野照射，保护肠和膀胱，建议达到 40Gy 并使用超分割照射。

虽然术中给予低于 15Gy 的再照射剂量是可行的，但 IORT 的效果仍不清楚。

对于不能耐受手术或技术层面不能手术的患者，长疗程化疗联合再程放疗对于缓解症状非常有效，但长期控制肿瘤的机会很低。不能手术的小的 LRRC 患者可能受益于图像引导的立体定向再照射，以达到缓解和长期局部控制的目的。LDR 近距离治疗的经皮成像引导粒子植入也可以考虑，特别是非常靠近正常结构的 LRRC。

由于粒子治疗的物理和生物学特性，其可能为不能手术的患者与独立性 LRRC 的治愈提供机会。然而，在这种临床情况下的最佳剂量及疗效和再照射仍有待进一步研究确认。

由于远处转移是患者最主要的问题，在减少远处转移方面药物的作用也应多加探索。

参 考 文 献

[1] Abusaris H, Hoogeman M, Nuyttens JJ (2012) Re-irradiation: outcome, cumulative dose and toxicity in patients retreated with stereotactic radiotherapy in the abdominal or pelvic region. Technol Cancer Res Treat 11(6):591–597

[2] Alberda WJ, Verhoef C, Nuyttens JJ, Rothbarth J, van Meerten E, de Wilt JH, Burger JW (2014) Outcome in patients with resectable locally recurrent rectal cancer after total mesorectal excision with and without previous neoadjuvant radiotherapy for the primary rectal tumor. Ann Surg Oncol 21(2):520–526. doi:10.1245/ s10434–013–3306–x

[3] Alberda WJ, Verhoef C, Schipper ME, Nuyttens JJ, Rothbarth J, de Wilt JH, Burger JW (2015) The importance of a minimal tumor–free resection margin in locally recurrent rectal cancer. Dis Colon Rectum 58(7):677–685

[4] Beyond TME Collaborative (2013) Consensus statement on the multidisciplinary management of patients with recurrent and primary rectal cancer beyond total mesorectal excision planes. Br J Surg 100(8):E1–E33. doi:10.1002/bjs.9192

[5] Bhangu A, Ali SM, Brown G, Nicholls RJ, Tekkis P (2014) Indications and outcome of pelvic exenteration for locally advanced primary and recurrent rectal cancer. Ann Surg 259(2):315e–322e

[6] Bishop AJ, Gupta S, Cunningham MG, Tao R, Berner PA, Korpela SG et al (2015) Interstitial brachytherapy for the treatment of locally recurrent anorectal cancer. Ann Surg Oncol 22(Suppl 3):596–602

[7] Bosman SJ, Holman FA, Nieuwenhuijzen GA, Martijn H, Creemers GJ, Rutten HJ (2014) Feasibility of reirradiation in the treatment of locally recurrent rectal cancer. Br J Surg 101(10):1280–1289

[8] Chan CL, Bokey EL, Chapuis PH, Renwick AA, Dent OF (2006) Local recurrence after curative resection for rectal cancer is associated with anterior position of the tumour. Br J Surg 93(1):105–112

[9] Coco C, Valentini V, Manno A, Mattana C, Verbo A, Cellini N et al (2006) Long–term results after neoadjuvant radiochemotherapy for locally advanced resectable extraperitoneal rectal cancer. Dis Colon Rectum 49:311–318

[10] Combs SE, Kieser M, Habermehl D, Weitz J, Jäger D, Fossati P et al (2012) Phase I/II trial evaluating carbon ion radiotherapy for the treatment of recurrent rectal cancer: the PANDORA–01 trial. BMC Cancer 12:137

[11] Dagoglu N, Mahadevan A, Nedea E, Poylin V, Nagle D (2015) Stereotactic body radiotherapy (SBRT) reirradiation for pelvic recurrence from colorectal cancer. J Surg Oncol 111(4):478–482

[12] Das P, Delclos ME, Skibber JM, Rodriguez–Bigas MA, Feig BW, Chang GJ et al (2010) Hyperfractionated accelerated radiotherapy for rectal cancer in patients with prior pelvic irradiation. Int J Radiat Oncol Biol Phys 77:60–65

[13] Defoe SG, Bernard ME, Rwigema JC, Heron DE, Ozhasoglu C, Burton S et al (2011) Stereotactic body radiotherapy for the treatment of presacral recurrences from rectal cancers. J Cancer Res Ther 7(4):408–411

[14] Dewas S, Bibault JE, Mirabel X, Nickers P, Castelain B, Lacornerie T, Jarraya H, Lartigau E (2011) Robotic image–guided reirradiation of lateral pelvic recurrences: preliminary results. Radiat Oncol 6:77. doi:10.1186/1748–717X–6–77

[15] Dicle O, Obuz F, Cakmakci H (1999) Differentiation of recurrent rectal cancer and scarring with dynamic MR imaging. Br J Radiol 72:11559

[16] Dresen RC, Gosens MJ, Martijn H et al (2008) Radical resection after IORT–containing multimodality treatment is the most important determinant for outcome in patients treated for locally recurrent rectal cancer. Ann Surg Oncol 15:1937–1947

[17] Dresen RC, Kusters M, Daniels–Gooszen AW, Cappendijk VC, Nieuwenhuijzen GA, Kessels AG et al (2010) Absence of tumor invasion into pelvic structures in locally recurrent rectal cancer: prediction with preoperative MR imaging. Radiology 256(1):143–150

[18] Dubois JB, Bussieres E, Richaud P, Rouanet P, Becouarn Y, Matholin–Pélissier S et al (2011) Intraoperative radiotherapy of rectal cancer: results of the French multi–institutional randomized study. Radiother Oncol 98(3):298–303

[19] Eble MJ, Lehnert T, Treiber M, Latz D, Herfarth C, Wannenmacher M (1998) Moderate dose intraoperative and external beam radiotherapy for locally recurrent rectal carcinoma. Radiother Oncol 49:169–174

[20] Enker WE, Thaler HT, Cranor ML et al (1995) Total mesorectal excision in the operative treatment of carcinoma of the rectum. J Am Coll Surg 181:335–346

[21] Enríquez–Navascués JM, Borda N, Lizerazu A, Placer C, Elosegui JL, Ciria JP et al (2011) Patterns of local recurrence in rectal cancer after a multidisciplinary approach. World J Gastroenterol 17(13):1674–1684. doi:10.3748/wjg.v17.i13.1674

[22] Ferenschild FT, Vermaas M, Nuyttens JJ, Graveland WJ, Marinelli AW, van der Sijp JR (2006) Value of intraoperative radiotherapy in locally advanced rectal cancer. Dis Colon Rectum 49:1257–1265

[23] Ferenschild FT, Vermaas M, Verhoef C et al (2009) Total pelvic exenteration for primary and recurrent malignancies. World J Surg 33(7):1502e–1508e

[24] Figueredo A, Rumble RB, Maroun J, Earle CC, Cummings B, McLeod R et al (2003) Follow–up of patients with curatively resected colorectal cancer: a practice guideline. BMC Cancer 3:26

[25] Floriani I, Torri V, Rulli E et al (2010) Performance of imaging modalities in diagnosis of liver metastases from colorectal cancer: a systematic review and meta–analysis. J Magn Reson Imaging 31:1931

[26] Georgiou PA, Tekkis PP, Constantinides VA, Patel U, Goldin RD, Darzi AW et al (2013) Diagnostic accuracy and value of magnetic resonance imaging (MRI) in planning exenterative pelvic surgery for advanced colorectal cancer. Eur J Cancer 49:72–81

[27] Gérard JP, Azria D, Gourgou–Bourgade S, Martel–Lafay I, Hennequin C, Etienne PL et al (2012) Clinical outcome of the ACCORD 12/0405 PRODIGE 2 randomized trial in rectal cancer. J Clin Oncol 30(36):4558–4565. doi:10.1200/JCO.2012.42.8771

[28] Gezen C, Kement M, Altuntas YE, Okkabaz N, Seker M, Vural S et al (2012) Results after multivisceral resections of locally advanced colorectal cancers: an analysis on clinical and pathological t4 tumors. World J Surg Oncol 15(10):39. doi:10.1186/1477–7819–10–39

[29] Goes RN, Beart RW Jr, Simons AJ, Gunderson LL, Grado G, Streeter O (1997) Use of brachytherapy in management of locally recurrent rectal cancer. Dis Colon Rectum 40:1177–1179

[30] Goldberg PA, Nicholls RJ, Porter NH et al (1994) Long–term results of a randomised trial of short–course low–dose adjuvant preoperative radiotherapy for rectal cancer: reduction in local treatment failure. Eur J Cancer 30A:1602–1606

[31] Grabbe E, Winkler R (1985) Local recurrence after sphincter–saving resection for rectal and rectosigmoid carcinoma. Value of various diagnostic methods. Radiology 155:305–310

[32] Gunderson LL, Nelson H, Martenson JA et al (1996) Intraoperative electron and external beam irradiation with or without 5–fluorouracil and maximum surgical resection for previously unirradiated locally recurrent colorectal cancer. Dis Colon Rectum 39:1379–1395

[33] Gunderson LL, Nelson H, Martenson JA, Cha S, Haddock M, Devine R (1997) Locally advanced primary colorectal cancer: Intraoperative electron and external beam irradiation ± 5–FU. Int J Radiat Oncol Biol Phys 37:601–614

[34] Guren MG, Undseth C, Rekstad BL, Brændengen M, Dueland S, Spindler KL et al (2014) Reirradiation of locally recurrent rectal cancer: a systematic review. Radiother Oncol 113(2):151–157. doi:10.1016/j. radonc.2014.11.021

[35] Haddock MG, Gunderson LL, Nelson H, Cha SS, Devine RM, Dozois RR, Wolff BG (2001) Intraoperative irradiation for locally recurrent colorectal cancer in previously irradiated patients. Int J Radiat Oncol Biol Phys 49:1267–1274

[36] Haddock MG, Miller RC, Nelson H et al (2011) Combined modality therapy including intraoperative electron irradiation for locally recurrent colorectal cancer. Int J Radiat Oncol Biol Phys 79:143–150

[37] Harji DP, Griffiths B, McArthur DR, Sagar PM (2013) Surgery for recurrent rectal cancer: higher and wider? Colorectal Dis 15:139–145

[38] Heald RJ (1995) Total mesorectal excision is optimal surgery for rectal cancer: a Scandinavian consensus. Br J Surg 82:1297–1299

[39] Heriot AG, Tekkis PP, Darzi A, Mackay J (2006) Surgery for local recurrence of rectal cancer. Colorectal Dis 8:73347. doi:10.1111/j.1463–1318.2006.01018.x

[40] Huebner RH, Park KC, Shepherd JE et al (2000) A meta–analysis of the literature for whole–body FDG PET detection

of recurrent colorectal cancer. J Nucl Med 41:117789

[41] Kalff V, Hicks R, Ware R et al (2002) The clinical impact of 18F–FDG PET in patients with suspected or confirmed recurrence of colorectal cancer: a prospective study. J Nucl Med 43:492–499

[42] Konski AA, Suh WW, Herman JM, Blackstock AW Jr, Hong TS, Poggi MM et al (2012) ACR appropriateness criteria® – recurrent rectal cancer. Gastrointest Cancer Res 5(1):3–12

[43] Koom WS, Choi Y, Shim SJ, Cha J, Seong J, Kim NK et al (2012) Reirradiation to the pelvis for recurrent rectal cancer. J Surg Oncol 105:637–642

[44] Kusters M, Marijnen CA, van de Velde CJ, Rutten HJ, Lahaye MJ, Kim JH et al (2010) Patterns of local recurrence in rectal cancer; a study of the Dutch TME trial. Eur J Surg Oncol 36(5):470–476

[45] Lambregts DM, Cappendijk VC, Maas M, Beets GL, Beets–Tan RG (2011) Value of MRI and diffusion–weighted MRI for the diagnosis of locally recurrent rectal cancer. Eur Radiol 21(6):1250–1258

[46] Langendijk JA, Kasperts N, Leemans CR, Doornaert P, Slotman BJ (2006) A phase II study of primary reirradiation in squamous cell carcinoma of head and neck. Radiother Oncol 78(3):306–312

[47] Lingareddy V, Ahmad NR, Mohiuddin M (1997) Palliative reirradiation for recurrent rectal cancer. Int J Radiat Oncol Biol Phys 38:785–790

[48] MacFarlane JK, Ryall RD, Heald RJ (1993) Mesorectal excision for rectal cancer. Lancet 341:457–460

[49] Mannaerts GH, Rutten HJ, Martijn H et al (2001) Comparison of intraoperative radiation therapy–containing multimodality treatment with historical treatment modalities for locally recurrent rectal cancer. Dis Colon Rectum 44:1749–1758

[50] Martinez–Monge R, Nag S, Martin EW (1998) 125Iodine brachytherapy for colorectal adenocarcinoma recurrent in the pelvis and paraortics. Int J Radiat Oncol Biol Phys 42:545–550

[51] Masaki T, Takayama M, Matsuoka H, Abe N, Ueki H, Sugiyama M et al (2008) Intraoperative radiotherapy for oncological and function–preserving surgery in patients with advanced lower rectal cancer. Langenbecks Arch Surg 393(2):173–180

[52] Messiou C, Chalmers AG, Boyle K, Wilson D, Sagar P (2008) Preoperative MR assessment of recurrent rectal cancer. Br J Radiol 81(966):468–473

[53] Milani V, Pazos M, Issels RD, Buecklein V, Rahman S, Tschoep K et al (2008) Radiochemotherapy in combination with regional hyperthermia in preirradiated patients with recurrent rectal cancer. Strahlenther Onkol 184(3):163–168

[54] Mohiuddin M, Marks G (1993) Patterns of recurrence following high–dose preoperative radiation and sphincter–preserving surgery for cancer of the rectum. Dis Colon Rectum 36(2):117–126

[55] Mohiuddin M, Lingareddy V, Rakinic J, Marks G (1993) Reirradiation for rectal cancer and surgical resection after ultra high doses. Int J Radiat Oncol Biol Phys 27:1159–1163

[56] Mohiuddin M, Marks GM, Lingareddy V, Marks J (1997) Curative surgical resection following reirradiation for recurrent rectal cancer. Int J Radiat Oncol Biol Phys 39:643–649

[57] Mohiuddin M, Marks G, Marks J (2002) Long–term results of reirradiation for patients with recurrent rectal carcinoma. Cancer 95:1144–1150

[58] Moore HG, Shoup M, Riedel E et al (2004) Colorectal cancer pelvic recurrences: determinants of resectability. Dis Colon Rectum 47(10):1599e–1606e

[59] Ng MK, Leong T, Heriot AG, Ngan SY (2013) Once–daily reirradiation for rectal cancer in patients who have received previous pelvic radiotherapy. J Med Imaging Radiat Oncol 57:512–518

[60] Nielsen MB, Laurberg S, Holm T (2011) Current management of locally recurrent rectal cancer. Colorectal Dis 13:732–742

[61] Nielsen M, Rasmussen P, Lindegaard J, Laurberg S (2012) A 10–year experience of total pelvic exenteration for primary advanced and locally recurrent rectal cancer based on a prospective database. Colorectal Dis 14(9):1076e–1083e

[62] Ogunbiyi O, Flanagan F, Dehdashti F et al (1997) Detection of recurrent and metastatic colorectal cancer: comparison of positron emission tomography and computed tomography. Ann Surg Oncol 4:613–620

[63] Pacelli F, Tortorelli AP, Rosa F, Bossola M, Sanchez AM, Papa V, Valentini V, Doglietto GB (2010) Locally recurrent rectal cancer: prognostic factors and long–term outcomes of multimodal therapy. Ann Surg Oncol 17(1):152–162. doi:10.1245/s10434–009–0737–5

[64] Palmer G, Martling A, Cedermark B, Holm T (2007) A population–based study on the management and outcome in patients with locally recurrent rectal cancer. Ann Surg Oncol 14(2):447–454

[65] Quirke P, Durdey P, Dixon MF, Williams NS (1986) Local recurrence of rectal adenocarcinoma due to inadequate surgical resection. Histopathological study of lateral tumour spread and surgical excision. Lancet 2(8514):996–999

[66] Renehan AG (2016) Techniques and outcome of surgery for locally advanced and local recurrent rectal cancer. Clin Oncol (R Coll Radiol) 28(2):103–115

[67] Rödel C, Grabenbauer GG, Matzel KE, Schick C, Fietkau R, Papadopoulos T et al (2000) Extensive surgery after high–dose preoperative chemoradiotherapy for locally advanced recurrent rectal cancer. Dis Colon Rectum 43(3):312–319

[68] Rödel C, Martus P, Papadoupolos T, Füzesi L, Klimpfinger M, Fietkau R et al (2005) Prognostic significance of tumor regression after preoperative chemoradiotherapy for rectal cancer. J Clin Oncol 23(34):8688–8696

[69] Rödel C, Graeven U, Fietkau R, Hohenberger W, Hothorn T, Arnold D, et al., German Rectal Cancer Study Group (2015) Oxaliplatin added to fluorouracil–based preoperative chemoradiotherapy and postoperative chemotherapy of locally advanced rectal cancer (the German CAO/ARO/AIO–04 study): final results of the multicentre, open–label, randomised, phase 3 trial. Lancet Oncol 16(8):979–89. doi:10.1016/ S1470–2045(15)00159–X

[70] Roeder F, Goetz JM, Habl G, Bischof M, Krempien R, Buechler MW, Hensley FW et al (2012) Intraoperative Electron Radiation Therapy (IOERT) in the management of locally recurrent rectal cancer. BMC Cancer 12:592

[71] Rombouts AJ, Koh CE, Young JM, Masya L, Roberts R,

De–Loyde K et al (2015) Does radiotherapy of the primary rectal cancer affect prognosis after pelvic exenteration for recurrent rectal cancer? Dis Colon Rectum 58(1):65–73

[72]　Sagar PM, Pemberton JH (1996) Surgical management of locally recurrent rectal cancer. Br J Surg 83(3):293–304

[73]　Saito N, Koda K, Takiguchi N, Oda K, Ono M, Sugito M et al (2003) Curative surgery for local pelvic recurrence of rectal cancer. Dig Surg 20:192–199

[74]　Song CW, Lee YJ, Griffin RJ, Park I, Koonce NA, Hui S et al (2015) Indirect tumor cell death after high–dose hypofractionated irradiation: implications for stereotactic body radiation therapy and stereotactic radiation surgery. Int J Radiat Oncol Biol Phys 93(1):166–172

[75]　Sun DS, Zhang JD, Li L, Dai Y, Yu JM, Shao ZY (2012) Accelerated hyperfractionation field–involved re–irradiation combined with concurrent capecitabine chemotherapy for locally recurrent and irresectable rectal cancer. Br J Radiol 1011:259–264

[76]　Suzuki K, Dozois RR, Devine RM, Nelson H, Weaver AL, Gunderson LL et al (1996) Curative reoperations for locally recurrent rectal cancer. Dis Colon Rectum 39:730–746

[77]　Swedish Rectal Cancer Trial (1996) Local recurrence rate in a randomised multicentre trial of preoperative radiotherapy compared with operation alone in resectable rectal carcinoma. Eur J Surg 162:397–402

[78]　Tan PL, Chan CL, Moore NR (2005) Radiological appearances in the pelvis following rectal cancer surgery. Clin Radiol 60(8):846–855

[79]　Tan E, Gouvas N, Nicholls RJ, Ziprin P, Xynos E, Tekkis PP (2009) Diagnostic precision of carcinoembryonic antigen in the detection of recurrence of colorectal cancer. Surg Oncol 18:15–24

[80]　Tanis PJ, Doeksen A, van Lanschot JJ (2013) Intentionally curative treatment of locally recurrent rectal cancer: a systematic review. Can J Surg 56(2):135–144

[81]　Valentini V, Morganti AG, De Franco A et al (1999) Chemoradiation with or without intraoperative radiation therapy in patients with locally recurrent rectal carcinoma: prognostic factors and long–term outcome. Cancer 86:2612–2624

[82]　Valentini V, Morganti AG, Gambacorta MA et al (2006) Preoperative hyperfractionated chemoradiation for locally recurrent rectal cancer in patients previously irradiated to the pelvis: a multicentric phase II study. Int J Radiat Oncol Biol Phys 64:1129–1139

[83]　Valentini V, van Stiphout RG, Lammering G, Gambacorta MA, Barba MC, Bebenek M et al (2011) Nomograms for predicting local recurrence, distant metastases, and overall survival for patients with locally advanced rectal cancer on the basis of European randomized clinical trials. J Clin Oncol 29:3163–3172

[84]　van den Brink M, Stiggelbout AM, van den Hout WB et al (2004) Clinical nature and prognosis of locally recurrent rectal cancer after total mesorectal excision with or without preoperative radiotherapy. J Clin Oncol 22:3958–3964

[85]　van Gijn W, van Stiphout RG, van de Velde CJ, Valentini V, Lammering G, Gambacorta MA et al (2015) Nomograms to predict survival and the risk for developing local or distant recurrence in patients with rectal cancer treated with optional short–term radiotherapy. Ann Oncol 26:928–935

[86]　Vermaas M, Ferenschild FT, Nuyttens JJ, Marinelli AW, Wiggers T, van der Sijp JR et al (2005) Preoperative radiotherapy improves outcome in recurrent rectal cancer. Dis Colon Rectum 48(5):918–928

[87]　Wanebo HJ, Antoniuk P, Koness RJ et al (1999) Pelvic resection of recurrent rectal cancer: technical considerations and outcomes. Dis Colon Rectum 42:1438–1448

[88]　Wang JJ, Yuan HS, Li JN, Jiang YL, Tian SQ, Yang RJ (2010) CT–guided radioactive seed implantation for recurrent rectal carcinoma after multiple therapy. Med Oncol 27:421–429

[89]　Wang Z, Lu J, Liu L et al (2011) Clinical application of CT–guided (125) I seed interstitial implantation for local recurrent rectal carcinoma. Radiat Oncol 6:138

[90]　Würschmidt F, Dahle J, Petersen C, Wenzel C, Kretschmer M, Bastian C (2008) Reirradiation of recurrent breast cancer with and without concurrent chemotherapy. Radiat Oncol 3:28. doi:10.1186/1748–717X–3–28

[91]　Yamada K, Ishizawa T, Niwa K, Chuman Y, Akiba S, Aikou T (2001) Patterns of pelvic invasion are prognostic in the treatment of locally recurrent rectal cancer. Br J Surg 88:988–993

[92]　Yu SK, Bhangu A, Tait DM, Tekkis P, Wotherspoon A, Brown G (2014) Chemoradiotherapy response in recurrent rectal cancer. Cancer Med 3(1):111–117

[93]　Zitt M, Mühlmann G, Weiss H, Kafka–Ritsch R, Oberwalder M, Kirchmayr W et al (2006) Assessment of risk–independent follow–up to detect asymptomatic recurrence after curative resection of colorectal cancer. Langenbecks Arch Surg 391:369–375

第 16 章　妇科恶性肿瘤
Gynecological Malignancies

Jennifer Croke　Eric Leung　Anthony Fyles　**著**

崔　迪　范文俊　滕　峰 **译**

摘　要

　　随着外科手术、治疗技术及生物学的进展，妇科恶性肿瘤患者的预后已得到明显改善。但即便如此，仍有很大部分病例会出现局部复发，需要进行多学科治疗。以放疗作为初次治疗方法的患者，复发后理想的治疗方法是手术。然而，并非所有病例都适合进行手术治疗。由于必须在局部控制与再程放疗的潜在治疗风险之间进行取舍，因此选择是否进行再程放疗非常困难。患者是否适合再次接受根治性治疗取决于多种因素，如 PS 评分、症状、复发的部位、既往的放疗技术、剂量 / 分次、放疗相关毒性反应和疾病严重程度。随着技术的进步，目前可实现在经过筛选的患者中实施积极的治疗方法。这样不但可以缓解局部症状，还可以延长局部控制的时间。在本章中将重点强调临床、肿瘤、放射生物学因素及技术因素。目前已提出妇科恶性肿瘤复发患者再程放疗的治疗算法。

一、概述

　　妇科恶性肿瘤是一组源于女性生殖道的肿瘤，包括卵巢、子宫、子宫颈、阴道和外阴，是世界重要的健康问题之一。2012 年，子宫癌、子宫内膜癌和卵巢癌分别在全球女性最常见的新诊断的癌症中分别居第四、第五和第七（Torre 等，2015）。放疗（RT）在妇科恶性肿瘤的根治性治疗及辅助治疗中有重要的作用，并且有循证医学证据。

　　尽管妇科恶性肿瘤在外科、放疗和生物治疗方面取得了进展，但局部复发仍然是一个重要且具有挑战的问题。Meta 分析研究表明，约有 35% 的宫颈癌患者会出现局部复发（Chemoradiotherapy for Cervical Cancer Meta-

analysis C，2010）。据估计，在所有接受根治性治疗的妇科恶性肿瘤患者中，约有 10% 的患者仅出现盆腔复发，却没有远处转移的证据（Aalders 等，984；Fuller 等，1989；Look 和 Rocereto，1990）。此外，约 80% 的复发出现在既往接受过放疗的区域（Potter 等，1990；Thomas 等，1993）。

　　控制局部复发是具有挑战性的，因为目前用于指导根治性手术和（或）放疗后的治疗及治疗方法的选择的经验非常有限。初次放疗后出现局部复发的患者最好采用单纯手术治疗，通常是采用盆腔廓清术。一些研究报道了这种治疗后有良好的长期生存率（Sharma 等，2005；Maggioni 等，2009；Fotopoulou 等，2010）。然而，不容忽视这种治疗方法涉及的并发症较多，且有严重并发症（Morley 和 Lindenauer，1976；Roberts 等，1987；Anthopoulos 等，1989）。当不可以进行手术时，需要考虑再程放疗。随着临床预后的改善及长期随访生存时间的延长，再程放疗的比例也相应增加，尽管目前增长率还不清楚。再程放疗的想法引发了治疗的困境，因为必须要在局部控制与潜在再程放疗相关毒性反应之间认真加以权衡。因此，许多放射肿瘤学家由于担心引起严重的正常组织毒性反应而不愿为患者进行再程放疗。目前尚没有正常组织修复率的准确阐释，也缺少再照射时的 OAR 的剂量限制。联合全身治疗是一种有前景的治疗方法，可以进一步改善预后，特别是联合顺铂的化疗，治疗方法类似于治疗原发性宫颈癌；然而，这样治疗也可能增加相关毒性反应。

现代放疗技术，如调强放疗（IMRT）、图像引导放疗（IGRT）和立体定向放疗，使再程放疗更可行且更合理，因为高度适形放疗可给予盆腔复发灶高剂量，同时可以限制降低周围正常组织的剂量。

二、基本原则和注意事项

根治性放疗后出现局部复发的患者需要进行多学科评估。评价时必须了解并考虑到各方面重要因素。治疗目的是建立在临床、肿瘤和放射生物学基础上，同时要确定治疗目的是缓解症状或是预防出现疾病进展后的症状，还是根治性治疗无远处转移情况下的局部复发的肿瘤。

（一）临床考虑

临床考虑的重要因素包括评估 PS 评分、评估并发症并全面评估所有肿瘤相关的症状。初次治疗的详细内容及全部慢性毒性反应都应该清楚记录下来。影像学对远处转移的重新分期至关重要，会对临床决策产生影响。将功能成像与常规放射学（如 CT 和 MRI）结合使用，可提高检出隐匿性转移灶的敏感性，如发生远处转移将会对治疗方案产生影响。

良性病变与复发病变有相似之处，有必要对其进行鉴别诊断。影像学诊断应由盆腔肿瘤放射学专家进行。需要进行鉴别诊断的良性疾病包括血清肿、淋巴囊肿、盆腔脓肿、血肿和放疗后纤维化。如果情况允许，应进行组织活检以确定复发灶的病理类型。应尽早确定治疗的目的（根治性还是姑息性），并进行全面检查以确定分期。对于同时有局部和远处问题的患者，生存时间往往有限。因此，再程放疗的目的应以缓解症状和最大限度地提高患者生活质量为目的。与此相反，病灶局限并有良好的 PS 评分，而且对初次放疗的耐受良好的患者往往是进行根治性再程放疗的合适人选。

应特别关注晚期正常组织的毒性和首程放疗的耐受性问题。这个问题可以通过患者本人或医生进行问卷调查，如正常组织的晚期效应主观、客观、管理和分析（LENT-SOMA）或美国放疗肿瘤协作组（RTOG）评分系统。对出现严重胃肠道（GI）或泌尿生殖系统（GU）毒性反应的患者进行再程放疗时需特别慎重，并同时寻找其他替代治疗方案。有 15%～25% 接受盆腔放疗的患者出现 ≥ 2 级晚期胃肠道毒性反应（Mundt 等，2003；Chen 等，2007）。虽然大多数患者症状轻微，但 5%～10% 的患者会出现严重的毒性反应，严重影响生活质量，如瘘管或狭窄形成和肠梗阻（Ooi 等，1999；Denton 等，2000；Andreyev，2005）。泌尿生殖系统毒性反应通常是在较长的病程中形成的，在 20 年的病程中约有 5% 的 3 级或 4 级泌尿系毒性反应发生（Eifel 等，1995）。可表现为输尿管狭窄、慢性血尿或膀胱阴道瘘形成。慢性放疗相关毒性的存在必须给予关注，因为它可能预测再程放疗的耐受性及其发展为严重毒性反应的风险。

（二）肿瘤相关注意事项

肿瘤的组织学类型、复发病灶的解剖位置和复发病灶的范围是我们考虑再程放疗时必须关注的重要肿瘤相关因素。准确的妇科检查对确定复发部位、疾病范围和正常组织状态具有重要意义。复发病灶的体积应通过临床和 MRI 放射学综合评价，同时需要特别注意邻近的周围正常组织。应仔细评估复发的部位与初次放疗的高剂量照射区域的关系。单纯放疗难以处理范围广、体积大的复发或多灶复发的病例，因为这种情况下放疗需要提高剂量或扩大范围。这样就会增加临近危及器官（OAR）的放射剂量，从而增加发生严重的晚期正常组织损伤的风险。此外，一些组织类型（如肉瘤）相比其他组织类型对射线抵抗更强，因此在再程放疗时应同时考虑肿瘤的病理类型。

（三）放射生物学注意事项

无病生存时间是肿瘤再程放疗反应和生存的最重要的预后因素之一（Prempree 等，1984）。无病生存间隔时间较短的照射野内复发的患者很可能发展为肿瘤辐射抵抗人群。肿瘤在初次根治性治疗后的 12 个月内复发，通常表明肿瘤的生长模式具有侵袭性，因此必须高度怀疑是否存在远处转移。无病间隔时间长（＞ 12 个月）通常代表低侵袭性肿瘤，而且此时正常组织的炎症反应已经得到恢复。这些患者更适合进行再程放疗。

当考虑行再程放疗时，对首次治疗时危及器官剂量的估算非常重要。然而，许多妇科恶性肿瘤患者在首次进行近距离放疗时，存在近距离与外照射联合放疗时计算总生物有效剂量的潜在问题。由于外照射射线的生物效应与近距离治疗的生物效应不同，因此有必要将这些物理剂量转换为它们的等效生物剂量（EQD$_2$），然后再相加。GEC–ESTRO 小组推荐使用 EQD$_2$ 公式将外照射剂量和近距离治疗剂量相加的建议，并开发了一个电子表格，目前用于国际研究的剂量报道（Kirisits 等，2005；Potter 等，2006；Potter 等，2007）。如果患者既往接受过外照射治疗，那么应该对她们的放疗计划进行评估，并对危及器官的剂量 – 体积直方图进行分析。遗憾的是，在影像引导的三维适形放疗时代以前接受治疗的患者可能没有既往的剂量学数据，因此只能进行简单估算。

放疗后，正常组织进行修复。急性反应组织可以在放疗后几个月到几年恢复至其初始耐受性（De Crevoisier 等，1998；Stewart 和 van der Kogel，1994）。然而，在有可能恢复的情况下，晚反应组织需要更长的时间才能恢复。如临床实验前期数据显示，放疗后膀胱的恢复是有限的（Stewart 等，1990）。此外，放疗后肠道恢复的数据有限。因此，很难准确估计盆腔脏器的修复情况和再程放疗的剂量限制。因此，要强调的是应尽量减少危及器官放射剂量。

（四）技术因素

现代放疗技术的使用在 CT 的基础上设计计划并建立了剂量 – 体积直方图，可记录初次治疗的靶区和 OAR 剂量，提高再程放疗的可行性。将多疗程放疗计划进行整合，可以计算出肿瘤和 OAR 的总预计剂量，这有助于预测肿瘤组织的反应和 OAR 的毒性反应。立体定向放疗和组织间近距离放疗等技术使放疗在剂量提升的同时可以保护正常组织，这样可提高局部控制率并减轻毒性反应。图像引导技术为精确放疗提供技术支持。新技术的使用可以使治疗的适形度更好。由于可能发生射野边缘脱靶和照射野外进展的情况，因此精确的靶区勾画是至关重要的。这些技术应在具备高规模和专业水平的治疗中心开展，以确保进行适当的治疗。

三、再程放疗的技术

（一）调强放疗

高适形度的放疗可采用调强放疗（IMRT）、容积旋转调强放疗（VMAT）或立体定向放疗，可以避免 OAR 受到高剂量照射。但在再程放疗时，必须考虑到"散射"的低剂量体积增加。大体肿瘤病灶体积确定了放疗靶区，图像引导和有效固定体位装置的使用对再程放疗很有帮助。

妇科恶性肿瘤的剂量学和临床研究表明，IMRT 治疗是稳妥可靠的，其临床效果可与 3D 适形技术相媲美，但可以降低毒性反应（Mundt 等，2002；Portelance 等，2001；Hasselle 等，2011）。因此，再程放疗时使用调强技术是适合

的。然而，调强放疗的适形性优势可能会被立体定向放疗和近距离放疗技术所取代，当再程放疗考虑高剂量照射时要选择后者进行治疗。

（二）立体定向放疗

立体定向放疗（SBRT）适形度非常高，可进行高剂量辐射，并在进行大分次治疗模式时减少总体治疗时间。如果是姑息性治疗，后一因素在再程放疗中尤为重要。由于与血管关系密切，骨盆侧壁的复发通常无法手术切除，也很难进行近距离放疗。立体定向放疗可单独使用或与外照射放疗联合使用。已发表的一系列文献报道了立体定向放疗在复发性妇科恶性肿瘤中的作用（表 16-1）。

Guckenberger 等（2010）描述了 19 例复发宫颈癌和子宫内膜癌患者应用立体定向放疗

表 16-1　立体定向放疗（SBRT）在再程放疗中的应用

文献	病例数	既往行放疗的人数	剂量和分次	局部控制率（LC）	毒性反应
Guckenberger 等（2010）	19	7	中位剂量15Gy，分3次，给予65% 等剂量线	3 年 LC：81%；3 年 LC：100%（再程放疗患者）	25%：> 2 级晚期反应
Deodato 等（2009）	11	5	20～30Gy，分 4～5 次，给予 95% 等剂量线	2 年 LC：82%	0%：> 2 级急性和晚期反应
Kunos 等（2009）	5	5	15～24Gy，分 3 次，	3 例完全缓解；2 例部分缓解	1/5：3 级急性反应（乏力）
Dewas 等（2011）	16	16（5 gyne）	36Gy，分 6 次（> 3 周），给予 80% 等剂量线	1 年 LC：51%（全组）	0%：≥ 3 级
Kunos 等（2008）	3	3	24Gy，分 3 次	PFS：1～3 个月（全部为野外复发）	0%：≥ 3 级
Seo 等（2014）	23	17	27～45Gy，分 3 次，给予 80% 等剂量线	2 年 LC：65%（全组）	3/17：4 级（瘘）
Abusaris 等（2012）	27（8 gyne）	27（8 gyne）	SBRT 中位最大剂量 EQD_2 = 90Gy（42～420Gy）	1 年 LC：64%；2 年 LC：53%；中位 OS：14 个月	0%：≥ 3 级急性反应；0%：≥ 3 级晚期反应
Park 等（2015）	85	71	中位剂量39Gy，分 3 次，给予 80% 等剂量线（BED = 90Gy）	2 年 LC：83%；5 年 LC：79%	5/85：≥ 3 级晚期反应（2 例直肠阴道瘘）
Pontoriero 等（2015）	5	5	15～20Gy，分 3～4 次，连续治疗，给予 72% 平均剂量线（BED = 83Gy）	3 例完全缓解；2 例部分缓解	0%：≥ 3 级反应发生于 SBRT 90 天内

的病例报道，其中 7 例曾行放疗作为最初治疗的一部分。这些病例的复发部位要么在中间位置，要么在盆腔侧壁，大小为 1.5～6.5cm。这些患者单独使用立体定向放疗，给予 65% 等剂量线的处方剂量 30Gy（分 3 次）或 28Gy（分 4 次）。主要的死亡原因是全身衰竭，有 7/10 位患者发生全身衰竭。晚期 ≥ 2 级的毒性反应发生率较为突出，为 25%。遗憾的是，这项研究并没有将既往接受过放疗的患者的结果进行进一步研究。对 SBRT 在宫颈癌复发患者中的作用也有研究报道。一项研究入组 11 名患者，其中 5 人曾接受过放疗（Deodato 等，2009）。常用的治疗方案给予 95% 等剂量线 6Gy 治疗 5 次（EQD$_2$ = 40Gy）。在中位随访 18 个月后，出现 2 例局部失败。无 ≥ 2 级的晚期毒性反应报道，治疗的耐受性良好。另一项研究回顾性分析了 23 例局限于盆腔侧壁的局部复发宫颈癌患者（Seo 等，2014）。其中 17 名患者曾做过放疗。立体定向放疗给予 80% 等剂量线的处方剂量范围为 27～45Gy（中位剂量 39Gy），分 3 次治疗。全组 2 年的总生存率和局部控制率分别为 43% 和 65%。肿瘤体积 < 30cm^3 的患者效果明显好于肿瘤体积较大的患者。直肠阴道瘘发生 3 例（4 级毒性），均为肿瘤体积较大的病例。71% 的患者疼痛减轻，症状较基线水平缓解 ≥ 50%。

Kunos 等（2009）报道了射波刀治疗 3 例初次放疗后复发的外阴鳞状细胞癌的病例，75% 等剂量线的处方剂量是 8Gy，3 次（EQD$_2$ = 57.6Gy）。所有患者在治疗区域内均出现急性皮肤反应和脱屑性坏死，3 例患者均痊愈，未见晚期毒性反应。虽然 3 例患者均有局部反应，但他们在接受放疗后 3 个月内都出现了疾病进展。韩国放射肿瘤协作组（Korean Radiation Oncology Group）对 85 名复发或寡转移性宫颈癌患者进行了一项类似的研究，评价了射波刀进行 SBRT 的作用。59 例患者接

受 SBRT 治疗的部位均在既往放疗的范围内，9 例为部分重叠。中位剂量为 39Gy，分 3 次（BED = 90Gy），2 年和 5 年的局部控制率分别为 83% 和 79%。影响局控和总生存的重要因素是无病生存间隔 > 36 个月。5 例患者发生了晚期 3～4 级毒性反应，其中 2 例患者发生了直肠阴道瘘（Park 等，2015）。

总之，立体定向放疗对妇科恶性肿瘤患者进行盆腔再程放疗是安全可靠的，治疗的耐受性和局部控制率的结果值得期待。治疗疗程短的特点对姑息治疗的患者非常有利。未来方向可能包括自适应放疗计划在临床肿瘤快速消退和（或）解剖结构改变情况下的应用，有助于提高放疗剂量和保护正常组织。

（三）术中放疗（IORT）

术中放疗可采用两种技术，即直线加速器的电子束放疗和组织间置管的 HDR 近距离放疗。术中放疗通常只用于手术后显微镜下的病灶。其优点是，在手术中，当邻近 OAR 可移动并远离靶区时，可进行单次高剂量的照射。OAR 包括盆腔神经和输尿管。术中放疗的潜在并发症包括这些结构的损伤，导致神经性疼痛、运动障碍和输尿管梗阻。表 16-2 总结了已发表的 IORT 在复发性妇科恶性肿瘤中作用的系列文献报道。

Mahe 等（1996）报道了 70 例进行 IORT 治疗的曾行初次放疗后盆腔复发的病例。这些病例多为盆腔侧壁病灶 ± 中心病灶。手术方式因初始治疗模式不同、肿瘤大小不一而各不相同。在 15 个月的随访中，中位生存期仅为 11 个月，局部控制率为 21%。27% 的患者有 2～3 级毒性反应，包括胃肠道或尿瘘、感染、直肠狭窄、神经病变和输尿管梗阻。另一项回顾性研究评价了 IORT 对复发性妇科恶性肿瘤患者的作用。在 36 例患者中，有 23 例曾接受过放疗。5 年局部控制率为 44%，3 级以上毒性发

表 16-2　再程放疗使用术中放疗（IORT）的文献

文　献	病例数	既往进行 RT 病例数	IORT	局部控制率（LC）	毒性反应
Martinez Monge 等（1993）	26	14	限光筒中位大小：8cm（5～12cm）；中位剂量：15Gy（10～25Gy）；中位电子线能量 9Mev（6～15MeV）	4 年 LC：33%	≥ 3 级 GU：1/14；≥ 3 级 GI：0；慢性疼痛：6/14
Mahe 等（1996）	70	54	限光筒平均大小：7.5cm（4～9cm）；平均剂量 18Gy（10～25Gy）；平均能量：12MeV（6～20MeV）	中位 LC：21%	14% IORT 相关毒性反应（5 例神经损伤，4 例输尿管梗阻，1 例直肠狭窄）
Tran 等（2007）	36	23	限光筒平均大小：6cm（2.85～10cm）；平均剂量：11.5Gy（6～17.5Gy）；能量：6～12MeV	5 年 LC：44%（全组）	全组 28% ≥ 3 级
Gemignani 等（2001）	17	14	平均剂量 14Gy（12～15Gy）	3 年 LC：67%	2～3 级毒性反应：58%无危及生命的毒性反应
Stelzer 等（1995）	22	11	限光筒中位大小：6cm（6～15cm）；中位剂量：22Gy（14～28Gy）；中位能量：12MeV（9～22MeV）	5 年 LC：48%	最常见的神经毒性反应：7/22 治疗相关

GU. 泌尿生殖系统；GI. 胃肠道系统

生率为 28%。多因素分析发现复发间隔时间、肿瘤大小、宫颈癌原发及既往手术是重要的预后因素（Tran 等，2007）。此外，大体肿瘤切除也被认为是重要的预后因素（Gemignani 等，2001）。一项单中心回顾性研究比较了放疗后增加 IORT 的病例，这些病例既往都曾做过盆腔放疗。研究结果发现，增加 IORT 治疗并没有改善临床疗效（Backes 等，2014）。值得注意的是，如果复发间隔时间较短且肿瘤病灶外侧浸润范围扩大的情况下，接受 IORT 治疗的患者预后会更差。

总之，IORT 已被证实可以有效地提高复发妇科恶性肿瘤患者的局部控制率；然而，毒性反应的发生率是不可忽略的。进行治疗最重要的是谨慎耐心地选择合适的治疗方法。

（四）近距离治疗

近距离放疗是治疗局部复发的一种有效方法，可使剂量提升并有较好的有效率。据报道，与 EBRT 相反，接受近距离放疗的患者的晚期毒性发生率并不是非常显著（Russell 等，1987），

其原因可能是靶体积周围的放射剂量可以实现快速衰减，从而限制了正常组织的剂量。HDR 和 LDR 均已用于根治性治疗，其疗效和毒性反应均无差异。在一些研究中，特别是在小的复发病灶中，再程放疗的局部控制率为 67%～100%（Xiang 等，1998；Petignat 等，2006）。毒性反应发生率为 25%，包括严重的阴道狭窄和胃肠道毒性反应。

多通道施源器通常使用线型放射源，不仅限于施源器的中心，还包括圆柱体状施源器的边缘或表面。与单通道施源器相比，多通道施源器可以进行不对称和适形的剂量分布，可保护直肠和膀胱，但会增加阴道黏膜的放射剂量（Tanderup 和 Lindegaard，2004）。所选的近距离放疗方法如表 16-3 所示。

（五）组织间近距离放疗

组织间近距离放疗使用导管针直接插入肿瘤复发病灶进行高度适形放疗。阴道或骨盆复发的妇科肿瘤可以进行高剂量照射。对于有合并疾病的患者或器官保留的患者，组织间近距

表 16-3　再程放疗使用近距离放疗

文献	全部患者	既往放疗人数	剂量和分次	局部控制率（LC）	毒性反应
近距离放疗（BT）					
Xiang 等（1998）	73	73	镭治疗：30～40Gy，分 3～5 次，或 HDR 20～35Gy，分 3～5 次，3～4 周；随后用阴道模治疗：20～30Gy，分 4～6 次，深度 5mm；30～40Gy EBRT 照射外阴和腹股沟	5 年 LC：67%	4 级：24.6%
Petgnat 等（2006）	22	2	中位 HDR BT：26Gy（范围 8～48Gy）中位 4 次（1～11 次）	5 年 LC：100%	＞2 级急性反应：0%；＞2 级晚期胃肠道：18%；＞2 级晚期阴道：50%
间质插入					
Bahamh 和 Cardenes（2009）	19	19	中位剂量：50Gy（范围 25～55Gy）	21 个月 LC：63%	＞2 级：5.3%
Badakh 和 Grover（2009）	22	22	中位剂量：25.8Gy（范围 12～45Gy），每天 2 次，每次 4～6Gy	LC：22.7%	4 级反应：18%
Jhingran 等（2003）	91	34	中位剂量：75Gy（范围 34～122Gy）	5 年 LC：69%	＞2 级：12.1%
Gupta 等（1999）	69	15	中位剂量：35Gy（范围 25～55Gy）	3 年 LC：49%	4 级：14%
Randall 等（1993）	13	13	30～90Gy（0.17～0.59Gy/h）	2 年 LC：46%	4 级晚期反应：1/13（直肠阴道瘘）
Mabuchi 等（2014）	52	52	42Gy，分 7 次，OD 植入当日，随后每天 2 次，连续 3 天	32 个月 LC：77%	＞3 级晚期反应：25%
Zolciak-Siwinska 等（2014）	20	30	再程放疗中位 EQD_2：48.8Gy（范围 16.0～91.0Gy）	3 年 LC：45%	3 级以上反应：15%

离放疗可能是外科手术挽救治疗的替代选择。如果由于复发性疾病的位置不适于手术挽救治疗，如位于侧骨盆，也可以选择组织间近距离放疗。永久组织间植入和远端后装技术都可以使用。组织间治疗并不是一项新技术，它经过了数十年的研究和使用。然而，随着三维影像引导技术的使用，在精确治疗计划和剂量传输方面已取得重大进展，因此这项技术已在许多医学中心得到很好的推广。

一项单中心研究报道了较好的局部控制率的结果，尤其是在病灶体积小的患者中（Badakh 和 Grover，2009）。高剂量再程放疗具有可以直接照射肿瘤的能力，如预料中的结果，

当病灶接近危及器官时不良反应可能很严重。4 级并发症包括膀胱阴道瘘、直肠阴道瘘、软组织坏死和慢性直肠出血。

Brabham 和 Cardenes（2009）介绍了他们用 ^{198}Au 进行永久性组织间再程放疗的经验。中位肿瘤体积仅为 3.3cm³（0.8～21.3cm³）。中位随访时间为 21 个月，完全缓解率接近 95%，局部控制率超过 75%，同时 3 级毒性反应较低约为 5.3%。

来自波兰的一项研究评价了 HDR 近距离再程放疗宫颈癌和阴道癌，具体评价了 OAR 的剂量（Zolciak-Siwinska 等，2014）。大多数患者接受组织间插植技术治疗。再程放疗的中位

EQD_2 为 48.8Gy（范围 16.0～91.0Gy），累积剂量的 EQD_2 为 133.5Gy（范围 96.8～164.2Gy）。中位随访 31 个月后，95% 的患者在再程放疗后完全缓解。3 年局部控制率为 45%。15% 的患者（3/20，2 例 3 级晚期泌尿生殖系统和 1 例 3 级晚期胃肠道系统）出现 3 级以上毒性反应。膀胱和直肠 $2cm^3$ 的体积的累积剂量 EQD_2 约为 100Gy 时被认为是安全的。治疗的不良预后因素包括从首次放疗到再次放疗＜ 12 个月时间间隔及肿瘤直径＞ 3cm。

Mabuchi 等（2014）的另一项研究评价了 52 例复发性宫颈癌患者的 HDR 组织间近距离治疗。不同的治疗年代，依次分别使用二维和三维治疗计划。处方剂量给予 42Gy，分 7 次，在 4 天内完成治疗。中位随访时间为 55 个月。完全缓解率为 56%，局部控制率为 77%。在 25% 的患者中观察到 3 级以上的毒性反应，主要包括瘘管。由此再次证明，肿瘤大小和治疗间隔时间与预后呈显著相关性。这些因素可用于指导根治性治疗的患者而非姑息性治疗的患者。

四、讨论

虽然妇科恶性肿瘤患者的预后在不断得到改善，但仍有相当部分的患者会出现局部复发。复发性妇科恶性肿瘤的治疗是在既往盆腔放疗基础上进行的高度复杂的治疗，同时需要进行多学科评估。对于表现良好、无病间隔时间长、复发病灶体积小的患者，手术切除是首选治疗方案。然而，非手术适应证的患者，可以考虑再程放疗。再程放疗的潜在风险必须与治疗获益进行权衡比较，需要慎重的选择患者，早期确定治疗的目标是至关重要的。

英国放射学会近距离放疗工作组制定了再程放疗的临床和放射生物学指南（Jones 与 Blake，1999）。该工作组建议选择那些既往放疗耐受性良好、经活检证实疾病复发、患者 /

家属与放射肿瘤学专家之间就预期的治疗获益和风险进行详细讨论后的患者。该治疗组还推荐治疗前确定再程放疗的目的，因为这将影响诸如照射野大小、射线方向和剂量分割等因素。在加拿大的一项辅助治疗模式的研究中，几乎所有的受访者（99%）都建议行再程放疗以改善患者的生活质量（Joseph 等，2008）。1/3 的人建议进行以根治为目的的再程放疗。当进行再程放疗时，主要的影响因素是无病间隔时间、PS 评分、无远处转移和无既往放疗晚期毒性反应。那些不愿进行再程治疗的人表示，他们担心正常组织耐受能力、放射生物学及再程放疗获益的不确定性。既往放疗的体积也是再程放疗需要考虑的一个主要因素。

影像学和治疗计划技术的进步提高了为既往曾行放疗后区域复发的患者提供再程放疗的可行性。虽然剂量提高可能会改善疗效，但与治疗相关的并发症发生率也会同时提高。此外，虽然高度适形治疗有控制复发性疾病的可能，但不能治疗照射野外和远处进展的病灶。因此，治疗目的和靶区体积的确定具有重要意义。

（一）确定治疗策略的过程

目前没有确切的标准来帮助选择安全且有效的再程放疗剂量，但需要应尽早确定治疗的目的。放射生物学因素包括放疗后的间隔时间和正常盆腔组织的再次治疗的耐受性。必须计算或估计初次放疗的 EQD_2 剂量（EBRT+ 近距离放疗），要清楚这种计算方法中存在固有的不准确性，这是由两种治疗模式的生物效应和剂量 / 分次模式不同造成的。表 16-4 列举了可行再照射计划的模式。再程放疗时的患者、肿瘤、技术及放射生物学因素均应被充分考虑。再程放疗的时间也可以是每天 2 次的治疗方案。根据头颈部鳞状细胞癌试验的数据推断，在不增加晚期毒性的情况下使用超分割模式可逐步提高总的肿瘤杀伤剂量（Bourhis 等，2006），这在理论上治疗宫颈鳞状细胞癌是可行的。但目前缺乏充足的研究证据。最后，在某些病例中为最大限度地提高局部控制的同时减少发生毒性反应的风险，可适当缩小放疗病灶的体积。图 16-1 列举了确定治疗方案的流程，用于帮助需要再程放疗的患者使用。

表 16-4　建议的再程放疗剂量分割模式

复发位置	根治性放疗剂量 / 分次模式	姑息性放疗剂量 / 分次模式
盆壁	EBRT 50Gy，分 25 次；45Gy，分 25 次；40Gy，分 20 次	EBRT 40Gy，分 20 次；20Gy，分 5 次；25~30Gy，分 10~15 次
阴道穹隆	EBRT+ 近距离放疗 45~50Gy，分 25 次，EBRT；阴道穹隆近距离治疗至总剂量 65~75Gy	未报道
	单纯 EBRT 45~50Gy，分 25 次；40Gy，分 20 次	EBRT 40Gy，分 20 次；30Gy，分 20 次，每天 2 次；20Gy，分 5 次；25~30Gy，分 10~15 次
	单纯近距离治疗 20~30Gy，分 4~6 次，HDR	单纯近距离治疗 21Gy，分 3 次，HDR；20Gy，分 4 次，HDR

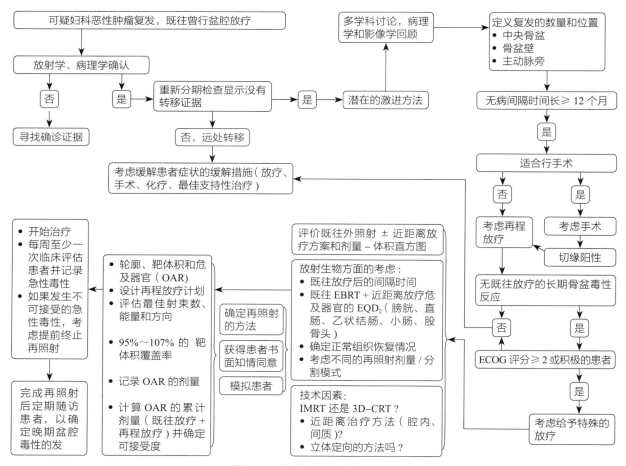

▲ 图 16-1　妇科恶性肿瘤的决策流程

（二）未来展望

在正常组织保护的方面，质子治疗已被证实在剂量学上优于光子治疗（St Clair 等，2004）。其主要优点是通过消除散射剂量和减少入射剂量来保护 OAR，从而使治疗比最大化。因此，质子治疗在再程放疗模式中可能会有显著的临床优势。目前，质子治疗方面的经验还在不断完善，但受特殊治疗部位的限制（如前列腺癌、小儿恶性肿瘤的可行性有限外）。最近发表的一篇综述阐述了质子在再程放疗中的使用（Plastaras 等，2014）。文中没有讨论妇科恶性肿瘤治疗，但随着质子治疗的实用性和治疗经验的增加，将扩展其在妇科恶性肿瘤再程放疗中的使用。

此外，合理的评价再程放疗在局控和毒性反应方面的作用是临床试验的一部分。进行妇科恶性肿瘤再程放疗作用的研究评价是必要的。

参 考 文 献

[1] Aalders JG, Abeler V, Kolstad P (1984) Recurrent adenocarcinoma of the endometrium: a clinical and histopathological study of 379 patients. Gynecol Oncol 17:85–103

[2] Abusaris H, Hoogeman M, Nuyttens JJ (2012) Re–irradiation: outcome, cumulative dose and toxicity in patients retreated with stereotactic radiotherapy in the abdominal or pelvic region. Technol Cancer Res Treat 11:591–597

[3] Andreyev J (2005) Gastrointestinal complications of pelvic radiotherapy: are they of any importance? Gut 54:1051–1054

[4] Anthopoulos AP, Manetta A, Larson JE et al (1989) Pelvic exenteration: a morbidity and mortality analysis of a seven–year experience. Gynecol Oncol 35:219–223

[5] Backes FJ, Billingsley CC, Martin DD et al (2014) Does intra–operative radiation at the time of pelvic exenteration improve survival for patients with recurrent, previously irradiated cervical, vaginal, or vulvar cancer? Gynecol Oncol 135:95–99

[6] Badakh DK, Grover AH (2009) Reirradiation with high–dose–rate remote afterloading brachytherapy implant in patients with locally recurrent or residual cervical carcinoma. J Cancer Res Ther 5:24–30

[7] Bourhis J, Overgaard J, Audry H et al (2006) Hyperfractionated or accelerated radiotherapy in head and neck cancer: a meta–analysis. Lancet 368: 843–854

[8] Brabham JG, Cardenes HR (2009) Permanent interstitial reirradiation with 198Au as salvage therapy for low volume recurrent gynecologic malignancies: a single institution experience. Am J Clin Oncol 32:417–422

[9] Chemoradiotherapy for Cervical Cancer Meta-analysis C: reducing uncertainties about the effects of chemoradiotherapy for cervical cancer: individual patient data meta–analysis (2010) Cochrane Database Syst Rev CD008285

[10] Chen MF, Tseng CJ, Tseng CC et al (2007) Clinical outcome in posthysterectomy cervical cancer patients treated with concurrent Cisplatin and intensity–modulated pelvic radiotherapy: comparison with conventional radiotherapy. Int J Radiat Oncol Biol Phys 67:1438–1444

[11] De Crevoisier R, Bourhis J, Domenge C et al (1998) Full–dose reirradiation for unresectable head and neck carcinoma: experience at the Gustave–Roussy Institute in a series of 169 patients. J Clin Oncol 16:3556–3562

[12] Denton AS, Bond SJ, Matthews S et al (2000) National audit of the management and outcome of carcinoma of the cervix treated with radiotherapy in 1993. Clin Oncol (R Coll Radiol) 12:347–353

[13] Deodato F, Macchia G, Grimaldi L et al (2009) Stereotactic radiotherapy in recurrent gynecological cancer: a case series. Oncol Rep 22:415–419

[14] Dewas S, Bibault JE, Mirabel X et al (2011) Robotic image–guided reirradiation of lateral pelvic recurrences: preliminary results. Radiat Oncol 6:77

[15] Eifel PJ, Levenback C, Wharton JT et al (1995) Time course and incidence of late complications in patients treated with radiation therapy for FIGO stage IB carcinoma of the uterine cervix. Int J Radiat Oncol Biol Phys 32:1289–1300

[16] Fotopoulou C, Neumann U, Kraetschell R et al (2010) Long–term clinical outcome of pelvic exenteration in patients with advanced gynecological malignancies. J Surg Oncol 101:507–512

[17] Fuller AF Jr, Elliott N, Kosloff C et al (1989) Determinants of increased risk for recurrence in patients undergoing radical hysterectomy for stage IB and IIA carcinoma of the cervix. Gynecol Oncol 33:34–39

[18] Gemignani ML, Alektiar KM, Leitao M et al (2001) Radical surgical resection and high–dose intraoperative radiation therapy (HDR–IORT) in patients with recurrent gynecologic cancers. Int J Radiat Oncol Biol Phys 50:687–694

[19] Guckenberger M, Bachmann J, Wulf J et al (2010) Stereotactic body radiotherapy for local boost irradiation in unfavourable locally recurrent gynaecological cancer. Radiother Oncol 94:53–59

[20] Gupta AK, Vicini FA, Frazier AJ et al (1999) Iridium–192 transperineal interstitial brachytherapy for locally advanced or recurrent gynecological malignancies. Int J Radiat Oncol Biol Phys 43:1055–1060

[21] Hasselle MD, Rose BS, Kochanski JD et al (2011) Clinical

outcomes of intensity-modulated pelvic radiation therapy for carcinoma of the cervix. Int J Radiat Oncol Biol Phys 80:1436–1445

[22] Jhingran A, Burke TW, Eifel PJ (2003) Definitive radiotherapy for patients with isolated vaginal recurrence of endometrial carcinoma after hysterectomy. Int J Radiat Oncol Biol Phys 56:1366–1372

[23] Jones B, Blake PR (1999) Retreatment of cancer after radical radiotherapy. Br J Radiol 72:1037–1039

[24] Joseph KJ, Al-Mandhari Z, Pervez N et al (2008) Reirradiation after radical radiation therapy: a survey of patterns of practice among Canadian radiation oncologists. Int J Radiat Oncol Biol Phys 72:1523–1529

[25] Kirisits C, Potter R, Lang S et al (2005) Dose and volume parameters for MRI-based treatment planning in intracavitary brachytherapy for cervical cancer. Int J Radiat Oncol Biol Phys 62:901–911

[26] Kunos C, von Gruenigen V, Waggoner S et al (2008) Cyberknife radiosurgery for squamous cell carcinoma of vulva after prior pelvic radiation therapy. Technol Cancer Res Treat 7:375–380

[27] Kunos C, Chen W, DeBernardo R et al (2009) Stereotactic body radiosurgery for pelvic relapse of gynecologic malignancies. Technol Cancer Res Treat 8:393–400

[28] Look KY, Rocereto TF (1990) Relapse patterns in FIGO stage IB carcinoma of the cervix. Gynecol Oncol 38:114–120

[29] Mabuchi S, Takahashi R, Isohashi F et al (2014) Reirradiation using high-dose-rate interstitial brachytherapy for locally recurrent cervical cancer: a single institutional experience. Int J Gynecol Cancer 24:141–148

[30] Maggioni A, Roviglione G, Landoni F et al (2009) Pelvic exenteration: ten-year experience at the European Institute of Oncology in Milan. Gynecol Oncol 114:64–68

[31] Mahe MA, Gerard JP, Dubois JB et al (1996) Intraoperative radiation therapy in recurrent carcinoma of the uterine cervix: report of the French intraoperative group on 70 patients. Int J Radiat Oncol Biol Phys 34:21–26

[32] Martinez Monge R, Jurado M, Azinovic I et al (1993) Intraoperative radiotherapy in recurrent gynecological cancer. Radiother Oncol 28:127–133

[33] Morley GW, Lindenauer SM (1976) Pelvic exenterative therapy for gynecologic malignancy: an analysis of 70 cases. Cancer 38:581–586

[34] Mundt AJ, Lujan AE, Rotmensch J et al (2002) Intensity-modulated whole pelvic radiotherapy in women with gynecologic malignancies. Int J Radiat Oncol Biol Phys 52:1330–1337

[35] Mundt AJ, Mell LK, Roeske JC (2003) Preliminary analysis of chronic gastrointestinal toxicity in gynecology patients treated with intensity-modulated whole pelvic radiation therapy. Int J Radiat Oncol Biol Phys 56:1354–1360

[36] Ooi BS, Tjandra JJ, Green MD (1999) Morbidities of adjuvant chemotherapy and radiotherapy for resectable rectal cancer: an overview. Dis Colon Rectum 42:403–418

[37] Park HJ, Chang AR, Seo Y et al (2015) Stereotactic body radiotherapy for recurrent or oligometastatic uterine cervix cancer: a cooperative study of the Korean radiation oncology group (KROG 14–11). Anticancer Res 35:5103–5110

[38] Petignat P, Jolicoeur M, Alobaid A et al (2006) Salvage treatment with high-dose-rate brachytherapy for isolated vaginal endometrial cancer recurrence. Gynecol Oncol 101:445–449

[39] Plastaras JP, Berman AT, Freedman GM (2014) Special cases for proton beam radiotherapy: re-irradiation, lymphoma, and breast cancer. Semin Oncol 41: 807–819

[40] Pontoriero A, Iati G, Aiello D et al (2015) Stereotactic Radiotherapy in the Retreatment of Recurrent Cervical Cancers, Assessment of Toxicity, and Treatment Response: Initial Results and Literature Review. Technol Cancer Res Treat Sep 30. pii: 1533034615608740

[41] Portelance L, Chao KS, Grigsby PW et al (2001) Intensity-modulated radiation therapy (IMRT) reduces small bowel, rectum, and bladder doses in patients with cervical cancer receiving pelvic and para-aortic irradiation. Int J Radiat Oncol Biol Phys 51:261–266

[42] Potter ME, Alvarez RD, Gay FL et al (1990) Optimal therapy for pelvic recurrence after radical hysterectomy for early-stage cervical cancer. Gynecol Oncol 37:74–77

[43] Potter R, Haie-Meder C, Van Limbergen E et al (2006) Recommendations from gynaecological (GYN) GEC ESTRO working group (II): concepts and terms in 3D image-based treatment planning in cervix cancer brachytherapy-3D dose volume parameters and aspects of 3D image-based anatomy, radiation physics, radiobiology. Radiother Oncol 78:67–77

[44] Potter R, Dimopoulos J, Georg P et al (2007) Clinical impact of MRI assisted dose volume adaptation and dose escalation in brachytherapy of locally advanced cervix cancer. Radiother Oncol 83:148–155

[45] Prempree T, Amornmarn R, Villasanta U et al (1984) Retreatment of very late recurrent invasive squamous cell carcinoma of the cervix with irradiation. II Criteria for patients' selection to achieve the success. Cancer 54:1950–1955

[46] Randall ME, Evans L, Greven KM et al (1993) Interstitial reirradiation for recurrent gynecologic malignancies: results and analysis of prognostic factors. Gynecol Oncol 48:23–31

[47] Roberts WS, Cavanagh D, Bryson SC et al (1987) Major morbidity after pelvic exenteration: a seven-year experience. Obstet Gynecol 69:617–621

[48] Russell AH, Koh WJ, Markette K et al (1987) Radical reirradiation for recurrent or second primary carcinoma of the female reproductive tract. Gynecol Oncol 27:226–232

[49] Seo Y, Kim MS, Yoo HJ et al (2014) Salvage stereotactic body radiotherapy for locally recurrent uterine cervix cancer at the pelvic sidewall: Feasibility and complication. Asia Pac J Clin Oncol May 30. doi:10.1111/ajco.12185

[50] Sharma S, Odunsi K, Driscoll D et al (2005) Pelvic exenterations for gynecological malignancies: twenty-year experience at Roswell Park Cancer Institute. Int J Gynecol Cancer 15:475–482

[51] St Clair WH, Adams JA, Bues M et al (2004) Advantage of protons compared to conventional X-ray or IMRT in the treatment of a pediatric patient with medulloblastoma. Int J Radiat Oncol Biol Phys 58:727–734

[52] Stelzer KJ, Koh WJ, Greer BE et al (1995) The use of intraoperative radiation therapy in radical salvage for recurrent cervical cancer: outcome and toxicity. Am J Obstet

Gynecol 172:1881–1886; discussion 1886–1888

[53] Stewart FA, van der Kogel AJ (1994) Retreatment tolerance of normal tissues. Semin Radiat Oncol 4:103–111

[54] Stewart FA, Oussoren Y, Luts A (1990) Long–term recovery and reirradiation tolerance of mouse bladder. Int J Radiat Oncol Biol Phys 18:1399–1406

[55] Tanderup K, Lindegaard JC (2004) Multi–channel intracavitary vaginal brachytherapy using three–dimensional optimization of source geometry. Radiother Oncol 70:81–85

[56] Thomas GM, Dembo AJ, Myhr T et al (1993) Long–term results of concurrent radiation and chemotherapy for carcinoma of the cervix recurrent after surgery. Int J Gynecol Cancer 3:193–198

[57] Torre LA, Bray F, Siegel RL et al (2015) Global cancer statistics, 2012. CA Cancer J Clin 65:87–108

[58] Tran PT, SU Z, Hara W et al (2007) Long–term survivors using intraoperative radiotherapy for recurrent gynecologic malignancies. Int J Radiat Oncol Biol Phys 69:504–511

[59] Xiang EW, Shu–mo C, Ya–qin D et al (1998) Treatment of late recurrent vaginal malignancy after initial radiotherapy for carcinoma of the cervix: an analysis of 73 cases. Gynecol Oncol 69:125–129

[60] Zolciak–Siwinska A, Bijok M, Jonska–Gmyrek J et al (2014) HDR brachytherapy for the reirradiation of cervical and vaginal cancer: analysis of efficacy and dosage delivered to organs at risk. Gynecol Oncol 132:93–97

第 17 章 软组织肉瘤的再程放疗
Reirradiation for Soft Tissue Sarcomas

Michael S. Rutenberg   Daniel J. Indelicato   著

杨 昊   王菊萍   译

摘 要

软组织肉瘤经局部广泛切除术联合放疗后局部复发率为 5%～20%，高达 80% 的患者仅局部复发而未发生远处转移。局部复发软组织肉瘤的最佳治疗方案是个体化治疗，并取决于先前的治疗方法、复发部位和保守手术的可能性。再次治疗后，局部控制率在 37%～100%，再次发生软组织肉瘤复发的危险因素包括复发的病灶个散、病理高级别、切缘阳性、位置深及非肢体的肿瘤。再程放疗作为多学科治疗方案的一部分，能够提高局部控制率，并尽可能地保留器官功能，但也同时要考虑由它所导致的严重不良反应。多种再程放疗技术已运用于肿瘤挽救治疗中，且各具优点及风险。

一、概述

过去 30 年来，成人软组织肉瘤（STS）的发病率一直稳定在 7/10 万（Siegel 等，2016）。据估计，在 2016 年约有 12 310 名美国人确诊为 STS（Siegel 等，2016）。这些患者中的大多数都处于生命的黄金时期，诊断时的中位年龄为 56 岁，约 20% 的患者小于 35 岁（Horner 等，1975—2006）。对于高危软组织肉瘤患者，多学科治疗是公认的标准治疗模式（National Comprehensive Cancer Network，2016）。多项研究表明，与单纯根治性切除相比，局部的手术联合辅助放疗不仅没有影响疾病生存率，而且还保留了器官功能并降低了死亡率。（Rosenberg 等，1982；Kinsella 等，1983；Wood 等，1984；Suit 等，1985；Karakousis 等，1986；Zelefsky 等，1990；Pisters 等，1996；Yang 等，1998）。

然而，在一些临床试验中，局部复发率仍然高达 20%（Lindberg 等，1981；Rosenberg 等，1982；Mundt 等，1995；Pisters 等，1996；Yang 等，1998），大多数局部复发发生在治疗的前 2 年内，其中包括相当一部分年轻患者（Lindberg 等，1981；Crago and Brennan，2015）。因此，挽救性治疗除了考虑生存外，还应考虑患者数十年后的功能状况、社会生存力及生活质量。这一点尤其重要，约 80% 的肉瘤复发都是单纯的局部复发（Ramanathan 等，2001），因此需考虑合理积极的根治性治疗，即使同时合并单纯肺转移，也有长期存活或治愈的可能性（Garcia Franco 等，2009；Verazin 等，1992；Rehders 等，2007；Casson 等，1992；van Geel 等，1996）。

目前尚没有关于软组织肉瘤再程放疗的前瞻性临床研究。因此，治疗推荐规范主要来源于小的、单中心的回顾性资料，所有这些临床研究的报道都包含共同的局限性，如病例选择的偏倚、有限的随访，以及并发症和生活质量的详细资料很少。

二、重复保守性手术联合再程放疗

如果没有远处转移，对于新发的病灶，目前指南建议制订治疗方案时应使用与肿瘤初治时相同的原则（National Comprehensive Cancer Network，2016）。与最初的 STS 治疗相似，与局部手术切除联合辅助放疗相比，根治性手术在总的生存率或无病生存率方面并没有优势（Giuliano 等，1982；Stojadinovic 等，2001）。因此，在进行局部手术时，应既要完整切除肿瘤又要保留器官功能。如果复发病灶适合保守性手术，那么这就意味着需要针对一个组织纤维化、局部缺血及某些解剖紊乱的辅助结构制定再手术和再程放疗计划。可以通过保守的挽救手术，这通常意味着在组织纤维化、缺血和先前治疗的大体解剖扭曲的复杂背景下，计划再次手术和再程放疗。然而，来源于其他位置肿瘤的资料，包括一项大型多中心 Ⅱ 期头颈部肿瘤的临床研究（Spencer 等，2008），证明局部复发肿瘤再程放疗尽管复杂但却是可行的（Valentini 等，2006）。

从历史资料看约 30% 的局部复发软组织肉瘤患者接受了保守性手术联合某些方式的再程放疗（Ramanathan，2001），但同行评议结果非常有限。相关文献回顾列于表 17-1。早期保守挽救治疗包括术前或术后外照射。Essner 等描述了 1972—1988 年在洛杉矶加利福尼亚大学治疗过的 21 例局部复发软组织肉瘤患者的结果。最常见的复发部位是大腿，并且在该组患者中，诊断时手术切除和放疗的初次治疗过程均存在异质性。中位随访期为 3 年。复发时先行术前多柔比星动脉内介入化疗及大分割放疗（2800cGy，每次 350cGy），接着再行肿瘤切除术，局部控制率是 6/7 例。然而，对于先

行手术切除再行术后辅助放疗（5000cGy，每次 200cGy）的患者局部控制率仅为 4/14 例。除了放疗剂量及放疗次数外，两组间外照射技术是相似的。包括采用对穿野照射整个肿瘤区域，仅保留部分瘤床对侧的皮肤。所有患者都接受局部扩大切除手术，手术是通过表面看起来正常的组织进入，整块切除。如果肿瘤邻近神经束膜、骨膜、血管外膜，则手术时连同这些结构整块切除。手术过程中没有使用肌皮瓣或游离皮瓣。其他一些研究中所含的病例数更少，不管是术前还是术后放疗，仅进行了外照射。在这些临床研究中，放疗剂量和次数与初次治疗方案相似（如术前 45～50Gy，术后 60～64Gy）（Catton 等，1996；Torres 等，2007；Indelicato 等，2009）。

对于复发软组织肉瘤重复外照射最常担心的情况之一就是产生严重坏死及纤维化。在上文描述的加州大学洛杉矶分校的研究中，接受术前再程放疗的 7 例患者中，3 例发生严重并发症，其中 2 例需要再次手术，包括 1 例减症性截肢，在 14 例接受术后再程放疗的患者中，共有 7 例患者出现了并发症，其中 6 例需再次手术，包括 1 例截肢。所有患者均接受功能分析。最常见的并发症是水肿，需要有长筒袜支撑，术前放疗患者发生率 33%，术后放疗患者发生率 64%。邻近长骨骨折、疼痛及需借助外部支撑物（如手杖或吊带）在任一组患者中均不常见，尽管累积辐射量高，但无神经炎及筋膜间隔综合征并发症发生。61% 的术前患者和 36% 的术后患者肢体活动在正常范围（定义为 95% 的肢体运动在正常范围）。加州大学洛杉矶分校研究者认为，对于孤立性局部复发患者，采用上述方案给予术前外照射，有可能保存肢体。由于局部控制率低及毒性反应的原因，他们不建议行术后放疗。

为了试图进一步减少毒性反应，一些研究者利用近距离放疗行再程放疗，最大的临床研

表 17-1 文献回顾仅限于对复发性软组织肉瘤进行保守手术联合再程放疗的患者（如可用，提供精确估算）

研 究	病例数 （n）	研究时间（年）	再程放疗	中位随访 时间（月）	5 年 局控率（%）	5 年 生存率（%）	严重 并发症（%）	截肢率 （%）
Nori 等（1991）	40	1979—1988	BT	36	68	55～85	13	0
Essner 等（1991）	21	1972—1988	EBRT	36	48	52	42	28
Graham 等（1992）	5	1981—1987	EBRT	NR	50	40	> 10	20
Catton 等（1996）	10	1990—1995	BT 和（或） EBRT	31	100	NR	60	10
Pearlstone 等（1999）	26	1990—1997	BT	16	52	52	15	0
Moureau-Zabotto 等 （2004）	16	1980—1994	BT 或 EBRT	59	37	NR	NR	NR
Torres 等（2007）	37	1991—2004	BT 或 EBRT	72	58	66[a]	51	35
Indelicato 等（2009）	5	1997—2004	BT 和 EBRT	3	40	0	80	80
Tinkle 等（2015）	15	2000—2011	IORT	NR	55	NR	33	NR
Cambeiro 等（2015）	10	1986—1999	IORT	NR	74	37	10	10
Cambeiro 等（2015）	16	2001—2010	BT	NR	38	68	56	NR

经 Indelicato 等（2009）许可借用和修改
BT. 近距离放疗；EBRT. 外照射治疗；IORT. 术中放疗；NR. 未报道
a. 疾病特异性生存

究来自纪念 Sloan Kettering 癌症中心（MSKCC；New York，NY），该研究包含了 1978—1988 年治疗的 40 例四肢复发软组织肉瘤（Nori 等，1991）。70% 的患者为大腿复发，且绝大多数患者初治时已行外照射。为了保留肢体，患者接受保守的保留功能手术联合 [192]Ir 瘤床植入后装单纯近距离放疗。以中位剂量率 40cGy/h，照射中位剂量 4500cGy（范围为 3000～4800cGy），中位随访时间约 3 年。足够观察到大多数的局部复发（Singer 等，1992.；Lindberg 等，1981）和并发症。5 年总生存率为 85%。5 年肿瘤局部控制率为 68%，可能影响挽救性治疗后局部控制的最重要因素是先前复发灶的数目。

最近 MD Anderson 癌症中心（Houston.TX）Penrlstone 等（1999）发表了有关在既往接受过放疗的区域行挽救性单纯近距离照射的经验. 这个研究共包括 26 例 1990—1997 年曾接

受过放疗的复发软组织肉瘤患者。肿瘤部位包括四肢（55%）、躯干（27%）和头颈（8%）。65% 的患者初治时曾接受外照射治疗。其余患者初治时接受了近距离放疗。为行挽救性治疗，患者接受保守性保留功能手术。随后行 [192]Ir 单平面瘤床插植后装近距离放疗。以中位剂量率 40cGy/h，照射平均剂量 4720cGy（范围为 1100～5000cGy）。中位随访时间 16 个月。5 年总生存率为 52%。5 年的部控制率为 52%。与 MSKCC 的经验一样，影响挽救性治疗局部控制可能性的最重要因素是先前复发灶的数目。此外，剔除复发灶邻近关节间隙（众所周知该区域很难行近距离放疗）的患者进行分析，局部控制率为 82%。

对于挽救性治疗，单纯使用近距离放疗比外照射更具有理论上和实用性方面的优势。再程放疗过程通过一组临床有经的医生来进行操作。复发危险最高的区域在手术室内 可直接确定靶区。组织间 ^{192}Ir 近距离放疗可在几天内完成，并且在术后 1 周左右开始，这与外照射明显不同。外照射一般至少需 6～7 周并且术后至少 3～4 周才能开始。对于因先前放疗而受损的创口 ，愈合时间可能更长，这会延长术后治疗时间。这样不仅 增加治疗的社会和经济负担，而且如果患者需要化疗，这也会延迟辅助化疗的开始时间。近距离放疗的剂量快速跌落可使先前放疗过的靶区外正常组织极少受照射。MSKCC 研究者（Nori 等，1991）报道只有 12.5% 的严重并发症发生率，报道 5 例出现严重并发症（4 例软组织坏死，1 例长骨骨折），并且所有患者均完全恢复。没有出现截肢、功能丧失及残废。MDACC 小组报道了相似的低并发症发生率（15%）并且也没有截肢病例发生（Pearlstone 等，1999），所有曾有围手术期并发症的患者，原发伤口都得到愈合，使用未放疗过的组织瓣膜进行重建的患者均未发生围手术期并发症。但中位随访仅 16 个月，该研究中有些事件可能被低估。一项随访时间为 59 个月的法国研究提示，与外照射相比，近距离放疗实际上可能增加并发症发生率（Mourcau–Zabotto 等，2004）。据报道，49% 的患者在挽救性手术和再程放疗后出现一种或多种慢性的 3 级或 4 级并发症。

Navarre 大学的系列报道（Pamplona，Spain）包括 16 名局部复发的 STS 患者，他们在手术后 9 天内开始接受局部切除后的近距离治疗（Cambeiro 等，2015）。近距离放疗包括单平面瘤床导管放疗，总共 8～10 次，每日 2 次，剂量为 32Gy 或 40Gy，分别用于 R0 和 R1 切除。中位随访时间超过 3 年，5 年局控率、远期生存率及总生存率分别为 38%、44% 和 68%。与法国研究相似，这些研究者报道了治疗相关并发症的高发生率，56% 的患者出现 3～4 级并发症，其中 50% 需要再次手术。所有的急性和

晚期并发症都与软组织损伤有关（包括伤口裂开、感染 / 脓肿、移植失败、坏死）。

毫无意外，在这些运用近距离放疗作为再程放疗的回顾性单机构研究中存在明显差异，疾病控制和并发症可能与选择患者和治疗技术的差异有关。值得注意的是，来自 MSKCC 和 MDACC 的这一系列研究，因研究者期望能更好地控制肿瘤，减少放疗毒性反应，从而倾向于选择较小、更易切除的肿瘤（Pearlsione 等，1999；Zagars 等，2003）。如 MSKCC 研究仅限于四肢肿瘤。最后虽然复发软组织肉瘤从生物学角度方面讲具有内在的侵袭性 .但一些报道表明近距离放疗对于低级别软组织肉瘤疗效较差，至少在首次治疗时是这样的（Pistes，1996）。

由于既往的手术及放疗，复发软组织肉瘤经常位于杂乱的组织中，筋膜面被纤维化遮盖，淋巴血管回流系统发生扭曲。病灶不可预测地延伸超过正常边缘。除了生理学上的重建，解剖学本身也发生改变，使得近距离放疗插植的几何学面临挑战（Torres 等，2007）。一些研究者用补充外照射放疗来补偿近距离放疗时剂量分布不规则的不足。

近距离放疗联合外照射的最大的临床研究结果来源于 Florida 大学，1976—2005 年，5 例既往接受原发灶保守性手术及放后出现局部孤立性复发患者，先行术前外照射，再行局部扩大切除术，术后给予近距离推量。外照射采用超分割放疗，总剂量 24Gy，每次 1.2Gy，每日 2 次，最大限度减少晚反应组织的放疗反应。近距离放疗采用 8～10W 根导管，在距单插植平面 5～10mm 处的处方剂量率为 50～60cGy/h。手术和 ^{192}Ir 后装治疗的中位间隔时间为 5 天。近距离放疗中位剂量为 39Gy（范围为 26～42Gy）。再程放疗中位总剂量率 63.5Gy（范围为 51.5～66Gy）。中位随访时间为 3 年，结果令人失望，这种积极的再治疗方法，导致 5

例患者中 4 例发生严重并发症（包括慢性不愈合溃疡及其他需要截肢的伤口并发症）。尽管接受了积极的治疗，3 位患者在最终死亡之前仍出现了其他部位的局部复发。

与近距离放疗原理相似，一些研究者报道了成功在术中使用电子束对软组织肉瘤进行再程放疗（Azinovic 等，2003；Cambeiro 等，2015；Tinkle 等，2015），术中放疗装置令人满意，因为它在手术室内可以轻松准确地接近瘤床，并且很容易确定电子束剂量学分布。该方法可减少放疗毒性反应。因为在术中电子线放疗过程中，受剂量限制的正常组织能够移位或受到保护（Willeu 等，2007）。像近距离放疗一样，术中放疗可以通过缩短总治疗时间来间接提高治疗质量。根据 Navarre 大学的经验，1986—1999 年，对接受过保留肢体手术的 10 名局部复发软组织肉瘤和侵袭性纤维肉瘤患者，采用术中电子线放疗，患者第一次治疗时的放疗资料不明确，在二程放疗的术中放疗过程中，根据临床情况及不可切除病灶的肿瘤残留情况选择 6MeV 和 15MeV 不同能量的电子线。术中再程放疗剂量根据肿瘤切缘状况，选择 10～20Gy。5 年局控率、远期生存率和总生存率分别为 58%、76% 和 37%。1 例发生严重的毒性反应（≥ 3 级），为控制症状而需要行截肢手术（Cambeiro 等，2015）。

California 大学旧金山 San Francisco 分校最近的一项研究也利用术中放疗挽救了局部复发的软组织肉瘤患者，Tinkle 等（2015）分析了 26 例曾接受过局部手术及术中电子线放疗，后发生局部复发的四肢软组织肉瘤患者。在这 26 名患者中，其中 15 名首次治疗中曾接受外照射（EBRT；中位剂量 63Gy，范围为 25～72Gy）。其余 11 名未接受放疗的患者在局部切除和术中电子线放疗后接受辅助 EBRT（中位剂量 52Gy，范围为 22～60Gy）治疗。手术包括保肢手术、全切除、术中电子线放疗剂量

为 10～18Gy（中位剂量 15Gy）。平均随访 35 个月，再程放疗组与未放疗组比较，5 年局部控制率无统计学差异（$P > 0.05$），分别为 55% 和 61%。再照射组中，20% 的患者发生了 3 级以上的急性放疗毒性反应，33% 发生了 3 级以上的晚期放疗毒性反应，包括伤口并发症和肢体或关节功能障碍。

三、再照射技术

综上所述，重要且值得关注的有关软组织肉瘤再程放疗发表的结果很少，病例数也很少，且随访时间也有限。以下基于目前最好证据及专家观点的信息可以代表治疗指南，对于所有需再程放疗的病例，最好将患者转诊至大的肿瘤诊疗中心。

（一）外照射

如有可能，外照射应在术前进行。与术后放疗相比，较低剂量的术前放疗对于既往接受过放疗的组织更为合适。也可选择切除瘤床附近的经两次照射过的软组织并且采用自体未照射过的组织进行重建。据报道，术前再程放疗一般剂量为 45～50Gy，采用标准分割方式，虽然一些肿瘤中心也使用超分割放疗，理论上可以减少晚期反应（Indelicato 等，2009）。放疗靶区应包括 CT 或 MRI 上增强的肿瘤图像以及可达到的横向和纵向边缘各 1.5cm 和 3cm。重要的是筋膜阻断原则不能应用于先前手术及放疗过的组织。

如果术前外照射后需要近距离放疗推量，外照射剂量应给约 24Gy。虽然已认识到高剂量累积照射可导致正常组织出现并发症，如周围神经性病变、骨折、水肿、软组织纤维化及坏死等。但是到目前为止，没有可以推荐作为放疗总剂量指引的具体资料。因此，从临床出发，应采取一切努力减少不必要的正常组织照射，并且使用如图像引导、调强、粒子植入等

先进的放疗技术（Weber 等，2007）。此外，来源于 UCLA 小组的初步资料显示术前大分割放疗（28Gy，每次 3.5Gy）联合动脉内介入化疗是一种有效的治疗方式。

（二）近距离放疗

近距离放疗是单独应用还是与外照射联合应用，需由外科医生和肿瘤放疗团队通过预先设计治疗计划一起完成。在手术切除过程中，瘤床应使用不透射线的外科标记物进行标记。在手术室，近距离放疗应以 1cm 的间隔单平面排列于瘤床，以达到 1~2cm 的射线覆盖范围。导管的平行方向应使用可吸收缝线或网丝安全固定。导管标记应使用缝合线或乳胶球固定于皮肤。一般情况下，导管垂直于手术切口，但是如果有重要神经穿过手术瘤床，导管应平行于神经放置，以保证神经鞘剂量在 50Gy 以下。

根据剩余组织，可用基本方法或使用未受照的自体组织缝合切口。一些临床医生正在研究伤口治疗法以减少对活动皮瓣或整形外科皮瓣重建的潜在的辐射损伤（Torres 等，2007）。患者在住院治疗期间，负压引流装置消除了导管移动的可能性，并且大部分引流装置占据了手术切缘，限制了切口暴露于射线中。

经过 X 线片或 X 线透视检查，确认平行导管方位后，应于术后第 5~7 天开始入 ^{192}Ir，以便不影响伤口愈合。距离插值平面 0.5cm 处的处方剂量率可在 40~80cGy/h 的范围内。理想情况下，插值表面上的剂量变化不应超过 5%~10%。使用现代治疗计划技术，可以将剂量处方定为靶体积（如临床靶体积被描绘为从瘤床上延伸 5mm 的范围，至少包含 90% 的预给处方剂量）（Cambeiro 等，2015）。对于单纯行近距离放疗的患者，目标剂量在 45~50Gy。对于接受术前外照射联合近距离放疗患者，近距离推量在 15~20Gy，并且导管应在术后 48h

内装放射源（Dalton 等，1996）。

（三）术中电子线放疗

与近距离放疗类似，术中电子线放疗也需要外科及肿瘤放疗团队协作一起制订先进的治疗计划。选择合适尺寸的施源器以覆盖整个手术瘤床。如果手术瘤床非常大且超过可用施源器的最大尺寸，要么选择使用相邻接两野（有超剂量的风险），要么只治疗高危区，例如靠近手术切缘的术后瘤床。如果两野重叠部分超过几毫米，那坏死的风险是不能接受的。电子束能量的选择取决于残余肿瘤情况，4~9MeV 电子束主要用于临床高危区或镜下残留区。肉眼残留病灶需使用 12~15MeV 电子束。因为术中电子线放疗都是在手术过程中完成的，故术中放疗通常为单次分割照射。虽然单次放疗的生物学效应尚未完全清楚，但据估计生物等效剂量至少是常规分割的 2~3 倍（Okunieff 等，1999；Willett 等，2007）。据估计，术中电子线放疗 10~20Gy 相当于常规外照射的细胞杀伤当量为 20~60Gy。因此，根据切缘状态及邻近的外周神经情况，推荐术中电子线再程放疗剂量在 10~20Gy。如果神经不能移位或存在损伤的风险，那么术中电子线放疗神经手照射剂量必须限制在 10Gy 以内，并且应尝试用柔软的铅板保护 IOERT 神经（Azinovic 等，2003）。正常组织限量也可用于保护瘤床深度以外的重要组织器官，处方剂量通常规定为 85%~90% 的等剂量线（Tinkle 等，2015）。

四、单纯手术

由于对疗效的质疑及潜在的肿瘤相关并发症的考虑，一些临床医生主张对于复发的软组织肉瘤使用单纯手术。一些临床医生建议用截肢的形式作为根治性手术（Essncr 等，1991；Singer 等，1992，；Shiu 等，1975）；单纯保守性手术或许也是可选择的治疗方式。Torres 等报道了第一次局部复发的软组织肉瘤患者接受局部扩大切术联合或者不联合放疗的结果及相关不良反应。该研究回顾性分析了 1991—2004 年曾在 MOACC 治疗过的 62 例患者。所有患者在首次治疗时均接受了手术联合外照射。对于复发病灶，其中 25 例或行单纯局部扩大切除术，另外 37 位患者接受局部扩大切除术加联合放疗（45～64Gy）。大多数再程放疗患者（33/37 例）接受了前文所描述的 ^{192}Ir 近距离放疗。放疗和未放疗的患者 5 年局控率分别为 58% 和 39%（$P=0.4$），再程放疗和局部控制率无明显相关性。同样，两组间的疾病特异性生存率和无远处转移生存率也没有差异。但是，需门诊处理或外科处理的并发症在接受过再程放疗的患者中更为常见（80% vs. 17%，$P<0.001$）。虽然为解决治疗后并发症其中 1 例患者实施了截肢手术，但截肢实际上在四肢肿瘤行再程放疗的亚组中更常见（放疗与未放疗组分别为 35% 和 11%，$P=0.05$）。虽然选择性偏倚及小样本研究可能会混淆回顾性结果的分析。但患者在总结中指出局部增加强化的近距离放疗并不能明显改善单纯外科手术切除后的结果，且会增加并发症。值得注意的是这些比较性的结果否定了来自其他研究者报道的结果（Canon 等，1996）。

五、未来方向

与其他复发性恶性肿瘤一样，患者的选择对于确定谁将从复发性软组织肉瘤的积极挽救治疗中获益至关重要。为了指导复发性软组织肉痛患者的治疗，我们需要更多资料来确认哪些患者或许不能从再程放疗中获益。为了提高那些需要行再程放疗患者的治疗比，现有证据仍不能解决目前存在的一系列重要问题，包括以下几点。

1. 初次和再程放疗时间间隔对于疾病预后及正常组织反应两者到底与多重要？

2. 我们怎样定义靶区？是否有必要照射整个最初的瘤床和整个复发的瘤床？合适的靶区边界应是多少？新的影像学检查方式是否有助于确定肿瘤复发高危区域？

3. 化疗或靶向放射增敏剂在显示放疗不敏感的肿瘤细胞中的作用是什么？

4. 什么是理想的放疗总剂量及分割方式（低剂量分割与标准分割）是什么？超分割能降低晚期组织的放射毒性反应吗？

5. 有效解决复发和限制正常组织受量的理想方法是什么方式的放疗，是近距离放疗、术中电子线放疗、调强放疗、断层治疗、质子治疗、碳离子治疗或其组合？

随着我们逐步完善那些最有可能从局部复发性软组织肉瘤的局部手术和再程放疗中获益的患者选择标准，我们将能够更好地设计适当的治疗计划来解决上述悬而未决的问题。改善预后指标、选择标准和比较研究将是推进该领域的关键。

结 论

局部复发软组织肉瘤的最佳治疗方案必须是个体化的，并且取决于先前的治疗、复发的位置和保守手术的可行性。最终的局控率在 37% 到 100%。与新发肉瘤一样，局部控制复发性软组织肉瘤的危险因素，包括复发病灶数目、肿瘤分级、边缘状态 / 切除范围、深部位置和非肢体肿瘤（Pearlstone 等，1999；Ramanathan 等，2001；Moureau Za 技术 botto 等，2004；Torres 等，2007；Sabolch 等，2012）。再次治疗的选择包括局部扩大切除术后联合不同的放疗技术，但每种放射技术都有可能产生严重的毒性反应。在治疗决策方面，患者的预后是最重要的。局部复发灶的性质对预后的预判比复发本身更有用。目前，已有确定个体危险指数的研究报道（Ramanathan 等，2001）。对于某些选择性的局部复发软组织肉瘤患者，再程放疗可能是不必要的。

参 考 文 献

[1] Azinovic I, Martinez Monge R, Javier Aristu J, Salgado E, Villafranca E, Fernandez Hidalgo O et al (2003) Intraoperative radiotherapy electron boost followed by moderate doses of external beam radiotherapy in resected soft–tissue sarcoma of the extremities. Radiother Oncol 67(3):331–337

[2] Cambeiro M, Aristu JJ, Moreno Jimenez M, Arbea L, Ramos L, San Julian M et al (2015) Salvage wide resection with intraoperative electron beam therapy or HDR brachytherapy in the management of isolated local recurrences of soft tissue sarcomas of the extremities and the superficial trunk. Brachytherapy 14(1):62–70

[3] Casson AG, Putnam JB, Natarajan G, Johnston DA, Mountain C, McMurtrey M et al (1992) Five–year survival after pulmonary metastasectomy for adult soft tissue sarcoma. Cancer 69(3):662–668

[4] Catton C, Davis A, Bell R, O'Sullivan B, Fornasier V, Wunder J et al (1996) Soft tissue sarcoma of the extremity. Limb salvage after failure of combined conservative therapy. Radiother Oncol 41(3):209–214

[5] Crago AM, Brennan MF (2015) Principles in management of soft tissue sarcoma. Adv Surg 49:107–122

[6] Dalton RR, Lanciano RM, Hoffman JP, Eisenberg BL (1996) Wound complications after resection and immediate postoperative brachytherapy in the management of soft–tissue sarcomas. Ann Surg Oncol 3(1):51–56

[7] Essner R, Selch M, Eilber FR (1991) Reirradiation for extremity soft tissue sarcomas. Local control and complications. Cancer 67(11):2813–2817

[8] Garcia Franco CE, Algarra SM, Ezcurra AT, Guillen–Grima F, San–Julian M, Mindan JP et al (2009) Long–term results after resection for soft tissue sarcoma pulmonary metastases. Interact Cardiovasc Thorac Surg 9(2):223–226

[9] Giuliano AE, Eilber FR, Morton DL (1982) The management of locally recurrent soft–tissue sarcoma. Ann Surg 196(1):87–91

[10] Graham JD, Robinson MH, Harmer CL (1992) Re–irradiation of soft–tissue sarcoma. Br J Radiol 65(770):157–161

[11] Horner MJ, Ries LAG, Krapcho M, Neyman N, Aminou R, Howlader N, et al (1975–2006) SEER Cancer Statistics Review. National Cancer Institute. Bethesda, MD. http://seer.cancer.gov/csr/1975_2006/

[12] Indelicato DJ, Meadows K, Gibbs CP Jr, Morris CG, Scarborough MT, Zlotecki RA (2009) Effectiveness and morbidity associated with reirradiation in conservative

salvage management of recurrent softtissue sarcoma. Int J Radiat Oncol Biol Phys 73(1):267–272

[13] Karakousis CP, Emrich LJ, Rao U, Krishnamsetty RM (1986) Feasibility of limb salvage and survival in soft tissue sarcomas. Cancer 57(3):484–491

[14] Kinsella TJ, Loeffler JS, Fraass BA, Tepper J (1983) Extremity preservation by combined modality therapy in sarcomas of the hand and foot: an analysis of local control, disease free survival and functional result. Int J Radiat Oncol Biol Phys 9(8):1115–1119

[15] Lindberg RD, Martin RG, Romsdahl MM, Barkley HT Jr (1981) Conservative surgery and postoperative radiotherapy in 300 adults with soft–tissue sarcomas. Cancer 47(10):2391–2397

[16] Moureau–Zabotto L, Thomas L, Bui BN, Chevreau C, Stockle E, Martel P et al (2004) Management of soft tissue sarcomas (STS) in first isolated local recurrence: a retrospective study of 83 cases. Radiother Oncol 73(3):313–319

[17] Mundt AJ, Awan A, Sibley GS, Simon M, Rubin SJ, Samuels B et al (1995) Conservative surgery and adjuvant radiation therapy in the management of adult soft tissue sarcoma of the extremities: clinical and radiobiological results. Int J Radiat Oncol Biol Phys 32(4):977–985

[18] National Comprehensive Cancer Network (2016) NCCN clinical practice guidelines in oncology. Soft tissue sarcomas. Fort Washington, PA. http://www.nccn.org/ professionals/ physician_gls/f_guidelines.asp

[19] Nori D, Schupak K, Shiu MH, Brennan MF (1991) Role of brachytherapy in recurrent extremity sarcoma in patients treated with prior surgery and irradiation. Int J Radiat Oncol Biol Phys 20(6):1229–1233

[20] Okunieff P, Sundararaman S, Chen Y (1999) Biology of large dose per fraction radiation therapy. In: Gunderson LL, Willett CG, Harrison LB, Calvo FA (eds) Intraoperative irradiation. Humana Press, Inc, Totowa, pp 25–46

[21] Pearlstone DB, Janjan NA, Feig BW, Yasko AW, Hunt KK, Pollock RE et al (1999) Re–resection with brachytherapy for locally recurrent soft tissue sarcoma arising in a previously radiated field. Cancer J Sci Am 5(1):26–33

[22] Pisters PW, Harrison LB, Leung DH, Woodruff JM, Casper ES, Brennan MF (1996) Long–term results of a prospective randomized trial of adjuvant brachytherapy in soft tissue sarcoma. J Clin Oncol 14(3):859–868

[23] Ramanathan RC, A'Hern R, Fisher C, Thomas JM (2001) Prognostic index for extremity soft tissue sarcomas with isolated local recurrence. Ann Surg Oncol 8(4):278–289

[24] Rehders A, Hosch SB, Scheunemann P, Stoecklein NH, Knoefel WT, Peiper M (2007) Benefit of surgical treatment of lung metastasis in soft tissue sarcoma. Arch Surg 142(1):70–75; discussion 6

[25] Rosenberg SA, Tepper J, Glatstein E, Costa J, Baker A, Brennan M et al (1982) The treatment of soft–tissue sarcomas of the extremities: prospective randomized evaluations of (1) limb–sparing surgery plus radiation therapy compared with amputation and (2) the role of adjuvant chemotherapy. Ann Surg 196(3):305–315

[26] Sabolch A, Feng M, Griffith K, Rzasa C, Gadzala L, Feng F et al (2012) Risk factors for local recurrence and metastasis in soft tissue sarcomas of the extremity. Am J Clin Oncol 35(2):151–157

[27] Shiu MH, Castro EB, Hajdu SI, Fortner JG (1975) Surgical treatment of 297 soft tissue sarcomas of the lower extremity. Ann Surg 182(5):597–602

[28] Siegel RL, Miller KD, Jemal A (2016) Cancer statistics, 2016. CA Cancer J Clin 66(1):7–30

[29] Singer S, Antman K, Corson JM, Eberlein TJ (1992) Long–term salvageability for patients with locally recurrent soft–tissue sarcomas. Arch Surg 127(5):548–553; discussion 53–54

[30] Spencer SA, Harris J, Wheeler RH, Machtay M, Schultz C, Spanos W et al (2008) Final report of RTOG 9610, a multi–institutional trial of reirradiation and chemotherapy for unresectable recurrent squamous cell carcinoma of the head and neck. Head Neck 30(3):281–288

[31] Stojadinovic A, Jaques DP, Leung DH, Healey JH, Brennan MF (2001) Amputation for recurrent soft tissue sarcoma of the extremity: indications and outcome. Ann Surg Oncol 8(6):509–518

[32] Suit HD, Mankin HJ, Wood WC, Proppe KH (1985) Preoperative, intraoperative, and postoperative radiation in the treatment of primary soft tissue sarcoma. Cancer 55(11):2659–2667

[33] Tinkle CL, Weinberg V, Braunstein SE, Wustrack R, Horvai A, Jahan T et al (2015) Intraoperative radiotherapy in the management of locally recurrent extremity soft tissue sarcoma. Sarcoma 2015:913565

[34] Torres MA, Ballo MT, Butler CE, Feig BW, Cormier JN, Lewis VO et al (2007) Management of locally recurrent soft–tissue sarcoma after prior surgery and radiation therapy. Int J Radiat Oncol Biol Phys 67(4):1124–1129

[35] Valentini V, Morganti AG, Gambacorta MA, Mohiuddin M, Doglietto GB, Coco C et al (2006) Preoperative hyperfractionated chemoradiation for locally recurrent rectal cancer in patients previously irradiated to the pelvis: a multicentric phase II study. Int J Radiat Oncol Biol Phys 64(4):1129–1139

[36] van Geel AN, Pastorino U, Jauch KW, Judson IR, van Coevorden F, Buesa JM et al (1996) Surgical treatment of lung metastases: the European Organization for Research and Treatment of Cancer–Soft Tissue and Bone Sarcoma Group study of 255 patients. Cancer 77(4):675–682

[37] Verazin GT, Warneke JA, Driscoll DL, Karakousis C, Petrelli NJ, Takita H (1992) Resection of lung metastases from soft–tissue sarcomas. A multivariate analysis. Arch Surg 127(12):1407–1411

[38] Weber DC, Rutz HP, Bolsi A, Pedroni E, Coray A, Jermann M et al (2007) Spot scanning proton therapy in the curative treatment of adult patients with sar– coma: the Paul Scherrer institute experience. Int J Radiat Oncol Biol Phys 69(3):865–871

[39] Willett CG, Czito BG, Tyler DS (2007) Intraoperative radiation therapy. J Clin Oncol 25(8):971–977

[40] Wood WC, Suit HD, Mankin HJ, Cohen AM, Proppe K (1984) Radiation and conservative surgery in the treatment of soft tissue sarcoma. Am J Surg 147(4):537–541

[41] Yang JC, Chang AE, Baker AR, Sindelar WF, Danforth DN, Topalian SL et al (1998) Randomized prospective study of the benefit of adjuvant radiation therapy in the treatment of soft tissue sarcomas of the extremity. J Clin Oncol 16(1):197–203

[42] Zagars GK, Ballo MT, Pisters PW, Pollock RE, Patel SR, Benjamin RS (2003) Prognostic factors for disease–specific survival after first relapse of softtissue sarcoma: analysis of 402 patients with disease relapse after initial conservative surgery and radiotherapy. Int J Radiat Oncol Biol Phys 57(3):739–747

[43] Zelefsky MJ, Nori D, Shiu MH, Brennan MF (1990) Limb salvage in soft tissue sarcomas involving neurovascular structures using combined surgical resection and brachytherapy. Int J Radiat Oncol Biol Phys 19(4):913–918

第 18 章　复发性皮肤癌的再程放疗

Re-irradiation for Recurrent Skin Cancer

Michael J. Veness　Puma Sundaresan　著

檀军丽　甄凯宏　刘朝兴　译

摘　要

　　放疗在皮肤恶性肿瘤治疗中有重要作用。非黑色素瘤皮肤癌（NMSC）是世界上最常见的恶性肿瘤，因此每年接受放疗的患者绝对数量很多。一个被经常提到的情况是出现第二个 NMSC，如果不是出现在以前的放疗区域，但靠近之前的放疗区域，则可能需要考虑将新的放疗区域与之前辐照组织重叠，如果不考虑其他的选择的话。已发表的有关皮肤再照射的报道很少，特别是在其他选择（如外科手术）可用时。尽管如此，部分患者可能会考虑局部或偶尔局部重新照射，特别是在其他选择不可行的情况下。

一、概述

（一）非黑色素瘤皮肤癌

非黑色素瘤皮肤癌（NMSC）是世界上最常见的恶性肿瘤，通常发生于白种人，尤其是男性。澳大利亚是世界上 NMSC 发病率最高的国家（Perera 等，2015）。患者大部分年龄较大（60—70 岁），75%～80% 会发生基底细胞癌（BCC），其余患者（20%～25%）会发生鳞状细胞癌（SCC）。暴露在阳光下的头颈（HN），特别是面中部，是最常见的受累部位（70%～80%），其次是四肢和躯干。总的来说，BCC 和 SCC 占所有 NMSC 的 95%。

放射疗法（RT）是一种重要的非手术方式，经常在特定皮肤恶性肿瘤患者的确定性、辅助性或姑息性治疗中使用（Veness，2008）。值得注意的是，诊断为 NMSC 的患者有发生异位性病变的风险，这种风险估计是一般人群的 10 倍（Marcil 和 Stern，2000）。新的原发病灶可能与以前的 RT 靶区很接近（5～10mm），从而限制了 RT 作为进一步治疗的首选，避免重叠 RT 区域的风险。

Merckel 细胞癌（MCC）是一种少见的小细胞（神经内分泌）皮肤恶性肿瘤，主要发生于老年白种人，且复发率高。MCC 是一种具有很强放射敏感性的恶性肿瘤，RT 在其治疗中也发挥了重要作用（Hruby 等，2013）。

（二）恶性黑色素瘤

恶性黑素瘤（MM）在皮肤恶性肿瘤中约占 5%，是澳大利亚第三常见的癌症，每年确诊病例超过 1 万例，全球发病率呈上升趋势。与 NMSC 相比，RT 在原发性 MM 的治疗中的作用尚不明确，但随着支持性证据的发表，RT 在原发性 MM 治疗中发挥的作用正在逐步体现（Hong 和 Fogarty，2012）。

复发或新发皮肤癌的患者并不少见，如果考虑重新照射的话，在 HN 区尤其困难。介绍这种临床情况的报道很少，支持对这些患者治疗的证据水平也很低，而且往往仅限于经验丰富的临床医生专家意见。

二、主要病变治疗

（一）鳞状细胞癌和基底细胞癌的初步治疗

根治性放疗是一种更好的选择。与手术相比，其美容（如鼻部基底细胞癌）和（或）功能被认为是一种更好的选择。通常，需要复杂手术（移植物或局部皮瓣）的面中部病变的老年患者更容易接受 RT 治疗。分割良好（2～3Gy）的放疗美容效果很好。一般来说，采用各种方式治疗 1～2cm 基底细胞癌 / 鳞状细胞癌的局部控制率为 80%～90%，因此在治疗决策过程中需要考虑其他因素，如可用性、成本及合并疾病（Cognetta 等，2012）。表现状况较差的老年患者可以有效地接受 5～6 次大剂量（5～6Gy）治疗，通常每周接受 2～3 次（Ferro 等，2015）。

（二）鳞状细胞癌和基底细胞癌的辅助放疗

当切除不充分或不能再次切除时，局部辅助放疗是一种可行的选择。辅助放疗的目的是通过对杀灭显微镜下残留的疾病来降低复发的风险。一项对下唇 SCC 患者的回顾性机构研究表明，未接受辅助放疗的切除患者局部复发率为 37%（近缘 / 阳性切缘为 27%），而接受手术和辅助放疗的患者局部复发率为 6%（近缘 / 阳性切缘为 94%）（Babington 等，2003）。

（三）Merckel 细胞癌的初步治疗

对于大多数可手术的 MCC 患者，切除是首选的治疗方法，并可确定诊断。

然而，要达到较宽的切缘（2～3cm），还要注意皮肤内淋巴管的扩散在 MCC 中的情况，在 HN 中很难做到。大多数研究支持增加辅助

RT 对局部控制和生存有好处。相较于 NMSC 在放疗中的靶区边界（1～2cm），MCC 治疗中 RT 靶区边界通常更宽（3～4cm），并且 RT 剂量也更低。

在医学上或技术上无法进行手术的患者中，单纯放疗可提供治愈的可能。一项对 43 名不能手术的患者（病灶中位大小 30mm）的研究表明，野内控制率为 85%，5 年总生存率为 40%（Veness 和 Howle，2015）。

（四）恶性黑色素瘤的初级治疗

原发性黑色素瘤应采取广泛局部切除或前哨淋巴结活检（SLNB）治疗。除非拒绝手术或不能手术，根治性 RT 被认为是没有作用的。但对于恶性雀斑样痣（原位黑色素瘤）的患者，可以提供 RT 治疗，其野内控制率为 90%～100%（Fogarty 等，2014）。

三、局部治疗

（一）鳞状细胞癌的区域治疗

虽然只有少数鳞状细胞癌患者可以发生淋巴结转移（2%～3%），可是鳞状细胞癌的高危患者发生淋巴结转移的发生率较高（10%～20%），大多数发生在原发性肿瘤治疗后 6～12 个月。选择性 RT 在高危患者中的作用还有待研究，但临床淋巴结转移的患者应进行手术切除并进行辅助 RT。

（二）Merckel 细胞癌的区域治疗

MCC 患者亚临床区域转移的风险很高（30%～50%）。SLNB 将提高亚临床淋巴转移的检测能力，SLNB 阳性的患者应行局部 RT。不能行 SLNB 的患者应行预防性区域 RT（Gunaratne 等，2015）。

（三）恶性黑色素瘤的区域治疗

对于经活检证实的临床淋巴结转移患者，建议进行治疗性淋巴结清扫术。手术后，区域

（全身）复发的风险可能证明辅助性放疗是合理的（总剂量 48Gy，分 20 次），最近一项来自澳大利亚的多中心随机研究（n = 250）证实区域性复发率从 31% 显著降低至 19%（接受手术和辅助放疗的患者中，HR 1.77；1.02～3.08，P = 0.041）（Henderson 等，2015）。

四、放疗后复发性皮肤癌

（一）既往接受过放疗

尽管需要个体化考虑病例，但先前的放疗可能排除了重新照射作为再治疗的选择。在重新照射时需要考虑的重要因素包括先前的 RT 靶区和与当前靶区的重叠程度、规定的剂量分次计划、使用的方式及时间间隔。重要的是预测在皮肤表面和深度接收的剂量及所照射的结构。使用等效表将总剂量转换为 2Gy 生物等效剂量（BED）可以估算再次照射的潜在风险，尽管支持这一目标的临床数据有限（Barton，1995）。

患者可能在很多年前接受过 RT，通常是超分次治疗，并且对细节的记忆很差。同样，获得相关技术细节也会很困难或不可能。晚期 RT 靶区内的改变，如毛细血管扩张、色素沉着或色素沉着，可能对勾画靶区、临床评估 RT 诱导的晚期变化程度有帮助。根据患者的情况（如皮肤类型和持续的阳光损害），晚期 RT 变化可能会有所不同。

如果患者接受了广泛的挽救性手术并去除了先前照射过的组织，则可以考虑在辅助治疗中进行再次照射（图 18-1）。患者出现不利病理表现的情况并不少见，因此建议进行辅助放疗以降低复发风险。

（二）非黑色素瘤皮肤癌放疗后的野内复发

NMSC 通过 RT 治疗后，野内复发并不常见。但是在面中部接受过根治性 RT 后野内病灶的复发是非常典型的复发病例。如果在临床

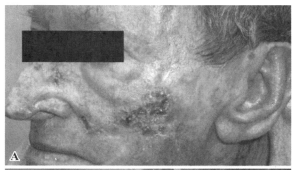
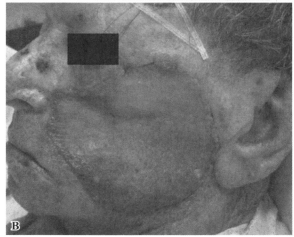

▲ 图 18-1　A. 1 例 75 岁的白种人男性，先前曾因鳞状细胞癌而使用了表面能光子，分 20 次接受 50Gy 的剂量。显眼的靶区内色素沉着和表皮萎缩勾勒出了他之前的照射靶区。在此之前，患者经活检证实出现新的皮肤鳞状细胞癌，并侵犯了先前照射的区域。再程放疗需要覆盖之前的靶区，这意味着将建议患者进行手术。B. 患者接受了广泛切除和游离组织移植重建。尽管如此，这种病理结果还是非常不利，因为其切缘较深且存在神经周围浸润。建议患者进行辅助放疗，使用正电压能量光子，分为 20 次照射，总剂量为 50Gy。由于之前的照射组织被移除，再次照射的风险被认为是可以忽略的

中遇到这样的情况，特别是在面中部、面深部复发的情况下，是非常难处理的，患者最好采用挽救性手术而不是进一步的 RT（Smith 和 Grande，1991）。

新 NMSC 出现在先前照射区域附近是一种更常见的情况，在先前处理过的 RT 区域边缘也可能会复发（边缘复发）。在理想情况下，这些患者会成为进一步放疗的候选人，应获得患者之前治疗的详细信息，包括处方剂量 / 分次时间表，但也有可能没有用。

临床评估非常重要，那些表现出明显晚期 RT 改变的患者，如野内皮肤的低（或高）色素沉着、毛细血管扩张、表皮萎缩或纤维化（图 18-2），将不是再次放疗的最佳候选。

（三）局部再程放疗

有限的临床前动物数据表明，单剂 18Gy 和进一步放疗后，对于晚期皮肤坏死的再治疗耐受性 > 90%（Simmonds 等，1989）。但是，在分级皮肤 RT 后将这些数据外推至人类受试者需谨慎。因此，我们不建议将局部照射作为首选，但可以在某些患者中考虑。

对于野内（或边缘）复发，很少有证据证明再照射是手术的替代选择。在 17 例经放疗的 HN NMSC 复发患者（8 例 BCC，9 例 SCC）中，所有患者在 5mm 深度的总中位表面 BED 分别为 103Gy（范围 48.78～143.5Gy）和 108Gy。其中有 10/17（59%）达到了局部控制，并且有 2 人随后出现了皮肤缺陷（Chao 等，1995），初始 RT 的中位间隔为 4 年。作者的结论是，在 5mm 深度接受 < 55Gy 的初始 BED 和在皮肤表面接受 ≤ 110Gy 的累积 BED 患者效果最好，再处理部分大小限制在 2Gy 可

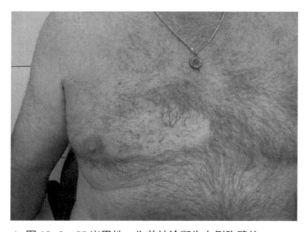

▲ 图 18-2　55 岁男性，先前被诊断为右侧胸壁的 Merkel 细胞癌，在切除后每天接受 55Gy 的浅表能量光子治疗。放疗野内可见低色素沉着、体毛脱落和毛细血管扩张等表现。一旦患者表现出这种程度的皮肤变化，将不建议接受进一步放疗

进一步减少晚期组织反应。因此，初始 RT 和再照射的 BED 不应超过 110Gy。有趣的是，在回顾最初的 RT 细节时，作者发现 17 名患者中有 10 名患者的初始治疗不理想，这进一步加强了最佳前期治疗作为降低复发风险手段的必要性。

与上述系列相比，一个西班牙的实验研究对 5 个病灶进行了再程放疗（没有详细资料），其中 3 个复发，所以作者认为仅对选定的患者有益（Hernandez-Machin 等，2007）。

在 1 例复发性耳部鳞状细胞癌患者的病例研究中，作者使用了立体定向体放射疗法（SBRT）作为一种方法，给予高剂量（50Gy，分 5 次）的再程放疗并清除周围正常组织。以前的剂量分次方案为 60Gy，分 21 次照射。通过将治疗体积限制在瘤体以外 2mm，患者达到了临床完全缓解且没有出现后期并发症，尽管从重新照射到评估的间隔时间没有记录。作者推测，通过每部分提供大剂量的 SBRT（> 10Gy）可能提供更高的局部控制率。值得注意的是，2Gy BED 再照射剂量为 100Gy。这种方法是违反常识的，并且与许多放射肿瘤学家在重新照射患者时所推荐的方法有所不同，但也表明现代放疗技术［如 SBRT 和调强放疗（IMRT）］需要进一步研究（Brotherston 和 Poon，2015）。

与大剂量放疗的再程放疗相比，14 例复发性乳房血管肉瘤患者采用了高分级加速再程放疗（HART）。使用多个相邻电子场和大剂量（术后）或切向光子场（术前），除 1 名患者外，所有患者每天 3 次接受 1Gy（间隔 4h），剂量为 45～75Gy。以前大多数患者接受 60Gy。作者记录了最小的晚期毒性反应（4 例肋骨骨折）和轻至中度肢体淋巴水肿，79% 达到疾病控制。在这些患者中，作者得出结论，使用 1Gy 的小剂量分次再程放疗可能最小化晚期正常组织的毒性反应（Smith 等，2014）。

（四）区域性再程放疗

放疗后的局部复发，通常采用辅助治疗[即腮腺和（或）颈部转移性鳞状细胞癌、MCC 或 MM]。这会是一个更加棘手的问题，因为患者通常有大量（如同侧腮腺 ± 半颈）正常组织（如下颌骨、软组织、脑干 / 脊髓、神经、颈动脉）会受到 50～60Gy 的照射。在进行适当的再分期后，可手术的患者应继续手术。对于不能手术的患者，可再次辐照的证据主要与治疗黏膜 HN SCC 患者有关。在这种类似情况下，最近出现的证据支持使用高度适形的 IMRT（Duprez 等，2009）。与常规 3D 适形再照射相比，接受调强放疗的患者可能有更好的结果（改善局部控制率和减少严重的晚期毒性反应）。根治性再辐照剂量总量为 60～70Gy，每次 2Gy，再处理体积限制在病变周围或切除床周围 2cm，可取得最佳效果。如果之前的治疗剂量可以耐受，脊柱、脑干和视交叉应接受有限的再照射剂量（15～25Gy）。值得注意的是，即使使用调强放疗，也有约 20% 的患者出现严重的晚期毒性反应和治疗相关的死亡。在选择黏膜鳞状细胞癌的患者中，建议在再程放疗的基础上增加同步化疗。在挽救性淋巴结手术后再照射的作用尚不明确，但对于病理不利的患者（如切除边缘闭合 / 阳性，结外扩散）可以考虑再照射。

（五）放疗技术

考虑进行局部再程放疗的患者应将照射野限制在复发部位，适当的靶区边缘扩展以覆盖亚临床病灶。常见的情况是，先前已对另一侧进行过辐照时，需要辐照侧鼻。在这种情况下，中线鼻中隔可能从一侧深处接受了一定剂量的 RT，因此也可能从对侧 RT 接受了进一步的 RT。应该根据输送角度、是否使用隔垫或填料及使用的横梁进行估计，以估计重叠的横梁是否会对软骨产生任何风险（图 18-3）。选择适

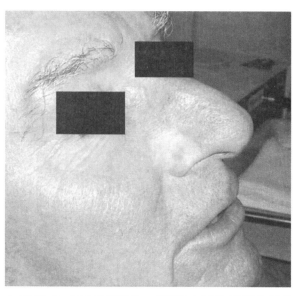

▲ 图 18-3　1 例 72 岁男性，在接受右鼻下 / 后鼻放疗多年后出现明显的迟发性改变。患者无法回忆起他在另一家医院接受治疗的细节。他表现为位于左鼻下半部的基底细胞癌，并拒绝切除而选择放疗。治疗采用表面能量光子与鼻腔填塞和插入左鼻罩以减少鼻中隔的剂量

当的能量浅表 / 正电压光子束旨在确保充分覆盖肿瘤深部，但也要注意传递到未累及的较深组织的剂量。

电子束 RT 是另一种技术。但是，使用小场低能量（5～6MeV）电子束会引起皮肤保留和增加组织填充物的问题。使用电子束 RT 的考虑因素包括更宽的治疗靶区、剂量限制和深度快速下降等问题（van Hezewijk 等，2010）。在某些情况下，患者可能进行 CT 模拟和计划，并计算出等剂量曲线，以估算在深处输送的 RT 剂量。

Tomotherapy 是调强放疗的一种类型，利用螺旋系统传输和 CT 扫描图像验证。如果可以的话，这种高适形兆伏 RT 适用于晚期 NMSC，以限制组织辐射的体积，这可能对再程放疗有利（Kramkimel 等，2014）。

尽管有一些不利的证据，我们建议 RT 比例限制在 1.8～2Gy，以进一步降低出现晚期组织反应。由于可供临床医生参考的证据非常有限，建议在 5mm 深度的再照射总剂量也限制为

50～55Gy，皮肤累积剂量不超过 110Gy。在这种情况下，1.1～1.3Gy 每天 2 次作为降低迟发效应风险的手段也会是一种可行的方法。

由于重新照射的组织体积和结构数量增加，重新照射淋巴结盆腔有更大的晚期并发症风险。与 HN 黏膜鳞状细胞癌文献的数据一致，再治疗体积应限制在手术瘤床或巨大病灶边缘 2～3cm，并采用调强放疗或 CT 计划的适形治疗。应避免选择性淋巴结治疗。治疗毒性将大于局部部位再照射，因此患者必须具有良好的身体状况。

（六）近距离放疗

近距离放射疗法使用放射源（如 ^{192}Ir）通过直接接触治疗皮肤癌，可以使用表面模具或间质针。在 NMSC 的初级治疗中，其作用是确定的，治愈率为 90%～95%，并发症极少。由于周围组织的再治疗有限，因此近距离放疗的概念在合适的野内 RT 局部复发的再治疗中具有吸引力。尽管如此，支持这种方法作为一种选择的证据仍然缺乏，因此近距离放疗仍然只是在专业医学中心的一种选择（Gauden 等，2013）。

结　论

针对复发性皮肤癌患者，指导临床医生再程放疗的证据是有限的。虽然放疗在许多患者的最终和辅助治疗中起着重要作用，但在外科手术已被公认为是优选疗法时，再程放疗的疗效尚不明确。尽管如此，当进一步手术治疗与患者美容和功能后果产生影响，或患者的症状表现与并发症不能手术时，患者选择再程放疗也可能会从中获益。

参 考 文 献

[1] Babington S, Veness MJ, Cakir B, Gebski V, Morgan G (2003) Squamous cell carcinoma of the lip: does adjuvant radiotherapy improve local control following incomplete or inadequate excision? ANZ J Surg 73: 621–625

[2] Barton M (1995) Tables of equivalent dose in 2 Gy fractions: a simple application of the linear quadratic formula. Int J Radiat Oncol Biol Phys 31:371–378

[3] Brotherston D, Poon I (2015) SBRT treatment of multiple recurrent auricular squamous cell carcinoma following surgical and conventional radiation treatment failure. Cureus 7, e325

[4] Chao CKS, Gerber RM, Perez CA (1995) Reirradiation of recurrent skin cancer of the face. Cancer 75: 2351–2355

[5] Cognetta AB, Howard BM, Heaton HP et al (2012) Superficial x-ray in the treatment of basal and squamous cell carcinomas: a viable option in select patients. J Am Acad Dermatol 67:1235–1241

[6] Duprez F, Madani I, Bonte K et al (2009) Intensity-modulated radiotherapy for recurrent and second primary head and neck cancer in previously irradiated territory. Radiol Oncol 93:563–569

[7] Ferro M, Deodata F, Macchia G et al (2015) Short-course radiotherapy in elderly patients with early stage non-melanoma skin cancer: A phase 2 study. Cancer Invest 33:34–38

[8] Fogarty GB, Hong A, Scolyer RA et al (2014) Radiotherapy for lentigo maligna: a literature review and recommendations for treatment. Br J Dermatol 170:52–58

[9] Gauden R, Pracy M, Avery AM et al (2013) HDR brachytherapy for superficial non-melanoma skin cancers. JMIRO 57:212–217

[10] Gunaratne D, Howle J, Veness MJ (2016) Sentinel lymph node biopsy in Merkel cell carcinoma: a 15 year institutional experience and statistical analysis of 721 reported cases. BJD 174:273–281

[11] Henderson MA, Burmeister BH, Ainslie J et al (2015) Adjuvant lymph-node field radiotherapy versus observation only in patients with melanoma at high risk of further lymph-node field relapse after lymphadenectomy (ANZMTG 01.02/TROG 02.01): 6-year follow- up of a phase 3, randomised controlled trial. Lancet Oncol 16:1049–1060

[12] Hernandez-Machin B, Borrego L, Gil-Garcia M, Hernandez BH (2007) Office-based radiation therapy for cutaneous carcinoma: evaluation of 710 treatments. Int J Dermatol 46:453–459

[13] Hruby G, Scolyer RA, Thompson JF (2013) The important role of radiation treatment in the management of Merkel cell carcinoma. Br J Dermatol 169:975–982

[14] Hong A, Fogarty G (2012) Role of radiation therapy in cutaneous melanoma. Cancer J 18:203–207

[15] Kramkimel N, Dendal R, Bolle S, Zefkili S, Fourquet A, Kirova YM (2014) Management of advanced non–melanoma skin cancers using helical tomotherapy. JEADV 28:641–650

[16] Marcil I, Stern RS (2000) Risk of developing a subsequent nonmelanoma skin cancer in patients with a history of nonmelanoma skin cancer: a critical review of the literature and meta–analysis. Arch Dermatol 136:1524–1530

[17] Perera E, Gnaneswaran N, Staines C, Win AK, Sinclair R (2015) Incidence and prevalence of non–melanoma skin cancer in Australia: a systematic review. Austral J Dermatol 56:258–267

[18] Porceddu S, Veness M, Guminski A (2015) Non–melanoma cutaneous head and neck cancer and Merkel cell carcinoma – Current concepts, advances and controversies. J Clin Oncol 33:3338–3345

[19] Simmonds RH, Hopewell JW, Robbins ME (1989) Residual radiation–induced injury in dermal tissue: implications for retreatment. Br J Radiol 62:915–920

[20] Smith SP, Grande DJ (1991) Basal cell carcinoma recurring after radiotherapy: a unique, difficult treatment subclass of recurrent basal cell carcinoma. J Dermatol Surg Oncol 17:26–30

[21] Smith TL, Morris CG, Mendenhall NP (2014) Angiosarcoma after breast–conserving therapy: Long–term disease control and late effects with hyperfractionated accelerated re–irradiation (HART). Acta Oncol 53:235–241

[22] Van Hezewijk M, Creutzberg CL, Putter H et al (2010) Efficacy of a hypofractionated schedule in electron beam radiotherapy for epithelial skin cancer: analysis of 434 cases. Radiol Oncol 95:245–249

[23] Veness MJ (2008) The important role of radiotherapy in patients with non–melanoma skin cancer and other cutaneous entities. JMIRO 52:278–286

[24] Veness M, Howle J (2015) Radiotherapy alone in patients with Merkel cell carcinoma: the Westmead hospital experience of 41 patients. Australas J Dermatol 56:19–24

第 19 章　白血病和淋巴瘤
Leukemia and Lymphoma

Chris R. Kelsey　Grace J. Kim　**著**

王　芹　张玲玲　舒加明　姚伟荣　**译**

摘　要

　　白血病和淋巴瘤是一类具有独特临床表现的多样化恶性肿瘤。放疗在这些血液恶性肿瘤的根治、辅助和姑息治疗中起着不可或缺的作用。与大多数上皮细胞和间叶细胞来源的恶性肿瘤不同，血液系统恶性肿瘤通常需要较低剂量的放疗。大多数肿瘤采用 24～40Gy 放疗剂量即可控制，这个剂量在大多数正常组织的耐受范围内。在姑息疗法中，极低剂量（如 4Gy）通常就足够了。在大多数情况下，血液恶性肿瘤的这个特点允许在必要时进行再程治疗。本章中，我们将回顾血液恶性肿瘤的主要组织学亚型，并讨论在临床实践中有时遇到再程放射时应如何处理。

缩略词

ABVD	Doxorubicin, Bleomycin, Vinblastine, Dacarbazine	多柔比星、博来霉素、长春碱、达卡巴嗪
GHSG	German Hodgkin Study Group	德国霍奇金研究小组
ICE	Ifosfamide, Carboplatin, Etoposide	异环磷酰胺、卡铂、依托泊苷
R–CHOP	Rituximab, Cyclophosphamide, Doxorubicin, Vincristine, and Prednisone	利妥昔单抗、环磷酰胺、多柔比星、长春新碱、泼尼松
MALT	Mucosa–associated lymphoid tissue	黏膜相关淋巴组织
CNS	Central nervous system	中枢神经系统
TBI	Total body irradiation	全身照射
RT	Radiation therap	放疗
PET–CT	Positron emission tomography–computed tomography	正电子发射断层摄影术 – 计算机断层摄影术

一、概述

白血病和淋巴瘤是一类具有独特临床表现的多样化恶性肿瘤。放疗在这些血液恶性肿瘤的根治、辅助和姑息治疗中起着不可或缺的作用。在某些组织类型中，特别是局部的、低级别的病变，如滤泡性淋巴瘤和边缘带淋巴瘤，单纯放疗是典型的根治治疗方法。对于霍奇金淋巴瘤，弥漫性大 B 细胞淋巴瘤等其他主要用化疗治疗的亚型，放疗可用于巩固治疗以降低复发风险和提高生存率。全身照射常用于急性白血病和偶尔用于淋巴瘤的异体干细胞移植前的预处理。最后，一个短程放疗可以用于所有的组织学亚型，以减轻与局部病灶未控相关的症状。

与大多数上皮细胞和间叶细胞来源的恶性肿瘤不同，血液恶性肿瘤通常需要较低剂量的放疗。与实体肿瘤根治治疗通常需要的 50～70Gy 剂量相比，大多数血液恶性肿瘤采用 20～40Gy 放射剂量即可控制，这个剂量在大多数正常组织的耐受范围内。在姑息疗法中，极低剂量（如 4Gy）通常就足够。在大多数情况下，血液恶性肿瘤的这个特点允许在必要时进行再程治疗。

在这一章中，我们将回顾血液恶性肿瘤的主要组织学亚型，并讨论在临床实践中有时遇到再程放射时应如何处理。

二、霍奇金淋巴瘤

早期（Ⅰ～Ⅱ期）霍奇金淋巴瘤以联合化疗为主，多为 ABVD 方案（多柔比星、博来霉素、长春碱、达卡巴嗪）。针对原发部位的巩固放疗可降低复发风险（Herbst 等，2010），并可能提高总生存（Olszewski 等，2015）。根据德国霍奇金研究小组（GHSG）HD10 实验（Engert 等，2010），对于预后良好的患者，两周期 ABVD 之后再进行 20Gy 放疗是一个既定

的标准。根据 GHSG 的 HD11 实验（Eich 等，2010），对预后不良的患者（3 个或 3 个以上病变部位、纵隔大肿块、结外病变和（或）不良的 B 症状或血沉增快的患者），可以使用 4 个周期 ABVD，然后进行 30Gy 放疗。当使用更强的化疗方案（Eich 等，2010）或使用更多周期 ABVD 方案化疗（Torok 等，2015）时，20Gy 的放疗剂量就足够，即使对预后不良的患者。综合治疗后的复发率为 10%～15%。

在晚期霍奇金淋巴瘤中，巩固放疗的作用是有争议的，通常是针对巨大肿块、局部症状及化疗后未达到完全缓解的患者。

在某些情况下，对于复发的霍奇金淋巴瘤患者，再程放疗可能是合适的。一种情况是局部复发患者拒绝或不适合进一步的强烈的全身治疗，包括移植。GHSG 报道了 100 例复发患者接受了挽救性放疗（Josting 等，2005）。在首次诊断时，38% 患者为早期霍奇金淋巴瘤，68% 患者接受了放疗。在复发时，87% 的患者为局限性（Ⅰ～Ⅱ期）病变。挽救放疗最常见的是采用累及野（37%）或斗篷野（42%），中位剂量为 40Gy。精确的 5 年无二次失败率和总生存率分别为 28% 和 51%。因此，虽然高剂量化疗和自体干细胞移植仍然是复发霍奇金淋巴瘤的首选治疗方法，但对于特定的患者，特别是局部复发的患者，根治性放疗是合适的（图 19-1）。

另一种情况是移植复发。纪念 Sloan Kettering 癌症中心的研究者报道了 65 名复发或者难治性霍奇金淋巴瘤患者，其中 60% 患者曾接受过放疗（Moskowitz 等，2001）。治疗方案是首先接受 2 个周期 ICE 方案（异环磷酰胺、卡铂、依托泊苷）化疗。如果达到满意的缓解，则对复发时病灶≥ 5cm 的患者或 ICE 化疗后有残留病变的患者进行加速分割、累及野放疗（1.8Gy）每天 2 次至 18～36Gy，视病情及既往放疗情况而定。在完成累及野放疗后，患

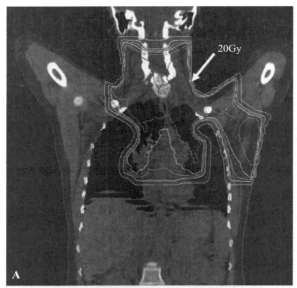

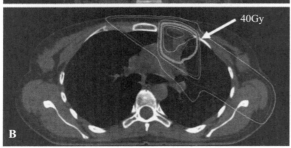

▲ 图 19-1　1 例 36 岁女性患者，确诊为早期、预后不良的霍奇金淋巴瘤，接受了 6 个周期的 ABVD 化疗联合低剂量（20Gy）的巩固放疗（A）的综合治疗。该患者疾病复发在放疗范围内的纵隔（B，红轮廓线）。她接受了 3 个周期的 ICE 化疗，然后是大剂量化疗和自体干细胞移植。1 年后，纵隔同一部位又出现复发。她拒绝进一步化学治疗，接受了 40Gy 根治性放疗（B，绿轮廓线）。完成挽救性再程照射 4 年后仍没有复发（彩图见书末彩插部分）

者进行全淋巴照射（1.8Gy 每天 2 次至 18Gy）。随后进行进一步的化疗和自体干细胞移植。在中位随访时间为 43 个月时，5 年无事件生存为58%。对于综合治疗后复发的患者来说，只进行受累部位再程照射，不进行全淋巴照射，也可能是适当的策略。根据临床情况，低剂量（约20Gy）可能是适当的。

最后，放疗可用于缓解难治性霍奇金淋巴瘤患者的局部症状。大多数接受 20～30Gy治疗的患者可以达到持续的缓解（Kaplan，1972）。这剂量很少引起显著的不良反应，可以

使用现代技术安全地给予，即使以前进行过放疗（图 19-2）也可以给予该剂量。

三、弥漫性大 B 细胞淋巴瘤

与霍奇金淋巴瘤一样，早期（Ⅰ～Ⅱ期）弥漫性大 B 细胞淋巴瘤常采用全身治疗和放疗相结合的方法进行治疗。这通常包括 3～6 个周期免疫化学治疗，最常见的方案是 R-CHOP（利妥昔单抗、环磷酰胺、多柔比星、长春新碱和泼尼松），然后是巩固放疗。

美国东部肿瘤协作组 1484 研究表明，8 周期 CHOP 后再进行巩固放疗可降低局部失败率（4% vs. 16%，$P = 0.06$）和提高 6 年无疾病生存（73% vs. 56%，$P = 0.05$），这是这项研究的主要研究终点（Horning 等，2004）。30Gy 的剂量通常是在免疫化学治疗完全缓解后使用，更高剂量（≥ 40Gy）可能在部分缓解或难治性早期（Ⅰ～Ⅱ期）弥漫性大 B 细胞淋巴瘤中是必要的。

晚期（Ⅲ～Ⅳ期）弥漫性大 B 细胞淋巴瘤患者一般只接受免疫化学治疗。一些特定的患者也可以放疗。放疗的适应证包括有巨大肿块（Held 等，2014）、全身治疗后部分缓解（Dorth 等，2011；Sehn 等，2013），以及局限性骨骼侵犯（Held 等，2013）。巩固放疗可能对有局部症状的晚期患者也有效。在晚期，由于更多的化疗周期通常用于更广泛的病变范围（因此照射野更大），较低的剂量（如 20Gy）似乎更合理（Dorth 等，2012）。

约 1/3 的弥漫性大 B 细胞淋巴瘤患者会复发。对于适合移植的患者，复发后的一线治疗为非交叉反应的化学治疗，然后是大剂量化学治疗和自体造血细胞移植。进一步的放疗必须根据个体情况而定，必须考虑的因素包括先前使用的照射剂量、照射野的范围、初始治疗与复发之间的间隔、复发的程度、对挽救化学治疗的反应等。

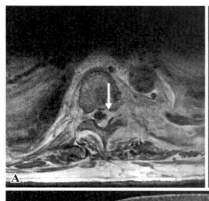
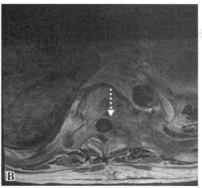
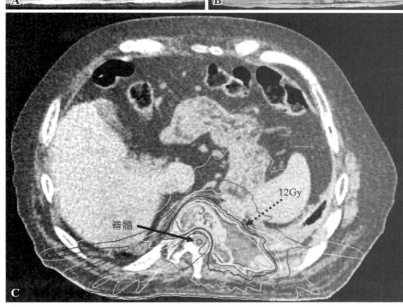

◀图 19-2　男性患者，51 岁，确诊为难治性霍奇金淋巴瘤，曾接受胸部及腹部多程放疗，因下胸椎硬膜外疾病而瘫痪（白实箭，A）。由于之前对该区域的放疗已接近脊髓的耐量，他接受了 14Gy 常规放疗，以清除硬膜外病变（白虚箭，B）。由于周围骨和软组织的残存病灶，他接受了 3 次分割（黄轮廓，黑虚箭，C）总量 12Gy 的避开脊髓的立体定向放疗加量（黑实箭，C）。因此，脊柱大体病灶的总照射剂量为 26Gy。在数月内，他下肢力量得到了改善，在助行器的帮助下可以走动，并重返工作（彩图见书末彩插部分）

在复发及一些特定的情况下，可以进行全身照射，作为预处理的一部分（图 19-3）。移植前进行 12～14Gy 的剂量照射，这通常是可行的，没有明显的风险。根据情况，在挽救治疗中进行再程局部放疗也可能是可行的。最后，对于那些大剂量化学治疗无效、移植失败或状况不佳的患者，可以考虑行姑息性放疗。在这种情况下，放疗可以减轻症状。与霍奇金淋巴瘤一样，由于淋巴瘤所需较低的巩固放射剂量，再程治疗通常是可行的。据报道，当剂量低至 4Gy，缓解率高达 50%～80%（Murthy 等，2008；Haas 等，2005），这样的剂量几乎可以用于所有患者。如果失败，可以采用更传统的姑息性剂量（20～24Gy）。

四、滤泡性淋巴瘤

约 20% 的滤泡性淋巴瘤患者表现为局灶病变（Ⅰ期或接近Ⅱ期）。对这些患者的最佳治疗存在争议，因为没有随机化研究比较了单独放疗（传统标准）与更新的方法如免疫化疗联用或不联用放疗或观察三者之间的疗效差异。大型数据库研究表明，放疗可以提高这种患者的生存率（Vargo 等，2015；Pugh 等，2010）。仅进行放疗，约 50% 的患者可有长期的疾病控制。当疾病复发时，主要失败模式是远处转移（如原先未累及的淋巴结）。

大部分滤泡性淋巴瘤患者都是晚期（Ⅲ～Ⅳ期）。全身治疗包括免疫治疗（如利妥昔单抗）和化学治疗，是滤泡性淋巴瘤治疗的基础。放

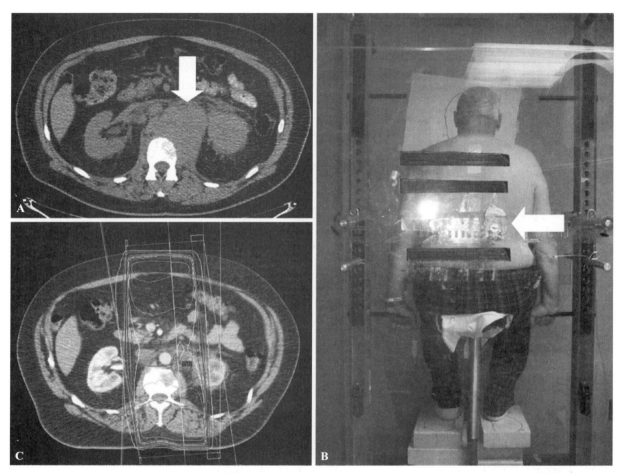

▲ 图 19-3　男性患者，52 岁，出现腰痛，发现腹膜后肿块（白箭，A）。活检显示为 DLBCL，正电子发射断层摄影术 - 计算机断层摄影术（PET-CT）成像显示弥漫性淋巴结肿大，巨大的腹膜后病变入侵相邻椎体并且挤压左侧输尿管导致肾脏功能障碍。他接受了 6 个周期 R-CHOP，PET-CT 显示完全缓解，随后对腹内病灶给予 30Gy 的巩固放疗（B）。1 年后，经活组织检查证实他出现弥漫性的疾病进展。经 3 种不同的挽救化疗方案，只取得了部分缓解。对于这种难治性疾病，建议在 TBI 方案基础上进行清髓性异基因造血干细胞移植，并且用定制的防护罩来保护右肾（白箭，C）（彩图见书末彩插部分）

疗在许多情况下是有益的。如在局部疾病进展或对全身治疗反应不佳的情况下，特别是出现需要缓解的症状时，可以适当采用放疗。根据临床情况，使用低剂量（2Gy×2 次）治疗通常是谨慎的。4Gy 的总剂量患者耐受良好，缓解率超过 80%～90%（Haas 等，2003；Russo 等，2013）。

常规放疗（24～30Gy）的局部控制率很高。最常见再程放疗的情况是接受 2Gy×2 次姑息治疗的患者反应不佳或者后续出现野内复发。在这种情况下，给予更长程的治疗方案（20～30Gy）通常是可行的，并且总会带来预期的缓解（图 19-4）。对于复发患者，可以再给予 4Gy 的照射。

五、边缘带淋巴瘤

放射肿瘤学家遇到的最常见的边缘带淋巴瘤亚型是黏膜相关淋巴组织的结外边缘带淋巴瘤（MALT 淋巴瘤）。这些淋巴瘤最常见于胃、眼眶附件、腮腺、皮肤、甲状腺和肺。大多数患者表现为局部病变。虽然对于局限性的幽门螺旋杆菌阳性的胃 MALT 淋巴瘤初期尝试使用抗生素是合适的，但根治性放疗是大多数其他表现的首选治疗。低剂量放疗（24～30Gy）通

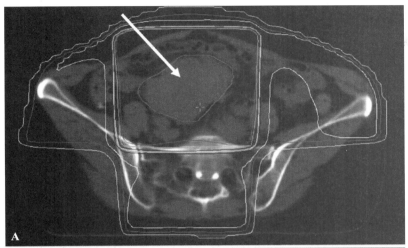

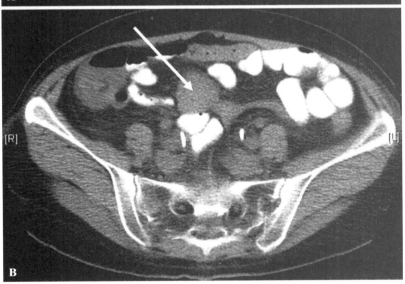

◀图 19-4　女性患者，63 岁，在 53 岁时被诊断为 Ⅲ 期低级别滤泡性淋巴瘤，她最初接受了化学治疗。4 年后，疾病在腹部复发，随后接受了利妥昔单抗治疗。疾病进展后，她接受放疗（4Gy×1 次），但没有缓解。病变部位再次活检证实为 2 级滤泡性淋巴瘤。因为她只有一个活跃性病变部位（8cm），所以进行了更长疗程的放疗（2Gy，每天 1 次，至 30Gy）（A，白箭）。她对放疗耐受良好，在 1 年中获得部分缓解（B，白箭）（彩图见书末彩插部分）

常能达到完全缓解（＞ 95%）。局部治疗失败是尤其罕见的。在玛格丽特公主医院和纪念斯隆凯特琳医院最近的一个大型系列研究中，3%～5% 的患者在照射野内出现了失败（Goda 等，2010；Teckie 等，2015）。失败主要模式是在远处转移，通常是在被 MALT 累及的区域。因此，需要对以前受过放射的区域再次进行放疗是不寻常的。在这种情况下，低剂量（2Gy×2 次）照射可用于姑息性治疗（Russo 等，2013）。在特定情况下，根据初始剂量和位置，可以进行再程根治性放疗（24～30Gy）。更常见的情况是治疗局部远处复发的新病变（图 19-5）。

六、浆细胞瘤

放射肿瘤学家遇到的最常见的浆细胞瘤是孤立性浆细胞瘤和多发性骨髓瘤。

只有 5% 的浆细胞瘤为单发病变，可发生于骨或髓外，后者多见于头颈部，对于两者来说，首选治疗是 40～45Gy 剂量的根治性放疗。局部的控制效果在很大程度上取决于原发肿瘤的大小，较大的肿瘤局部复发的风险较高（Ozsahin 等，2006；Tsang 等，2001）。主要的失败模式是进展为多发性骨髓瘤。对于骨性和髓外浆细胞瘤患者，10 年罹患多发性骨髓瘤的风险分别约为 70% 和 35%（Ozsahin 等，

2006）。大多数被诊断为浆细胞瘤的患者都是多发性骨髓瘤。

疼痛性溶骨性病灶是一种常见的并发症，可以用短疗程的放疗来缓解，一般推荐 8～24Gy 的剂量。

孤立性浆细胞瘤在没有全身性进展的情况下局部治疗失败是不常见的。在这种情况下，可以考虑进行再程放疗。已有在这种情况下能长期疾病控制的个案报道（Mendenhall 等，1980）。原发疾病的位置和能否避开关键正常组织结构将决定再程放疗是否可行。同样的，骨髓瘤的放疗通常不需要再重复一个疗程。然而，在疼痛复发且有明显的影像学或病理学证据表明有持续性疾病时，再程放疗通常是可行的，因为相对低剂量足以减轻疼痛（图 19-6）。

七、中枢神经系统淋巴瘤

原发性中枢神经系统淋巴瘤是一种较少见的非霍奇金淋巴瘤亚型。最重要的治疗是给予大剂量甲氨蝶呤，常联用其他全身性药物，如利妥昔单抗（Morris 和 Abrey，2009）。巩固放疗的作用是有争议的，主要是由于老年人在全身大剂量甲氨蝶呤后存在神经毒性的风险（Abrey 等，1998）。在完全缓解的情况下，低剂量（23.4Gy）全脑放疗常被使用，这可能会带来良好的临床结果，包括低风险的后期颅内失败和低风险的神经毒性（Morris 等，2013）。

当全身性淋巴瘤累及中枢神经系统时，则会引起继发性中枢神经系统淋巴瘤。目前合适的治疗方法与原发性中枢神经系统淋巴瘤相似，通常结合大剂量化学治疗和自体干细胞移植。放疗在继发性中枢神经系统淋巴瘤中的作用尚未确定。

一般来说，对于原发性或继发性中枢神经系统淋巴瘤，不推荐再程全脑放疗。立体定向放射外科是一种单次高剂量的适形治疗肿瘤的方法，其已被用于中枢神经系统淋巴瘤的全脑放疗后颅内局部进展（Kumar 等，2015；Matsumoto 等，2007；Kenai 等，2006）（图 19-7）。据报道，当剂量为 12～18Gy 时，异质性人群总有效率约为 85%，中位生存期为 10～17 个月。正如预期，放射外科的耐受性很

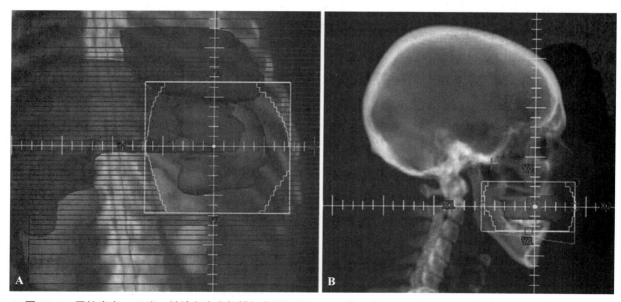

▲ 图 19-5　男性患者，68 岁，被诊断为幽门螺杆菌阴性胃 MALT 淋巴瘤，经 30Gy 的放疗（胃为红色，A）后获得长期的完全缓解。4 年后他在沿着下颌牙槽嵴长出 MALT 淋巴瘤。大部分病灶在活检时就被切除了。他接受 24Gy 的放疗（初始病变范围为红色，B），3 年后无复发迹象（彩图见书末彩插部分）

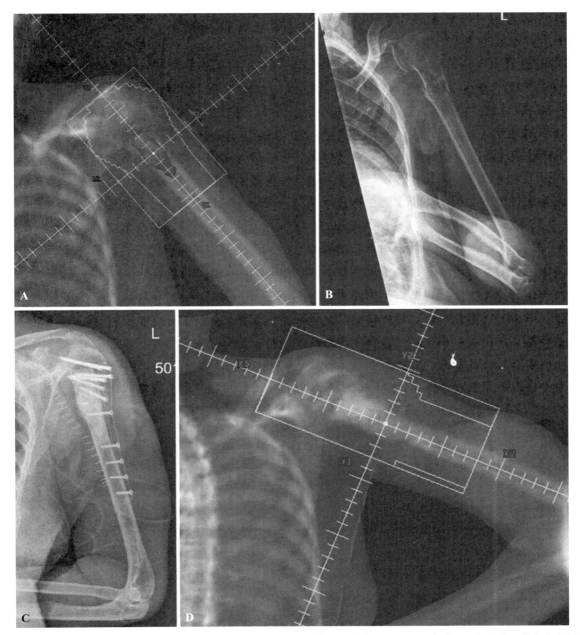

▲ 图 19-6　女性患者，86 岁，因疼痛性左肱骨溶骨性病变接受姑息性放疗后（**20Gy，每次 4Gy**）（**A**），疼痛有所缓解。但约 **18** 个月后，在她最初的溶骨性病变处发生了肱骨近端干骺端的非移位性病理性骨折（**B**）。对此她接受了切开复位和骨水泥重建内固定术（**C**），组织活检证实为骨髓瘤。由于持续疼痛，她接受了同一总剂量，但更高单次剂量（**20Gy，每次 5Gy**）的再程放疗，随后疼痛再次缓解（**D**）（彩图见书末彩插部分）

好，没有明显的并发症。然而，可能是由于颅内疾病的多灶性，立体定向放射外科治疗后远期颅内失败是常见的（Matsumoto 等，2007）。

八、皮肤淋巴瘤

皮肤淋巴瘤主要包括 T 细胞和 B 细胞两种组织类型。T 细胞最常见的组织类型是蕈样霉菌病和 CD30 阳性淋巴增殖性疾病，后者包括淋巴瘤样丘疹病和原发皮肤间变性大细胞淋巴瘤。B 细胞组织类型包括原发性皮肤滤泡中心淋巴瘤、边缘带淋巴瘤、弥漫性大 B 细胞淋巴瘤（腿型）。

蕈样霉菌病是最常见的皮肤淋巴瘤，放疗在其治疗中起着重要的作用。对于罕见的单一病变的患者，根治性放疗可以带来长期缓解和潜在治愈（Wilson 等，1998；Micaily 等，1998；Piccinno 等，2009）。该治疗的局部控制率可达到 95%。然而，对绝大多数伴广泛的斑片 / 斑块或皮肤肿瘤的患者，治疗的目标是姑息性的。对伴有密集斑块或肿块的患者，放疗尤为有利。使用 7～20Gy 剂量的局部放疗的缓解率约 90%（Thomas 等，2013；Neelis 等，2009）。但不幸的是，随着时间的推移，多数病灶会进展，有必要再次放疗。采用如此低的剂量使得再程放疗（有时不止一次）实施起来毫无困难。使用上述提到的相对低剂量的局部放疗的急性和长期风险是最低的。由疾病和治疗所致的色素沉着和脱发是非常常见的。

全身皮肤电子束对治疗全身性疾病患者是有利的，尤其是对密集斑块、肿瘤或其他治疗方式难以治愈疾病的患者。斑片 / 斑块期（T_2）的完全缓解率为 75%～85%（Jones 等，2002；Ysebaert 等，2004；Navi 等，2011），肿瘤期（T_3）的完全缓解率为 45%～80%（Navi 等，2011；Quiros 等，1996）。然而，患者基本都会复发，再程放疗往往是必要的。如上所述，局部再程放疗很少有问题，甚至全身皮肤电子束治疗也可以重复进行。重复全身皮肤电子束治疗的理想候选患者应在第一个疗程中获得良好的初始反应和合理的反应持续时间，后续治疗失败和伴有全身症状性皮肤受累（Hoppe 2003；Becker 等，1995；Wilson 等，1996）。根据临床表现，一般规定剂量为 12～36Gy。当最开始的时候使用该剂量范围的上限剂量，较低的剂量最适合用于第二个疗程的治疗（图 19-8）。

低级别局部原发性皮肤 B 细胞淋巴瘤（边

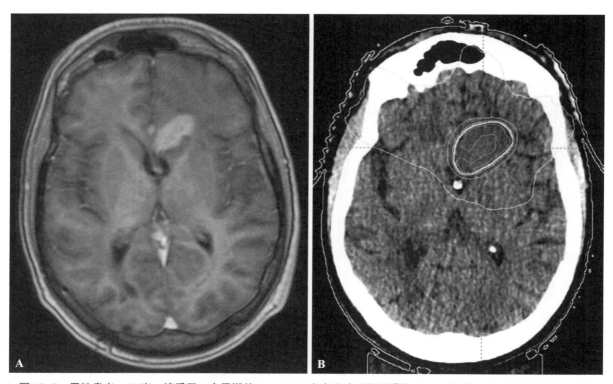

▲ 图 19-7　男性患者，26 岁，接受了 8 个周期的 R-CHOP 方案治疗 Ⅱ 期弥漫性大 B 细胞淋巴瘤，但随后因颅内出现两个实质病变而治疗失败。他接受了进一步的化疗并进行了自体干细胞移植，作为移植前预处理的一部分，他接受了 13.5Gy 的全身放疗和 10Gy 的大脑加量放疗。约 1 年后，在远离他以往颅内病变处出现了一个新的实质病变（A）。考虑到之前给予了全脑放疗，他这次会接受立体定向放射外科治疗（B，黄轮廓为 15Gy 等剂量线）（彩图见书末彩插部分）

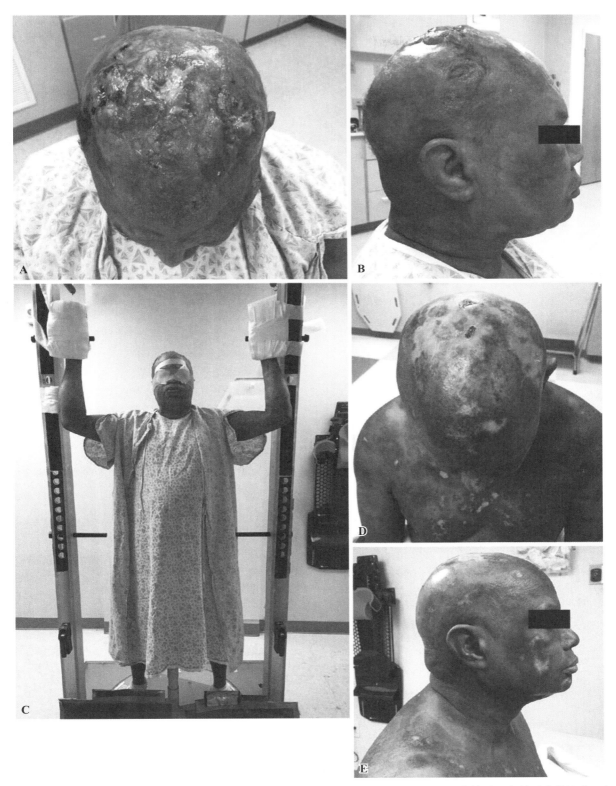

▲ 图 19-8 男性患者，59 岁，在 52 岁时被诊断出蕈样霉菌病。在斑片 / 斑块期（T_2），他接受了多种形式的治疗，在难治性肿瘤期（T_3）接受了全身皮肤电子束治疗（36Gy）。在接下来的两年里，他接受了多个有症状部位的局部放疗（10～20Gy）。之后他再次出现广泛的肿瘤和斑块，尤其是面部（A 和 B）。在进行异基因造血干细胞移植前，他进行了第二次全身皮肤电子束治疗，试图清除皮肤病变（C）。在接受 24Gy 的选择性加量放疗后，他的病灶获得了良好的缓解（D 和 E），接着进行了异基因造血干细胞移植

缘区和滤泡中心）最常用的是单纯放疗。当给予常规剂量（24～36Gy）时，完全缓解率约为 99%，局部失败率极低（Pashtan 等，2013；Senff 等，2007；Hamilton 等，2013）。这类患者虽具有向其他部位进展的高风险，但复发通常局限于皮肤（Senff 等，2007；Zinzani 等，2006）且第二个疗程的放疗可以很容易地进行。很少有患者表现为广泛病变或复发时为广泛病变。在此类患者中，虽然低剂量放疗（如 2Gy×2 次）可用于疾病缓解（Neelis 等，2009），但全身治疗通常是最合适的。约 90% 的病灶在低剂量放疗后会消退，75% 的病灶会完全缓解（图 19-9）。采用这样的低剂量，可以多次重复放疗来缓解症状。

九、全身照射

异基因干细胞移植常被推荐给高危或复发的急性白血病和一些淋巴瘤患者，后者包括弥漫性大 B 细胞淋巴瘤和霍奇金淋巴瘤。全身照射（TBI）是移植前预处理的一种既定模式，尤其适用于急性白血病。虽然单一 8Gy 剂量曾被使用过，但现在大多中心通常采用的是 12～14Gy 分 6～9 次的分割方式。

虽然很少见，但也有患者移植失败。当供体细胞不能完全移植时，这被归类为原发性移植失败；当首次移植后供体细胞丢失时，这被归类为继发性移植失败。即使进行第二次移植（Schriber 等，2010），这些患者的预后仍很差。据报道，联合低剂量全身照射（2Gy×1 次）的方案可以促进移植的成功。即使患者之前接

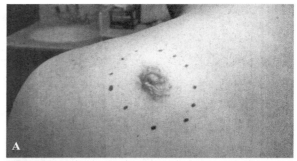
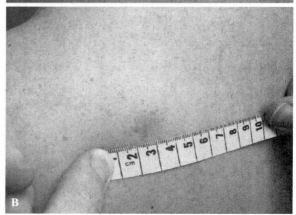

▲ 图 19-9 男性患者，39 岁，患有多灶性原发性皮肤 B 细胞淋巴瘤（滤泡中心型）。他在接受利妥昔单抗治疗后除左上背部有瘙痒及隆起性红斑病变外（A），其他部位均完全缓解。他的瘙痒在接受低剂量放疗（2Gy×2 次）后得到了完全缓解（B）

受了以全身照射为基础的清髓治疗（Sumi 等，2010；Shimizu 等，2009）（图 19-10），全身照射仍可以通过清除残留的宿主免疫细胞来促进移植的成功（Gyurkocza 等，2009；Sumi 等，2010；Shimizu 等，2009）。

致谢：感谢 Leonard R. Prosnitz 博士的细致评论为本章增色。

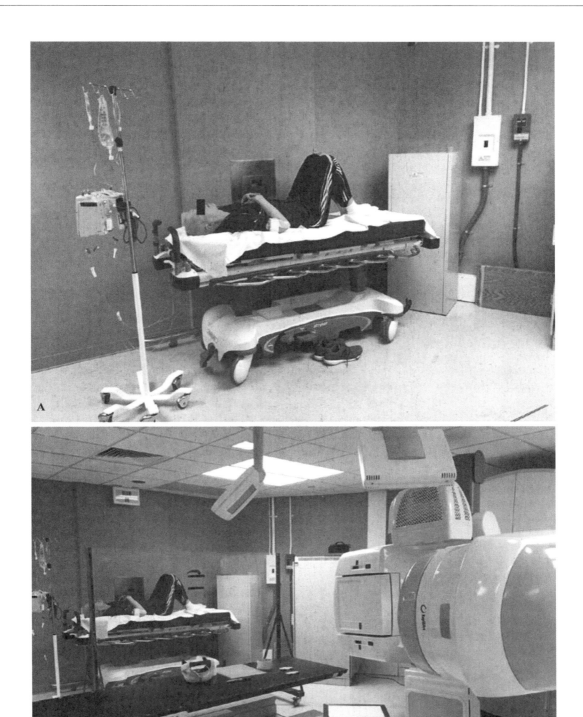

▲ 图 19-10　男性患者，19 岁，被诊断为急性淋巴细胞白血病并累及中枢神经系统。在通过诱导化疗和鞘内氨甲蝶呤治疗达到缓解后，他接受了全身照射（1.5Gy，每日 2 次，直到总剂量达 13.5Gy）及对睾丸和全脑全脊髓加量的清髓性预处理。他的预处理还包括大剂量的氟达拉滨，随后行脐带血干细胞移植，但移植没有成功。在接受了为期 1 天的包括氟达拉滨、环磷酰胺、阿仑单抗和再次全身照射（2Gy×1 次）的预处理后，又进行了 1 次脐带血干细胞移植，移植成功。A. 显示患者位于侧面的位置。B. 显示患者与直线加速器和扰流板的相对位置

参 考 文 献

[1] Abrey LE, DeAngelis LM, Yahalom J (1998) Long-term survival in primary CNS lymphoma. J Clin Oncol 16(3):859–863

[2] Becker M, Hoppe RT, Knox SJ (1995) Multiple courses of high-dose total skin electron beam therapy in the management of mycosis fungoides. Int J Radiat Oncol Biol Phys 32(5):1445–1449

[3] Dorth JA, Chino JP, Prosnitz LR, Diehl LF, Beaven AW, Coleman RE, Kelsey CR (2011) The impact of radiation therapy in patients with diffuse large B-cell lymphoma with positive post-chemotherapy FDG-PET or gallium-67 scans. Ann Oncol 22(2):405–410

[4] Dorth JA, Prosnitz LR, Broadwater G, Diehl LF, Beaven AW, Coleman RE, Kelsey CR (2012) Impact of consolidation radiation therapy in stage III–IV diffuse large B-cell lymphoma with negative post-chemotherapy radiologic imaging. Int J Radiat Oncol Biol Phys 84(3):762–767

[5] Eich HT, Diehl V, Gorgen H, Pabst T, Markova J, Debus J, Ho A, Dorken B, Rank A, Grosu AL, Wiegel T, Karstens JH, Greil R, Willich N, Schmidberger H, Dohner H, Borchmann P, Muller-Hermelink HK, Muller RP, Engert A (2010) Intensified chemotherapy and dose-reduced involved-field radiotherapy in patients with early unfavorable Hodgkin's lymphoma: final analysis of the German Hodgkin Study Group HD11 trial. J Clin Oncol 28(27):4199–4206

[6] Engert A, Plutschow A, Eich HT, Lohri A, Dorken B, Borchmann P, Berger B, Greil R, Willborn KC, Wilhelm M, Debus J, Eble MJ, Sokler M, Ho A, Rank A, Ganser A, Trumper L, Bokemeyer C, Kirchner H, Schubert J, Kral Z, Fuchs M, Muller-Hermelink HK, Muller RP, Diehl V (2010) Reduced treatment intensity in patients with early-stage Hodgkin's lymphoma. New Engl J Med 363(7):640–652

[7] Friedberg JW, Byrtek M, Link BK, Flowers C, Taylor M, Hainsworth J, Cerhan JR, Zelenetz AD, Hirata J, Miller TP (2012) Effectiveness of first-line management strategies for stage I follicular lymphoma: analysis of the National LymphoCare Study. J Clin Oncol 30(27):3368–3375

[8] Goda JS, Gospodarowicz M, Pintilie M, Wells W, Hodgson DC, Sun A, Crump M, Tsang RW (2010) Long-term outcome in localized extranodal mucosa-associated lymphoid tissue lymphomas treated with radiotherapy. Cancer 116(16):3815–3824

[9] Gyurkocza B, Cao TM, Storb RF, Lange T, Leisenring W, Franke GN, Sorror M, Hoppe R, Maloney DG, Negrin RS, Shizuru JA, Sandmaier BM (2009) Salvage allogeneic hematopoietic cell transplantation with fludarabine and low-dose total body irradiation after rejection of first allografts. Biol Blood Marrow Transplant 15(10):1314–1322

[10] Haas RL, Poortmans P, de Jong D, Aleman BM, Dewit LG, Verheij M, Hart AA, van Oers MH, van der Hulst M, Baars JW, Bartelink H (2003) High response rates and lasting remissions after low-dose involved field radiotherapy in indolent lymphomas. J Clin Oncol 21(13):2474–2480

[11] Haas RL, Poortmans P, de Jong D, Verheij M, van der Hulst M, de Boer JP, Bartelink H (2005) Effective palliation by low dose local radiotherapy for recurrent and/or chemotherapy refractory non-follicular lymphoma patients. Eur J Cancer 41(12):1724–1730

[12] Hamilton SN, Wai ES, Tan K, Alexander C, Gascoyne RD, Connors JM (2013) Treatment and outcomes in patients with primary cutaneous B-cell lymphoma: the BC Cancer Agency experience. Int J Radiat Oncol Biol Phys 87(4):719–725

[13] Held G, Zeynalova S, Murawski N, Ziepert M, Kempf B, Viardot A, Dreyling M, Hallek M, Witzens-Harig M, Fleckenstein J, Rube C, Zwick C, Glass B, Schmitz N, Pfreundschuh M (2013) Impact of rituximab and radiotherapy on outcome of patients with aggressive B-cell lymphoma and skeletal involvement. J Clin Oncol 31(32):4115–4122

[14] Held G, Murawski N, Ziepert M, Fleckenstein J, Poschel V, Zwick C, Bittenbring J, Hanel M, Wilhelm S, Schubert J, Schmitz N, Loffler M, Rube C, Pfreundschuh M (2014) Role of radiotherapy to bulky disease in elderly patients with aggressive B-cell lymphoma. J Clin Oncol 32(11):1112–1118

[15] Herbst C, Rehan FA, Brillant C, Bohlius J, Skoetz N, Schulz H, Monsef I, Specht L, Engert A (2010) Combined modality treatment improves tumor control and overall survival in patients with early stage Hodgkin's lymphoma: a systematic review. Haematologica 95(3):494–500

[16] Hoppe RT (2003) Mycosis fungoides: radiation therapy. Dermatol Ther 16(4):347–354

[17] Horning SJ, Weller E, Kim K, Earle JD, O'Connell MJ, Habermann TM, Glick JH (2004) Chemotherapy with or without radiotherapy in limited-stage diffuse aggressive non-Hodgkin's lymphoma: Eastern Cooperative Oncology Group study 1484. J Clin Oncol 22(15):3032–3038

[18] Jones GW, Kacinski BM, Wilson LD, Willemze R, Spittle M, Hohenberg G, Handl-Zeller L, Trautinger F, Knobler R (2002) Total skin electron radiation in the management of mycosis fungoides: Consensus of the European Organization for Research and Treatment of Cancer (EORTC) Cutaneous Lymphoma Project Group. J Am Acad Dermatol 47(3):364–370

[19] Josting A, Nogova L, Franklin J, Glossmann JP, Eich HT, Sieber M, Schober T, Boettcher HD, Schulz U, Muller RP, Diehl V, Engert A (2005) Salvage radiotherapy in patients with relapsed and refractory Hodgkin's lymphoma: a retrospective analysis from the German Hodgkin Lymphoma Study Group. J Clin Oncol 23(7):1522–1529

[20] Kaplan H (1972) Hodgkin's disease, vol 1. Harvard University Press, Cambridge, MA

[21] Kenai H, Yamashita M, Nakamura T, Asano T, Momii Y, Nagatomi H (2006) Gamma Knife surgery for primary central nervous system lymphoma: usefulness as palliative local tumor control. J Neurosurg 105(Suppl):133–138

[22] Kumar R, Laack N, Pollock BE, Link M, O'Neill BP, Parney IF (2015) Stereotactic radiosurgery in the treatment of recurrent CNS lymphoma. World Neurosurg 84(2):390–397

[23] Matsumoto Y, Horiike S, Fujimoto Y, Shimizu D, Kudo-Nakata Y, Kimura S, Sato M, Nomura K, Kaneko H, Kobayashi Y, Shimazaki C, Taniwaki M (2007) Effectiveness

and limitation of gamma knife radiosurgery for relapsed central nervous system lymphoma: a retrospective analysis in one institution. Int J Hematol 85(4):333–337

[24] Mendenhall CM, Thar TL, Million RR (1980) Solitary plasmacytoma of bone and soft tissue. Int J Radiat Oncol Biol Phys 6(11):1497–1501

[25] Micaily B, Miyamoto C, Kantor G, Lessin S, Rook A, Brady L, Goodman R, Vonderheid EC (1998) Radiotherapy for unilesional mycosis fungoides. Int J Radiat Oncol Biol Phys 42(2):361–364

[26] Morris PG, Abrey LE (2009) Therapeutic challenges in primary CNS lymphoma. Lancet Neurol 8(6): 581–592

[27] Morris PG, Correa DD, Yahalom J, Raizer JJ, Schiff D, Grant B, Grimm S, Lai RK, Reiner AS, Panageas K, Karimi S, Curry R, Shah G, Abrey LE, DeAngelis LM, Omuro A (2013) Rituximab, methotrexate, procarbazine, and vincristine followed by consolidation reduced–dose whole–brain radiotherapy and cytarabine in newly diagnosed primary CNS lymphoma: final results and long–term outcome. J Clin Oncol 31(31):3971–3979

[28] Moskowitz CH, Nimer SD, Zelenetz AD, Trippett T, Hedrick EE, Filippa DA, Louie D, Gonzales M, Walits J, Coady–Lyons N, Qin J, Frank R, Bertino JR, Goy A, Noy A, O'Brien JP, Straus D, Portlock CS, Yahalom J (2001) A 2–step comprehensive high–dose chemoradiotherapy second–line program for relapsed and refractory Hodgkin disease: analysis by intent to treat and development of a prognostic model. Blood 97(3):616–623

[29] Murthy V, Thomas K, Foo K, Cunningham D, Johnson B, Norman A, Horwich A (2008) Efficacy of palliative low–dose involved–field radiation therapy in advanced lymphoma: a phase II study. Clin Lymphoma Myeloma 8(4):241–245

[30] Navi D, Riaz N, Levin YS, Sullivan NC, Kim YH, Hoppe RT (2011) The Stanford University experience with conventional–dose, total skin electron–beam therapy in the treatment of generalized patch or plaque (T2) and tumor (T3) mycosis fungoides. Arch Dermatol 147(5):561–567

[31] Neelis KJ, Schimmel EC, Vermeer MH, Senff NJ, Willemze R, Noordijk EM (2009) Low–dose palliative radiotherapy for cutaneous B– and T–cell lymphomas. Int J Radiat Oncol Biol Phys 74(1):154–158

[32] Olszewski AJ, Shrestha R, Castillo JJ (2015) Treatment selection and outcomes in early–stage classical Hodgkin lymphoma: analysis of the National Cancer Data Base. J Clin Oncol 33(6):625–633

[33] Ozsahin M, Tsang RW, Poortmans P, Belkacemi Y, Bolla M, Dincbas FO, Landmann C, Castelain B, Buijsen J, Curschmann J, Kadish SP, Kowalczyk A, Anacak Y, Hammer J, Nguyen TD, Studer G, Cooper R, Sengoz M, Scandolaro L, Zouhair A (2006) Outcomes and patterns of failure in solitary plasmacytoma: a multicenter Rare Cancer Network study of 258 patients. Int J Radiat Oncol Biol Phys 64(1):210–217

[34] Pashtan I, Mauch PM, Chen YH, Dorfman DM, Silver B, Ng AK (2013) Radiotherapy in the management of localized primary cutaneous B–cell lymphoma. Leukemia Lymphoma 54(4):726–730

[35] Piccinno R, Caccialanza M, Percivalle S (2009) Minimal stage IA mycosis fungoides. Results of radiotherapy in 15 patients. J Dermatolog Treat 20(3):165–168

[36] Pugh TJ, Ballonoff A, Newman F, Rabinovitch R (2010) Improved survival in patients with early stage low–grade follicular lymphoma treated with radiation: a surveillance, epidemiology, and end results database analysis. Cancer 116(16):3843–3851

[37] Quiros PA, Kacinski BM, Wilson LD (1996) Extent of skin involvement as a prognostic indicator of disease free and overall survival of patients with T3 cutaneous T–cell lymphoma treated with total skin electron beam radiation therapy. Cancer 77(9):1912–1917

[38] Russo AL, Chen YH, Martin NE, Vinjamoori A, Luthy SK, Freedman A, Michaelson EM, Silver B, Mauch PM, Ng AK (2013) Low–dose involved–field radiation in the treatment of non–hodgkin lymphoma: predictors of response and treatment failure. Int J Radiat Oncol Biol Phys 86(1):121–127

[39] Schriber J, Agovi MA, Ho V, Ballen KK, Bacigalupo A, Lazarus HM, Bredeson CN, Gupta V, Maziarz RT, Hale GA, Litzow MR, Logan B, Bornhauser M, Giller RH, Isola L, Marks DI, Rizzo JD, Pasquini MC (2010) Second unrelated donor hematopoietic cell transplantation for primary graft failure. Biol Blood Marrow Transplant 16(8):1099–1106

[40] Sehn LH, Klasa R, Shenkier T, Villa D, Slack GW, Gascoyne RD, Benard F, Wilson D, Morris J, Parsons C, Pickles T, Connors JM, Savage KJ (2013) Long–term experience with PET–guided consolidation radiation therapy (XRT) in patient with advanced stage diffuse large B–cell Lymphoma (DLBCL) treated with R–CHOP. Hematol Oncol 31(S1):96–150

[41] Senff NJ, Hoefnagel JJ, Neelis KJ, Vermeer MH, Noordijk EM, Willemze R, Dutch Cutaneous Lymphoma G (2007) Results of radiotherapy in 153 primary cutaneous B–Cell lymphomas classified according to the WHO–EORTC classification. Arch Dermatol 143(12):1520–1526

[42] Shimizu I, Kobayashi H, Nasu K, Otsuki F, Ueki T, Sumi M, Ueno M, Ichikawa N, Nakao S (2009) Successful engraftment of cord blood following a one–day reduced–intensity conditioning regimen in two patients suffering primary graft failure and sepsis. Bone Marrow Transplant 44(9):617–618

[43] Sumi M, Shimizu I, Sato K, Ueki T, Akahane D, Ueno M, Ichikawa N, Nakao S, Kobayashi H (2010) Graft failure in cord blood transplantation successfully treated with short–term reduced–intensity conditioning regimen and second allogeneic transplantation. Int J Hematol 92(5):744–750

[44] Teckie S, Qi S, Lovie S, Navarrett S, Hsu M, Noy A, Portlock C, Yahalom J (2015) Long–term outcomes and patterns of relapse of early–stage extranodal marginal zone lymphoma treated with radiation therapy with curative intent. Int J Radiat Oncol Biol Phys 92(1):130–137

[45] Thomas TO, Agrawal P, Guitart J, Rosen ST, Rademaker AW, Querfeld C, Hayes JP, Kuzel TM, Mittal BB (2013) Outcome of patients treated with a single–fraction dose of palliative radiation for cutaneous T–cell lymphoma. Int J Radiat Oncol Biol Phys 85(3):747–753

[46] Torok JA, Wu Y, Prosnitz LR, Kim GJ, Beaven AW, Diehl LF, Kelsey CR (2015) Low–dose consolidation radiation

therapy for early stage unfavorable Hodgkin lymphoma. Int J Radiat Oncol Biol Phys 92(1):54–59

[47] Tsang RW, Gospodarowicz MK, Pintilie M, Bezjak A, Wells W, Hodgson DC, Stewart AK (2001) Solitary plasmacytoma treated with radiotherapy: impact of tumor size on outcome. Int J Radiat Oncol Biol Phys 50(1):113–120

[48] Vargo JA, Gill BS, Balasubramani GK, Beriwal S (2015) What is the optimal management of early-stage low-grade follicular lymphoma in the modern era? Cancer 121(18):3325–3334

[49] Wilson LD, Quiros PA, Kolenik SA, Heald PW, Braverman IM, Edelson RL, Kacinski BM (1996) Additional courses of total skin electron beam therapy in the treatment of patients with recurrent cutaneous T-cell lymphoma. J Am Acad Dermatol 35(1):69–73

[50] Wilson LD, Kacinski BM, Jones GW (1998) Local superficial radiotherapy in the management of minimal stage IA cutaneous T-cell lymphoma (Mycosis Fungoides). Int J Radiat Oncol Biol Phys 40(1): 109–115

[51] Ysebaert L, Truc G, Dalac S, Lambert D, Petrella T, Barillot I, Naudy S, Horiot JC, Maingon P (2004) Ultimate results of radiation therapy for T1–T2 mycosis fungoides (including reirradiation). Int J Radiat Oncol Biol Phys 58(4):1128–1134

[52] Zinzani PL, Quaglino P, Pimpinelli N, Berti E, Baliva G, Rupoli S, Martelli M, Alaibac M, Borroni G, Chimenti S, Alterini R, Alinari L, Fierro MT, Cappello N, Pileri A, Soligo D, Paulli M, Pileri S, Santucci M, Bernengo MG (2006) Prognostic factors in primary cutaneous B-cell lymphoma: the Italian Study Group for Cutaneous Lymphomas. J Clin Oncol 24(9): 1376–1382

第 20 章　骨转移性肿瘤
Bone Metastases

Yvette van der Linden　Peter Hoskin　著

杨　昊　孙利平　译

摘　要

在放疗的日常工作中，骨转移瘤的治疗占据了相当大的比例。针对骨转移引起的疼痛和脊髓受压引起的神经系统压迫症状，姑息放疗的疗效已被证实。在大多数前瞻性试验中，放疗对于骨转移疼痛控制的总有效率高达 70%，但随着生存期的延长，约 50% 的患者的疼痛会复发，骨转移引起的症状可能再次出现。可以预见将来对于骨转移再次姑息治疗的病例会增加。本章从循证医学的角度总结初次放疗和再次放疗对骨转移症状的缓解效果和缓解维持时间；制订骨转移的再程放疗指南，侧重于放疗时机，可能的并发症及首选放疗技术等；最后将探讨以调强放疗和立体定向放疗为代表的精确放疗技术在骨转移再程放疗中的应用。

一、概述

（一）流行病学

总体而言，近 50% 的肿瘤患者在随访过程中会出现远处转移。对于患者来说转移意味着疾病的恶化及不可治愈，治疗的目的不再是追求治愈，而是最大限度地减轻疾病的症状。骨转移是继肺转移和肝转移之后第三种常见转移。恶性肿瘤较容易从原发部位转移至骨骼，尤其是乳腺癌、前列腺癌和肺癌。肿瘤患者骨转移的发生率和患病率难以精确判断，临床观察到的发生率低于实际的病理发生率。研究表明，在乳腺癌的整个疾病发展过程中，临床上 10%～47% 的患者将发生骨转移（Miller 和 Whitehill，1984；Kamby 等，1987；Wedin 等，2001）；但在尸检中，超过 70% 的乳腺癌患者可以在骨骼中发现转移灶（Galasko，1981；Lee，1983）。

临床出现骨转移症状后，生存期的长短取决于在骨骼中的转移是单发还是多发，若同时还有内脏转移则预后更差。另外，原发肿瘤的类型对治疗预后同样有影响。乳腺癌和前列腺癌的骨转移患者的生存时间相对更长，甚至可达数年，这部分是由于全身性治疗的进展和原发肿瘤相对较长的临床过程。然而，根据恶性肿瘤骨转移临床试验的数据，大部分患者在骨转移姑息治疗后的生存期仅 5～12 个月（Ratanatharathorn 等，1999；van der Linden 等，2006）。

考虑根治性治疗时，潜在转移的概率是影响医生选择治疗方式的主要因素。如果转移概率非常高，则应采取全身性治疗；若已经发生骨转移，则应予以双膦酸盐类药物治疗而不再考虑创伤性或致残性的外科手术。在放疗科，对骨转移患者的治疗占据了日常工作的 10%～15%。

（二）临床指征和治疗方式

骨转移可能引起一系列的临床并发症，包括轻至重度的局部疼痛、病理性骨折、脊髓压迫（spinal cord compression，SCC）或神经根压迫综合征、高钙血症等。这些症状的严重程度取决于骨质破坏的位置和范围。骨转移的姑息性治疗方法较多。治疗的原则是在获得最佳姑息镇痛效果的同时，最大限度地降低与治疗相关的并发症。治疗方式的选择需视患者的症状和预期寿命以及是否存在其他可能会增加治疗风险的疾病而定。其他的影响因素还包括转移灶的位置，以及单发还是多发。

1. 疼痛

目前对于骨转移引起疼痛的机制还知之甚少。疼痛似乎跟肿瘤的类型、位置、转移灶的数目和大小无关（Hoskin，1988；Vakaet 和 Boterberg，2004）。骨膜是包裹在骨外侧面的有丰富神经支配的结缔组织膜。通常认为肿瘤细胞生长时将牵拉骨膜，从而激活痛觉感受器。痛觉感受器受损后，受激活阈值降低，导致一定程度的致敏，易于产生自发激活（Mercadante，1997；Payne，2003）。这个也许可以解释，即使没有任何接触时有些病灶也可以引起深而钝的疼痛感觉（Coleman，1997）。另外，疼痛的化学递质诸如前列腺素，也被认为在疼痛机制中起了一定的作用（Hoskin，1988）。疼痛治疗的策略主要针对以上提到的这些疼痛机制。

镇痛药可通过阻断某些通路达到止痛效果，相对简便易用。很多简单的镇痛药和非甾体抗炎药可以与强阿片类药物一样对骨转移疼痛有效。镇痛药的使用需遵循阶梯滴定原则。辅助镇痛药（如类固醇）和神经镇静药（如加巴喷丁和普瑞巴林）也有重要的作用。镇痛药的类型、数量及使用时间长短的不同，可对患者造成各种不同的不良反应。如阿片类药物容易引起恶心、便秘和嗜睡；非甾体抗炎药可以引起消化道溃疡，甚至出血；类固醇类药物应尽可能限于短期内使用，以减少水肿、失眠、体重增加和糖耐受异常。

对于局限性疼痛，放疗是一个广为接受的治疗选择，疼痛缓解率可达 60%～80%（Wu 等，2003；Sze 等，2003；Falkmer 等，2003）。放疗的止痛机制目前仍不明了，由于其对疼痛的缓解效果很快，一般仅在几天之内，因此似乎并不能仅仅归因于肿瘤缩小（Hoskin，1988）。化学递质的调整也许是可能的反应机制之一，如前列腺素。

放疗的毒性反应与受照射身体部位、治疗体积及放疗总剂量有关。一过性的不良反应包括疲劳、皮肤反应及胃肠道的反应，如恶心、腹泻。小部分患者可能出现暴发痛。对于多发骨转移引起的弥漫性疼痛，单个大野照射相比多个小野的放疗方式可以获得更好的镇痛效果（Salazar 等，2001；Berg 等，2009），但这种治疗方式可引起更多的急性放疗毒性反应，尤其是胃肠道不适症状和暂时的骨髓抑制。一般来讲，姑息性放疗是一种安全可耐受的治疗方式，必要时可以重复进行。

对于承重长骨疼痛的局部治疗，外科手术是另一个选择。以肱骨或股骨的溶骨性转移为例，如果受累骨的骨皮质受损导致不稳定性增加，骨接合术可及时缓解疼痛，防止病理性骨折。荷兰的一项骨转移研究认为，如果轴向皮质受侵超过 30mm，随访中骨折风险将增加 25%。在决定治疗方案时，主管医生应该权衡手术并发症和预防手术带来的稳定性的益处。如果患者的高风险病灶不适合手术，那么应以局部放疗，骨缺损处重新钙化愈合需 6～12

周，在此期间骨折的风险仍然存在（Koswig，Budach，1999）。目前，一项大型的应用骨转移患者的前瞻性 CT 扫描数据研究利用计算机有限元模型对骨折进行预测，以期改善医生基于临床经验的主观判断（Tanck 等，2009）。

由于椎体压缩引起的背痛还可以考虑以微创手术进行治疗，如针对溶骨性椎体转移采用椎体成形术（Lieberman 和 Reinhardt，2003；Kallmes 和 Jensen，2003；Bartels 等，2008）。椎体成形术通过向椎体内注入聚甲基丙烯酸甲酯，可以即刻强化病骨。目前尚没有前瞻性研究比较椎体成形术和放疗对骨疼痛的治疗缓解效果。

射频消融术（radiofrequency ablation，RFA）是一种相对较新的治疗骨转移疼痛的方法，通过插植于周围组织内的电极针利用高频交流电产生热量以杀死肿瘤组织．据报道使用该方法治疗的患者，95%～100% 有不同程度的疼痛缓解（Goetz 等，2004；Dupuy 等，2010），目前仍无对射频消融术和作为标准治疗方法的局部放疗之间的比较研究。

如果多发转移致弥漫性疼痛．尤其存在内脏转移时，应考虑采用有效的全身性治疗结合局部治疗，这一点对于乳腺癌和前列腺癌尤为重要，因为这些肿瘤患者可以从治疗中明显获益。现有的治疗方式很多，包括有效的化疗药物、激素疗法（Harvey，1997）和同位素治疗（Quilty 等，1994；Falkmer 等，2003）。另外，对乳腺癌、多发性骨髓瘤和前列腺癌患者，以及肺癌和其他实体肿瘤患者，定期注射抑制破骨细胞所致骨吸收的强效抑制药（如双膦酸盐等），可以减少骨骼相关事件的发生（Hortobagyi 等，1996；Rogers 等，1997；Falkmer 等，2003；Lipton，2003；Rosen 等，2004）。

2. 脊髓或神经根压迫症

椎骨肿瘤侵犯软组织可能压迫神经根或脊髓引起神经综合征，包括神经性疼痛、马尾综合征伴括约肌失控、甚至截瘫。椎骨的病理性骨折、骨质碎片压迫神经根或脊髓也可引起相同症状。一般来说，如果患者出现临床神经症状，应予急诊 MRI 以明确是否可能存在 SCC，以及时开始治疗（Rades 等，2002；Bartels 等，2008）。大部分病例是由于硬膜外受压迫或者邻近椎体转移灶侵入脊髓引起，脊髓和马尾受损的生理学表现最初可能与静脉回流障碍及水肿有关，而非直接的物理压迫，为了便于给椎体转移患者选择最合适的个体化治疗方式，目前已建立了一个基于临床症状的分类系统（Harrington，1986），但对于最合适的治疗方式以及治疗顺序仍未达成共识。

一般情况下，放疗结合大剂量类固醇药物对改善脊髓或神经根压迫综合征患者是有效的。在 10%～90% 的患者中，经过 16～24Gy 的放疗后，症状可以得到缓解，缓解程度与原来神经压迫的严重性和压迫的持续时间有关（Maranzano，Latini，1995；Maranzano 等，1997，2005，2009；Roos 等，2000；Rades 等，2002；Hoskin 等，2003）。但淋巴瘤或生殖细胞瘤例外，在这些患者中化疗应作为首选治疗，如果有骨质碎片危及脊髓，或者神经系统症状对放疗无反应，或者已经达到脊髓放疗的耐受剂量．则应该考虑予以外科手术干预（Harrington，1986）。目前开展的较成熟手术方式包括微创手术（如姑息性椎板切除术）和扩大手术（如根治性切除和固定术）。选择外科手术方式时应综合考虑患者预期寿命、治疗相关的并发症和治疗结果。通常，手术范围越广泛，获得姑息治疗效果维持时间越长，但与治疗相关的并发症则越严重。一项对手术加放疗与单纯放疗治疗疗效的随机对照研究显示，联合治疗组对脊椎的活动度有显著的改善（Patchell 等，2005）。该研究共入组 101 例 SCC 患者，联合治疗的优势限于年龄不超过 65 岁的患者（Chi

等，2009）。但是对于这些结果的可信度尚存在争论。因为入组患者都经过高度选择并且累计入组周期超过 10 年。相反，在一项由 Rades 等主持的包括 342 例患者的配对分析中，放疗加手术组和单纯放疗组的治疗疗效无显著差异（Rades 等，2010a）。研究对 11 项潜在预后因素进行了匹配分析，比较了治疗后运动功能、肿瘤局部控制和生存率。对放疗和外科手术对转移性 SCC 治疗的相对作用仍需要更多的随机试验加以验证。

二、放疗对骨转移的止痛作用

（一）疼痛的初始治疗

针对骨转移的姑息性放疗，存在不同的剂量分割方式，包括 6Gy 或 8Gy 的单次治疗，20Gy 分 5 次、24Gy 分 6 次、30Gy 分 10 次，以及 40Gy 分 20 次的分次治疗方法（Bone Pain Trial Working Party，1999；Tong 等，1982；Madsen.，1983；Price 等，1986；Hirokawa 等，1988；Okawa 等，1988；Cole，1989；Kagei 等，1990；Hoskin 等，1992；Rasmusson 等，1995；Niewald 等，1996；Gaze 等，1997；Jeremic 等，1998；Nielsen 等，1998；Koswig，Budach，1999；Steenland 等，1999；Kirkbride 等，2000a；van der Linden 等，2004b；Hartsell 等，2005；Kaasa 等，2006；Foro 等，2008；Berg 等，2009），但尚未发现明确的剂量效应关系。三个大型 Meta 分析证实单分次放疗和长时间的多分次治疗效果相同（Wu 等，2003；Wai 等，2004；Chow 等，2007a）。因此，8Gy 单分割放疗被认为是无神经症状和病理性骨折风险等并发症的骨疼痛患者的标准治疗方式。在这些试验中 65%～72% 的患者疼痛在治疗后 3～4 周缓解；在生存期超过 1 年的患者中，80% 能从单次放疗中持久受益，多次分割长程放疗并无优势；在生存期小于 12 个月的患者中，单次放疗的有效率高达 50% 以上，提高总剂量并未相应改善治疗获益（Meeuse 等，2010）。60% 的预后较差的患者存在高于 5 分的持续疼痛（疼痛评分 0～10），因此在姑息性放疗之外，对这些患者进行充分的疼痛治疗非常必要。一项对 272 个有神经性疼痛症状（即在一个或多个脊神经或外周神经分布区存在放射性皮肤疼痛）的患者进行的随机研究显示，单次分割照射方式的疗效并不比 20Gy 分 5 次的治疗效果差。相对多次分割放疗，单分次治疗的疼痛总体缓解率及失效时间较差（53% vs. 61%），但统计学上无显著性差异。基于此，单次分割可以推荐用于某些特定疼痛患者（如预期寿命较短的患者）。在一些脊柱转移的疼痛患者中，有作者认为疼痛是脊髓压迫症状的先驱表现，所以建议予以较高的初始放疗剂量。一项前瞻性随机研究中，342 例脊柱转移患者接受了放疗，治疗后仅 3% 的患者病变进展 . 出现脊髓压迫综合征。因此，对于单纯脊柱转移病灶，8Gy 单分割放疗是安全有效的。

单分次治疗的模拟定位和实际治疗可以在同一天完成，即所谓的一站式治疗，这有助于一般情况比较差、预期生存时间有限的患者接受治疗。此外，单分次治疗减少了患者往返医院的次数，以及每次治疗摆位时引起的不适和偏差。临床试验中报道的不良反应很少且多为自限性的，如暴发痛、恶心。部分患者（24%～44%）在单分次治疗或短程大分割放疗后短期内可出现暴发痛（Loblaw，2007；Hird 等，2009a）。回顾性研究表明短期口服地塞米松可以预防暴发痛（Chow 等，2007b；Hird 等，2009b）。最近，一项有关地塞米松在预防暴发痛发作中作用的随机试验（Chow 等，2015）报道结果为，在 298 名患者中，疼痛发作的绝对减少率为 9%（安慰剂组为 35%，而服用 5 剂 8mg 地塞米松的患者为 26%，$P = 0.05$）。二期试验目前已在荷兰达到其试验终点（Westhoff 等，2014）。

（二）有效性定义

由于大部分临床试验的研究终点不同，造成了对研究结果进行比较时的困难。2002 年与 2012 年国际骨转移共识工作组发表了一套研究终点标准以促进将来在骨转移研究上的一致性（Chow 等，2002，2012）。标准中建议使用 1～10 的疼痛评分等级表根据患者的自我评价来评估治疗缓解情况（0 = 不痛，10 = 最严重的疼痛）。建议使用多维疼痛问卷表调查衡量疼痛情况。如简明疼痛量表（brief pain inventory，BPI），同时记录镇痛药的使用及生活质量改变等情况。为了保证数据的实用有效，建议定期进行疼痛评估，最好每周 1 次。还应将随访中镇痛药的详细使用情况考虑在内，以求真实地反应放疗的疗效。

- 治疗反应评价应考虑到疼痛评分以及阿片类药物使用后的评分变化。如果镇痛药从 1 级或 2 级提高到 3 级。意味着镇痛需求增加。如果患者治疗后停止使用 3 级镇痛药。这表明疼痛减轻。

- 部分缓解（PR）是指在不增加镇痛药的基础上，根据 11 点疼痛量表测得的评分比初始疼痛评分至少降低 2 分；或者镇痛药减少而疼痛没有增加。

- 完全缓解（CR）是指在不增加镇痛药的情况下，疼痛评分量表的评分降至 0。当疼痛评分保持不变或反而增加时，则认为治疗无效（NR）。

- 治疗后病变进展的定义为，在不增加镇痛药的情况下，疼痛评分回到初始的评分甚至更高；或者不管疼痛评分如何，镇痛药的使用增加。

疼痛缓解效果应在治疗后的 1 个月、2 个月和 3 个月各评估一次，并注明随访期内是否有任何其他治疗措施。Li 等（2008）进行的一项验证性研究显示治疗后 2 个月可能是评估治

疗疗效的最佳时间，因为部分患者最大止痛效果出现在放疗后 4 周，而 3 个月相对时间较长，患者可能因为身体状况恶化或死亡而失访。另外，3 个月以后的反应可能是二次干预治疗的结果。以这些简明直观的观察终点为工具，有助于放疗领域的同行开展国际合作，共同研究以改善现有的治疗方案。在日常放疗中，应经常对患者的疼痛情况进行评估，可采用前文中提到的多维疼痛问卷的形式进行。仔细询问患者疼痛是否仅在活动时出现或休息时也出现，是否影响到正常生活等。在研究中，疼痛使用 11 点疼痛评分表评价。0～4 分为轻度疼痛，5～6 分为中度疼痛，7～10 分为重度疼痛（Li 等，2007）。

基于对功能和生活质量的影响，最近的一篇论文建议 1～4 分为轻度疼痛，5～7 分为中度疼痛，8～10 分为重度疼痛（Chow 等，2016）。已有研究从患者角度对疼痛评分改变的意义进行了分析。不管初始评分的高低，以其作为参照，如果自我疼痛评分降低了 2 分，患者主观上会感到疼痛好转（Chow 等，2005）。疼痛缓解持续时间也是一个衡量疼痛缓解程度的指标。根据一项荷兰骨转移临床试验的报道，骨转移放疗后疗效维持的平均时间在乳腺癌为 24 周，前列腺癌为 18 周，肺癌和其他类型肿瘤为 11 周（van der Linden 等，2004b）。另一个评估疼痛缓解的指标是计算净疼痛缓解率（Net Pain Relief，NPR），其计算方式为以疼痛缓解的时间（周）除以后续生存时间（周）（Ratana-tharathom 等，1999）。该方法虽不常被文献引用，但确实为一个有用的客观评价疼痛缓解的指标。计算 NPR 需要充分的随访时间，较长期的疼痛评价，甚至在疼痛已经缓解后仍要持续进行。一项对 160 名患者的临床治疗结果的分析显示，分别以单分割 8Gy 或多分割 30Gy 分 10 次对骨转移灶进行放疗，以 NPR 方法评价疼痛缓解，治疗组间未观察到明显差

异，即 68% vs. 71%（Foro 等，2008）。

（三）疼痛的再次治疗

在以下三种临床情况时，需考虑对骨转移引起的疼痛进行治疗。

• 初次放疗后患者疼痛未缓解，甚至有进展。

• 初次放疗后患者疼痛部分缓解，希望通过再次放疗获得进一步的减轻。

• 初次放疗后患者疼痛部分或完全缓解，但在随访过程中再次出现疼痛。

荷兰的一项研究表明，在初次治疗疼痛控制有效的患者中，近 50% 将再次出现疼痛，疼痛强度可回到最初的疼痛评分基线（van der Linden 等，2004b）。综合多数研究报道的结果，在初次疼痛治疗有效的患者中再次出现疼痛进展的比例为 28%～61%（Ratanatharathorn 等，1999），正是这些患者最有可能从再次放疗中受益（图 20-1 和图 20-2）。由于首次治疗的疗效需要 3～4 周的时间方可评估，因此建议再次放疗的时间间隔不应低于 4 周（Chow 等，2002）。

1. 临床随机试验中的在治疗率

在比较单次分割和多次分割治疗骨转移疼痛的随机试验中，单分次后需要再次治疗的比例高于多次分割，单分次割后为 11%～42%，多次分割后为 0%～24%（表 20-1）。鉴于单分次治疗再治疗的比率比较高，从疗效持续时间方面讲，单分次治疗不如多分次治疗有效。另外，再次治疗进行与否由放疗医师和患者本人共同决定。试验中再治疗率结果可能存在偏倚，这是因为患者和（或）医生对单次分割放疗疗效存在怀疑，或者知道有再次放疗的可能性。研究计划没有明确再次治疗和初始治疗之间的最小时间间隔或需治疗的疼痛评分最小值，也没有明确再次治疗的剂量。此外，许多出现疼痛复发或者对初始治疗反应不佳的患者可能会

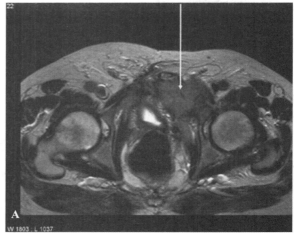

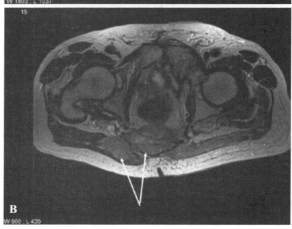

▲ 图 20-1　前列腺癌骨转移 MRI 图像

患者 66 岁，已行根治性前列腺切除（A）。白箭表示较大、疼痛的耻骨转移灶。2008 年 12 月，由于节假日期间治疗安排的原因，未以标准 30Gy/10 次分次治疗，而代之以 7 次分次，每次 4Gy，总剂量 28Gy。治疗后，疼痛完全缓解。2010 年 3 月，原照射区域疼痛进行性加剧，MRI 检查发现骶骨新发较大转移灶，病灶周围有明显软组织浸润（B，白箭）。考虑到患者的一般情况（ECOG 评分 1）和预期寿命（超过 6 个月），对患者进行双野照射，范围包括原放疗区及新病灶（每次 3Gy，10 次）。放疗后疼痛缓解效果良好

最后失访，或者没有回到他们的放疗主管医生那里寻求再次治疗。应用已经达成的治疗反应标准评价共识，同时仔细鉴别再治疗的特定原因，对荷兰临床试验的原始数据进行了重新分析。结果显示 8Gy 单分次治疗的患者中，24% 接受了再次放疗；24Gy 分 6 次多分次治疗的患者中再治疗率仅 6%（P < 0.001）。不考虑再次放疗的影响，单分次方式初始治疗的疼痛缓解率 71%，多分割方式治疗为 73%（P = 0.84）。

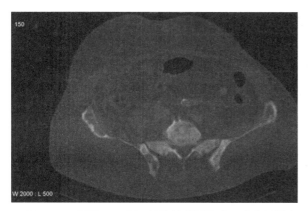

▲ 图 20-2　男性，76 岁，转移性前列腺癌，患者接受内分泌治疗和唑来膦酸治疗。2009 年 11 月，发现该病存在治疗抵抗。对骶髂关节和骶骨进行姑息性放疗（8Gy 单次），疼痛完全缓解。开始化疗，至 2010 年 6 月疾病进展时停止。患者被转诊到同一疼痛区域接受局部再程放疗。他接受了另一次单次分割（8Gy）获得完全缓解

再次放疗可提高单分次治疗方式的缓解率至 75%，而对多次分割方式的缓解率则无影响（$P = 0.54$）（Chow 等，2002；vander Linden 等，2004b）。初次治疗的疼痛缓解情况对再次治疗并无预测作用。再次治疗患者中，疼痛无缓解（NR）和疼痛进展的患者比例在接受单分次治疗的患者中分别是 35% 和 22%。而在多分次治疗的患者中则分别为 8% 和 10%。当出现疼痛进展时，若前次治疗为单次分割放疗．再程放疗的平均时间间隔为 7 周；若前次治疗为多次分割放疗，平均时间间隔为 10 周；再次治疗时的平均疼痛评分分别为 7.5 分和 7.8 分。总之，考虑再次放疗时，医生更倾向于选择初始治疗

表 20-1　骨转移瘤不同剂量分次的随机试验中的再治疗率比较

年　份	随机患者数	随机分组	再治疗率（%）		P 值
			低剂量	高剂量	
单分次与多分次放疗方案的比较					
RTOG	2005	898	8Gy vs. 30Gy 分 10 次	18 %	9 %	< 0.001
Foro Arnolot	2008	160	8Gy vs. 30Gy 分 10 次	28 %	2 %	a
Kaasa	2006	376	8Gy vs. 30Gy 分 10 次	27 %	9 %	< 0.002
BPTWP	1999	761	8Gy vs. 20Gy 分 5 次	23 %	10 %	< 0.001
DBMS	1999	1157	8Gy vs. 24Gy 分 6 次	24 %	7 %	< 0.001
Nielsen	1998	241	8Gy vs. 20Gy 分 5 次	20 %	2 %	a
Cole	1989	29	8Gy vs. 24Gy 分 6 次	25 %	0 %	a
Price	1986	288	8Gy vs. 30Gy 分 10 次	11 %	3 %	a
不同单分次放疗方案的比较					
Jeremic	1998	327	4Gy vs. 6Gy vs. 8Gy	42 %	38 %	NS
Hoskin	1992	270	4Gy vs. 8Gy	20 %	9 %	a
不同多分次放疗方案的比较					
Niewald	1996	100	20Gy 分 5 次 vs. 30Gy 分 15 次	2 %	2 %	NS
Tong	1982	750	单发转移 20Gy 分 5 次 vs. 40Gy 分 15 次 多发转移 15Gy 分 5 次 vs. 20Gy 分 5 次 vs. 30Gy 分 10 次	24 % 23 %	11 % 12 %	a

a. 未说明；NS. 不显著

为单次分割的患者，而对有多分次治疗史的患者用较为抗拒。

2. 疗效

直到 2014 年，仅在回顾性和非随机前瞻性研究中有对于再治疗疗效的报道。Price 等报道了 7 例骨转移二次治疗的结果。患者对初始 4Gy 的单次分割放疗无反应，在 8 周内接受了第二次放疗。其中 4 例患者的二次放疗方式为单分次 8Gy，另外 3 例为总剂量更高的多分次治疗。经过二次放疗后，所有 7 例患者均未获得明显的疼痛改善（Price 等，1988）。Cole 报道了 42 例患者在经过单分次或多分次放疗后再次接受放疗的结果。大部分患者疼痛控制效果不理想，50% 的患者需要增加镇痛药的用量或应用更强的镇痛药（Cole，1989），一项由 Hoskin 等（1992）进行的前瞻性研究，将骨转移疼痛患者根据给予的单分次剂量随机分两组，即 4Gy 和 8Gy。在为期 12 周的研究中，28 例接受 4Gy 单次分割放疗的患者在原部位接受了再次放疗；而在 8Gy 单次分割治疗组再治疗病例为 12 例。在 4Gy 组中，71% 的可评估患者（12/17）对再次治疗有反应，而在 8Gy 组此比例仅为 44%（4/9）。在 Uppelschoten 等（1995）的研究中，18 例接受初始治疗为单次分割 6Gy 的患者，间隔较长时间后再次给予一次单次分割的 6Gy 治疗，13 例患者疼痛减轻（72%）。Mithal 等发表的回顾性分析研究包括连续的 105 例因骨转移疼痛接受姑息性放疗的患者，共治疗 280 个病灶。其中，57 例接受了再次放疗，8 例接受了 2 次再程放疗。初始治疗的疼痛缓解率为 4%。再程放疗的缓解率为 87%；8 例接受 2 次再程放疗的患者中有 7 例疼痛缓解（88%）。

该研究中，放疗疼痛缓解率与放射剂量、原发肿瘤类型和部位之间未发现相关性（Mithal 等，1994）。Jeremie 等研究了对骨转移治疗初次行单分次放疗，再次治疗时予以单分次 4Gy

的治疗，接受再程放疗的 135 例患者中，109 例患者由于疼痛复发接受再治疗，80 例（74%）患者对再程放疗有效（CR = 31%；PR = 42%）。初次治疗无疼痛缓解共 26 例，接受再程放疗后 46% 疼痛出现缓解。根据该项研究，对初次治疗无反应不应成为阻止再程放疗的理由。该研究组还报道了对经过两次单分次治疗后再次出现的转移性骨痛给予再次 4Gy 照射的治疗。25 例治疗患者的总体缓解率为 80%（19 例缓解，6 例无进展），完全缓解与部分缓解为 40%（Jeremie 等，2002）。

RTOG 的一项采用大野或半身放疗的研究显示，大野照射后疼痛复发的患者可以成功地耐受射野内的再程放疗（Quasim，1981；Salazar 等，1986）。van der Linden（2004b）等对荷兰骨转移随机临床试验中 173 例接受再程放疗的患者进行了研究。

初次治疗为单分次放疗有 137 例，二次放疗时，33% 为单分次治疗，67% 为多分次治疗。36 例初次治疗为多分次放疗的患者中，25% 的再程放疗为多分次治疗，75% 为单分次。为了分析初次治疗效果是否对第二次治疗分次方式的选择产生影响，再程放疗前对初次治疗反应的数据进行了分析，结果表明初次治疗反应和再程放疗分次方式的选择之间无相关性。总体上讲，63% 的患者对再治疗有反应，其中初次单分次治疗的患者为 66%，多分次治疗的患者为 46%［P = 0.12，HR 1.6（0.9～3.0）］。再程放疗后，疼痛缓解出现的时间在初次接受单分次或多分次放疗的患者之间没有差别，但是初次单分次治疗的患者疼痛缓解的平均持续时间更长，约为 16 周，而在初次多分次治疗患者仅为 8 周。对于单分次患者，对再程放疗的反应跟初次治疗的反应无关：初次治疗后无缓解、缓解或疼痛进展的患者，再程放疗后的反应比例分别为 66%、67% 和 70%。对初始治疗无反应但对再程放疗出现反应的患者进行的分析显示，这些患者中，初始治疗为单分次的多于多分次，然而由于样本数较小，此差异并无显著统计学意义 [66% vs. 33%，$P = 0.13$，HR 3.0 (0.7～12.7)]。

对初次单分次治疗无效的患者，88% 对再次单分次治疗有反应，53% 对再次多分次治疗有反应，其中 10% 的患者表现为镇痛药的需求减少。再程放疗后疼痛缓解出现的平均时间无显著差异。缓解持续的平均时间为 4（见于初次多分次治疗后无反应患者）～25 周（见于初次单分次治疗后无反应患者）。在前列腺患者中的有效率相对较低，初次治疗无反应的患者仅 20% 再次治疗后有反应，而疼痛有进展的患者则仅 19% 有反应。乳腺癌患者的反应率相对较高，分别为 82% 和 89%。初次治疗无反应的乳腺癌患者疼痛缓解持续的平均时间亦最长，可达 23 周。van Helvoirt 等（2008）在单分次初次治疗后 4 周内随访了 298 例连续患者以评价疼痛缓解情况，如有必要，再次予以治疗。75% 的患者对疼痛的控制表示满意；75% 对疼痛控制不满意的患者要求进行再次治疗，其中 87% 的再治疗患者对单分次放疗有反应。在 37 例出现复发性疼痛的患者中，83% 对第二次单分次治疗有反应。Huisman 等（2012）对 10 篇文章进行了系统综述，对 7 篇进行了 Meta 分析。75% 的患者疼痛缓解，75% 的患者对疼痛缓解程度不满意要求重新治疗。在这些患者中，有 87% 在第二次单分次治疗后疼痛缓解。37 名反复疼痛的患者中，83% 的人对第二次单分次治疗有反应。2014 年，Chow 等发表了关于骨转移疼痛再次治疗疗效的国际随机试验的结果（Chow 等，2014a，2012b）。在 2694 名最初接受骨转移痛治疗的患者中，527 名（20%）患者接受了再程放疗。总体而言，58% 的患者在二次放疗后疼痛缓解（合并总反应率为 0.58，95%CI 0.49～0.67）。由于研究之间的临床和方法差异，研究间有很大的异质性（$I^2 = 63.3$%，

$P = 0.01$）。该试验中，总共有 850 名患者随机分配至 8Gy 单分次放疗组和 4Gy/5 次多分次放疗组。在意向治疗人群中，118 例（28%）分配到 8Gy 单分次的患者和 135 例（32%）分配到 20Gy 分 5 次多分次的患者疼痛缓解（$P = 0.21$，反应差异为 4.00%，95%CI 的上限为 9.2%，小于预先指定的 10% 的非劣势边际）。在按方案治疗的人群中，258 名患者中的 116 名（45%）和 263 名患者中的 134 名（51%）疼痛缓解（$P = 0.17$，反应差异 6.00%，95%CI 的上限为 13.2%，大于预先指定的 10% 的非劣势界限）。结论是，对于骨转移疼痛再程放疗，8Gy 单分次治疗似乎没有缺点，而且毒性比 20Gy 多分次低。

三、骨转移所致脊髓压迫的放疗

（一）脊髓压迫的初次治疗

SCC 的放疗没有标准的剂量分割模式。Rades 等发表了数篇基于一个大型回顾性数据库的研究论文（Rades 等，2002，2005a，2006，2008a，2008b，2009，2010b，2010c，2010d）。一般讲，对于以下患者放疗是改善运动功能最有效的治疗方式，包括神经系统症状已出现较长时间（> 14 天）的患者、从初次诊断到出现 SCC 有较长时间间隔的患者、放疗前可以运动且一般状况较好的患者或对放疗较敏感的肿瘤患者（如骨髓瘤或淋巴瘤等）（Rades 等，2005a）。

他们的系列研究表明，对来源于乳腺癌（335 例）、前列腺癌（281 例）、非小细胞肺癌（252 例）或肾癌（87 例）的骨转移病灶，短疗程单次分割（8Gy）或低分割（20Gy 分 5 次）的放疗方式和长疗程的 30～40Gy/ 分 10～20 次疼痛控制效果相同。唯一例外的是骨髓瘤患者（172 例），从功能恢复上看，采用长疗程放疗方式的患者运动功能恢复更好，在 12 个月的随访期内恢复率达 74%，而采用短疗程放疗方式

的仅为 40%（ *P* = 0.003 ）（Rades 等，2006 ）。

除了功能恢复的劣势外，短疗程放疗后的野内复发发生率高于长疗程治疗（1 年的复发率分别为 18% 和 5%，*P* < 0.001 ）（Rades 等，2005a ），这在乳腺癌和前列腺癌患者中尤为明显。乳腺癌患者的 1 年局控率在长疗程和短疗程患者分别为 96% 和 84%，前列腺癌则分别为 94% 和 77%。如果患者预后较好，应考虑以长疗程分割方式进行放疗。

到目前为止，有三项随机试验在预期生存小于 6 个月的患者中比较了不同治疗分割在 SCC 患者中的疗效。Maranzano 等（2005）在 276 例患者中比较了两种剂量分割模式，即 16Gy 分 2 次；15Gy 分 3 次，一段时间后再予以 15Gy 分 5 次。经治疗之后，两组分别有 68% 和 71% 的患者可以行走，差异无统计学意义。两治疗组患者的中位生存时间为 4 个月，中位缓解持续时间为 3.5 个月。在同一研究组的另一项研究中，303 例患者随机分配至 16Gy 分 2 次和单次 8Gy 的两组中接受放疗（Maranzano 等，2009）。两组患者疼痛缓解的情况无差异。中位缓解持续时间分别为 5 个月和 4.5 个月（ *P* = 0.4 ），中位总生存时间为 4 个月。最近的 SCORE 2 试验表明，对于以运动功能和活动状态为终点的中、低预期寿命患者，5 个分数中的 20Gy 相当于 10 个分数中的 30Gy（Rades 等，2016）。目前在英国，随机 SCORAD 试验正在研究 8Gy 单组分与 20Gy 单组分对脊髓压迫和 2 个月最低预期寿命患者的疗效。目前在英国正在进行一项名为 SCORAD 的随机临床试验，比较生存期大于 2 个月的 SCC 患者接受 8Gy 单次分割和 20Gy 分 5 次的治疗疗效。最近的随机 SCORE 2 试验表明，对于使用运动功能和步行状态作为评价终点的预期寿命中等或较短的患者，20Gy 分 5 次的治疗效果相当于 30Gy 分 10 次（Rades 等，2016）。

为了便于对每个 SCC 患者选择合适的治疗方案，基于生存和疗效预后因素等数据已经发展出许多评分系统（Chow 等，2006b；Rades 等，2008a，2008b）。重要的预后因素包括患者的一般状况、脊椎内转移灶的数目、内脏转移情况及原发肿瘤的病理类型等。

总之，根据现有的研究文献资料，在大部分西方国家对于骨转移通常的放疗原则是对生存期 > 3 个月的患者一般采用 20Gy 分 5 次分割的放疗方案，对于生存期更长（ > 1 年）的患者则采用 30Gy 分 10 次的方案；对于预期生存 < 3 个月的患者，一个较短的治疗疗程（如 8Gy 单次或 8Gy 分 2 次方案）可能较为合适。

口服地塞米松经常和放疗结合使用，以减少周围组织的水肿，而且应尽早开始给药，最好在第一次放疗之前就使用。关于地塞米松应用的合适剂量目前仍存在争论。大剂量地塞米松（96～100mg/d）似乎比低剂量（10～16mg/d）更加有效，但相关的副反应也更加严重（Vecht 等，1989；Heimdal 等，1992；Sorensen 等，1994）。中等剂量地塞米松（16～32mg/d）的安全性和有效性已经得到证实，因此值得推荐应用。经过姑息性放疗后如果神经症状得到缓解，应开始减低地塞米松的用量。经过足量的地塞米松和放疗，如果神经症状持续变坏，但患者缺乏外科手术指征，或截瘫持续存在无好转迹象，地塞米松也应及时减量以防止长期大剂量应用后的副反应。

（二）脊髓压迫的再次治疗

SCC 患者的对再次治疗反应情况到目前为止仅在回顾性研究中有所报道（Rades 等，2005b，2008c）。在 124 例 SCC 患者中，再治疗方案包括 8Gy 单次（ *n* = 48 ）、3Gy 分 5 次（ *n* = 29 ），4Gy 分 5 次（ *n* = 30 ），3Gy 分 7 次（ *n* = 3 ），2Gy 分 10～12 次（ *n* = 11 ）或 1.8Gy 分 17 次（ *n* = 3 ）。累积生物等效剂量（BED）（初次放疗 + 再次放疗 ）在 77.5～142.6Gy$_2$，其中

114 例（92%）120Gy$_2$。运动功能在 45 例患者有所改善，在 62 例（50%）中保持稳定，在另外 17 例（14%）中变差，不同剂量组之间无统计学差异。多因素分析显示再程放疗对于运动功能的恢复效应与以下因素有关：初次放疗的反应（$P = 0.048$），患者一般情况（$P = 0.020$），再治疗前运动功能不全存在的时间（$P = 0.002$），以及内脏转移情况（$P < 0.001$），虽然这些回顾性研究仍存在不足，再程放疗后的随访期也相对较短，但累积生物剂量 $< 120Gy_2$ 时，脊椎的再程放疗应该说是安全有效的。

四、毒性

（一）急性和迟发毒性

如果考虑对骨转移进行重复放疗，则毒性取决于之前的放疗剂量、两次治疗之间的时间间隔及与邻近敏感器官或组织的位置关系。Jeremie 等（1999）的研究显示，4Gy 的再治疗剂量所致的毒性很低，且仅为胃肠道反应。在 135 例患者中，观察到 25 例（19%）1/2 级腹泻（根据 RTOG 急性毒性反应标准），无 3 级或以上的毒性报道。病理性骨折和 SCC 各有 3 例（2%）。在同一组病例中，25 例患者接受了剂量为 4Gy 的再次放疗，未发现大于 3 级的急性或迟发毒性反应（Jeremie 等，2002），随访中未出现病理性骨折或脊髓压迫综合征。在荷兰的骨转移临床试验研究中，再程放疗后的 1 个月内，173 名复治患者中约 73% 出现毒性反应。在单分次和多分次治疗的患者中，恶心、呕吐、瘙痒、皮肤疼痛、疲劳等不良反应的发生率无显著差异。大多数经单分次或多分次治疗后的患者无或仅有轻度恶心报道，重度恶心（评分 4 分）分别见于 12% 的多分次治疗后患者和 6% 的单分次治疗后患者（$P = 0.39$）。有一例多分次治疗后患者和 2 例单分次治疗后患者出现严重呕吐（评分 4 分）（$P = 0.49$）。2 例单分次治疗后患者出现明显的皮肤反应（指瘙

痒评分 4 分，非常严重）。1 例单分次治疗后患者报道皮肤疼痛评分 4 分（非常严重）。严重乏力分别见于 18% 的单分次治疗后患者和 27% 的多分次治疗后患者（$P = 0.41$）。Rades 等分析了 124 例复治 SCC 患者的毒性反应情况，急性毒性轻微，未发现如放射性脊髓病等迟发毒性反应（Rades 等，2008）。

（二）脊髓病的危险性

放射性脊髓病属放疗后的晚期并发症，可发生于治疗后数月至数年。脊髓病发生的确切病因仍不明确尽管以选择性小剂量治疗后，脊髓功能可能得到明显恢复（Ang 等，2001；Kirkpatrick 等，2010）；但应用高剂量放疗，或大剂量分割，或曾有辐射暴露史，再程放疗时发生放射性脊髓病的风险明显增加。一项对现有文献的研究总结认为，总剂量在 45Gy 时放射性脊髓病的预期发生率为 0.03%，50Gy 时为 0.2%（Schuhheiss，2008）。导致 5% 放射性脊髓病发生率的剂量为 59.3Gy。图像分析表明胸部脊髓的敏感度低于颈部脊髓。

大量文献报道使用单次 8Gy 或 10Gy 治疗非复杂性脊髓转移，均未发现明显的脊髓病风险。一项包括 465 例 SCC 患者的回顾性分析仅发现一例可疑脊髓病，患者接受 16Gy 分 2 次放疗，在治疗 19 个月后出现临床症状（Maranzan 等，2001）。另外在一项超过 1000 例患者参加的由英国医学研究会（MRC）主持的临床试验中，对非小细胞肺癌姑息性放疗时放射相关脊髓病的发生风险进行了计算（Macbeth 等，1996）。这些患者脊髓放射受量相同。仅 5 例患者发生放射性脊髓病，其中 2 例接受了 17Gy 分 2 次治疗，3 例接受 39Gy 分 13 次治疗。在接受单分割 10Gy 治疗疗的患者中，脊髓病的发生率为 0%。脊髓病的总体累积风险在第 1 年内约为 0.8%，第 2 年内约为 1.5%。在单次分割放疗中，放射性脊髓病的发

生风险几乎可以忽略不计。Nieder 等（2005，2006）研究了 78 例患者的累积放疗剂量，结合文献数据的分析表明，如果治疗间隔不小于 6 个月，单次疗程剂量小于 98Gy$_2$，累计生物等效剂量达到 135.5Gy$_2$ 时，发生脊髓病的风险很小。具体言之，根据累积 BED，患者治疗过程中的最高 BED 以及两次治疗的时间间隔进行风险评分。根据累积 BED 的评分标准如下：0 < 120Gy$_2$，1 = 120～130Gy$_2$，2 = 130～140Gy$_2$，3 = 140～150Gy$_2$，4 = 150～160Gy$_2$，5 = 160～170Gy$_2$，6 = 170～180Gy$_2$，7 = 180～190Gy$_2$，8 = 180～190Gy$_2$，9 ≥ 200Gy$_2$，如单次治疗剂量超过 102Gy$_2$，4.5 分；如治疗间隔时间不超过 6 个月，4.5 分。在低危患者（≤ 3 分）中，发生放射相关脊髓病的概率为 3%；在中等危险患者（4～6 分）中为 25%，而在高危患者（> 6 分）中则高达 90%。立体定向放疗（SBRT）治疗脊柱转移瘤时，如果在常规姑息性放疗后间隔时间至少大于 5 个月，再次照射给予最大 20～25Gy$_2$ 的剂量，似乎是安全的，前提是累积最大剂量不超过 70Gy$_2$，并且 SBRT 时髓腔最大剂量不超过 Gy$_2$ 总剂量的约 50%（Sahgal 等，2012）。

五、放疗技术

（一）计划剂量及患者摆位验证

在模拟定位的过程中，通常不需要固定四肢，即使对于脊柱转移的患者也没有必要固定躯干。当病灶位于颅骨或头部或颈部时，可以使用面罩固定。如果患者能指出疼痛的位置，最好进行 CT 扫描对疼痛区域进行检查（Haddad 等，2006）。在皮肤上标记出相应位置后，扫描患者的疼痛部位。理想状态下，患者在模拟定位完成后稍作等待，于当天接受放疗，即所谓的一站式治疗。对于长骨转移灶，因为邻近无重要器官，通常可使用简单的计划技术，即使用两个水平对穿野就可以达到最佳的目标剂量

覆盖。对于脊柱的转移，尤其是低位胸椎和腰椎的转移，疼痛的椎体与胃、肠或者肾脏都很接近，当这些危及器官接收到比较大的放射剂量，尤其是单分次治疗时，放射毒性的风险也相应增加。多数的椎体几乎都位于身体的正中间，因此，以两个水平对穿野照射就能够到达最佳剂量覆盖的放疗选择（Barton 等，2002）。但使用这种方法腹侧的危及器官会受到一个较大的剂量，因此，可加用单个后野包绕整个椎体，按剂量深度要求 80% 剂量曲线覆盖椎体前缘，为了减少照射区域内皮下组织和肠道的高剂量区，推荐使用能量为 5～10MV 的线束。当骨转移范围广泛需使用大野照射时，可在治疗前 15～30min 预防性给予止吐药和类固醇以预防放疗毒性（Sykes 等，1997；Kirkbride 等，2000a，2000b）。

如果患者疼痛严重到不能在治疗床上保持舒适的仰卧位，则极有可能在治疗过程中因身体运动导致靶区偏移，所以射野不应过小并应有足够的边界以预防这种情况的发生。最理想的情况是对患者治疗摆位进行实时验证，可利用兆伏电子射野影像装置和图像匹配程序，或者可能的情况下采用锥形束 CT（CBCT）（Letourneau 等，2007；Haas 等，2013），如果没有实时在线的图像验证，那么至少应使用非在线的兆伏影像检查靶区是否按计划在受照射野内。如果疼痛持续存在，医生需要对计划是否正确地实施进行验证。

（二）调强放疗、立体定向放疗和容积弧形调强放疗

多个回顾性研究报道了新型复杂的放疗技术在椎体转移治疗中的疗效。应用 IMRT、立体定向放疗或 VMAT 治疗后，疼痛的缓解率可达到 85%（Ryu 等，2003；Chang 等，2007；Gerszten 等，2007；Gibbs 等，2007；Jin 等，2007；Mancosu 等，2010）。通过新技术，可以

安全地对靶区予以更高的照射剂量，当然要求线束高度精确地对靶区适形和定位（图 20-3）。因此，与常规放疗比较，这些新技术更耗时且费用较高。骨转移治疗时，由于骨髓的内在放射敏感性而成为高剂量照射的主要限制因素，新技术的最重要和潜在的价值是能够在对脊柱内病灶进行照射时尽可能避开脊髓（Ryu 等，2007；Mancosu 等，2010）。当脊髓受到最大限量放射后，可能出现诸如放射性脊髓损伤的并发症。这些先进技术的运用，使得脊髓的再程放疗在已经接受过脊柱放疗的患者中仍具可行性，而且可以用较小的射野仅对骨转移病灶进行治疗。在 Jin 等的研究中，196 例患者共270 个病灶接受了治疗，已经报道了 49 例患者的初步治疗结果。随着治疗经验的增加，单次剂量从 10Gy 提高到 16Gy。平均治疗时间需要50min，包括设置、治疗摆位和验证、治疗实施。85% 的患者疼痛得到改善，但未报道功能改善结果。剂量相关的脊髓并发症则另文报道

（Ryu 等，2007）。177 例患者共 230 个病灶接受了放射外科治疗，单个患者内最多 3 个局限性病灶（2 个邻近椎体）。中位生存期为 4.2 个月。在这个系列中，患者每个病灶接受单次分割的剂量为 8~18Gy，仅有 1 例接受 16Gy 的患者出现放射性脊髓病。

在一个包括 344 例患者的队列研究中，共对 500 个经组织病理证实的椎体转移病灶进行了放射外科治疗。86% 的患者获得较长时间的疼痛缓解（Gerszien 等，2007），中位随访时间为 21 个月，未发现放射导致的脊髓损伤。约70% 的患者在放射外科治疗前在同区域接受过常规放疗。尽管有神经功能缺损的患者，比如有明显脊柱不稳的患者，已被排除在治疗之外，仍有 35 例患者在治疗开始前出现神经功能缺陷，其中 85% 放疗后获得改善。治疗的平均时间为 90min，包括设置、治疗摆位和验证、治疗实施。另一项前瞻性队列研究中，74 例患者共有 102 个转移性病灶接受治疗，83.9% 的患

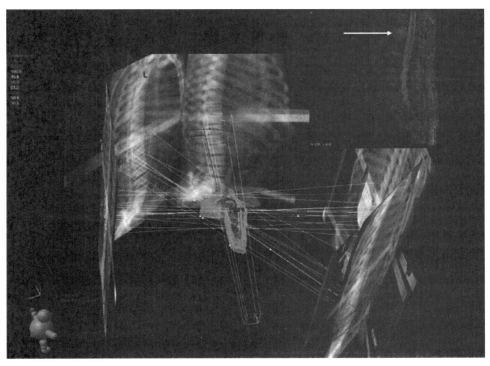

▲ 图 20-3　椎体骨转移再程放疗（白箭）时，或许需要复杂的放疗计划和高精确治疗技术如图像引导的立体定向和调强放疗，从而实现靶区外剂量快速跌落，以保证脊髓剂量在安全范围（彩图见书末彩插部分）

者据报道有疼痛缓解或神经功能缺损症状的改善（Gibbs 等，2007）。只有那些无麻痹症状，无脊柱不稳定或病灶范围没有超过两个相邻椎体的患者接受了放射外科治疗。3 例患者（4%）出现了放射性脊髓损伤症状。但未做进一步详细的分析。对 10 例假想的脊柱转移患者进行一项剂量计划研究，VMAT 剂量覆盖表现最佳，同时避免了对相邻脊髓的受损（Mancosu 等，2010）。虽然无随机试验的证据，但这些研究亦已表明对脊柱转移患者，IMRT、立体定向放疗和 VMAT 都是有效的治疗方式。目前有两项关于 SBRT 随机研究正在积累患者，为 RTOG 0631（Ryu 等，2014）和荷兰的 RACOST 研究。理论上的优势显而易见，临床结果亦非常具有说服力，但需要强调的是，目前全球范围内脊柱转移治疗的金标准仍然是常规外照射放疗。实用性和治疗成本限制了这些先进技术在姑息性治疗中的使用。在广泛使用这些先进技术治疗前，仍需要行进一步的长期研究，包括对成本效益的评估。

六、说明

在肿瘤已经扩散的患者中骨转移很常见。小的转移灶临床表现常较少，而较大的转移灶则可能引起严重的临床症状。但实际上，转移灶的大小和症状的严重程度之间没有一致的相关性。因此，密切随访患者，为每个患者选择合适的影像诊断工具及个体化的后续治疗措施非常重要。此外，应及时告知患者及其家属关于骨转移的表现，以及多次进行行局部治疗的可能性。考虑到在治疗期间患者需要接受一种或多种治疗方式，同步进行或序贯进行，因此主管医生和相关医疗人员应尽可能地进行多学科的合作和讨论，综合考虑姑息性治疗后的预期生存期和治疗预期，为每个患者选择最佳的个体化治疗方案。对于患者的姑息减症治疗，放疗对有症状的骨转移患者是一个有价值的治疗选择，可以多次反复进行。

参 考 文 献

[1] Ang KK, Jiang GL, Feng Y, Stephens LC, Tucker SL, Price RE (2001) Extent and kinetics of recovery of occult spinal cord injury. Int J Radiat Oncol Biol Phys 50:1013–1020

[2] Bartels RH, van der Linden YM, van der Graaf WT (2008) Spinal extradural metastasis: review of current treatment options. CA Cancer J Clin 58:245–259

[3] Barton R, Robinson G, Gutierrez E, Kirkbride P, McLean M (2002) Palliative radiation for vertebral metastases: the effect of variation in prescription parameters on the dose received at depth. Int J Radiat Oncol Biol Phys 52:1083–1091

[4] Berg RS, Yilmaz MK, Hoyer M, Keldsen N, Nielsen OS, Ewertz M (2009) Half body irradiation of patients with multiple bone metastases: a phase II trial. Acta Oncol 48:556–561

[5] Bhattacharya IS, Hoskin PJ (2015) Stereotactic body radiotherapy for spinal and bone metastases. Clin Oncol (R Coll Radiol) 27:298–306

[6] Bone Pain Trial Working Party (1999) 8 Gy single fraction radiotherapy for the treatment of metastatic skeletal pain: randomised comparison with a multifraction schedule over 12 months of patient follow-up. Radiother Oncol 52(2):111–121

[7] Chang EL, Shiu AS, Mendel E, Mathews LA, Mahajan A, Allen PK et al (2007) Phase I/II study of stereotactic body radiotherapy for spinal metastasis and its pattern of failure. J Neurosurg Spine 7:151–160

[8] Chi JH, Gokaslan Z, McCormick P, Tibbs PA, Kryscio RJ, Patchell RA (2009) Selecting treatment for patients with malignant epidural spinal cord compression–does age matter? Results from a randomized clinical trial. Spine (Phila Pa 1976) 34:431–435

[9] Chow E, Wu J, Hoskin P, Coia L, Bentzen S, Blitzer P (2002) International consensus on palliative radiotherapy endpoints for future clinical trials in bone metastases. Radiother Oncol 64:275–280

[10] Chow E, Ling A, Davis L, Panzarella T, Danjoux C (2005) Pain flare following external beam radiotherapy and meaningful change in pain scores in the treatment of bone metastases. Radiother Oncol 75:64–69

[11] Chow E, Harris K, Fung K (2006) Successful validation of a survival prediction model in patients with metastases in the spinal column. Int J Radiat Oncol Biol Phys 65:1522–1527

[12] Chow E, Harris K, Fan G, Tsao M, Sze WM (2007a) Palliative radiotherapy trials for bone metastases: a

systematic review. J Clin Oncol 25:1423–1436

[13] Chow E, Loblaw A, Harris K, Doyle M, Goh P, Chiu H et al (2007b) Dexamethasone for the prophylaxis of radiation-induced pain flare after palliative radiotherapy for bone metastases: a pilot study. Support Care Cancer 15:643–647

[14] Chow E, Hoskin P, Mitera G, Zeng L, Lutz S, Roos D et al; International Bone Metastases Consensus Working Party (2012) Update of the international consensus on palliative radiotherapy endpoints for future clinical trials in bone metastases. Int J Radiat Oncol Biol Phys 82:1730–1737

[15] Chow E, van der Linden YM, Roos D, Hartsell WF, Hoskin P, Wu JS et al (2014a) Single versus multiple fractions of repeat radiation for painful bone metastases: a randomised, controlled, non–inferiority trial. Lancet Oncol 15:164–171

[16] Chow E, Meyer RM, Chen BE, van der Linden YM, Roos D, Hartsell WF et al (2014b) Impact of reirradiation of painful osseous metastases on quality of life and function: a secondary analysis of the NCIC CTG SC.20 randomized trial. J Clin Oncol 32:3867–3873

[17] Chow E, Meyer RM, Ding K, Nabid A, Chabot P, Wong P et al (2015) Dexamethasone in the prophylaxis of radiation-induced pain flare after palliative radiotherapy for bone metastases: a double–blind, randomised placebo-controlled, phase 3 trial. Lancet Oncol 16: 1463–1472

[18] Chow E, Ding K, Parulekar WR, Wong RK, van der Linden YM, Roos D et al (2016) Revisiting classification of pain from bone metastases as mild, moderate, or severe based on correlation with function and quality of life. Support Care Cancer 24:1617–1623

[19] Cole DJ (1989) A randomized trial of a single treatment versus conventional fractionation in the palliative radiotherapy of painful bone metastases. Clin Oncol (R Coll Radiol) 1:59–62

[20] Coleman RE (1997) Skeletal complications of malignancy. Cancer 80(8 Suppl):1588–1594

[21] Dupuy DE, Liu D, Hartfeil D, Hanna L, Blume JD, Ahrar K et al (2010) Percutaneous radiofrequency ablation of painful osseous metastases: a multicenter American College of Radiology Imaging Network trial. Cancer 116:989–997

[22] Falkmer U, Jarhult J, Wersall P, Cavallin–Stahl E (2003) A systematic overview of radiation therapy effects in skeletal metastases. Acta Oncol 42:620–633

[23] Fisher CG, DiPaola CP, Ryken TC, Bilsky MH, Shaffrey CI, Berven SH et al (2010) A novel classification system for spinal instability in neoplastic disease: an evidence–based approach and expert consensus from the Spine Oncology Study Group. Spine (Phila Pa 1976) 35:E1221–E1229

[24] Foro AP, Fontanals AV, Galceran JC, Lynd F, Latiesas XS, de Dios NR et al (2008) Randomized clinical trial with two palliative radiotherapy regimens in painful bone metastases: 30 Gy in 10 fractions compared with 8 Gy in single fraction. Radiother Oncol 89:150–155

[25] Galasko CS (1981) The anatomy and pathways of bone metastases. In: Weiss L, Gilbert A (eds) Bone metastases. GK Hall, Boston, pp 49–63

[26] Gaze MN, Kelly CG, Kerr GR, Cull A, Cowie VJ, Gregor A et al (1997) Pain relief and quality of life following radiotherapy for bone metastases: a randomised trial of two

fractionation schedules. Radiother Oncol 45:109–116

[27] Gerszten PC, Burton SA, Ozhasoglu C, Welch WC (2007) Radiosurgery for spinal metastases: clinical experience in 500 cases from a single institution. Spine (Phila Pa 1976) 32:193–199

[28] Gibbs IC, Kamnerdsupaphon P, Ryu MR, Dodd R, Kiernan M, Chang SD et al (2007) Image–guided robotic radiosurgery for spinal metastases. Radiother Oncol 82: 185–190

[29] Goetz MP, Callstrom MR, Charboneau JW, Farrell MA, Maus TP, Welch TJ et al (2004) Percutaneous image–guided radiofrequency ablation of painful metastases involving bone: a multicenter study. J Clin Oncol 22:300–306

[30] Haas RL, Betgen A, Wolfrat M, Panneman C, Remeijer P (2013) Cone beam CT assisted irradiation of painful vertebral metastases without prior virtual simulation: a quick and patient friendly procedure. Radiother Oncol 106:375–377

[31] Haddad P, Cheung F, Pond G, Easton D, Cops F, Bezjak A et al (2006) Computerized tomographic simulation compared with clinical mark–up in palliative radiotherapy: a prospective study. Int J Radiat Oncol Biol Phys 65:824–829

[32] Harrington KD (1986) Metastatic disease of the spine. J Bone Joint Surg Am 68:1110–1115

[33] Hartsell WF, Konski AA, Scott CB, Bruner DW, Scarantino CW, Ivker RA et al (2005) Randomized trial of short– versus long–course radiotherapy for palliation of painful bone metastases. J Natl Cancer Inst 97:798–804

[34] Harvey HA (1997) Issues concerning the role of chemotherapy and hormonal therapy of bone metastases from breast carcinoma. Cancer 80(8 Suppl):1646–1651

[35] Heimdal K, Hirschberg H, Slettebo H, Watne K, Nome O (1992) High incidence of serious side effects of high–dose dexamethasone treatment in patients with epidural spinal cord compression. J Neurooncol 12:141–144

[36] Hird A, Chow E, Zhang L, Wong R, Wu J, Sinclair E et al (2009a) Determining the incidence of pain flare following palliative radiotherapy for symptomatic bone metastases: results from three Canadian cancer centers. Int J Radiat Oncol Biol Phys 75:193–197

[37] Hird A, Zhang L, Holt T, Fairchild A, Deangelis C, Loblaw A et al (2009b) Dexamethasone for the prophylaxis of radiation–induced pain flare after palliative radiotherapy for symptomatic bone metastases: a phase II study. Clin Oncol (R Coll Radiol) 21:329–335

[38] Hirokawa Y, Wadasaki K, Kashiwado K (1988) A multi-institutional prospective randomized study of radiation therapy of bone metastases (Japanese). Nippon Igaku Hoshasen Gakkai Zasshi 48:1425–1431

[39] Hortobagyi GN, Theriault RL, Porter L, Blayney D, Lipton A, Sinoff C et al (1996) Efficacy of pamidronate in reducing skeletal complications in patients with breast cancer and lytic bone metastases. Protocol 19 Aredia Breast Cancer Study Group. N Engl J Med 335:1785–1791

[40] Hoskin PJ (1988) Scientific and clinical aspects of radiotherapy in the relief of bone pain. Cancer Surv 7:69–86

[41] Hoskin PJ, Price P, Easton D, Regan J, Austin D, Palmer S et al (1992) A prospective randomised trial of 4 Gy or 8 Gy single doses in the treatment of metastatic bone pain.

Radiother Oncol 23:74–78

[42] Hoskin P, Grover A, Bhana R (2003) Metastatic spinal cord compression: radiotherapy outcome and dose fractionation. Radiother Oncol 68:175–180

[43] Hoskin P, Rojas A, Fidarova E, Jalali R, Mena Merino A, Poitevin A et al (2015) IAEA randomised trial of optimal single dose radiotherapy in the treatment of painful bone metastases. Radiother Oncol 116:10–14

[44] Huisman M, van den Bosch MA, Wijlemans JW, van Vulpen M, van der Linden YM, Verkooijen HM (2012) Effectiveness of reirradiation for painful bone metastases: a systematic review and meta-analysis. Int J Radiat Oncol Biol Phys 84:8–14

[45] Jeremic B, Shibamoto Y, Acimovic L, Milicic B, Milisavljevic S, Nikolic N et al (1998) A randomized trial of three single-dose radiation therapy regimens in the treatment of metastatic bone pain. Int J Radiat Oncol Biol Phys 42:161–167

[46] Jeremic B, Shibamoto Y, Igrutinovic I (1999) Single 4 Gy re-irradiation for painful bone metastasis following single fraction radiotherapy. Radiother Oncol 52:123–127

[47] Jeremic B, Shibamoto Y, Igrutinovic I (2002) Second single 4 Gy reirradiation for painful bone metastasis. J Pain Symptom Manage 23:26–30

[48] Jin JY, Chen Q, Jin R, Rock J, Anderson J, Li S et al (2007) Technical and clinical experience with spine radiosurgery: a new technology for management of localized spine metastases. Technol Cancer Res Treat 6:127–133

[49] Kaasa S, Brenne E, Lund JA, Fayers P, Falkmer U, Holmberg M et al (2006) Prospective randomised multicenter trial on single fraction radiotherapy (8 Gy x 1) versus multiple fractions (3 Gy x 10) in the treatment of painful bone metastases. Radiother Oncol 79:278–284

[50] Kagei K, Suyuki K, Sherato H (1990) Prospective randomized trial of single high dose versus multiple fraction radiation therapy for the treatment of bone metastasis. Gan No Rinsho 36:2553–2558

[51] Kallmes DF, Jensen ME (2003) Percutaneous vertebroplasty. Radiology 229:27–36

[52] Kamby C, Vejborg I, Daugaard S, Guldhammer B, Dirksen H, Rossing N et al (1987) Clinical and radiologic characteristics of bone metastases in breast cancer. Cancer 60:2524–2531

[53] Kirkbride P, Warde P, Panzarella A (2000a) A randomised trial comparing the efficacy of single fraction radiation therapy plus ondansetron with fractionated radiation therapy in the palliation of skeletal metastases (Abstract). Int J Radiat Oncol Biol Phys 48(3 Suppl):185

[54] Kirkbride P, Bezjak A, Pater J, Zee B, Palmer MJ, Wong R et al (2000b) Dexamethasone for the prophylaxis of radiation-induced emesis: a National Cancer Institute of Canada Clinical Trials Group phase III study. J Clin Oncol 18:1960–1966

[55] Kirkpatrick JP, van der Kogel AJ, Schultheiss TE (2010) Radiation dose-volume effects in the spinal cord. Int J Radiat Oncol Biol Phys 76(3 Suppl):S42–S49

[56] Koswig S, Budach V (1999) Remineralization and pain relief in bone metastases after different radiotherapy fractions

(10 times 3 Gy vs. 1 time 8 Gy). A prospective study. Strahlenther Onkol 175:500–508

[57] Lee YT (1983) Breast carcinoma: pattern of metastasis at autopsy. J Surg Oncol 23:175–180

[58] Letourneau D, Wong R, Moseley D, Sharpe MB, Ansell S, Gospodarowicz M et al (2007) Online planning and delivery technique for radiotherapy of spinal metastases using cone-beam CT: image quality and system performance. Int J Radiat Oncol Biol Phys 67:1229–1237

[59] Li KK, Harris K, Hadi S, Chow E (2007) What should be the optimal cut points for mild, moderate, and severe pain? J Palliat Med 10:1338–1346

[60] Li KK, Hadi S, Kirou-Mauro A, Chow E (2008) When should we define the response rates in the treatment of bone metastases by palliative radiotherapy? Clin Oncol (R Coll Radiol) 20:83–89

[61] Lieberman I, Reinhardt MK (2003) Vertebroplasty and kyphoplasty for osteolytic vertebral collapse. Clin Orthop (415 Suppl):S176–S186

[62] Lipton A (2003) Bisphosphonates and metastatic breast carcinoma. Cancer 97(3 Suppl):848–853

[63] Lipton A, Fizazi K, Stopeck AT, Henry DH, Smith MR, Shore N et al (2016) Effect of denosumab versus zoledronic acid in preventing skeletal-related events in patients with bone metastases by baseline characteristics. Eur J Cancer 53:75–83

[64] Loblaw DA, Wu JS, Kirkbride P, Panzarella T, Smith K, Aslanidis J et al (2007) Pain flare in patients with bone metastases after palliative radiotherapy–a nested randomized control trial. Support Care Cancer 15:451–455

[65] Macbeth FR, Wheldon TE, Girling DJ, Stephens RJ, Machin D, Bleehen NM et al (1996) Radiation myelopathy: estimates of risk in 1048 patients in three randomized trials of palliative radiotherapy for non-small cell lung cancer. The Medical Research Council Lung Cancer Working Party. Clin Oncol (R Coll Radiol) 8:176–181

[66] Madsen EL (1983) Painful bone metastasis: efficacy of radiotherapy assessed by the patients: a randomized trial comparing 4 Gy X 6 versus 10Gy X 2. Int J Radiat Oncol Biol Phys 9:1775–1779

[67] Mancosu P, Navarria P, Bignardi M, Cozzi L, Fogliata A, Lattuada P et al (2010) Re-irradiation of metastatic spinal cord compression: a feasibility study by volumetric-modulated arc radiotherapy for in-field recurrence creating a dosimetric hole on the central canal. Radiother Oncol 94:67–70

[68] Maranzano E, Latini P (1995) Effectiveness of radiation therapy without surgery in metastatic spinal cord compression: final results from a prospective trial. Int J Radiat Oncol Biol Phys 32:959–967

[69] Maranzano E, Latini P, Perrucci E, Beneventi S, Lupatelli M, Corgna E (1997) Short-course radiotherapy (8Gy x 2) in metastatic spinal cord compression: an effective and feasible treatment. Int J Radiat Oncol Biol Phys 38:1037–1044

[70] Maranzano E, Bellavita R, Floridi P, Celani G, Righetti E, Lupattelli M et al (2001) Radiation-induced myelopathy in long-term surviving metastatic spinal cord compression patients after hypofractionated radiotherapy: a clinical and

magnetic resonance imaging analysis. Radiother Oncol 60:281–288

[71] Maranzano E, Bellavita R, Rossi R, De Angelis V, Frattegiani A, Bagnoli R et al (2005) Short–course versus split–course radiotherapy in metastatic spinal cord compression: results of a phase III, randomized, multicenter trial. J Clin Oncol 23:3358–3365

[72] Maranzano E, Trippa F, Casale M, Costantini S, Lupattelli M, Bellavita R et al (2009) 8Gy single–dose radiotherapy is effective in metastatic spinal cord compression: results of a phase III randomized multicentre Italian trial. Radiother Oncol 93:174–179

[73] Meeuse JJ, van der Linden YM, van Tienhoven G, Gans RO, Leer JW, Reyners AK (2010) Efficacy of radiotherapy for painful bone metastases during the last 12 weeks of life: results from the Dutch Bone Metastasis Study. Cancer 116:2716–2725

[74] Mercadante S (1997) Malignant bone pain: pathophysiology and treatment. Pain 69:1–18

[75] Miller F, Whitehill R (1984) Carcinoma of the breast metastatic to the skeleton. Clin Orthop 184:121–127

[76] Mithal NP, Needham PR, Hoskin PJ (1994) Retreatment with radiotherapy for painful bone metastases. Int J Radiat Oncol Biol Phys 29:1011–1014

[77] Nieder C, Grosu AL, Andratschke NH, Molls M (2005) Proposal of human spinal cord reirradiation dose based on collection of data from 40 patients. Int J Radiat Oncol Biol Phys 61:851–855

[78] Nieder C, Grosu AL, Andratschke NH, Molls M (2006) Update of human spinal cord reirradiation tolerance based on additional data from 38 patients. Int J Radiat Oncol Biol Phys 66:1446–1449

[79] Nielsen OS, Bentzen SM, Sandberg E, Gadeberg CC, Timothy AR (1998) Randomized trial of single dose versus fractionated palliative radiotherapy of bone metastases. Radiother Oncol 47:233–240

[80] Niewald M, Tkocz HJ, Abel U, Scheib T, Walter K, Nieder C et al (1996) Rapid course radiation therapy vs. more standard treatment: a randomized trial for bone metastases. Int J Radiat Oncol Biol Phys 36:1085–1089

[81] Okawa T, Kita M, Goto M, Nishijima H, Miyaji N (1988) Randomized prospective clinical study of small, large and twice–a–day fraction radiotherapy for painful bone metastases. Radiother Oncol 13:99–104

[82] Patchell R, Tibbs PA, Regine WF, Payne R (2005) Direct decompressive surgical resection in the treatment of spinal cord compression caused by metastatic cancer: a randomised trial. Lancet 366:643–648

[83] Payne R (2003) Mechanisms and management of bone pain. Cancer 80:1608–1613

[84] Price P, Hoskin PJ, Easton D, Austin D, Palmer SG, Yarnold JR (1986) Prospective randomised trial of single and multifraction radiotherapy schedules in the treatment of painful bony metastases. Radiother Oncol 6:247–255

[85] Price P, Hoskin PJ, Easton D, Austin D, Palmer S, Yarnold JR (1988) Low dose single fraction radiotherapy in the treatment of metastatic bone pain: a pilot study. Radiother Oncol 12:297–300

[86] Quasim M (1981) Half body irradiation in metastatic carcinomas. Clin Radiol 32:215–219

[87] Quilty PM, Kirk D, Bolger JJ (1994) A comparison of the palliative effects of strontium–89 and external beam radiotherapy in metastatic prostate cancer. Radiother Oncol 31:33–40

[88] Rades D, Heidenreich F, Karstens JH (2002) Final results of a prospective study of the prognostic value of the time to develop motor deficits before irradiation in metastatic spinal cord compression. Int J Radiat Oncol Biol Phys 53:975–979

[89] Rades D, Stalpers L, Veninga T (2005a) Evaluation of five radiation schedules and prognostic factors for metastatic spinal cord compression in a series of 1304 patients. J Clin Oncol 23:3366–3375

[90] Rades D, Stalpers LJ, Veninga T, Hoskin PJ (2005b) Spinal reirradiation after short–course RT for metastatic spinal cord compression. Int J Radiat Oncol Biol Phys 63:872–875

[91] Rades D, Hoskin PJ, Stalpers LJ, Schulte R, Poortmans P, Veninga T et al (2006) Short–course radiotherapy is not optimal for spinal cord compression due to myeloma. Int J Radiat Oncol Biol Phys 64:1452–1457

[92] Rades D, Dunst J, Schild S (2008a) The first score predicting overall survival in patients with metastatic spinal cord compression. Cancer 112:157–161

[93] Rades D, Rudat V, Veninga T, Stalpers LJ, Basic H, Karstens JH et al (2008b) A score predicting posttreatment ambulatory status in patients irradiated for metastatic spinal cord compression. Int J Radiat Oncol Biol Phys 72:905–908

[94] Rades D, Rudat V, Veninga T, Stalpers LJ, Hoskin PJ, Schild SE (2008c) Prognostic factors for functional outcome and survival after reirradiation for in–field recurrences of metastatic spinal cord compression. Cancer 113:1090–1096

[95] Rades D, Lange M, Veninga T, Rudat V, Bajrovic A, Stalpers LJ et al (2009) Preliminary results of spinal cord compression recurrence evaluation (score– 1) study comparing short–course versus long–course radiotherapy for local control of malignant epidural spinal cord compression. Int J Radiat Oncol Biol Phys 73:228–234

[96] Rades D, Huttenlocher S, Dunst J, Bajrovic A, Karstens JH, Rudat V et al (2010a) Matched pair analysis comparing surgery followed by radiotherapy and radiotherapy alone for metastatic spinal cord compression. J Clin Oncol 28:3597–3604

[97] Rades D, Douglas S, Veninga T, Stalpers LJ, Hoskin PJ, Bajrovic A et al (2010b) Validation and simplification of a score predicting survival in patients irradiated for metastatic spinal cord compression. Cancer 116:3670–3673

[98] Rades D, Douglas S, Huttenlocher S, Rudat V, Veninga T, Stalpers LJ et al (2011a) Validation of a score predicting post–treatment ambulatory status after radiotherapy for metastatic spinal cord compression. Int J Radiat Oncol Biol Phys 79:1503–1506

[99] Rades D, Freundt K, Meyners T, Bajrovic A, Basic H, Karstens JH et al (2011b) Dose escalation for metastatic spinal cord compression in patients with relatively radioresistant tumors. Int J Radiat Oncol Biol Phys 80:1492–1497

[100] Rades D, Šegedin B, Conde-Moreno AJ, Garcia R, Perpar A, Metz M et al (2016) Radiotherapy with 4 Gy × 5 versus 3 Gy × 10 for metastatic epidural spinal cord compression:

final results of the SCORE-2 trial (ARO 2009/01). J Clin Oncol 34:597–602

[101] Rasmusson B, Vejborg I, Jensen AB, Andersson M, Banning AM, Hoffmann T et al (1995) Irradiation of bone metastases in breast cancer patients: a randomized study with 1 year follow-up. Radiother Oncol 34:179–184

[102] Ratanatharathorn V, Powers WE, Moss WT, Perez CA (1999) Bone metastasis: review and critical analysis of random allocation trials of local field treatment. Int J Radiat Oncol Biol Phys 44:1–18

[103] Rogers MJ, Watts DJ, Russell RG (1997) Overview of bisphosphonates. Cancer 80(8 Suppl):1652–1657

[104] Roos DE, O'Brien PC, Smith JG, Spry NA, Hoskin PJ, Burmeister BH et al (2000) A role for radiotherapy in neuropathic bone pain: preliminary response rates from a prospective trial (Trans-tasman radiation oncology group, TROG 96.05) [published erratum appears in Int J Radiat Oncol Biol Phys 2000;47:545]. Int J Radiat Oncol Biol Phys 46:975–981

[105] Roos DE, Turner SL, O'Brien PC, Smith JG, Spry NA, Burmeister BH et al (2005) Randomized trial of 8 Gy in 1 versus 20 Gy in 5 fractions of radiotherapy for neuropathic pain due to bone metastases (Trans-Tasman Radiation Oncology Group, TROG 96.05). Radiother Oncol 75:54–63

[106] Rosen LS, Gordon D, Simon Tchekmedyian N, Yanagihara R, Hirsh V, Krzakowski M et al (2004) Long term efficacy and safety of Zoledronic acid in the treatment of skeletal metastases in patients with non-small cell lung carcinoma and other solid tumors. A randomized, phase III, double-blind, placebo-controlled trial. Cancer 100:2613–2621

[107] Ryu S, Fang YF, Rock J, Zhu J, Chu A, Kagan E et al (2003) Image-guided and intensity-modulated radiosurgery for patients with spinal metastasis. Cancer 97:2013–2018

[108] Ryu S, Jin JY, Jin R, Rock J, Ajlouni M, Movsas B et al (2007) Partial volume tolerance of the spinal cord and complications of single-dose radiosurgery. Cancer 109:628–636

[109] Ryu S, Pugh SL, Gerszten PC, Yin FF, Timmerman RD, Hitchcock YJ et al (2014) RTOG 0631 phase 2/3 study of image guided stereotactic radiosurgery for localized (1–3) spine metastases: phase 2 results. Pract Radiat Oncol 4:76–81

[110] Sahgal A, Ma L, Weinberg V, Gibbs IC, Chao S, Chang UK et al (2012) Reirradiation human spinal cord tolerance for stereotactic body radiotherapy. Int J Radiat Oncol Biol Phys 82:107–116

[111] Salazar OM, Rubin P, Hendrickson FR, Komaki R, Poulter C, Newall J et al (1986) Single-dose half-body irradiation for palliation of multiple bone metastases from solid tumors. Final Radiation Therapy Oncology Group report. Cancer 58:29–36

[112] Salazar OM, Sandhu T, da Motta NW, Escutia MA, Lanzos-Gonzales E, Mouelle-Sone A et al (2001) Fractionated half-body irradiation (HBI) for the rapid palliation of widespread, symptomatic, metastatic bone disease: a randomized Phase III trial of the International Atomic Energy Agency (IAEA). Int J Radiat Oncol Biol Phys 50:765–775

[113] Sartor O, Coleman R, Nilsson S, Heinrich D, Helle SI, O'Sullivan JM et al (2014) Effect of radium-223 dichloride on symptomatic skeletal events in patients with castration-resistant prostate cancer and bone metastases: results from a phase 3, double-blind, randomised trial. Lancet Oncol 15:738–746

[114] Schultheiss TE (2008) The radiation dose-response of the human spinal cord. Int J Radiat Oncol Biol Phys 71:1455–1459

[115] Sorensen S, Helweg-Larsen S, Mouridsen H, Hansen HH (1994) Effect of high-dose dexamethasone in carcinomatous metastatic spinal cord compression treated with radiotherapy: a randomised trial. Eur J Cancer 30A:22–27

[116] Steenland E, Leer JW, van Houwelingen H, Post WJ, van den Hout WB, Kievit J et al (1999) The effect of a single fraction compared to multiple fractions on painful bone metastases: a global analysis of the Dutch Bone Metastasis Study. Radiother Oncol 52:101–109

[117] Sykes AJ, Kiltie AE, Stewart AL (1997) Ondansetron versus a chlorpromazine and dexamethasone combination for the prevention of nausea and vomiting: a prospective, randomised study to assess efficacy, cost effectiveness and quality of life following single-fraction radiotherapy. Support Care Cancer 5:500–503

[118] Sze WM, Shelley MD, Held I, Wilt TJ, Mason MD (2003) Palliation of metastatic bone pain: single fraction versus multifraction radiotherapy. A systematic review of randomised trials. Clin Oncol (R Coll Radiol) 15:345–352

[119] Sze WM, Shelley M, Held I, Mason M (2004) Palliation of metastatic bone pain: single fraction versus multifraction radiotherapy – a systematic review of the randomised trials. Cochrane Database Syst Rev (2):CD004721

[120] Tanck E, van Aken JB, van der Linden YM, Schreuder HW, Binkowski M, Huizenga H et al (2009) Pathological fracture prediction in patients with metastatic lesions can be improved with quantitative computed tomography based computer models. Bone 45:777–783

[121] Tong D, Gillick L, Hendrickson FR (1982) The palliation of symptomatic osseous metastases: final results of the Study by the Radiation Therapy Oncology Group. Cancer 50:893–899

[122] Uppelschoten JM, Wanders SL, de Jong JM (1995) Single-dose radiotherapy (6 Gy): palliation in painful bone metastases. Radiother Oncol 36:198–202

[123] Vakaet LA, Boterberg T (2004) Pain control by ionizing radiation of bone metastasis. Int J Dev Biol 48:599–606

[124] van der Linden YM, Kroon HM, Dijkstra PD, Lok JJ, Noordijk EM, Leer JWH et al (2003) Simple radiographic parameter predicts fracturing in metastatic femoral bone lesions: results from a randomized trial. Radiother Oncol 69:21–31

[125] van der Linden YM, Dijkstra PD, Kroon HM, Lok JJ, Noordijk EM, Leer J et al (2004a) Comparative analysis of risk factors for pathological fracture with femoral metastases. Results based on a randomised trial of radiotherapy. J Bone Joint Surg Br 86:566–573

[126]　van der Linden YM, Lok JJ, Steenland E, Martijn H, Houwelingen JC, Leer JWH et al (2004b) Single fraction radiotherapy is efficacious: a further analysis of the Dutch Bone Metastasis Study controlling for the influence of retreatment. Int J Radiat Oncol Biol Phys 59:528–537

[127]　van der Linden YM, Dijkstra PDS, Vonk EJA, Marijnen CAM, Leer JWH (2005) Prediction of survival in patients with metastases in the spinal column. Cancer 103:320–328

[128]　van der Linden YM, Steenland E, van Houwelingen H, Post WJ, Oei B, Marijnen CAM et al (2006) Patients with a favourable prognosis are equally palliated with single and multiple fraction radiotherapy: results on survival in the Dutch Bone Metastasis Study. Radiother Oncol 48:245–253

[129]　van Helvoirt R, Bratelli K (2008) Both immediate and late retreatment with single fraction radiotherapy are effective in palliating patients with painful skeletal metastases: a prospective cohort analysis. Radiother Oncol 88(Suppl):S51

[130]　Vecht CJ, Haaxma–Reiche H, van Putten WL, de Visser M, Vries EP, Twijnstra A (1989) Initial bolus of conventional versus high–dose dexamethasone in metastatic spinal cord compression. Neurology 39:1255–1257

[131]　Wedin R, Bauer H, Rutqvist LE (2001) Surgical treatment for skeletal breast cancer metastases. A population–based study of 641 patients. Cancer 92:257–262

[132]　Westhoff PG, de Graeff A, Geerling JI, Reyners AK, van der Linden YM (2014) Dexamethasone for the prevention of a pain flare after palliative radiotherapy for painful bone metastases: a multicenter double–blind placebocontrolled randomized trial. BMC Cancer 14:347

[133]　Wu JS, Wong R, Johnston M, Bezjak A, Whelan T (2003) Meta–analysis of dose–fractionation radiotherapy trials for the palliation of painful bone metastases. Int J Radiat Oncol Biol Phys 55:594–605

第 21 章　脑转移
Brain Metastases

Carsten Nieder　Anca L. Grosu　Minesh P. Mehta　著
甄凯宏　王立新　刘朝兴　译

摘　要

在许多脑转移患者中，我们的主要的治疗目标是缓解症状和维持神经功能，但对某些脑转移患者而言，可达到长期生存甚至有治愈可能。在接受初步治疗之后，患者可能会发生中枢神经系统的损伤，这种损伤可能是局部的（先前治疗过的病灶的再生），或者区域性的（脑实质的其他地方），甚至可能以软脑膜播散的形式出现，这种预后最差。其中一些症状不需要局部治疗，因为它们一般发生在癌症进展的终末期，积极的治疗既不能延长患者的生存，也不能改善患者的生活质量。另一方面，只有有限的脑复发患者需要有效的颅内疾病控制，以延长生存期。本章主要介绍了近距离放疗、立体定向放疗、分次立体定向放疗和全脑放疗。

一、一线放疗后的结果和复发率

脑转移患者的脑转移数目、大小和位置不同，颅外疾病的形式和活动方式不同，并发症和表现状态也不尽相同。因此，他们代表了一个异质性的群体，在生存率上有很大的差异，受到分子特征和肿瘤靶向治疗的有效性的影响。自从皮质类固醇和二维放疗的时代以来，可用的治疗选择的数量增加了，现在的治疗方式包括但不限于切除、全脑放疗（whole-brain radiotherapy，WBRT）、放射外科、化疗、靶向制剂和免疫检查点抑制药。一般来说，绝大多数患者的主要治疗目标是缓解症状和维持神经功能，但在少数人群中，长期生存甚至治愈是可能的。常用的一线方法包括短疗程姑息性全脑放疗、立体定向放射外科（stereotactic radiosurgery，SRS）±WBRT、手术切除±术后 WBRT 或病灶放疗（包括术前、术前至切除腔内的 SRS）。特定的组织学和分子定义的肿瘤类型对全身化疗或靶向药物有反应，其作用正在慢慢体现出来。免疫检查点抑制药单独使用或联合 SRS 使用，目前主要用于黑色素瘤，也可用于非小细胞肺癌。中枢神经系统衰竭可能发生于每一种治疗方式后，以局部的（以前治疗过的病灶的再生）、区域性的（脑实质的其他地方），甚至软脑膜播散的形式，后者预后最差。其中一些症状不需要局部治疗，因为它们一般发生在癌症进展的终末阶段，在此阶段，积极的治疗既不能延长患者的生存期，也不能改善患者的生活质量（Ammirati 等，2010）。换句话说，一般情况较差且患有无法治疗和危及生命的颅外疾病的患者通常可通过最佳支持性护理加以管理。另一方面，仅限大脑复发的患者需要有效的颅内疾病控制作为延长生存的先决条件（Nieder 等，2015）。

在第一线研究中，放疗肿瘤学小组（RTOG）在试验 69-01 和 73-61 中获得了姑息性 WBRT 疗效的前瞻性数据。他们的报道表明，接受 WBRT 治疗的患者的中位生存期（3～6 个月）比接受类固醇治疗而不接受放疗的患者（1～2 个月）更长。医学研究理事会（Medical Research Council，MRC）最近完成了一项大规模的随机试验，在原发性非小细胞肺癌患者中，类固醇/最佳支持治疗单独使用与同样的治疗加 WBRT 进行比较，该试验正在等待发表。在上述提到的 RTOG 研究描述，第 2 周时有 43%～64% 的患者出现了神经反应（Borgelt 等，1980，1981）。最近，不同的小组也报道了相同的结果，如 Antonou 等的研究指出，有 38% 的患者在接受总剂量 30Gy 的全脑放疗后从中获益（Antoniou 等，2005）；Sundstrom 等指出，66% 的患者在 ≥ 25Gy 照射后症状缓解并且类固醇使用的剂量减少（Sundstrom 等，1998），并且 Nieder 等报道了相应比例患者的影像反应（Nieder 等，1997）。

肺癌和乳腺癌的脑转移接受 30Gy 分 10 次的 WBRT 后更容易出现影像反应（Stea 等，2006）。在许多研究中，有影像反应的患者的总体生存时间明显更长。在一项 135 例患者参加的关于 WBRT 加上增敏剂莫特沙芬钆的三期试验（Li 等，2007）中提出 WBRT 诱导的肿瘤缩小与更好的生存率以及神经认知功能的保留相关。以前的 RTOG 的数据还表明，WBRT 后脑转移的得到控制的患者应当进行稳定的微精神状态检查（mini-mental status examination，MMSE）评分，有一些病变无法得到控制的患者 3 个月内评分平均下降了 6 分（Regine 等，2001）。总的来说，在比较不同放疗分次的试验中，不能确定照射剂量和症状缓解之间的相关性（Gelber 等，1981；Chatani 等，1994）。

最近在 AANS/CNS 指南中讨论了 WBRT 剂量分次问题（Gaspar 等，2010）。23 项研究符合这个问题的资格标准，其中 17 项是不重复的。17 项研究分为以下三个证据类：10 项 I 类研究（9 项随机对照试验和 1 项随机 I/II 期试验）、6 项 II 类研究（回顾性队列研究）和 1 项 III 类研究（有历史对照的前瞻性队列研究）。辐射剂量以 Gy_{10} 的生物学有效剂量（BED）表示，并且未尝试对加速再增殖种群进行校正。分析按低剂量或高剂量与对照剂量进行分组。对照组由接受 30Gy/10f 的患者组成，BED = $39Gy_{10}$（因此，将低剂量方案定为 BED < $39Gy_{10}$，高剂量方案定为 BED > $39Gy_{10}$）。没有一项试验终点显示任何与剂量有关的有显著改善；具体来说，生存率没有提高。在不同的试验中，即使在相同的剂量水平下，生存率也有相当大的差距，强调了宿主特异性变量在确定生存率方面的重要意义。低剂量组（BED < $39Gy_{10}$）与 WBRT 对照组（BED = $39Gy_{10}$）相比，6 个月死亡率的相对危险度（RR）无差异。6 个月死亡率（RR 1.05；95%CI 0.90～1.23；$P = 0.52$）。当将高剂量（BED > $39Gy_{10}$）组与 WBRT 对照组（BED = $39Gy_{10}$）进行比较时，6 个月死亡率无差异（RR 1.05；95%CI 0.94～1.18；$P = 0.39$）被确定。在总体生存率和神经功能方面也进行了类似的比较，但没有发现任何一个终点存在剂量效应。鉴于缺乏明确的剂量效应关系，针对预期寿命有限的患者，最近的多机构分析符合先前对短程治疗的建议，如 4Gy × 5 次（Rades 等，2007），或者对预期寿命更长的患者而言，则为 3Gy × 10 次或 2.5Gy × 15 次。

使用 RTOG 递归划分分析（RPA）类预估计预后是合理的，第一次描述了 Gaspar 等 1997 年（表 21-1）和新近描述的分级预后评估（RPA）评分，包括 Sperduto 等 2010 年开发的诊断特异性变量（表 21-2）。GPA 的最新改进现已纳入乳腺癌和非小细胞肺癌的分子标记物，并且类似的黑素瘤分析正在进行中。组织学的影响也需要考虑。经过标准的 WBRT 疗程（2 周内 10 次，30Gy），在增强 CT 扫描下可见的鳞状细胞癌和腺癌（不包括原发性乳腺癌）的所有转移最终在 14 个月内复发或进展（Nieder 等，1997）。在小细胞癌和原发性

乳腺癌中，WBRT 治疗的脑转移取得了更好的结果，有不到 50% 的患者复发或进展。WBRT 后大体积病灶的局部进展风险高于小体积病灶（≥ 1ml vs. < 1ml），虽然差异无统计学意义。这意味着在预期长期存活的患者中，仅由 WBRT 给予的适度剂量不足以进行长期控制，特别是对于鳞状和非乳腺腺癌组织较大的病灶。

表 21-1　递归分区分析（RPA）类的预后价值

参考文献（年份）	患者数	I 类 RPA	II 类 RPA	III 类 RPA
Gaspar 等（1997）	1200	7.1	4.2	2.3
Lutterbach 等（2002）	916	8.2	4.9	1.8（IIIA 3.2）
Nieder 等（2000）	528	10.5	3.5	2.0
Agboola 等（1998）	125（全部脑转移切除）	14.8	9.9	6.0
Tendulkar 等（2006）	271（单一脑转移切除）	21.4	9.0	8.9
Lorenzoni 等（2004）	110（RS）	27.6	10, 7	2.8
Sneed 等（2002）	268（仅接受 RS）	14.0	8.2	5.3
	301（RS+WBRT）	15.2	7.0	5.5

月平均生存率来源于不同文献
RPA I 类年龄＜ 65 岁，卡氏评分≥ 70，原发肿瘤可控，无颅外转移；RPA II 类所有其他患者；RPA III 类卡氏评分＜ 70

表 21-2　评分预后评估（GPA）

研　究	I 类中位生存时间	II 类中位生存时间	III 类中位生存时间	IV 类中位生存时间
Sperduto 等（2008a）1960 名患者参与了临床试验	11.0	8.9	3.8	2.6
Nieder 等（2009）232 例患者接受非临床试验治疗	10.3	5.6	3.5	1.9
Nieder 等（2008）64 例患者接受手术与 WBRT 治疗	18.9	9.8	5.5	3.7
Sperduto 等（2008b）140 例患者在临床试验之外接受治疗[a]	21.7	17.5	5.9	3.0

月平均生存率来源于不同文献
在 GPA 系统中，这 4 个参数分别赋值 3 个不同的值（0、0.5 或 1），即年龄（≥ 60 岁、50—59 岁、< 50 岁）、KPS（< 70、70~80、90~100）、脑转移灶数目（> 3、2~3、1）、颅外转移瘤（存在、不适用、不存在）。I 类患者的分数之和为 3.5~4 分，II 类患者的分数之和为 3 分，III 类患者的分数之和为 1.5~2.5 分，IV 类患者的分数之和为 0~1 分。值得注意的是，诊断特异性评分可能更好地预测原发性恶性黑色素瘤、肾细胞癌和各种乳腺癌亚型患者的预后（Sperduto 等，2010）。从这些数据中得出的诺莫图也被发表（Barnholtz-Sloan 等，2012）
WBRT. 全脑放疗
a. 有几名患者接受了单独的放疗或放疗加 WBRT

有报道显示，局部治疗（如 SRS 联合 WBRT）可提高了肿瘤的局部控制率。在一项小型随机研究中，有 2～4 个脑转移病灶（直径均 ≤ 25mm）的患者要么接受单独的 WBRT（总剂量 30Gy，12 次），要么接受 WBRT 联合 SRS 的治疗（Kondziolka 等，1999）。单独使用 WBRT 的患者，1 年后的局部失败率为 100%，而接受 SRS 补量治疗的患者局部失败率仅为 8%。接受 WBRT 和 WBRT+SRS 的患者中位生存期分别为 7.5 个月和 11 个月（$P = 0.22$）。RTOG 的一项随机研究纳入了 333 名有 1～3 个脑转移病灶的患者（Andrews 等，2004）。两组 WBRT 剂量均为 15 次，总剂量 37.5Gy。SRS 补量根据病灶大小进行调整（> 3cm 的病变为 15Gy，< 2cm 的病变为 24Gy，其他为 18Gy）。单侧脑转移患者接受 SRS 补量后中位生存期明显改善。通过多变量分析，RPAI 类患者的生存率也得到了改善。用 SRS 治疗的患者的病情更有可能在 6 个月时得到稳定或生活质量得到改善（43% vs. 27%，$P = 0.03$）。中枢影像学检查显示 3 个月时有较高的缓解率，对 SRS 治疗的病灶的 1 年控制较好（$P = 0.01$）。单用 WBRT，发生局部复发的风险高达 43%。

即使有前瞻性研究显示患者在结束治疗后长期随访期间存在不同程度的神经认知缺陷，但 WBRT 治疗后发生严重毒性反应的风险仍然相当低（Aoyama 等，2007；Chang 等，2009）。此外，我们必须承认，任何一种癌症治疗都可能导致可测量的神经认知能力下降，包括 SRS 本身（Rugo 和 Ahles，2003；Heflin 等，2005；Chang 等，2009）。有些放疗后症状可能是由某些药物引起的，而不是放疗本身（Nieder 等，1999；KleinDenham，2002）。

通过手术切除或 SRS ± WBRT 可以有效地局部控制有限数量（主要是 1～3 个）的脑转移（表 21-3）。最近的数据表明，SRS 也可以用于转移灶数目较多的患者，如 10 例或 10 例以上（Yamamoto 等，2014）。尽管加强了局部治

表 21-3 脑转移的外科手术和立体定向放射外科（SRS）的结果

参考文献	*n*（患者和病灶）	处方剂量（中位数；范围）（Gy）[a]	中位总生存率（%）	1 年无进展生存期%
Patchell 等（1990）	25/25	手术	9.5	80
Patchell 等（1998）	49/49	手术	11.0	82
Pirzkall 等（1998）	236/311	20；10～30	5.5	89
Cho 等（1998）	73/136	17.5；6～50	7.8	80
Kocher 等（1998）	106/157	20；12～25	8.0	85
Sneed 等（1999）	62/118[b] 43/117[c]	18；15～22 17.5；15～22	11.3 11.1	80 86
Varlotto 等（2003）	137/208	16；12～25	未报道	90
Andrews 等（2004）	164/269[d]	没有报道；15～24	6.5	82
Bhatnagar 等（2007）	205/每 4～18 个病灶[e]	16；12～20	8.0	71

OS. 以月为单位的总生存期；PFS. 无进展生存期

a. 处方异剂量或点变化，一些系列包括 SRS + WBRT

b. 仅使用 SRS

c. SRS + WBRT（两组间 OS 和 PFS 无显著差异）

d. SRS+WBRT

e. SRS±WBRT

疗，但因不受控制的脑转移死亡的患者数量为 20%～30%。一般来说，SRS 的剂量随病变的大小而变化，尽管用较低的辐射剂量治疗较大的肿瘤是难以置信的。小病灶通常接受 20～24Gy 的最小剂量，但测量 2～3cm 的病灶最小剂量需使用 18～20Gy，而测量 3～4cm 的最小剂量应使用 15～16Gy，有时根据位置，剂量会低至 12Gy。一项对 375 个病灶的回顾性分析表明，接受 18Gy 或更少的剂量后 1 年的局部控制率为 45%～49%，而 24Gy 后为 85%（Vogelbaum 等，2006）。在日本的 SRS 研究中，132 名接受较低 SRS 剂量治疗的患者中，只有 4 名患者（3%）出现放射性坏死（Aoyama 等，2006）。SRS 患者的预后可以通过 RPA 分级、DS-GPA 或放射外科评分指数（SIR）来评估（Weltman 等，2001；Lorenzoni 等，2004）。最理想的 SIR 组患者年龄≤ 50 岁，卡氏评分（KPS）> 70%，接受 SRS 时无全身性疾病，脑转移数量有限，最大接受 SRS 治疗的病灶 < 13ml。与讨论手术切除脑转移病灶后的 WBRT 相当，经过多年关于 WBRT 与 SRS 联合作用的争论和实践中相当大的差异，已经有 4 项随机对照试验和一项 meta 分析在试着去解决这个问题（Aoyama 等，2006 年；Chang 等，2009；Kocher 等，2011；Sahgal 等，2015；Brown 等，2015 年）。日本的前瞻性随机多中心 Ⅲ 期研究（SRS 单独 vs. SRS 和 WBRT）设计的主要生存终点是预期差异 30%，这是十分大胆的试验。该试验包括 KPS > 60% 的成年患者和最多 4 个脑转移病灶，均不超过 3cm 直径。WBRT 给予 10 次每次 3Gy 的治疗剂量。SRS 剂量随病灶大小而变化（2cm 以下，22～25Gy；> 2cm，18～20Gy 的边缘剂量），如果给予 WBRT 则剂量减少 30%。联合组 65 例，SRS 组 67 例。约 50% 的患者只有一个病灶。SRS+WBRT 后中位生存期为 7.5 个月，单独 SRS 后中位生存期为 8 个月。联合治疗组的 1 年生存率实际上相对增加了 36%，

但由于患者数量较低（38.5% vs. 28.4%，$P >$ 0.05），这一差异没有统计学意义。单独 SRS 治疗后，2 例患者出现严重的晚期并发症（分别为放射性坏死和 4 级癫痫发作）。SRS 联合 WBRT 后，3 例患者出现放射性坏死，3 例出现脑白质病。该试验局部控制方面的差异具有统计学意义。联合治疗后 1 年的精算失败率是 47%，但是单独使用 SRS 后的精算失败率则更高，为 76%（相对增加 62%；$P < 0.001$）。出现新病灶的比例为 42% vs. 64%（单独 SRS 患者）（$P = 0.003$）。1 年后，WBRT 将 SRS 部位的失败风险从 27% 降低至 11%（$P = 0.002$）。

最近对该试验的重新分析进一步加剧了关于生存率的讨论。基于一些回顾性研究，能力不足的前瞻性研究，以及基于这些研究的 Meta 分析，得出的结论是，不遭受 WBRT 不会降低总体生存率（OS），主要是因为挽救治疗有效，全身性进展是导致死亡的主要原因（Sahgal 等，2015）。这一论断也许是正确的，但对现有数据进行认真审查，应警惕不要基于相对弱势的支持数据及最近日本研究中出现的矛盾数据而得出这样的结论。对文献中 3 个数据的分析应引起一定程度的警惕。1998 年，Pirzkall 等就报道了一项由 236 名患者组成的单中心回顾性研究，有或没有 WBRT 的 SRS，WBRT 表现出更好的 OS 趋势（1 年及 2 年 OS：30% vs. 19%，14% vs. 8%），但更令人印象深刻的是，在没有颅外疾病的患者（即系统性进展作为一种竞争性死亡原因的患者）中，其中位生存率为 15.4 个月和 8.3 个月，存在显著性差异，支持 WBRT（由于数量较少，仅达到临界值）。这使得人们提出一个非常合理的假设，即一定比例的脑转移患者注定会死于颅内进展（毕竟我们认为这种部分器官进展是导致死亡的原因，如肺、肝等其他器官），增强对颅内进展的控制将延长患者的生存期。

最后，最近的一次对日本随机 JROSG-99

试验的再分析，使用验证预后评分评估（GPA）分层模型和适用于所有非小细胞肺癌患者的试验，揭示了在 GPA 为 2.5～4 的人群中，WBRT+SRS 组与单独 SRS 组的中位 OS 为 16.7 个月和 10.6 个月（$P = 0.03$），并没有显示出劣势预后组的优势，但提供了进一步的证据支持，即颅内控制很重要，并且人们接受了较低的比率，从而降低了总生存率（Aoyama 等，2006）。

欧洲一项Ⅲ期试验（EORTC 22952-26001）包括 359 例患者，199 例接受 SRS，160 例接受了手术（Kocher 等，2011）。在 SRS 组中，将 100 例患者作为观察组，99 例患者作为给予 WBRT 组。术后观察 79 例，辅助 WBRT 治疗 81 例。观察后达到 WHO 评价状态的中位时间为 10.0 个月（95%CI 8.1～11.7 个月），WBRT 后 9.5 个月（95%CI 7.8～11.9 个月）（$P = 0.7$）两组患者的总生存率相似（中位时间，10.9 个月 vs. 10.7 个月，$P = 0.9$）。WBRT 降低了原发部位（手术 59%～27%，$P < 0.001$；SRS 31%～19%，$P = 0.04$）及新部位（手术 42%～23%，$P = 0.008$；SRS 48%～33%，$P = 0.02$）的 2 年复发率。观察治疗后的挽救疗法比 WBRT 治疗后使用更频繁。颅内进展导致观察组中 44% 的患者死亡，WBRT 组中 28% 的患者死亡。

M.D. Anderson 癌症中心的随机试验再次强调患者的选择问题是整体生存的关键。在这一试验中，有 1～3 个新诊断脑转移的患者被随机分配到 SRS+WBRT 组或单独 SRS 组，并且在近 7 年的时间内，招募了 58 名患者，并按 RPA 分级、脑转移灶数量和组织学进行分层（Chang 等，2009）。在一项临时性分析结果显示，接受 SRS+WBRT 治疗的患者在 4 个月时学习和记忆功能下降的可能性比单独接受 SRS 治疗的患者高（96%）。此外，仅接受 SRS 的患者在 4 个月时有 4 例死亡（13%），接受 SRS 和 WBRT 的患者中有 8 例死亡（29%），在 SRS 和 WBRT 患者中 73% 的患者 1 年内没有 CNS 复发，而仅接受 SRS 的患者为 27%（$P = 0.0003$）。早期死亡的这些差异使 HVLT-R 评分结果的普遍性受到质疑；众所周知，一般疾病的相关衰退会由于进展，特别是在末期前阶段，导致神经认知功能的显著下降，将其归因于单一的 WBRT，可能是一种误导。在这种情况下，神经肿瘤的早期死亡几乎必然会导致疾病的系统性进展。事实上，两组患者的特征存在一些差异，这可以解释早期死亡和 4 个月的 HVLT-R 评分的差异。对预后因素进行综合评估时，与 SRS+WBRT 组相比，单独 SRS 组具有更有利的特征，如女性患者增多（60% vs. 39%）、多发性脑转移患者减少（40% vs. 46%）、颅内疾病体积减小（1.4ml vs. 2.3ml）、优越的 RPA（23% vs. 11% RPA1）和 GPA（10% vs. 3.5% GPA3.5）分布、较少的肝转移患者（7% vs. 18%）等。患者人数少，导致这些因素中的任何一个因素都很难获得统计学意义，但总体来说，预后变量明显偏向于支持 SRS 组。正如使用 WBRT 所预期的，单独 SRS 组患者的 1 年局部肿瘤控制率为 67%，而 SRS+WBRT 组患者的 1 年局部肿瘤控制率为 100%，另外单独 SRS 组患者的 1 年远端脑瘤控制率为 45%，SRS+WBRT 组患者的 1 年远端脑瘤控制率为 73%。单独 SRS 组的 1 年 CNS 复发率为 27%（95% CI 14%～51%），SRS+WBRT 组为 73%（46%～100%）。因此，本试验在评估脑转移数据时强调了 3 个关键点，即：①作为局部治疗的辅助手段，WBRT 可显著改善大脑的局部控制和远端控制；②患者选择变量可显著影响神经认知和生存结果，而小规模试验不太可能在患者预后变量中发现这些统计学差异；③某些神经认知功能的早期下降，如通过 HVLT-R 测量记忆功能，可能受到包括 WBRT 在内的多个变量的影响，并且早期下降暗示存在"早期响应"的细胞群。

二、再程放疗：全脑放疗

在为脑放疗后复发的患者选择合适的治疗方案时，指导临床医生在一线治疗中的关键问题仍然很重要（表 21-4）。然而，很少有前瞻性的临床研究正式地涉及再程放疗对脑转移的作用。先前 SRS 后挽救性 WBRT 是一种常见的治疗选择，其生存结果与一线 WBRT 的生存结果没有区别，即中位生存期通常为 3~6 个月（Khuntia 等，2006）。由于担心缺乏疗效和神经认知功能障碍的可能性，WBRT 的重复治疗不太常用。关于 WBRT 的回顾试验可以追溯到 Shehata 等（1974）和 Kurup 等（1980）的回顾性研究，本文不再赘述。这两种方法都有局限性，因为它们均为 CT 之前的时代，当时几乎没有系统性的治疗方法。因此，当时系统性疾病的快速发展是一个比现在更棘手的问题。最早的研究可追溯到 CT 时代，但早在 SRS 抢救复发之前就已于 1988 年报道（Hazuka 和 Kinzie，1988），其中包括 44 名患者（34% 为非小细胞肺癌患者，20% 为小细胞肺癌患者），所有的患者此前都曾因脑转移接受过 WBRT 治疗。患者接受 WBRT 再治疗的原因（少数患者

进行大剂量的部分脑再程放疗）是由于出现了新的颅内病变（47%）、出现了新病变加上既有转移的进展（10%）和之前存在脑转移的局部进展（43%）。初次 WBRT 和再照射之间的中位间隔为 8 个月，最少的间隔时间为 8 周。初始剂量中位数为 30Gy，每次 3Gy，分 10 次照射，再治疗剂量中位数为 25Gy（范围 6~36Gy，每次剂量 2~4Gy）。重复 WBRT 后中位生存期仅为 8 周。27% 的患者出现部分神经功能改善。2 名患者死亡，最有可能是死于脑坏死（尸检结果）。如果计算出生物学等效剂量，两者均接受了相当高的累积剂量。在一个病例中，首次 WBRT 给予总剂量 32Gy，每次 4Gy，分 8 次照射，然后再伴随总剂量 30Gy 的再程 WBRT，分 10 次照射，每次给予 3Gy（再照射 20 周后出现坏死）。在另一个病例中，首次 WBRT 给予总剂量 30Gy，每次 3Gy，分 10 次照射，然后再伴随局部脑放疗总剂量 33Gy 的再程 WBRT，分 10 次照射，每次 3Gy（再照射 11 周后出现坏死）。人类大脑对再程放疗的耐受性在本书其他章节中有详细的介绍。

72 例患者接受了 2 个疗程的 WBRT 治疗，其中大多数为原发性肺癌，其中 31% 的患者在再次放疗后出现了部分缓解（Sadikov 等，

表 21-4　在选择复发性脑转移不同治疗方案时的关键问题

在开始类固醇治疗后，患者的表现是否达到可以接受放疗的水平？
实验室检查是否显示出该治疗的晚期颅外疾病状态和较差的耐受性 / 疗效？
颅外疾病部位是否缺失或受到控制？如果有，是否预期颅外疾病会继续得到控制？
是否提供全身治疗还是没有其他选择？
脑部控制是否会影响患者的生存、治疗的重点是否为减轻症状？
如果有并发症和其他因素允许考虑侵入性措施，手术干预是否会使症状快速改善或得到有效的局部控制？不做手术是否也能达到同样的目的？
对关键正常组织的累积辐射剂量是否会对预期延长生存期的患者造成严重毒性反应？
治疗性损伤的后果是什么？
病变对初始放疗有何反应，间隔多长时间？

2007）。在缓解的患者中，平均缓解持续时间为 5.1 个月。再程放疗后的中位生存期为 4.1 个月。一名患者在无进展生存 5 个月后报道有记忆障碍和脑垂体功能不全。然而，本系列和其他类似系列的毒性评估因其回顾性和大多数患者的不良表现状态而受到阻碍。初始放疗最常用剂量为 20Gy 分 5 次。最常见的再程放疗计划为 25Gy 分 10 次、20Gy 分 10 次、15Gy 分 5 次。两组间的平均间隔时间为 9.6 个月，最少的间隔时间为 8 周。PS 评分为 1 分或 2 分。与 Aktan 等（2015）的研究（如果 KPS ≤ 70，中位时间为 2.2 个月；34 名患者为 5.3 个月）相比，表现较好的患者再程放疗后的生存期明显更长。在最初的放疗无应答的人群中，再程放疗后中位生存期仅为 0.9 个月，意味着这可能是一个需要考虑的重要变量。令人惊讶的是，两个疗程之间的间隔对生存率没有影响。

在另一组 52 名患者的回顾性研究中，报道了较好的临床有效率（42%）和较好的中位总生存率（近 5 个月）（Cooper 等，1990）。主要的区别和可能的解释是，患者只有在初始 WBRT 后至少 4 个月（总剂量 30Gy 分 10 次）保持良好的一般情况下才能接受再照射，不包括无应答者和早期一般情况差的患者。最常见的再程放疗方案是总剂量 25Gy 分 10 次。

1996 年，Wong 等发表了另一个系列的研究（86 例再程放疗患者，包括 18 例局部脑区患者），包括相同数量的肺癌和乳腺癌患者（各 31 例）。初始 WBRT 的中位剂量为 30Gy 分 10 次。再照射的平均间隔时间为 7.6 个月，至少间隔 6 周。再程放疗的中位剂量为 20Gy，最大剂量 30.6Gy。27 例和 43% 的患者出现完全或部分症状性神经功能改善。中位反应持续时间为 2.8 个月，中位生存期为 4 个月。唯一重要的预后因素是颅内外转移瘤的消失。Scharp 等（2014）对 134 例患者进行了分析，其中 60 例患者接受了初始预防性 WBRT 治疗（87% 的

患者患有肺癌）。中位间隔为 13 个月（最低 3 个月），中位剂量为 30+20Gy，均为每次 2Gy 照射。中位生存期为 2.8 个月，39% 的患者临床症状得到改善。小细胞肺癌、KPS < 70 或进展性原发肿瘤患者的生存期明显缩短。Guo 等（2014）报道了 49 例患者。中位间隔时间为 11.5 个月（最低 1.5 个月），中位初始剂量 30Gy，中位重复照射剂量为 20Gy。KPS 中位数为 70。27% 的患者症状得到改善，中位生存期为 3 个月。Ozgen 等（2013）报道的结果为，28 例患者的中位生存期为 3 个月，症状缓解率为 39%。

Minniti 等将再程放疗（25Gy 分 10 次）与替莫唑胺联合（75mg/m^2）使用。他们治疗了 27 名年龄中位数为 54 岁的患者。最小 KPS 为 60。其中有 18 例患者患有肺癌。中位生存时间为 6.2 个月。17 例（63%）患者症状有所改善。治疗中没有观察到严重的毒性反应。稳定或无颅外病变患者的生存期明显延长。本研究中生存率略高于其他，但不同研究人群的异质性影响了研究间的比较。但是没有进行随机对照试验，替莫唑胺的作用很难确定。

总的来说，回顾性研究报道的中位生存期为 2～6.2 个月（中位 4.0 个月），而且 27%～70% 的患者症状得到改善（中位数为 35%）。KPS < 70、进展性原发肿瘤或颅外转移的患者生存期较短。

尽管先前进行了 WBRT，但仍可在发生多发脑转移的患者中使用 TOMO 治疗（Helical tomotherapy）（Sterzing 等，2009）。这两组接受该技术治疗的患者先前均接受了总剂量 40Gy 分 20 次的治疗。全脑再程放疗剂量限制在 15Gy，而增强病灶加上 2mm 的边界剂量为 30Gy 分 10 次。在第一组病例中，8 个来自乳腺癌转移在一线 WBRT 术后 18 个月出现。随访 12 个月后，达到局部控制。在第二组病例中，11 个来自非小细胞肺癌的转移在 WBRT

的 18 个月后出现。随访 6 个月后，达到局部控制。两组患者都没有观察到严重的毒性反应。图 21-1 展示了 1 例接受 TOMO 治疗的乳腺癌多发脑转移的患者。患者曾接受过 2 次 WBRT 治疗，初次治疗总剂量为 30Gy 分 10 次，然后给予总剂量 25Gy 分 10 次，均达到完全缓解；随后 5 例复发患者接受了 2 个疗程的 SRS 治疗，也获得了完全缓解；9 个新病灶采用 TOMO IMRT 计划，剂量为 30Gy 分 15 次；大脑正常部分保持了低于 10Gy 的剂量限制，患者在治疗 8 个多月后保持了局部控制从最初出现脑转移到现在已超过 42 个月。该病例说明，利用现代先进的放疗技术，创新性的治疗选择成为可能，而且，在某些患者中，可实现局部控制和持久生存。图 21-2 至图 21-4 提供了笔者所在机构的其他 3 例利用其他独特放疗方法的患者治疗细节。

三、再程放疗：立体定向放射外科

SRS 作为 WBRT 后的挽救治疗的潜在优势在该技术发展的早期人们就已经意识到了（Loeffler 等，1990）。在 20 世纪 90 年代早期发表的几篇文献中对一些接受 SRS 再程放疗的患者就有过报道（Adler 等，1992；Engenhart 等，1993）。他们的结果建议，复发病灶的患者应采用立体定向高精度技术治疗。RTOG 开展了一项 SRS 在复发性、先前照射过的原发性脑瘤和脑转移的前瞻性 I 期临床试验，这是该领域为数不多的前瞻性研究之一。RTOG 90-05 研究是一项剂量递增试验，包括 100 名脑转移患者和 56 名原发性脑瘤患者。这些脑转移的患者包括之前接受过 WBRT 治疗的患者，中位剂量为 30Gy（Shaw 等，1996，2000）。SRS 可以用直线加速器或伽马刀来执行。符合条件的患者在研究开始前至少 3 个月接受了一线放疗，在本研究中，实际中位间隔为 17 个月。他们的 KPS ≥ 60，平均寿命 ≥ 3 个月，78% 的患

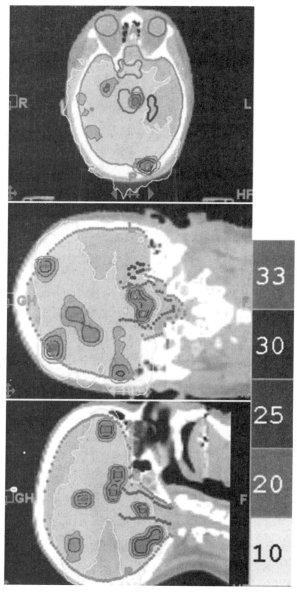

▲ 图 21-1　乳腺癌多发性复发脑转移的螺旋断层放疗病例

患者曾接受过 2 次 WBRT 治疗，最初分 10 次照射 30Gy，然后分 10 次照射 25Gy，均达到完全缓解；随后有 5 名患者接受 2 个疗程的个体化放疗，也均到达了完全缓解；9 个新病灶采用螺旋断层 IMRT 计划，剂量为分 15 次照射 30Gy；大多数正常的脑组织被保持在 10Gy 以下，患者在这个疗程后保持局部控制超过 8 个月，从最初表现为脑转移到现在已超过 42 个月（彩图见书末彩插部分）

者只有单一病灶，放疗的剂量由肿瘤最大直径决定。对于 ≤ 20mm 的病灶初始剂量为 18Gy，21～30mm 的病灶为 15Gy，31～40mm 的病灶为 12Gy。剂量规定为 50%～90% 的等剂量线，

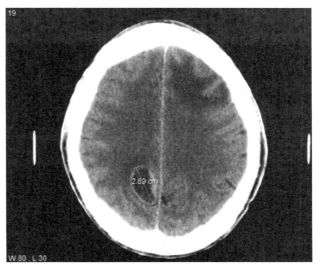

▲ 图 21-2　笔者所在机构的 1 例说明性病例（Nordland Hospital Bodø，Norway）

2007 年 12 月，1 例 63 岁男性患者被诊断为鳞状细胞肺癌Ⅲ B 期。他接受了以铂为基础的全身化疗和胸部放疗。2008 年 11 月，患者突然昏倒，CT 扫描显示有 4 个脑转移灶，最大直径为 3.1cm。未发现颅外转移瘤；所有的实验室检测均正常。胸腔内状态被判断为持续部分缓解。患者当时的 KPS 为 70。给予 WBRT，30Gy 分 10 次。3 个月后，对脑部的 CT 扫描显示，4 个病灶部分缓解。然而，3 个月后，4 个病灶均增大。没有发现新的脑转移。患者被转送去挽救治疗。在表 21-4 中提出的关键问题时，可以作以下说明

- 在开始类固醇治疗后，患者的表现是否达到了可以接受放疗的水平？答案是可以，病情进展时的 KPS 为 70
- 实验室测试是否显示出该治疗的晚期颅外疾病状态和较差的耐受性 / 疗效？不，唯一的异常发现是轻度贫血
- 颅外疾病部位是否缺失或受到控制？如果有，是否预期颅外疾病会继续得到控制？未发现颅外转移，但原发肿瘤略有增加（< 25%，无临床症状）
- 是否提供全身治疗，还是没有其他选择？如果出现肺部肿瘤症状，则可以选择二线化疗
- 脑部控制是否会影响患者的生存，还是治疗的重点是减轻症状？当时最大的威胁是无法控制脑转移所造成的死亡
- 如果并发症和其他因素允许考虑侵入性措施，手术干预是否会导致快速的症状改善或有效的局部控制？不做手术也能达到同样的目的吗？没有根据脑转移病灶的数量来选择手术，它们都没有引起脑积水或其他立即威胁到生命的并发症
- 对关键正常组织的累积辐射剂量是否会对预期延长生存期的患者造成严重的毒性？长期存活的可能性很低
- 治疗性损伤性损伤的后果是什么？不适用
- 首次放疗对病灶有何反应？间隔多久？所有 4 个转移灶最初均有应答，间隔 6 个月后允许再次照射

图显示第二大脑转移灶（直径 2.9cm，囊性病变）和对侧水肿，显示另一个略大的病灶。在决定立体定向放疗（SRS）和其他选择的情况下，考虑了以下事实。基于病变的数量、大小及二线化疗后复发的非小细胞肺癌患者有限的生存预期，该患者不是 SRS 的理想候选人。没有必要重复 WBRT，因为没有新的病灶，4 个转移灶可以用相当简单的三维适形放疗技术处理，两个等中心和两个不重叠的场，每个都覆盖 2 个转移灶。剂量为 30Gy，以每次 3Gy 照射 10 次。在第一个疗程（30Gy WBRT）后，获得部分缓解。患者未出现严重急性毒性反应或晚期毒性反应。患者没有出现严重的急性反应或晚期毒性反应。再照射后 6.3 个月，患者死于肺炎，无明显神经功能缺损，被认为是原发性肺癌的并发症

这将包括整个增强靶体积。如果不出现严重的不可接受的毒性反应，照射剂量会以 3Gy 递增。试验最终确定了在这种情况下 SRS 能够给予的最大剂量，但≤ 20mm 的病灶除外，但是由于研究人员的设定，剂量没有上升至 24Gy 以上。对于≤ 20mm 的小病灶，病灶边缘可达 24Gy，21～30mm 可达 18Gy，31～40mm 可达 15Gy。这些患者的平均生存期为 7.5 个月，1 年生存率为 26%。尽管有一些病例接受了 SRS 的挽救治疗但是还是发生了局部进展，主要在 SRS 后 6 个月内发病。脑转移患者的长期毒性反应数据只能从早期研究中获得（Shaw 等，1996）。他们以 64 名患者为研究对象，4 例患者在 SRS 术后 5～14 个月出现放射性坏死，需要手术治疗。从最终结果来看（Shaw 等，2000），合并放射性坏死的数据对脑转移和原发性脑瘤患者是可用的。精算的发病率为 8% 和 11%，分别为 12 个月和 24 个月。因此，本研究提供了初

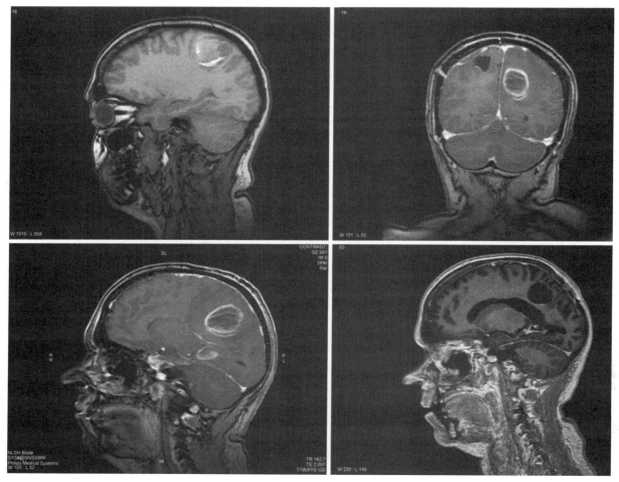

▲ 图 21-3　笔者所在机构选取的说明性病例（Nordland Hospital Bodø，Norway）

患者是 45 岁的女性，在 2004 年 10 月，她先是发现自己的左腿感觉迟钝，然后出现轻微的偏瘫和癫痫，最后住院接受治疗。大脑 MRI 扫描显示右顶叶有一个肿瘤，可能是神经胶质瘤。2004 年 11 月，进行了部分切除（因为靠近运动皮质）。组织学显示恶性黑色素瘤转移。分期包括眼部、头部、颈部黏膜及全身皮肤检查、妇科检查、骨显像及 CT 显示左肾上腺肿大为唯一病理发现。腹腔镜手术完全切除肾上腺肿物，组织学与脑转移灶相吻合。术后 WBRT，30Gy 分 10 次，没有进行补量。在 2005 年 2 月，患者感受到头痛并且身体一般情况有所下降。MRI 扫描发现在左侧顶叶和颞叶出现了 2 个新的脑转移灶（见下图既往右顶叶切除空腔，左半球新病变）。顶叶肿瘤可完全切除，颞叶病灶可行伽马刀放疗（SRS）。外周最低剂量为 15Gy

2005 年 3 月，患者出现腹部症状，CT 扫描显示右腹部肿块，可能代表阑尾和卵巢及其周围的炎症。手术包括卵巢切除术和阑尾切除术，组织学再次证实为同一类型的恶性黑色素瘤。肿瘤局限于阑尾，未扩散至腹膜或淋巴结，判断为完全切除。经过一段无症状的时间后，2005 年 11 月常规 MRI 检查发现了不可切除的 SRS 治疗颞部病变的进展，并进行了第二次伽马刀手术。与之前的 SRS 治疗间隔约为 8 个月。从那时起，患者再次接受了包括 MRI 和 CT 扫描在内的反复随访检查。最后一次是在 2015 年 3 月，为第一次神经外科手术切除 10 多年后。没有发现任何潜在的疾病迹象。由于轻微的注意力和耐力问题，患者的卡氏评分（KPS）为 80。在这个不寻常的病例中没有记录到放射性坏死或其他严重并发症，这说明了在高度选择的患者中积极的局部治疗有潜在影响。当然，SRS 治疗后放射性坏死的潜在诊断必须通过适当的成像方法排除，如使用氨基酸示踪剂的正电子发射断层扫描（PET）或更新的 MRI 技术（包括光谱学），然后才能进行进一步的放疗。在某些情况下，可能需要对复发性转移进行组织病理学诊断。进一步的信息区分放射性坏死和复发性肿瘤可以参见以下研究和评论，如 Sundgren，2009（光谱）；Barajas 等，2009（动态磁化率加权对比增强 MRI）；Dequesada 等，2008（MRI）；Terakawa 等，2008；Chung 等，2002（PET）；Serizawa 等，2005（单光子发射计算机断层扫描）；Walker 等，2014（综述）

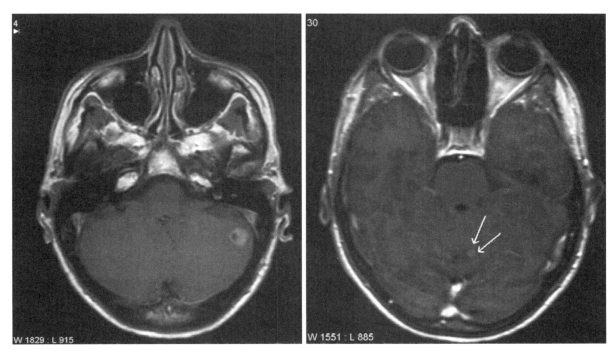

▲ 图 21-4　笔者所在机构的一个说明性案例（Nordland Hospital Bodø，Norway）

女性患者，46 岁，三阴乳腺癌 $T_1N_0M_0$ 期。在最初诊断和保乳治疗 2 年后，头痛导致 MRI 诊断为单个 7mm 大的小脑转移。同时发现肺转移瘤。病灶位置如箭所指。治疗包括立体定向放疗和全身化疗（两种不同的药物，以蒽环类和紫杉类为主）。9 个月后，发现了 4 个新的脑转移病灶（幕上和幕下，上面显示了一个例子）。同时肺转移也在进展。患者 KPS 评分为 70。她接受了姑息性全脑放疗，30Gy 分 10 次，之后采用卡培他滨进行三线化疗。4 例脑转移患者部分缓解，但肺部疾病进展进一步。患者于术后 5 个月死于进展性肺转移伴胸膜及心包积液

步证据，表明 SRS 再治疗可以在一定比例的脑转移患者中产生局部控制，但必须考虑约 10% 的坏死发生率。可以考虑几种方法来降低或有可能控制坏死，包括分割立体定向放疗和使用贝伐单抗，这可能改善放射性坏死的症状和影像学结果（Gonzalez 等，2007；Torcuator 等，2009；Boothe 等，2013）。在另一项研究中，以线性加速器为基础的 SRS 被用于 54 例有 97 个转移瘤（WBRT 后复发）的患者（Noel 等，2001）。患者的 KPS 为 60～100。中位时间间隔为 9 个月，最低为 2 个月。肿瘤体积中位数为 1.2ml，最小中位数剂量为 16.2Gy，最大中位数剂量为 21.2Gy。本处方剂量无严重毒性反应的报道。挽救治疗后仅 5 例转移灶复发，1 年生存率为 31%。RPA 分类是总体生存的一个重要预后因素。在一项包括 111 例患者的回顾性研究中取得了类似结果（Chao 等，2008）。SRS

剂量通常是根据 RTOG 90-05 研究确定，中位生存期为 9.9 个月，25% 的患者尽管施行了挽救性 SRS，但仍出现了进一步的局部进展。病灶＞ 2cm 的局部控制性较差，通常用较低的辐射剂量治疗。Gwak 等通过使用射波刀治疗了 46 名患者的 100 个复发性脑转移病灶（2009）。平均剂量为 23Gy，分 1～3 次照射。WBRT 的中位时间间隔为 5 个月，平均体积为 12.4ml，中位生存期为 10 个月，但 1 年无进展生存期仅为 57%。与 Noel 等（2001）的系列研究相比，在这些有相当大转移的患者中，22% 的患者观察到急性毒性反应。在＞ 6 个月后，21% 发生了毒性反应。

最近的数据来源于对 106 例患者的回顾性研究，这些患者接受放疗，平均 2 个转移瘤（范围 1～12 个），中位剂量 21Gy（范围 12～24 个），50% 为等剂量（Kurtz 等，2014）。中位

随访时间为 10.5 个月，6 个月时局部控制率为 83%，1 年时为 60%。中位无进展生存期为 6.2 个月。挽救性 SRS 的中位总生存率为 11.7 个月，初次诊断的中位总生存率为 22 个月。Caballero 等（2012）分析了 310 例患者。脑转移灶的中位数为 3 例，这些患者从 WBRT 至 SRS 的间隔时间为 8 个月。总体中位生存期为 8.4 个月，单发和多发病灶的中位生存期分别为 12.0 和 7.9 个月（$P = 0.001$）。排除单发转移的患者后，病变数量与生存没有关系。来自加拿大的回顾性人群数据表明，与立即加强 SRS 相比，WBRT 后挽救 SRS 与生存率降低没有关联（Hsu 等，2013）。

使用伽马刀 SRS 治疗的 2200 个转移瘤的一项大型分析，该分析还了包括 72 个再次用 SRS 照射的病灶亚组（Sneed 等，2015）。处方剂量的选择主要基于脑干的治疗体积或位置，而没有考虑先前的 WBRT 或 SRS。在先前的 SRS 后，中位剂量为 18Gy 且肿瘤的中位靶区体积为 0.94ml。通过 MRI 连续扫描判断不良的辐射效应。有症状的 1 年累积发病率为 20%，总体不良辐射效应的累积发病率为 37%。

与未接受过放疗或同步放疗的 SRS 相比，再次 SRS 后不良反应的危险比为 3.7（95%CI 1.3～10.8，多变量分析），但是疗效未见报道。

四、再程放疗：分次立体定向放疗（FSRT）

在 SRS 计划中，一个正常的脑组织剂量建议是将 10Gy 或更多剂量的体积限制为 10～12ml。对于较大的肿瘤，或接近关键重要结构的肿瘤，采用立体定向定位和头部面罩固定的分步高精度治疗可能提供一种解决方案（图 21-5）。只有相对较小的分组可用来评估这种方法的结果。日本的一个系列研究包括 7 名以前曾接受过放疗的脑转移患者（Tokuuye 等，1998）。7 名患者特征与其他 SRS 系列研

究相似，但病灶较大。治疗计划需要个体化制订，即 33Gy 分 11 次或 24Gy 分 4 次。在这些选定的患者中，结果与 RTOG SRS 试验结果相当。在加拿大的一项研究中，SRS 用于较小的病灶（$n = 35$，上颌骨病灶最大直径为 3cm，颅后窝转移最大直径为 2cm，90% 的等剂量为 22.5Gy），分次剂量用于较大的病灶（在 90% 的等剂量线予以 29.7G，分两次照射，$n = 69$）（Davey 等，2007）。在这 104 例患者中，共有 180 个转移瘤得到治疗。从 WBRT 到 SRS 的平均时间是 7.6 个月，而从 WBRT 到分次治疗的平均时间是 6 个月。SRS 后接受再次治疗的中位生存时间为 4 个月，2 次分次治疗后的中位生存时间为 6 个月。

Minniti 等（2016）报道了 43 例 47 个病灶的 SRS 术后 FSRT 的结果。患者每天接受 3 次 7～8Gy 的照射。1 年生存率为局部控制率为 37%，局部控制率为 70%。与非小细胞肺癌和乳腺癌转移相比，恶性黑素瘤转移的局部控制率明显较低。更好的 KPS 评分和稳定的颅外疾病预示更长的生存期。提示放射性坏死的放射学改变的风险在 1 年内为 34%（粗略计算发病率为 19% 或 9/47 个病灶）。14% 的患者伴有 RTOG 2 级或 3 级的神经功能障碍。图 21-6 显示了 SRS 后的氨基酸（MET 和 FET）正电子发射断层扫描（PET）的病例。Holt 等（2015）报道，初次 SRS 后，通常会选择手术切除，因为它提供了一些残余肿瘤的病理特征。10 个病灶接受辅助放疗；其余 5 例在局部肿瘤进一步生长后进行治疗。恶性黑色素瘤是主要的诊断（60%）。中位间隔为 6 个月，中位随访时间为再程放疗后 9 个月。初始 SRS 的中位剂量为 21Gy（范围为 18～27Gy，中位大小为 4.3ml）。中位再程放疗剂量为 21Gy（范围为 16～30Gy，分 1～3 次照射，中位大小为 9.4ml）。8 名患者在疾病发展过程中新发的转移灶接受了 WBRT 或 SRS 的进一步治疗。1 年的局部控制率为

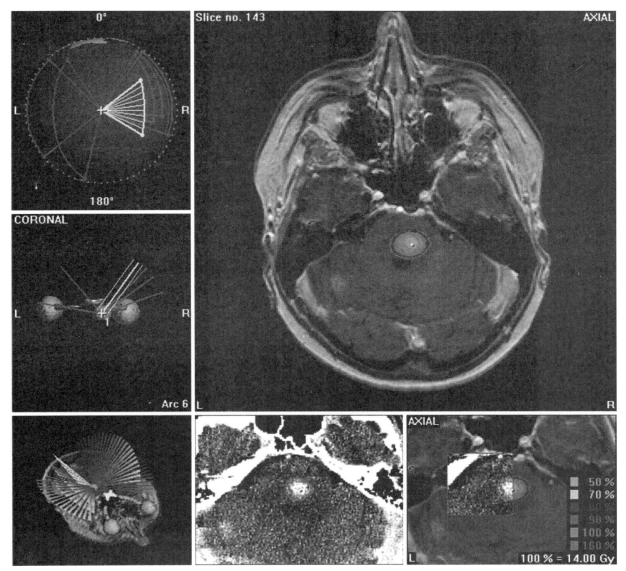

▲ 图 21-5　这是 1 个假设病例，在脑干发现相当大的转移灶，而立体定向放疗的比例很小
如图所示，边缘剂量为 14Gy 的长期肿瘤控制率并不令人满意。在这种情况下，可以考虑分步立体定向放疗（彩图见书末彩插部分）

75%，1 年的生存率为 43%。1 例患者发生 2 级放射性坏死伴 3 级癫痫发作，另外 1 例患者发生 3 级放射性坏死。

Kim 等（2013）分析了 32 例之前未行 WBRT 的患者在接受再次 SRS/FSRT 治疗局部或区域复发病灶的结果。多因素分析显示，再程放疗后，局部复发比区域复发更容易失败（HR 8.8，$P = 0.02$）。所有患者第一次 SRS/FSRT 的中位生存期为 14.6 个月，第二次 SRS/FSRT 的中位生存期为 7.9 个月。38% 的患者在第二次 SRS/FSRT 后最终接受 WBRT 作为挽救治疗。

五、再程放疗：近距离放疗

关于近距离治疗复发性脑转移的大部分报道发表于 20 世纪 80 年代和 90 年代，在 SRS 和 FSRT 广泛使用之前。下面我们简单回顾一下。来自德国弗莱堡的回顾性研究包括 21 例患者，他们在接受过放疗后复发的脑转移，包括手术治疗和不手术治疗（Ostertag 和 Kreth，

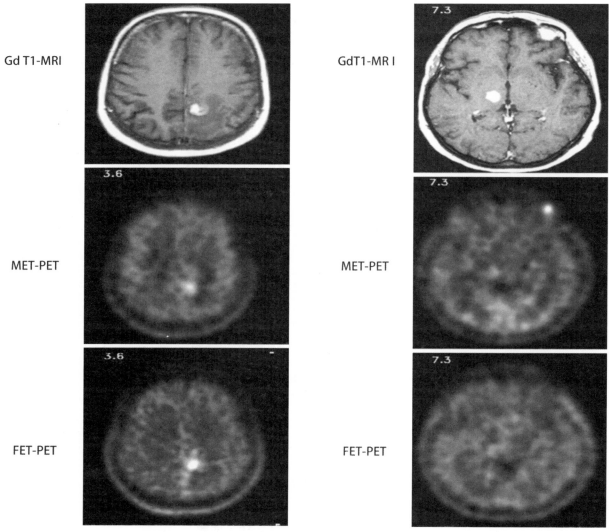

▲ 图 21-6　脑转移立体定向放疗后，氨基酸（MET 和 FET）正电子断层扫描（PET）可能有助于区分局部复发（左列）和辐射诱导毒性（右列）（彩图见书末彩插部分）

1995）。采用间质 ^{125}I 植入，中位生存期为 6 个月。一个加拿大的系列研究报道了 10 例手术后及 WBRT 后局部复发的患者（Bernstein 等，1995），碘短程化疗的中位间隔为 8 个月。5 例患者死于进一步的局部进展。这些患者的平均存活时间接近 11 个月。来自加州大学旧金山分校的 2 篇报道也描述了近距离治疗的作用。1989 年，该小组发表了 14 例进展性脑转移患者的结果（其中 13 例接受了 WBRT 治疗）（Prados 等，1989 年）。20 年后，发表了一篇

包括 21 名此类患者的报道（Huang 等，2009）。这 21 例患者在 1997—2003 年接受了治疗，每年约 3.5 例患者。在最近的研究中，患者的平均存活时间为 7.3 个月。1 年局部无进展概率为 86%。大脑免于疾病进展的概率更低，43% 的人死于新发生的病变。近距离放疗后放射状坏死的发生可能比 SRS 后更常见，但是对于复发性脑转移患者，目前尚无随机头对头（head-to-head）比较的研究报道。

参 考 文 献

[1] Adler JR, Cox RS, Kaplan I, Martin DP (1992) Stereotactic radiosurgical treatment of brain metastases. J Neurosurg 76:444–449

[2] Agboola O, Benoit B, Cross P et al (1998) Prognostic factors derived from recursive partitioning analysis (RPA) of Radiation Therapy Oncology Group (RTOG) brain metastases trials applied to surgically resected and irradiated brain metastatic cases. Int J Radiat Oncol Biol Phys 42:155–159

[3] Aktan K, Koc M, Kanyilmaz G, Tezcan Y (2015) Outcomes of reirradiation in the treatment of patients with multiple brain metastases of solid tumors: a retrospective analysis. Ann Transl Med 3:325

[4] Ammirati M, Cobbs CS, Linskey ME et al (2010) The role of retreatment in the management of recurrent/progressive brain metastases: a systematic review and evidence–based clinical practice guideline. J Neurooncol 96:85–96

[5] Andrews DW, Scott CB, Sperduto PW et al (2004) Whole brain radiation therapy with or without stereotactic radiosurgery boost for patients with one to three brain metastases: phase III results of the RTOG 9508 randomised trial. Lancet 363:1665–1672

[6] Antoniou D, Kyprianou K, Stathopoulos GP et al (2005) Response to radiotherapy in brain metastases and survival of patients with non–small cell lung cancer. Oncol Rep 14:733–736

[7] Aoyama H, Shirato H, Tago M et al (2006) Stereotactic radiosurgery plus whole–brain radiation therapy vs stereotactic radiosurgery alone for treatment of brain metastases. A randomized controlled trial. JAMA 295:2483–2491

[8] Aoyama H, Tago M, Kato N et al (2007) Neurocognitive function of patients with brain metastasis who received either whole brain radiotherapy plus stereotactic radiosurgery or radiosurgery alone. Int J Radiat Oncol Biol Phys 68:1388–1395

[9] Barajas RF, Chang JS, Sneed PK et al (2009) Distinguishing recurrent intra–axial metastatic tumor from radiation necrosis following gamma knife radiosurgery using dynamic susceptibility–weighted contrast–enhanced perfusion MR imaging. AJNR Am J Neuroradiol 30:367–372

[10] Barnholtz–Sloan JS, Yu C, Sloan AE et al (2012) A nomogram for individualized estimation of survival among patients with brain metastasis. Neuro Oncol 14:910–918

[11] Bernstein M, Cabantog A, Laperriere N et al (1995) Brachytherapy for recurrent single brain metastasis. Can J Neurol Sci 22:13–16

[12] Bhatnagar AK, Kondziolka D, Lunsford LD, Flickinger JC (2007) Recursive partitioning analysis of prognostic factors for patients with four or more intracranial metastases treated with radiosurgery. Technol Cancer Res Treat 6:153–160

[13] Boothe D, Young R, Yamada Y et al (2013) Bevacizumab as a treatment for radiation necrosis of brain metastases post stereotactic radiosurgery. Neuro Oncol 15:1257–1263

[14] Borgelt B, Gelber R, Larson M et al (1980) The palliation of brain metastases: final results of the first two studies of the Radiation Therapy Oncology Group. Int J Radiat Oncol Biol Phys 6:1–9

[15] Borgelt B, Gelber R, Kramer S et al (1981) Ultra–rapid high dose irradiation scheduled for the palliation of brain metastases. Int J Radiat Oncol Biol Phys 7:1633–1638

[16] Brown PD, Asher AL, Ballman KV et al. (2015) NCCTG N0574 (Alliance): A phase III randomized trial of whole brain radiation therapy (WBRT) in addition to radiosurgery (SRS) in patients with 1 to 3 brain metastases. J Clin Oncol 33, (suppl; abstr LBA4).

[17] Caballero JA, Sneed PK, Lamborn KR et al (2012) Prognostic factors for survival in patients treated with stereotactic radiosurgery for recurrent brain metastases after prior whole brain radiotherapy. Int J Radiat Oncol Biol Phys 83:303–309

[18] Chang EL, Wefel JS, Hess KR et al (2009) Neurocognition in patients with brain metastases treated with radiosurgery or radiosurgery plus whole–brain irradiation: a randomised controlled trial. Lancet Oncol 10:1037–1044

[19] Chao ST, Barnett GH, Vogelbaum MA et al (2008) Salvage stereotactic radiosurgery effectively treats recurrences from whole–brain radiation therapy. Cancer 113:2198–2204

[20] Chatani M, Matayoshi Y, Masaki N, Inoue T (1994) Radiation therapy for brain metastases from lung carcinoma. Prospective randomized trial according to the level of lactate dehydrogenase. Strahlenther Onkol 170:155–161

[21] Cho KH, Hall WA, Gerbi BJ et al (1998) Patient selection criteria for the treatment of brain metastases with stereotactic radiosurgery. J Neurooncol 40:73–86

[22] Chung JK, Kim YK, Kim SK et al (2002) Usefulness of 11C–methionine PET in the evaluation of brain lesions that are hypo– or isometabolic on 18F–FDG PET. Eur J Nucl Med Mol Imaging 29:176–182

[23] Cooper J, Steinfeld A, Lerch I (1990) Cerebral metastases: value of reirradiation in selected patients. Radiology 174:883–885

[24] Davey P, Schwartz ML, Scora D et al (2007) Fractionated (split dose) radiosurgery in patients with recurrent brain metastases: implications for survival. Br J Neurosurg 21:491–495

[25] Dequesada IM, Quisling RG, Yachnis A, Friedman WA (2008) Can standard magnetic resonance imaging reliably distinguish recurrent tumor from radiation necrosis after radiosurgery for brain metastases? A radiographic–pathological study. Neurosurgery 63:898–903

[26] Engenhart R, Kimmig BN, Hver KH et al (1993) Long–term follow–up for brain metastases treated by percutaneous stereotactic single high–dose irradiation. Cancer 71:1353–1361

[27] Gaspar L, Scott C, Rotman M et al (1997) Recursive partitioning analysis (RPA) of prognostic factors in three Radiation Therapy Oncology Group (RTOG) brain metastases trials. Int J Radiat Oncol Biol Phys 37:745–751

[28] Gaspar LE, Mehta MP, Patchell RA et al (2010) The role

of whole brain radiation therapy in the management of newly diagnosed brain metastases: a systematic review and evidence–based clinical practice guideline. J Neurooncol 96(1):17–32; available as epub online

[29] Gelber RD, Larson M, Borgelt BB, Kramer S (1981) Equivalence of radiation schedules for the palliative treatment of brain metastases in patients with favorable prognosis. Cancer 48:1749–1753

[30] Gonzalez J, Kumar AJ, Conrad CA, Levin VA (2007) Effect of bevacizumab on radiation necrosis of the brain. Int J Radiat Oncol Biol Phys 67:323–326

[31] Guo S, Balagamwala EH, Reddy C et al (2014) Clinical and radiographic outcomes from repeat whole–brain radiation therapy for brain metastases in the age of stereotactic radiosurgery. Am J Clin Oncol, epub

[32] Gwak HS, Yoo HJ, Youn SM et al (2009) Radiosurgery for recurrent brain metastases after whole–brain radiotherapy: factors affecting radiation–induced neurological outcome. J Korean Neurosurg Soc 45:275–283

[33] Hazuka MB, Kinzie JJ (1988) Brain metastases: results and effects of re–irradiation. Int J Radiat Oncol Biol Phys 15:433–437

[34] Heflin LH, Meyerowitz BE, Hall P et al (2005) Cancer as a risk factor for long–term cognitive deficits and dementia. J Natl Cancer Inst 97:854–856

[35] Holt DE, Gill BS, Clump DA et al (2015) Tumor bed radiosurgery following resection and prior stereotactic radiosurgery for locally persistent brain metastasis. Front Oncol 5:84

[36] Hsu F, Kouhestani P, Nguyen S et al (2013) Population–based outcomes of boost versus salvage radiosurgery for brain metastases after whole brain radiotherapy. Radiother Oncol 108:128–131

[37] Huang K, Sneed PK, Kunwar S et al (2009) Surgical resection and permanent iodine–125 brachytherapy for brain metastases. J Neurooncol 91:83–93

[38] Khuntia D, Brown P, Li J, Mehta MP (2006) Whole–brain radiotherapy in the management of brain metastasis. J Clin Oncol 24:1295–1304

[39] Kim DH, Schultheiss TE, Radany EH et al (2013) Clinical outcomes of patients treated with a second course of stereotactic radiosurgery for locally or regionally recurrent brain metastases after prior stereotactic radiosurgery. J Neurooncol 115:37–43

[40] Klein M, Heimans JJ, Aaronson NK et al (2002) Effect of radiotherapy and other treatment–related factors on mid–term to long–term cognitive sequelae in low–grade gliomas: a comparative study. Lancet 360:1361–1368

[41] Kocher M, Voges J, Müller RP et al (1998) Linac radiosurgery for patients with a limited number of brain metastases. J Radiosurg 1:9–15

[42] Kocher M, Soffietti R, Abacioglu U et al (2011) Adjuvant whole–brain radiotherapy versus observation after radiosurgery or surgical resection of one to three cerebral metastases: results of the EORTC 22952–26001 study. J Clin Oncol 29:134–141

[43] Kondziolka D, Patel A, Lunsford LD et al (1999) Stereotactic radiosurgery plus whole brain radiotherapy versus radiotherapy alone for patients with multiple brain metastases. Int J Radiat Oncol Biol Phys 45:427–434

[44] Kurtz G, Zadeh G, Gingras–Hill G et al (2014) Salvage radiosurgery for brain metastases: prognostic factors to consider in patient selection. Int J Radiat Oncol Biol Phys 88:137–142

[45] Kurup P, Reddy S, Hendrickson FR (1980) Results of re–irradiation for cerebral metastases. Cancer 46:2587–2589

[46] Li J, Bentzen SM, Renschler M et al (2007) Regression after whole–brain radiation therapy for brain metastases correlates with survival and improved neurocognitive function. J Clin Oncol 25:1260–1266

[47] Loeffler JS, Kooy HM, Wen PY et al (1990) The treatment of recurrent brain metastases with stereotactic radiosurgery. J Clin Oncol 8:576–582

[48] Lorenzoni J, Devriendt D, Massager N et al (2004) Radiosurgery for treatment of brain metastases: estimation of patient eligibility using three stratification systems. Int J Radiat Oncol Biol Phys 60:218–224

[49] Lutterbach J, Bartelt S, Stancu E, Guttenberger R (2002) Patients with brain metastases: hope for recursive partitioning analysis (RPA) class 3. Radiother Oncol 63:339–345

[50] Minniti G, Scaringi C, Lanzetta G et al (2014) Whole brain reirradiation and concurrent temozolomide in patients with brain metastases. J Neurooncol 118:329–334

[51] Minniti G, Scaringi C, Paolini S et al (2016) Repeated stereotactic radiosurgery for patients with progressive brain metastases. J Neurooncol 126(1):91–97

[52] Nieder C, Berberich W, Schnabel K (1997) Tumor–related prognostic factors for remission of brain metastases after radiotherapy. Int J Radiat Oncol Biol Phys 39:25–30

[53] Nieder C, Nestle U, Motaref B et al (2000) Prognostic factors in brain metastases: should patients be selected for aggressive treatment according to recursive partitioning analysis (RPA) classes? Int J Radiat Oncol Biol Phys 46:297–302

[54] Nieder C, Geinitz H, Molls M (2008) Validation of the graded prognostic assessment index for surgically treated patients with brain metastases. Anticancer Res 28:3015–3017

[55] Nieder C, Marienhagen K, Geinitz H et al (2009) Validation of the graded prognostic assessment index for patients with brain metastases. Acta Oncol 48:457–459

[56] Nieder C, Leicht A, Motaref B, Nestle U, Niewald M, Schnabel K (1999) Late radiation toxicity after whole brain radiotherapy: the influence of antiepileptic drugs. Am J Clin Oncol. 22(6):573–9

[57] Nieder C, Oehlke O, Hintz M, Grosu AL (2015) The challenge of durable brain control in patients with brain–only metastases from breast cancer. Springerplus 4:585

[58] Noël G, Proudhom MA, Valery CA et al (2001) Radiosurgery for reirradiation of brain metastases: results in 54 patients. Radiother Oncol 60:61–67

[59] Ostertag CB, Kreth FW (1995) Interstitial iodine–125 radiosurgery for cerebral metastases. Br J Neurosurg 9:593–603

[60] Ozgen Z, Atasoy BM, Kefeli AU et al (2013) The benefit of whole brain reirradiation in patients with multiple brain metastases. Radiat Oncol 8:186

[61] Patchell RA, Tibbs PA, Walsh JW et al (1990) A randomized trial of surgery in the treatment of single metastases to the brain. N Engl J Med 322:494–500

[62] Patchell RA, Tibbs PA, Regine WF et al (1998) Postoperative radiotherapy in the treatment of single metastases to the brain: a randomized trial. JAMA 280:1485–1489

[63] Pirzkall A, Debus J, Lohr F et al (1998) Radiosurgery alone or in combination with whole–brain radiotherapy for brain metastases. J Clin Oncol 16:3563–3569

[64] Prados M, Leibel S, Barnett CM, Gutin P (1989) Interstitial brachytherapy for metastatic brain tumors. Cancer 63:657–660

[65] Rades D, Pluemer A, Veninga T et al (2007a) A boost in addition to whole–brain radiotherapy improves patient outcome after resection of 1 or 2 brain metastases in recursive partitioning analysis class 1 and 2 patients. Cancer 110:1551–1559

[66] Rades D, Bohlen G, Pluemer A et al (2007b) Stereotactic radiosurgery alone versus resection plus whole–brain radiotherapy for 1 or 2 brain metastases in recursive partitioning analysis class 1 and 2 patients. Cancer 109:2515–2521

[67] Rades D, Haatanen T, Schild SE, Dunst J (2007c) Dose escalation beyond 30 grays in 10 fractions for patients with multiple brain metastases. Cancer 110: 1345–1350

[68] Regine WF, Scott C, Murray K, Curran W (2001) Neurocognitive outcome in brain metastases patients treated with accelerated–fractionation vs. accelerated–hyperfractionated radiotherapy: an analysis from Radiation Therapy Oncology Group Study 91–04. Int J Radiat Oncol Biol Phys 51:711–717

[69] Rugo HS, Ahles T (2003) The impact of adjuvant therapy for breast cancer on cognitive function: current evidence and directions for research. Semin Oncol 30:749–762

[70] Sadikov E, Bezjak A, Yi QL et al (2007) Value of whole brain re–irradiation for brain metastases – single centre experience. Clin Oncol (R Coll Radiol) 19:532–538

[71] Sahgal A, Aoyama H, Kocher M et al (2015) Phase 3 trials of stereotactic radiosurgery with or without whole–brain radiation therapy for 1 to 4 brain metastases: individual patient data meta–analysis. Int J Radiat Oncol Biol Phys 91:710–717

[72] Scharp M, Hauswald H, Bischof M et al (2014) Re–irradiation in the treatment of patients with cerebral metastases of solid tumors: retrospective analysis. Radiat Oncol 9:4

[73] Serizawa T, Saeki N, Higuchi Y et al (2005) Diagnostic value of thallium–201 chloride single–photon emission computerized tomography in differentiating tumor recurrence from radiation injury after gamma knife surgery for metastatic brain tumors. J Neurosurg 102(Suppl):266–271

[74] Shaw E, Scott C, Souhami L et al (1996) Radiosurgery for the treatment of previously irradiated recurrent primary brain tumors and brain metastases: initial report of RTOG protocol 90–05. Int J Radiat Oncol Biol Phys 34:647–654

[75] Shaw E, Scott C, Souhami L et al (2000) Single dose radiosurgical treatment of recurrent previously irradiated primary brain tumors and brain metastases: final report of RTOG protocol 90–05. Int J Radiat Oncol Biol Phys 47:291–298

[76] Shehata WM, Hendrickson FR, Hindo WA (1974) Rapid fractionation technique and re–treatment of cerebral metastases by irradiation. Cancer 34:257–261

[77] Sneed PK, Lamborn KR, Forstner JM et al (1999) Radiosurgery for brain metastases: is whole brain radiotherapy necessary? Int J Radiat Oncol Biol Phys 43:549–558

[78] Sneed PK, Suh JH, Goetsch SJ et al (2002) A multi–institutional review of radiosurgery alone vs. radiosurgery with whole brain radiotherapy as the initial management of brain metastases. Int J Radiat Oncol Biol Phys 53:519–526

[79] Sneed PK, Mendez J, Vemer van den Hoek J et al (2015) Adverse radiation effect after stereotactic radiosurgery for brain metastases: incidence, time course, and risk factors. J Neurosurg 123:373–386

[80] Sperduto PW, Berkey B, Gaspar LE et al (2008a) A new prognostic index and comparison to three other indices for patients with brain metastases: an analysis of 1,960 patients in the RTOG database. Int J Radiat Oncol Biol Phys 70:510–514

[81] Sperduto CM, Watanabe Y, Mullan J et al (2008b) A validation study of a new prognostic index for patients with brain metastases: the Graded Prognostic Assessment. J Neurosurg 109(Suppl):87–89

[82] Sperduto PW, Chao ST, Sneed PK et al (2010) Diagnosis–specific prognostic factors, indexes, and treatment outcomes for patients with newly diagnosed brain metastases: a multi–institutional analysis of 4,259 patients. Int J Radiat Oncol Biol Phys 77:655–661

[83] Stea B, Suh JH, Boyd AP et al (2006) Whole–brain radiotherapy with or without efaproxiral for the treatment of brain metastases: determinants of response and its prognostic value for subsequent survival. Int J Radiat Oncol Biol Phys 64:1023–1030

[84] Sterzing F, Welzel T, Sroka–Perez G et al (2009) Reirradiation of multiple brain metastases with helical tomotherapy. Strahlenther Onkol 185:89–93

[85] Sundgren PC (2009) MR spectroscopy in radiation injury. AJNR Am J Neuroradiol 30:1469–1476

[86] Sundstrom JT, Minn H, Lertola KK et al (1998) Prognosis of patients treated for intracranial metastases with whole–brain irradiation. Ann Med 30:296–299

[87] Tendulkar RD, Liu SW, Barnett GH et al (2006) RPA classification has prognostic significance for surgically resected single brain metastasis. Int J Radiat Oncol Biol Phys 66:810–817

[88] Terakawa Y, Tsuyuguchi N, Iwai Y et al (2008) Diagnostic accuracy of 11C–methionine PET for differentiation of recurrent brain tumors from radiation necrosis after radiotherapy. J Nucl Med 49:694–699

[89] Tokuuye K, Akine Y, Sumi M et al (1998) Reirradiation of brain and skull base tumors with fractionated stereotactic radiotherapy. Int J Radiat Oncol Biol Phys 40:1151–1155

[90] Torcuator R, Zuniga R, Mohan YS et al (2009) Initial experience with bevacizumab treatment for biopsy confirmed cerebral radiation necrosis. J Neurooncol 94:63–68

[91] Varlotto JM, Flickinger JC, Niranjan A et al (2003) Analysis of tumor control and toxicity in patients who have survived at least one year after radiosurgery for brain metastases. Int J Radiat Oncol Biol Phys 57:452–464

[92] Vogelbaum MA, Angelov L, Lee SY et al (2006) Local control of brain metastases by stereotactic radiosurgery in relation to dose to the tumor margin. J Neurosurg 104:907–912

[93] Walker AJ, Ruzevick J, Malayeri AA et al (2014) Postradiation imaging changes in the CNS: how can we differentiate between treatment effect and disease progression? Future Oncol 10:1277–1297

[94] Weltman E, Salvajoli JV, Brandt RA et al (2001) Radiosurgery for brain metastases: who may not benefit? Int J Radiat Oncol Biol Phys 51:1320–1327

[95] Wong WW, Schild SE, Sawyer TE, Shaw EG (1996) Analysis of outcome in patients reirradiated for brain metastases. Int J Radiat Oncol Biol Phys 34:585–590

[96] Yamamoto M, Serizawa T, Shuto T et al (2014) Stereotactic radiosurgery for patients with multiple brain metastases (JLGK0901): a multi–institutional prospective observational study. Lancet Oncol 15:387–395

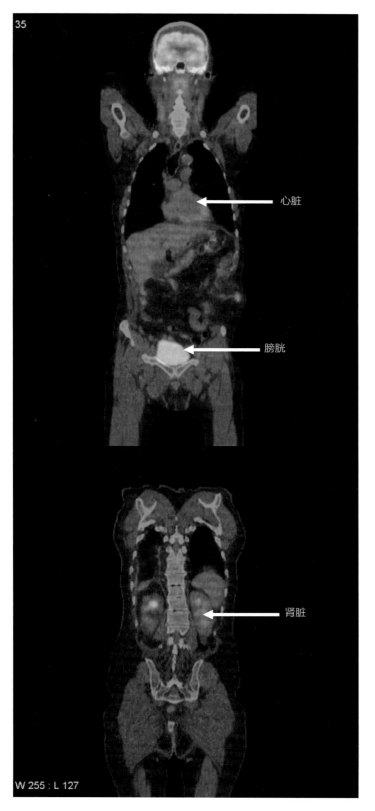

心脏

膀胱

肾脏

W 255 : L 127

◀图 1-2 动物实验表明，图中箭指示器官（如心脏、肾脏、膀胱）经放疗诱导毒性反应会随着时间的推移而增加，而不是修复。因此，这些器官再程照射会引起相当大的晚期毒性反应

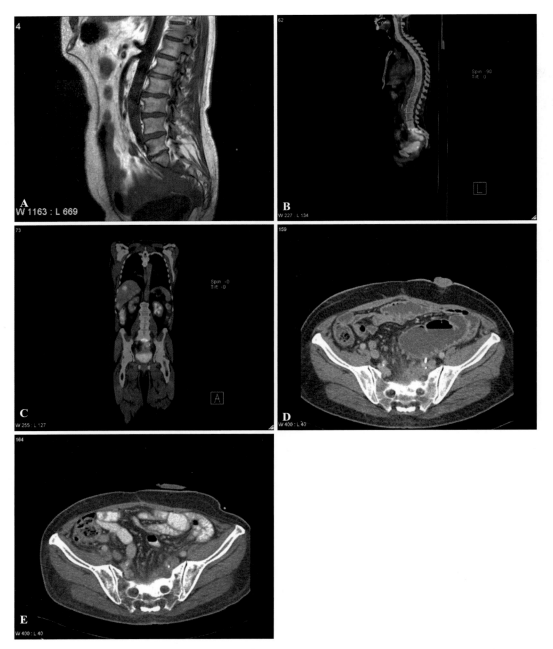

▲ 图 2-2　病例来源于本书一位笔者所在的医疗机构（Nordland Hospital Bodø, Norway）

男性患者，56 岁，1997 年诊断为肛门癌（$T_3N_0M_0$），接受放疗（40Gy，局部加量 10Gy，每次 2Gy）同步氟尿嘧啶和丝裂霉素化疗方案。2001 年患者局部复发并行外科补救手术。2007 年患者出现骶前区域局部复发和肝转移，行姑息化疗，顺铂和氟尿嘧啶，然后氟尿嘧啶和丝裂霉素。由于骨盆疼痛加重，患者于 2008 年 12 月接受姑息性再程放疗，肝转移情况稳定。放疗初期未见明显的晚期毒性反应，患者当时的功能状态评分（KPS）70 分。我们考虑了以下关键因素：①患者的一般情况是否可以开始再程放疗？是的，KPS 评分 70 分。②实验室检查是否提示肝病变加重？计划治疗的耐受性和疗效较差？否，患者仅出现轻度贫血和碱性磷酸酶升高。③其他部位的病灶是否消失或得到控制，如果是，病灶控制是否可持续？肝转移情况稳定。④是否有系统治疗方案，或者没有更多的选择？紫杉醇为基础的化疗可选择作为替代方案。⑤局部控制是否会影响患者的生存率，或者治疗重点是缓解症状？治疗目的是缓解盆骨疼痛。⑥对于生存期延长的患者，关键正常组织受到的累积照射剂量是否会增加严重毒性？肠道或膀胱毒性、骨折或神经损伤的概率低，长期生存的患者也是如此。⑦肿瘤对首程放疗的反应如何？再程放疗间隔多长时间？1997 年患者完全缓解，间隔 11 年接受再程放疗。上图的 MR、PET 和 CT 图像显示，骶前肿块出现骨侵犯，两处肝转移和一个输尿管支架。表 2-1 和表 2-2 提供了直肠癌再程放疗的研究综述，可能会对治疗方案提供决策性指导。在这种情况下，选择超分割、常规分割和大分割三维适形放疗方案时，需考虑以下因素，依据 PET-CT 确定的大体肿瘤体积勾画的计划靶区应不包括大体积的肠道或膀胱。与首程放疗的时间间隔足够长。由于患者曾接受过标准药物治疗，不再增加同步化疗。缺乏再程放疗的临床数据，不再考虑紫杉醇或奥沙利铂。因此，我们认为基于姑息治疗目的，大分割再程放疗的方案是可行的。患者于 2009 年 1 月接受了每次 3Gy，共 12 次的放疗。期间出现泌尿系统感染，接受了抗生素治疗并放置新的支架，未出现其他急性并发症或毒性反应，骨盆疼痛部分缓解，未接受其他的系统治疗。截至 2010 年 2 月的最后一次随访，患者骶前肿瘤稳定（CT 图像，E），未出现明显的晚期毒性反应

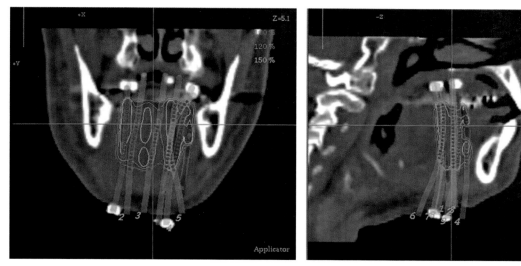

▲ 图 3-2　放疗复发性舌癌的组织间近距离放疗与热疗

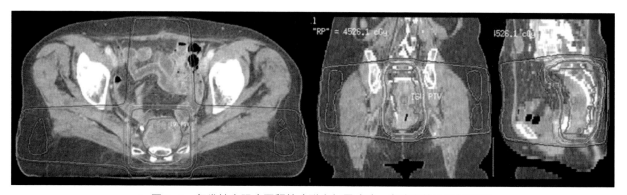

▲ 图 3-5　复发性直肠癌再程放疗联合氟尿嘧啶、奥沙利铂及深部热疗

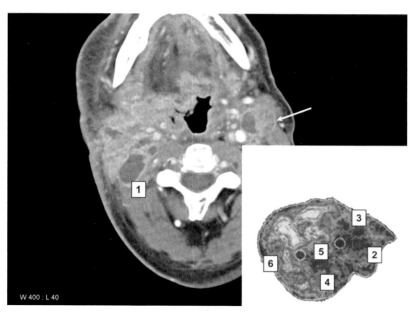

▲ 图 4-5　复发性口咽鳞状细胞癌患者的 CT

注意包含坏死区域的大淋巴结转移（白箭）。插入的图片是一个肿瘤复发的组织学和分子异质性的例子。1. 血供不足的区域，例如缺氧或全身给药的药物无法进入；2. 主要对某种药物的作用机制产生抗性的细胞；3. 具有获得性抗药性的细胞；4. 可以被药物治疗杀死的细胞；5. 可以被辐射杀死的细胞；6. 可以被辐射和药物杀死的细胞

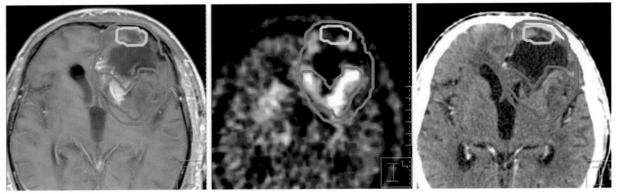

▲ 图 5-4 **1 例左额胶质母细胞瘤的 79 岁患者，接受了标准放化疗（60Gy 和替莫唑胺）治疗**

12 个月后，局部复发通过手术切除。当外科医生报告肿瘤区全切除时，术后磁共振（2 天内）显示额前极（左图）有肿瘤残留。肿瘤腔后方的高信号区为血液所致。然而，FET-PET 在背侧区域显示活跃，而额区不活跃（中间图像）。增强计划 CT 显示无残留病变（右图）。黄色 GTV MRI、蓝色 GTV PET、环绕两个区域的红色 PTV

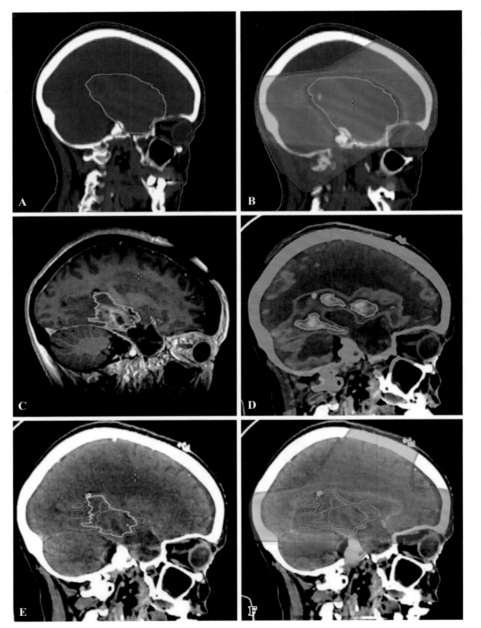

◀图 5-5 **1 例胶质母细胞瘤局部复发的 58 岁女性患者再程放疗实例**

病史：2013 年 5 月，初步诊断胶质母细胞瘤；手术完整切除并辅以 60Gy 及替莫唑胺联合同步放化疗；放化疗期间由于Ⅲ级血栓形成而没有采取辅助化疗；2014 年 11 月，左颞叶新增强造影剂结节；2015 年 5 月贝伐单抗全身治疗；2015 年 6 月左颞叶进行性复发，再次手术，2015 年 7 月不完全切除；采用基于 PET / MRI 的靶区体积以 10×3.5Gy 进行立体定向再程放疗。A. 初次放疗靶区体积矢状位重建；B. 初次放疗的矢状位重建；C.MRI 上局部复发的靶区；D.FET-PET 中局部复发的靶区；E. 局部复发肿瘤：基于 PET 的 GTV，基于 MRI 的 GTV 和基于 CT 的 PTV；F. 局部复发肿瘤的剂量分布

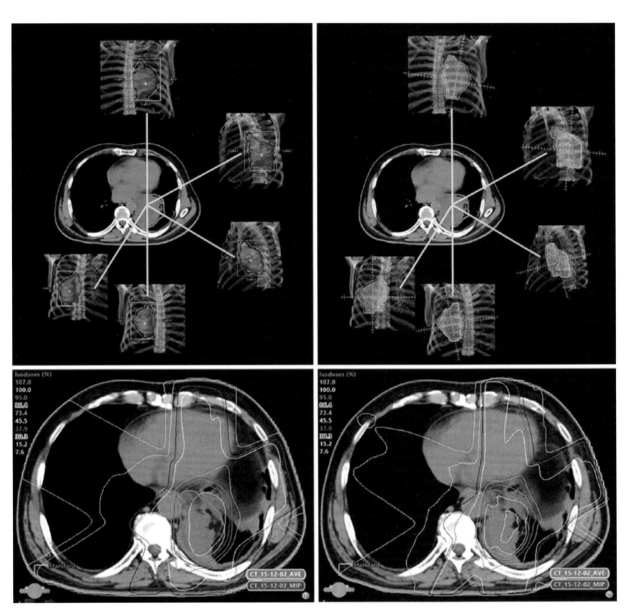

▲ 图 5-6　**3D 适形放射治疗（左）和调强放射治疗（右），用于肺转移的再治疗**
IMRT 技术的注量分布不均匀，可以更均匀地照射肿瘤并更好地挽救处于危及器官

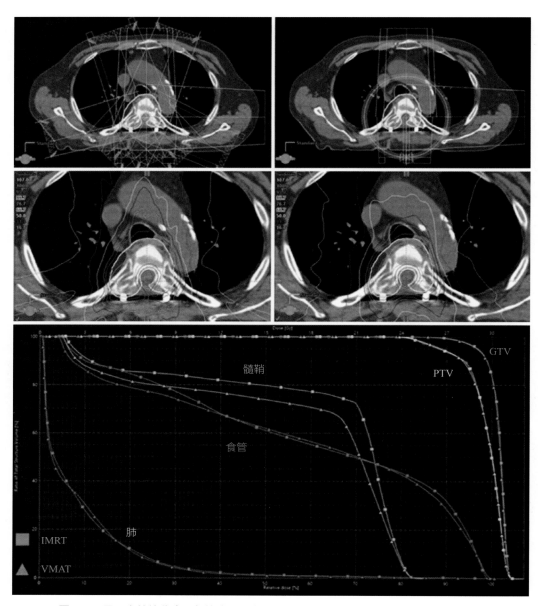

▲ 图 5-7　用于脊柱转移瘤再程放疗的滑窗式 **IMRT**（左）和容积旋转调强（右）治疗计划
顶部显示射野设置中间是两种技术的剂量分布，底部是剂量体积直方图。PTV. 计划靶区；GTV. 肿瘤区；IMRT. 调强放射治疗；
VMAT. 容积旋转调强

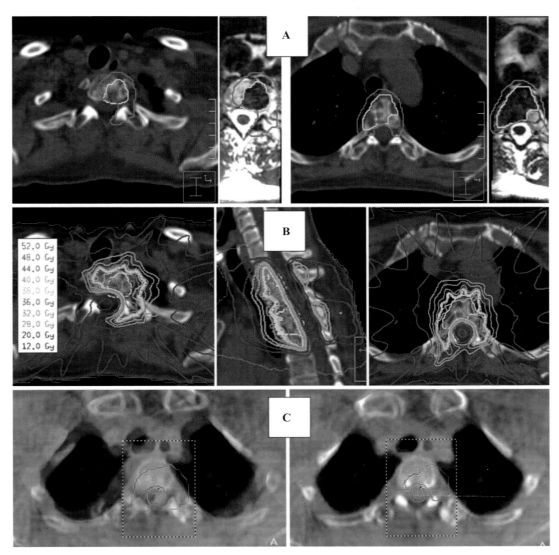

▲ 图 5-8　62 岁男性患者转移性前列腺癌脊柱转移的再程放疗实例

病史：2010 年初步诊断为局限性前列腺癌；抗激素治疗，拒绝局部治疗。2015 年 1 月，局部浸润性前列腺癌，包括胸椎在内的多处骨转移；T$_{3\sim6}$ 椎体切除术和肿瘤减负和 T$_{1\sim8}$ 背侧安装器械。2015 年 3 月残留肿瘤进行 5×4Gy 的术后放疗。2016 年 1 月局部进展，T$_{4\sim5}$ 硬膜外肿瘤生长，给予 10×3Gy 再次放疗。A. 脊柱转移，基于 MRI 的 GTV（黄）和 PTV（红）；B. IMRT 剂量分布，PTV 的总剂量为 40Gy，脊髓的最大剂量为 15Gy；C. 利用锥形束 CT 实现图像引导，图示为计划 CT 和验证锥形束 CT 叠加，图像配准前（左）和图像配准后（右）

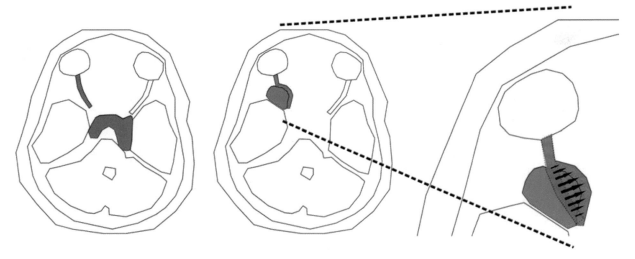

▲ 图 5-9　复发性颅底肿瘤（红色），导致右侧视神经移位（蓝色）

两次放疗疗程对该视神经的剂量累积需要通过形变图像配准（用矢量表示）来处理这种位移

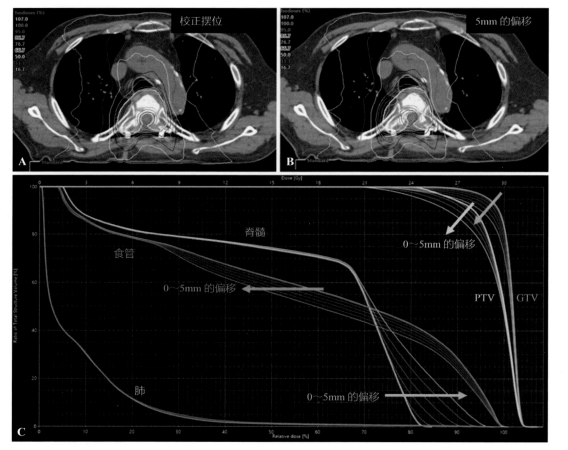

▲ 图 5-10　摆位误差对危及器官剂量的影响

A. 脊柱转移 VMAT 计划的横断面剂量分布。B. 模拟患者摆位误差，以左下角图像为参考向左侧偏移 5mm。C. 脊髓剂量：黄色 DVH 曲线显示治疗计划的 PTV 处方剂量，绿松石色 DVH 曲线是模拟摆位误差导致的脊髓剂量分布，食管和 GTV 曲线分别为淡紫色和粉红色。PTV. 计划靶区；GTV. 肿瘤区

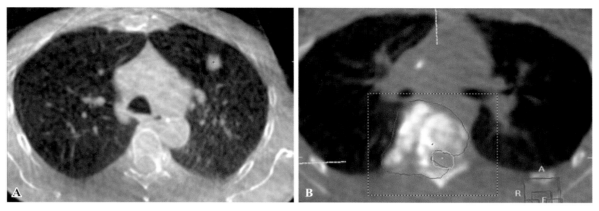

▲ 图 5-12   用于图像引导的千伏级锥形束 CT 图像质量
A. 肺结节靶区；B. 脊柱转移瘤（红，GTV）

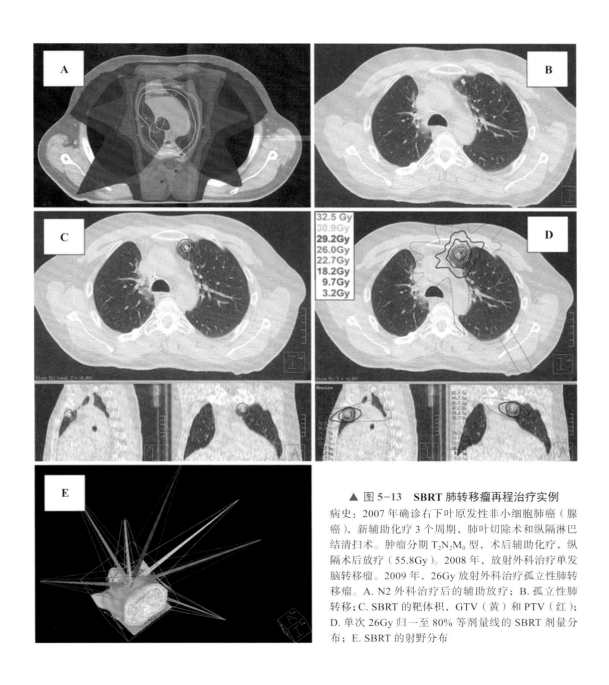

▲ 图 5-13   SBRT 肺转移瘤再程治疗实例

病史：2007 年确诊右下叶原发性非小细胞肺癌（腺癌），新辅助化疗 3 个周期，肺叶切除术和纵隔淋巴结清扫术。肿瘤分期 $T_2N_2M_0$ 型，术后辅助化疗，纵隔术后放疗（55.8Gy）。2008 年，放射外科治疗单发脑转移瘤。2009 年，26Gy 放射外科治疗孤立性肺转移瘤。A. N2 外科治疗后的辅助放疗；B. 孤立性肺转移；C. SBRT 的靶体积，GTV（黄）和 PTV（红）；D. 单次 26Gy 归一至 80% 等剂量线的 SBRT 剂量分布；E. SBRT 的射野分布

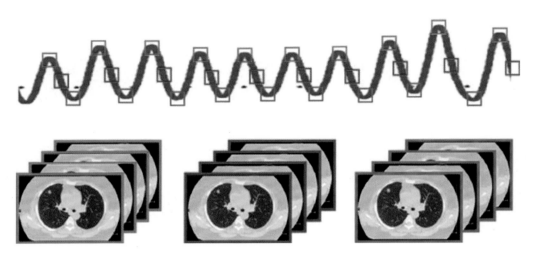

▲ 图 5-14　与呼吸相关的 4D CT

与传统的 CT 成像相反，通过使用小的层间距（高度冗余的数据采集），在至少一个呼吸周期的持续时间内对每个轴向患者位置进行成像。然后，在呼吸周期的相应阶段采集的图像或投影数据进行分类 / 入库，使得在呼吸周期的不同阶段的多个 CT 序列被重建

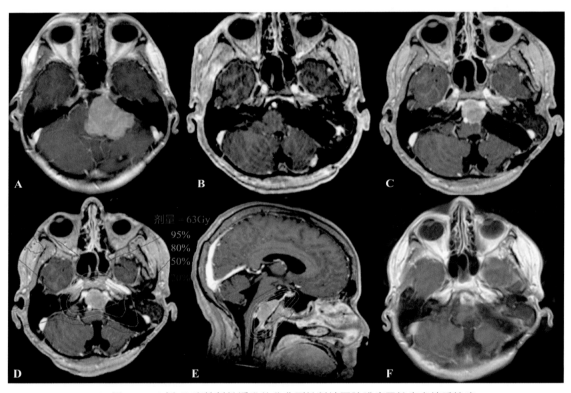

▲ 图 6-1　1 例 40 岁放射性诱发的非典型性斜坡区脑膜瘤男性患者接受放疗

其有儿童时期颅后窝肿瘤的病史，据报道为胶质细胞瘤，并在 30 年前接受过放疗，全脑 30Gy，颅后窝加量至 55Gy，采用 6 MV 光子照射。原始肿瘤的病理切片已被破坏。该患者的表现为左侧听力减退，吞咽困难和平衡障碍，并且发现其左小脑脑桥角 / 后斜坡脑膜瘤伴脑干压迫（A）。外科手术通过 2 个阶段的通道实施，包括枕下侧颅骨开颅手术，病理显示 WHO 2 级脑膜瘤。肿瘤几乎全部切除（B）。不幸的是，该患者患有左侧第 Ⅵ 和第 Ⅶ 脑神经麻痹，伴有神经营养性角化病，最终需要左眼摘除术，并伴有构音障碍和吞咽困难的多发性下脑神经麻痹，需要永久性气管造口和胃造口管进食喂养。手术后 6 个月内，他的肿瘤重新生长并再次逼近脑干（C）。没有进一步手术的建议。考虑到他之前的放疗和手术的创伤，考虑到脑干对额外辐射的耐受性而被推荐接受质子治疗。使用穿透野、补量野（将脑干保持在射野边缘）以及前斜野结合远端对脑干的遮挡保护以避免穿过脑干的任何辐射，从而制订了治疗计划。采用了 2 个治疗计划，每个计划都有 4 个射野。处方剂量为 63Gy（RBE），分 35 次，允许脑干表面可以接受额外 50Gy（RBE）（D 和 E）。由于他的身体虚弱，需要每天麻醉以满足体位固定要求。6 周后的首次 MRI 显示中心肿瘤坏死和肿瘤短暂增大而无临床恶化。放疗后 12 个月，其 MRI 显示肿瘤明显消退，体积从 6cm³ 缩小到 2.2cm³（F）。放疗后 37 个月，患者显示有持续的放射影像学消退

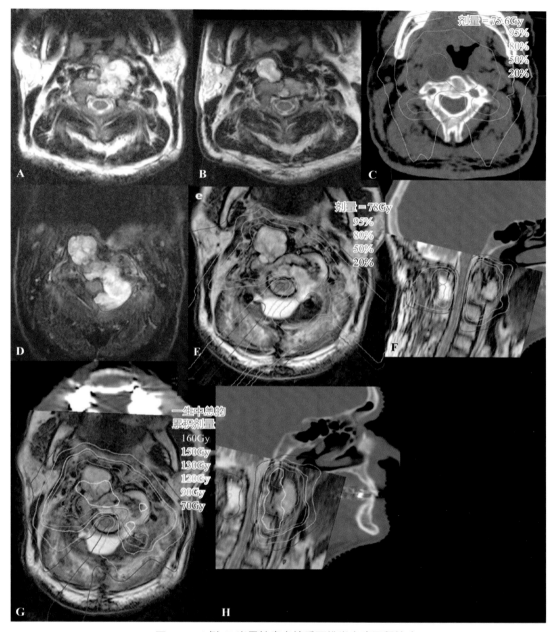

▲ 图 6-2　1 例 67 岁男性患者接受颈椎脊索瘤再程放疗

症状表现为吞咽困难，影像学检查显示 C2 处有破坏性肿块，延伸至前脑间隙（A，红色轮廓肿瘤）。他接受了经口腔部分切除术，病理显示脊索瘤并进行了观察。1 年后影像学检查显示大体积的肿瘤复发（B，红色的肿瘤轮廓）。经过神经外科评估，再切除的复发率太大，他被推荐接受质子治疗。另一位医生给定治疗处方剂量为 75.6Gy（RBE），分 42 次（C，红色的总肿瘤体积）。考虑到可能的手术种植，因此定义了较大的靶区治疗范围，其覆盖软腭，导致永久性口干症和龋齿。质子治疗 3 年后，肿瘤的大小保持稳定，但出现了孤立的锁骨上淋巴结转移，并被完全切除。放疗后 38 个月，影像学检查显示原发性肿瘤进展。实施了为期 6 个月的伊马替尼试验，重复成像结果显示肿瘤进一步进展并逐渐侵犯了颈部脊髓（D，以品红色勾勒出的肿瘤）。他被转诊至神经外科实施减压和后沿脊柱稳定术，尽管无法进行完整的手术切除，但该手术可在脊柱周围实现清除。然后，在他先前放疗后 4 年，他又接受了质子治疗，剂量为 78Gy（RBE），分 38 次的（E 和 F，红色画出的肿瘤体积）。在固定装置中进行了 CT 脊髓造影，以确定颈髓。根据他的脊柱固定硬件和银汞合金假牙，采用骨科金属伪影缩减算法进行了 CT 模拟。采用了穿透野和补量野两种复杂的交替模式，第一种模式涉及了 6 个野，第二个模式涉及 5 个野。在所有射束中屏蔽脊髓，以使脊髓表面剂量保持在 50% 等剂量线。下面显示了其体内的剂量分布（G 和 H）。初始治疗中脊髓最大点剂量为 54.9Gy，再程放疗接受 46.5Gy，脊髓累积的最大点剂量为 97.5Gy（75.4Gy 的体积为 0.5cm³）。再程放疗期间患者未发生任何口腔黏膜炎，仅患有 1 级咽痛和 1 级皮炎。再程放疗 3 个月后，该患者开始计划使用埃洛替尼进行辅助治疗，1 个月后由于皮肤毒性而停止治疗。再程放疗后 6 个月，该患者主要是用高压氧治疗后口咽壁软组织坏死。不幸的是，软组织坏死进展，导致骨骼外露，需要气管切开和胃造口管喂养。该患者在再程放疗后存活了 2 年，没有肿瘤进展或脊髓病的迹象，但死于颈动脉突然破裂，这突出了大剂量再程放疗的重大风险

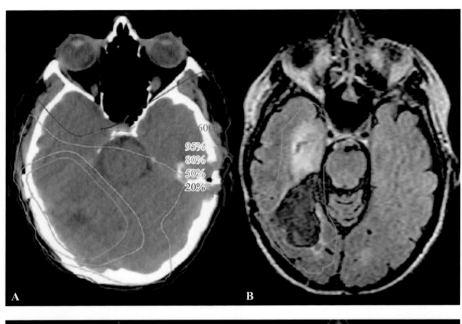

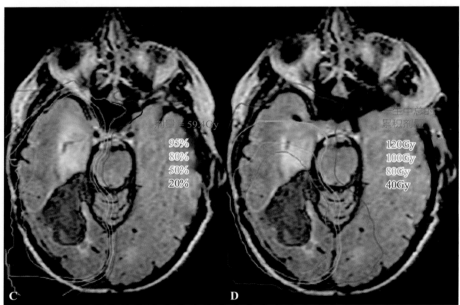

▲ 图 6-3　1 例 48 岁女性因复发性脑胶质瘤接受再程放疗

她有完全切除右后颞叶间变性星形细胞瘤（Ⅲ级）的病史，并接受了 60Gy/30F 的辅助放疗（A），而未进行化疗。7 年后，她出现了意识模糊的现象，建议进行了 MRI 扫描，结果显示非强化肿瘤局部复发，且 FLAIR 影像显示异常进展至同侧颞叶，高度怀疑肿瘤。该患者接受了功能性 MRI 引导下的根治性次全切除术，证实为复发性Ⅲ级星形细胞瘤，IDH–1 完整，并且残留了无法手术的肿瘤。她接受了剂量为 59.4Gy（RBE），分 33 次，质子再程放疗，同时给予替莫唑胺治疗。残留肿瘤和再程放疗的靶区体积显示为橙色（B）。质子治疗是为了避免对侧脑半球的辐射，并最大限度地减少脑干的受照剂量（C）。以前的肿瘤区域在相隔 7 年的 2 个疗程中接受了 120Gy 的累积剂量（D）。她出现了骨髓抑制，需要在治疗的后期降低替莫唑胺的剂量。1 年内该患者发生了脑实质放射性坏死，并采用贝伐单抗和高压氧治疗。她出现持续性对侧偏瘫，并伴有构音障碍。再程放疗后 18 个月，患者还活着，没有任何影像学证据显示肿瘤进展

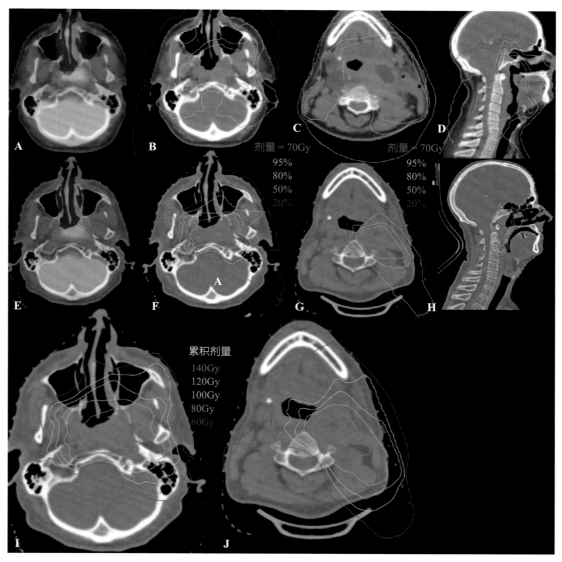

▲ 图 6-4　1 例 48 岁男性因复发性鼻咽鳞状细胞癌再次接受了放疗

该患者表现出头痛、左侧耳痛和浆液性中耳炎，并发现有鼻咽肿块（A）沿口咽壁向下延伸至喉平面，并伴有同侧坏死性颈部淋巴结肿大。他的病理结果是 p16 阴性。经过 3 个周期的 100mg/m² 顺铂化疗（第 3 周期剂量减少）后，对他进行了螺旋断层放疗，剂量为 70Gy，分 35 次（B 至 D）。他患有严重的口干症和吞咽困难，体重减轻了 70lb 以上，并且放疗后 9 个月仍然依赖胃管造瘘。随访 PET/CT 显示高代谢摄取消失，但有残留的中心坏死淋巴结肿大。放疗后 6 个月，淋巴结肿块的细针穿刺证实了颈部有存活的残留病灶，放疗后 7 个月复查 PET/CT 检查表明鼻咽部复发，活检证实。鉴于与之前放疗的时间相隔较短，颈部的局部病变没有进行进一步的放疗。建议姑息性化疗。在寻求到第二种意见之后，他了解到关于挽救性质子再程放疗的意见。在我们评估时，他的 KPS 为 80%，在过去 3 个月中体重一直保持稳定，并且 PET/CT 扫描未显示出远处转移性病变。他接受了再程放疗，剂量为 70Gy，分 35 次（F 至 H），并同时接受每周 1 次西妥昔单抗、卡铂和紫杉醇的化疗。治疗过程中他未出现口腔黏膜炎，并且在再程放疗过程中体重增加了 12lb，并改善了口腔摄入实物量。尽管仍然需要胃部造瘘管，但他在再程放疗后体重继续增加。图 I 和图 J 显示了体内累积的剂量分布。再程放疗 3 个月后 PET/CT 扫描显示完全缓解。不幸的是，他后来发展为颅内肿瘤，并在再次放疗后 8 个月死亡

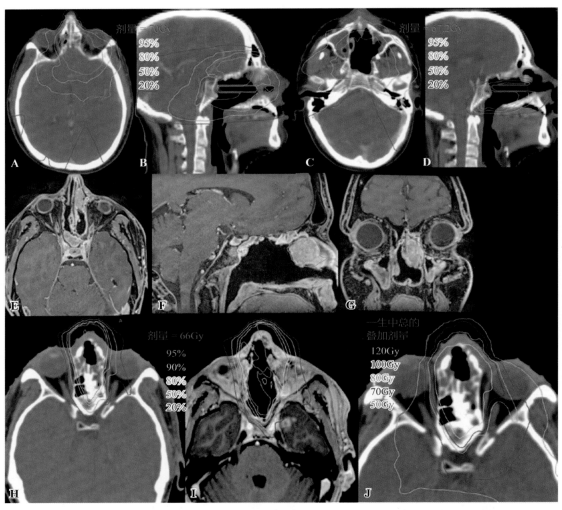

▲ 图 6-5 1 例 34 岁的男子因鼻窦低分化复发性腺癌而接受放疗

该患者最初表现为蝶窦原发性并伴有左眼眶扩张。病理学与鼻窦未分化癌一致。他接受了诱导化疗，随后采用 IMRT 同步放化疗至 70Gy（A 和 B）。影像学检查表明完全缓解，内镜检查和切除术未发现肿瘤残留。他患上左眼放射性视网膜病变，视力丧失。3 年后，他在左鼻腔（先前的照射区域内）出现了复发性病变，累及了蝶腭孔和翼突管，并紧贴眶下神经。活检为中级腺癌。然后，采用再程放疗同步顺铂化疗方案，IMRT 的剂量为 67.2Gy，单次 1.4Gy，每天两次照射（C 和 D）。他的治疗又得到了完全的缓解，接着发展为中度的紧张症以及左颞叶的 1 级（无症状）放射性坏死。再程放疗后 10 个月，PET/CT 扫描显示前鼻腔复发，再程放疗 14 个月后 MRI 显示，左前鼻腔肿瘤增强，如图（E 至 G），活检证实为低分化腺癌。这主要在他的再程放疗靶区体积之外，但在他最初放疗的 80% 等剂量线以内。他接受了内镜下鼻内颅颌面部切除术，同时伴有神经周围和血管淋巴间隙的侵犯。肿瘤累及筛骨嵴和筛骨眶板，已被切除，但未严重侵入眶骨膜。他在两个主要的学术中心寻求进一步放疗评估，但鉴于他之前的两个放疗疗程，进一步放疗的风险效益比被认为是不利的。然后，他被推荐考虑进行质子的再程放疗。最近术后的 PET/CT 扫描和复查MRI 显示无复发或远处转移的迹象，并进行了质子治疗。他拒绝再程放疗合并同步化疗。质子治疗用于最大限度地保护其唯一具有视力的右眼（H），并最大限度地减少其之前左颞叶放射性坏死区域（I）的额外剂量。图 J 显示了体内累积剂量。不幸的是，在4 个月后出现肝和肺的远处转移性疾病，并死于转移性疾病

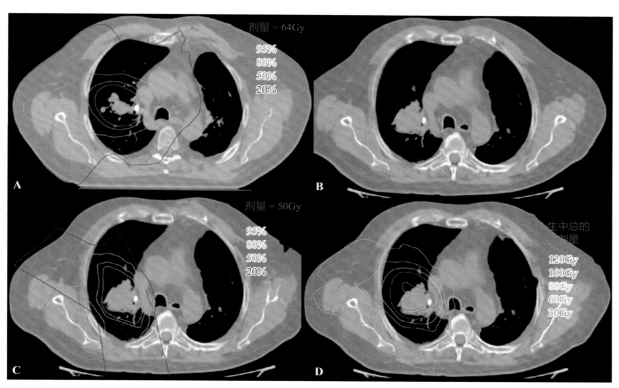

剂量 = 64Gy

95%
80%
50%
20%

剂量 = 50Gy

95%
80%
50%
20%

生中总的
剂量

120Gy
100Gy
80Gy
60Gy
30Gy

▲ 图 6-6　1 例 80 岁男子因结肠腺癌复发性孤立性肺转移接受放疗

在病理分期 T_3N_0 结肠腺癌手术后 5 年，他出现咯血，同时发现有孤立性的右肺门周围转移，活检为腺癌，和他的结肠癌原发灶一致。考虑到他的高龄及并发症，包括高血压性心肌病和肺功能检查不佳的石棉沉滞引起的阻塞性肺疾病，他不适合实施外科转移灶切除术。然后，他接受了 64Gy IMRT 胸部放疗（A）和卡培他滨同步化疗。18 个月后，他出现周期性咯血，CT（B）显示之前放疗过的右肺门周围转移瘤复发，现在大小刚好超过 5cm，而 PET/CT 上没显示有其他远处病灶。考虑到他先前的放疗和肿瘤大小，不建议他进行额外的外照射或立体定向体部放疗。然后，他被推荐进行挽救性质子治疗。通过野中野治疗计划给他进行了治疗，更大肿瘤体积的处方剂量为 30Gy，分 10F 次（RBE），GTV 外放范围较小，80% 等剂量线包绕，处方剂量为 50Gy，分 10 次（RBE）（C）。在没有 4DCT 功能和门控的情况下，采用呼吸压缩带将呼吸偏移减至最小，并采用慢速 CT 扫描在几个呼吸周期内以创建平均呼吸时相的影像。该患者肺部上次放疗已经接受过较大的剂量，所以必须选择合适的治疗射野角度以减小肺的 V_{20}。采用了三个射野：右前斜野，左后斜野和一个后野（PA）。图 D 显示了体内的剂量分布。他的咯血经再次放疗得以缓解，并且他没有出现治疗的急性毒性反应。在随访影像中，他有一个持续性右肺门肿块，可能代表纤维化或残留肿瘤，但无明显进展。后来他确实在再程放疗区域之外进行了支气管再照射。再程放疗后 45 个月，他依然在世

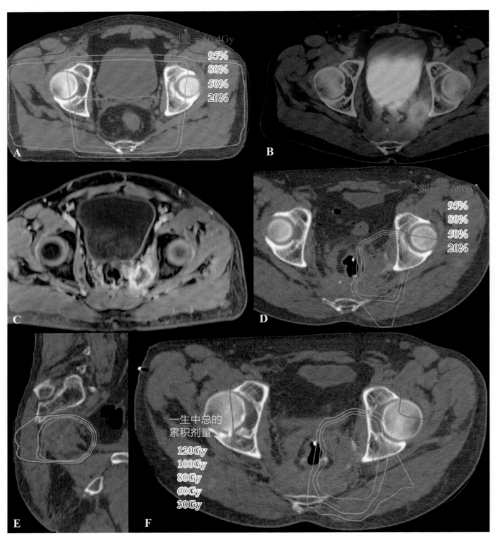

▲ 图 6-7　1 例 63 岁男性因直肠腺癌盆腔侧壁复发而再次接受放疗

该患者最初表现为 KRAS 野生型 T_2N_2 直肠腺癌，并接受术前 50.4Gy 放疗并持续输注氟尿嘧啶（A）。然后，他接受了一个病理学完全缓解的低位前切除手术，其中 0/3 个淋巴结受累。他对计划的辅助卡培他滨耐受性差，因此未接受辅助治疗。手术 4 年半后，他出现了 CEA 升高，PET/CT 显示左侧骨盆侧壁有高代谢（SUV 值 4.2）肿块（B），CT 引导下 FNA 显示与直肠原发癌一致的复发性腺癌。由于肿瘤的位置，不建议他进行根治性手术切除术。他因此被推荐实施挽救性质子治疗，为了稳定病情，在等待保险批准期间，他接受了 4 个月的 FOLFOX4 加上贝伐单抗治疗。由于急性反应，提前停用奥沙利铂。图 C 为盆腔 MRI 以评估病变程度。然后，他接受了挽救性质子治疗，计划给予 70Gy（RBE）/38F 剂量（由于旅行安排，他选择停在 68Gy（RBE）并继续输注氟尿嘧啶（D 和 E）。假设在此之前放疗后数年内正常组织得到了一定恢复时间，所以决定允许给予外侧直肠壁额外 50Gy（RBE）的剂量。图 F 显示了总的累积剂量分布。再程放疗后 3 个月的 PET/CT 扫描显示完全缓解，其 CEA 已恢复正常。再程放疗 3 年后，他的 CEA 再次升高，PET/CT 扫描显示左侧坐骨寡转移性病灶，且活检证实，此时他选择了观察。再程放疗后 4 年半仍活着，没有直肠出血、溃疡或结肠造瘘

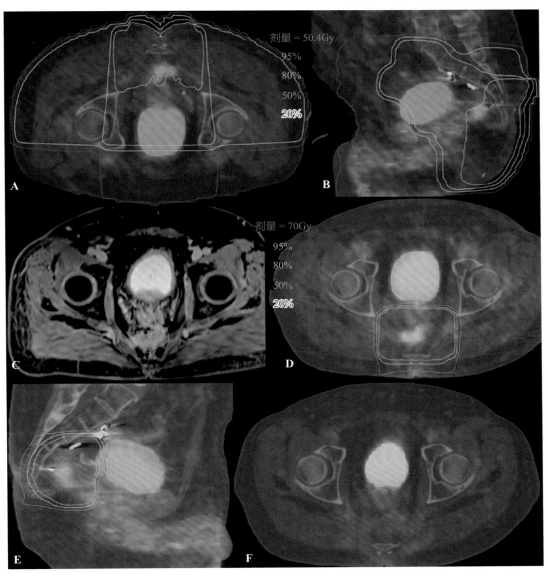

剂量 = 50.4Gy
95%
80%
50%
20%

剂量 = 70Gy
95%
80%
50%
20%

▲ 图 6-8　1 例 63 岁男子因直肠腺癌骶骨前复发而接受放疗

该患者最初的治疗方法是对病理 $T_2 N_0$ 直肠腺癌进行腹部会阴切除术（APR），未累及手术切缘，且无淋巴血管间隙侵犯。没有进行辅助治疗。2 年后，CEA 升高，提示行 PET/CT 扫描，结果显示骶骨前间隙有高代谢灶，并经细针穿刺活检证实为局部复发性腺癌，没有证据表明存在区域性或远处转移性病灶。无明显症状，不能手术切除。他接受了 50.4Gy 的 3D CRT（A 和 B，PET/CT 扫描显示的剂量分布）同步卡培他滨治疗，随后的 PET/CT 扫描显示完全缓解。1 年后，他的 CEA 再次升高，PET/CT 和 MRI（C）显示上次治疗的病灶复发，没有证据显示有区域性或远处转移性病灶。然后，他被推荐接受挽救性质子治疗，并再次接受卡培他滨治疗。在检查中，他的骶骨皮肤放射性纤维化相当明显（在先前的放疗过程中臀部加了 bolus 建成）。对他进行了 70Gy（RBE）的质子再程放疗，使用了 3 个射野：一个后野（PA）和倾斜的左、右斜野，以保护再程放疗中的皮肤（D 和 E）。质子治疗很容易避让头部区域的膀胱和少量的肠道，它们与靶区靠的都不是太近。放疗后 3 个月，他的 CEA 恢复正常，CT 扫描显示骶骨前增厚稳定。放疗后 5 个月，重复进行 PET/CT 扫描显示完全缓解（F）。再程放疗结束后 32 个月，他仍然没有出现复发的迹象

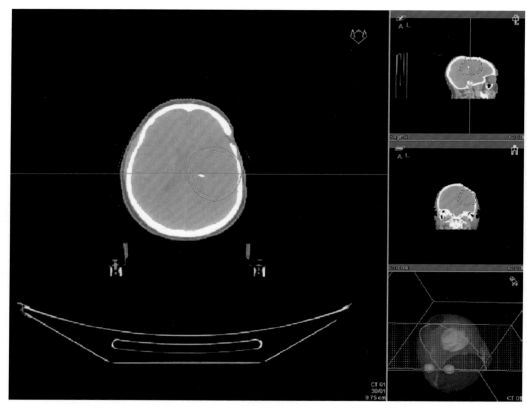

▲ 图 7-1　复发胶质瘤患者的 CT 和 MRI 融合计划图像

患者 10 年前曾接受放射治疗，总剂量为 55Gy，分 30 次，6 周。再程放疗为 30Gy，分 6 次，2 周，CTV 根据增强 MRI T_1 图像决定。PTV = CTV+0.5cm

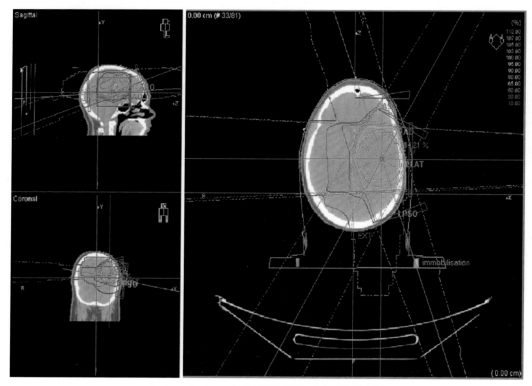

▲ 图 7-2　同一个患者四野适形放疗轴位计划图

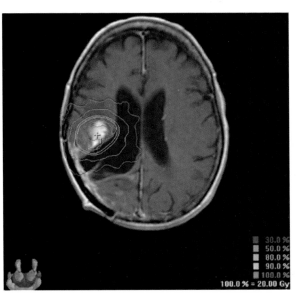

▲ 图 7-3　患者 57 岁，胶质母细胞瘤术后复发，复发灶位于右侧颞叶，手术腔的前方

靶区体积为 12.3ml，采用立体定向放疗，90% 等剂量线处剂量为 18Gy

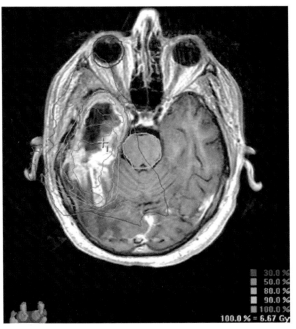

▲ 图 7-4　患者 44 岁，右侧颞叶胶质母细胞瘤复发

靶区体积 123.3ml。由于肿瘤体积大且邻近重要组织，采用分次立体定向放疗，90% 等剂量线处总剂量为 36Gy，分 6 次

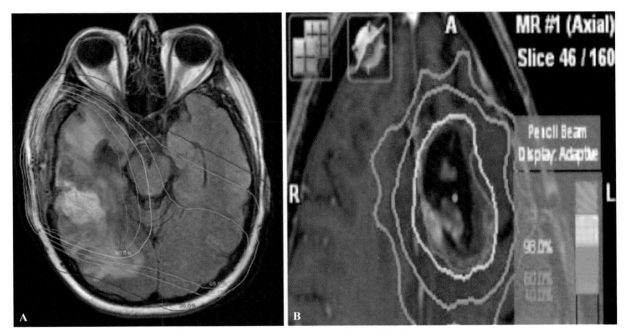

▲ 图 7-5　基于 MRI 图像的放疗计划

A. 适形放疗计划，正常脑组织大部分接受至少 50% 的处方剂量（蓝，等剂量线）；B. 分次立体定向放疗计划，其剂量梯度较陡，小部分正常脑组织接受至少 40% 的处方剂量（蓝，等剂量线）

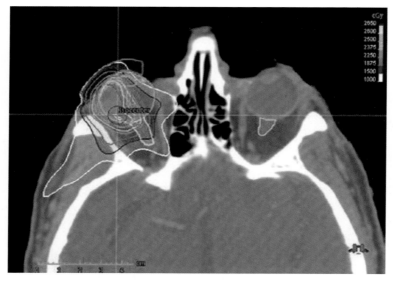

▲ 图 8-1　1 例眼转移瘤的调强放射治疗，剂量为 25Gy，分 5 次给予

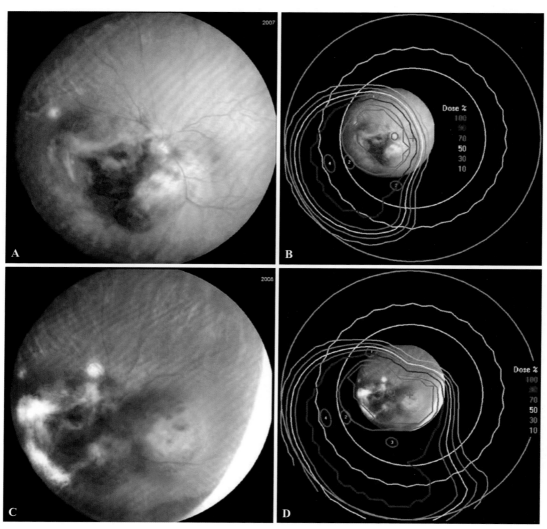

▲ 图 8-2　复发葡萄膜黑色素瘤

1 例 81 岁的原发性左眼葡萄膜黑色素瘤患者（A），接受质子治疗，剂量为 50Gy（RBE），分 5 次给予（B）。治疗 14 个月后，该患者在原发性肿瘤区域的侧缘复发（C），再程接受质子治疗，剂量为 70Gy（RBE），分 5 次给予（D）

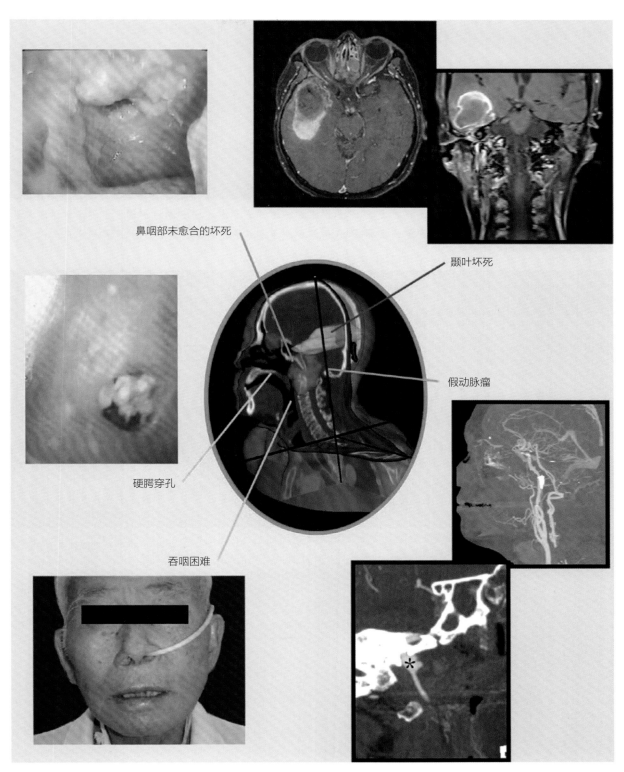

鼻咽部未愈合的坏死

颞叶坏死

假动脉瘤

硬腭穿孔

吞咽困难

▲ 图 10-1 再程放疗潜在的晚期毒性反应，假动脉瘤（*）

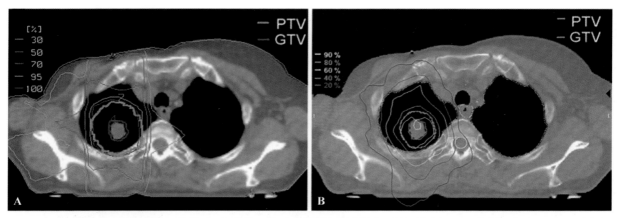

▲ 图 11-1 **A.** 在自由呼吸条件下基于 CT 扫描的三维适形放射治疗计划的示例。图中显示了肿瘤靶区（GTV）和计划靶区（PTV）。**B.** 同一患者的射波刀治疗计划。可以看到，GTV 到 PTV 的距离更近，且 PTV 被 80% 等剂量线包围

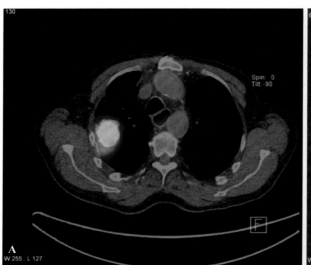

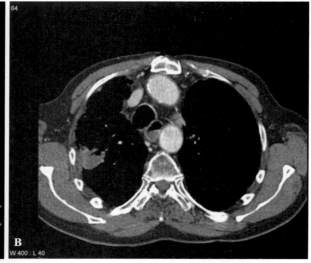

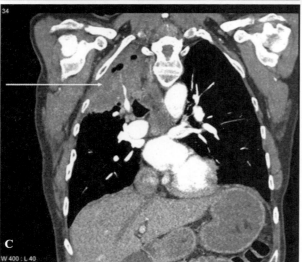

▲ 图 11-2 **1 例 70 岁男性患者，左右肺同时发生两种鳞状细胞癌，在治愈约 12 年后被确诊为右肺无症状鳞状细胞癌（初始手术切除，无辅助治疗）**

当该患者患上新的原发性肿瘤时，他的肺功能已经严重受损，无法进行进一步的手术。PET/CT 显示无淋巴结转移（A）。在 2008 年 10 月，他接受了大剂量放疗，并以每次 2.2Gy 的剂量对原发灶进行了 3D 适形放疗。在治疗期间，他颈部疼痛加剧，进一步的 CT 扫描显示了第一胸椎的骨转移。在最初的 PET/CT 上未检测到这种转移。根据这一新发现，在 52.8Gy 后停止了对原发肿瘤的放疗。患者拒绝全身化疗并接受了对胸椎的姑息性放疗。随后 CT 扫描显示肺部病灶部分缓解（B）但在 2009 年 8 月，即放疗后 10 个月，患者的胸痛和呼吸困难加剧。他的体力状态评分为 ECOG2。新的 CT 扫描显示局部肿瘤进展伴肺不张（C）同时有两个小的肺转移灶。由于患者继续拒绝化疗，并且根据疾病程度被认为不适合进行近距离放疗，因此提供姑息性体外再程放疗（3Gy，分 10 次，2D 前后对穿视野，以前的疗程未使危机器官产生接近耐受的剂量）。该患者在没有 2 级或更高毒性的情况下获得了临床改善。由于生存期限制在 3.5 个月，因此无法评估晚期毒性。鉴于这一生存结果，采用不同的甚至更低的分次方案可能是一个合理选择

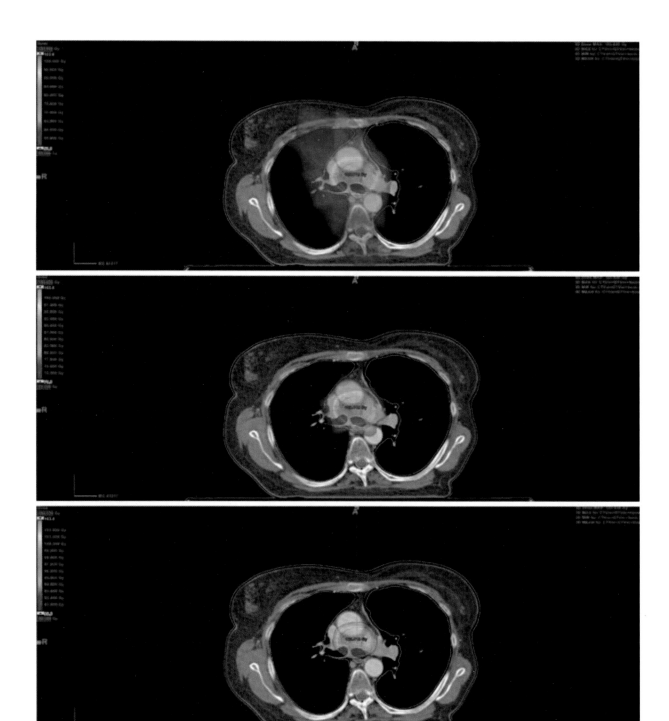

▲ 图 11-3　60 岁女性患者，右肺门小细胞肺癌，N₂ 期淋巴结转移，ⅢA 期

15 年前，她曾接受过左侧乳腺癌的辅助放疗。在第 2 个周期和第 3 个周期之间，她接受了同步放化疗，顺铂 / 依托泊苷和放疗（45Gy，分 30 次，1.5Gy，每日 2 次，三维适形），随后进行了预防性颅脑放疗。1 年后，诊断为孤立的纵隔野内复发（PET/CT，支气管内镜超声活检阳性，总肿瘤体积为 1.2cm³）。她接受了再程放疗（57Gy，1.5Gy，每日 2 次，三维适形，不含未受累淋巴结，同时给予顺铂 / 依托泊苷）。累积等剂量线如下所示（50Gy、70Gy 和 90Gy；Varian Eclipse™）。尽管食管再程放疗剂量较低（平均 9.7Gy，V₅₀ < 3%），但她还是出现了暂时性的急性 3 级食管炎。食管在此水平之前已经接受了全部处方剂量。血液毒性也很严重。平均肺剂量分别为 4Gy（再程放疗）和 14.5Gy。目前 6 个月的随访时间太短，无法判断其他不良反应

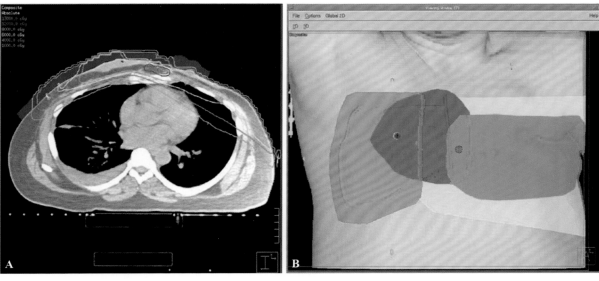

▲ 图 13-1 　1 例因左侧局部进展期乳腺癌而行双侧乳房切除术患者

给予该患者 50.4Gy 的左侧胸壁切线野照射及 9Gy 手术瘢痕处加量照射后，在原切线野内侧出现治疗失败，继而弥漫至双侧胸壁。A. 在轴位 CT 片上重建首程放疗和再程放疗的等剂量曲线。B. 绘在体表的左侧胸壁切线野及右侧胸壁两个再程放射治疗照射野

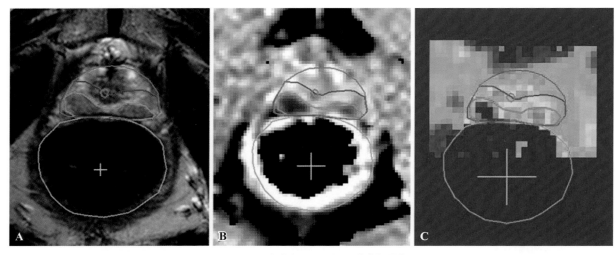

▲ 图 14-2 　多参数 MRI 用于肿瘤靶区勾画

A. 横断位的 T₂ 加权成像；B. 横断位的 ADC；C. 横断位的 K-trans

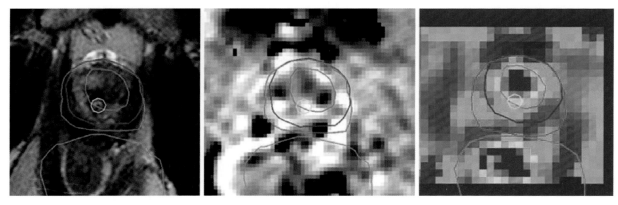

▲ 图 14-4 　从左至右分别为 1 例经初治放疗后局部复发的前列腺癌患者，横断位 **T₂ 加权**、**DWI** 和 **DCE-MRI** 影像

这个 MR 是 1 例 67 岁老年男性，经初次 ¹²⁵I 近距离放疗后 3 年复发的前列腺癌。在挽救治疗前 PSA 为 5.4ng/ml。挽救治疗后 PSA 下降至 1.0ng/ml

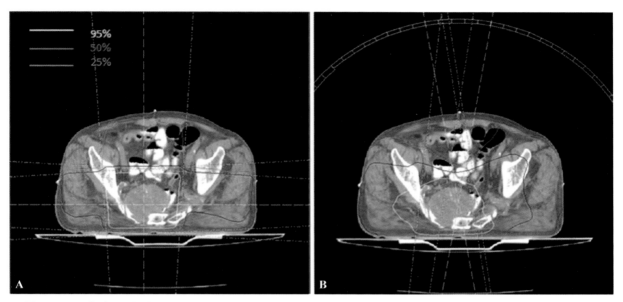

▲ 图 15-1　先前接受过放疗的直肠癌患者骶前复发的三维适形放疗（A）和容积调强弧光治疗（VMAT）（B）的剂量分布，显示小肠保留 VMAT

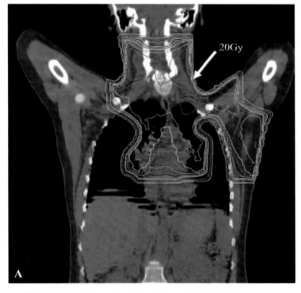

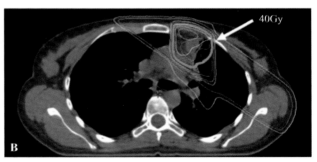

▲ 图 19-1　1 例 36 岁女性患者，确诊为早期、预后不良的霍奇金淋巴瘤，接受了 6 个周期的 ABVD 化疗联合低剂量（20Gy）的巩固放疗（A）的综合治疗。该患者疾病复发在放疗范围内的纵隔（B，红轮廓线）。她接受了 3 个周期的 ICE 化疗，然后是大剂量化疗和自体干细胞移植。1 年后，纵隔同一部位又出现复发。她拒绝进一步化学治疗，接受了 40Gy 根治性放疗（B，绿轮廓线）。完成挽救性再程照射 4 年后仍没有复发

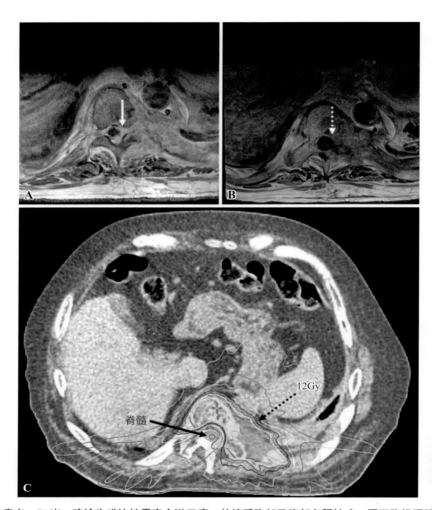

▲ 图 19-2　男性患者，**51 岁**，确诊为难治性霍奇金淋巴瘤，曾接受胸部及腹部多程放疗，因下胸椎硬膜外疾病而瘫痪（白实箭，**A**）。由于之前对该区域的放疗已接近脊髓的耐量，他接受了 **14Gy** 常规放疗，以清除硬膜外病变（白虚箭，**B**）。由于周围骨和软组织的残存病灶，他接受了 **3** 次分割（黄轮廓，黑虚箭，**C**）总量 **12Gy** 的避开脊髓的立体定向放疗加量（黑实箭，**C**）。因此，脊柱大体病灶的总照射剂量为 **26Gy**。在数月内，他下肢力量得到了改善，在助行器的帮助下可以走动，并重返工作

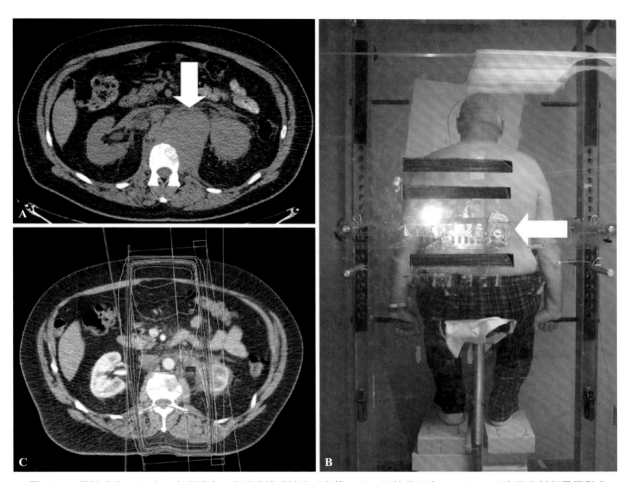

▲ 图 19-3　男性患者，52 岁，出现腰痛，发现腹膜后肿块（白箭，**A**）。活检显示为 **DLBCL**，正电子发射断层摄影术 – 计算机断层摄影术（**PET-CT**）成像显示弥漫性淋巴结肿大，巨大的腹膜后病变入侵相邻椎体并且挤压左侧输尿管导致肾脏功能障碍。他接受了 **6** 个周期 **R-CHOP**，**PET-CT** 显示完全缓解，随后对腹内病灶给予 **30Gy** 的巩固放疗（**B**）。**1** 年后，经活组织检查证实他出现弥漫性的疾病进展。经 **3** 种不同的挽救化疗方案，只取得了部分缓解。对于这种难治性疾病，建议在 **TBI** 方案基础上进行清髓性异基因造血干细胞移植，并且用定制的防护罩来保护右肾（白箭，**C**）

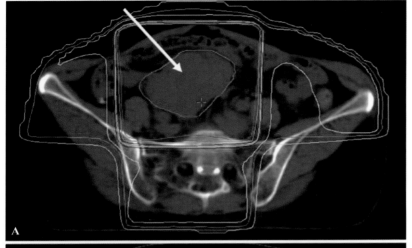

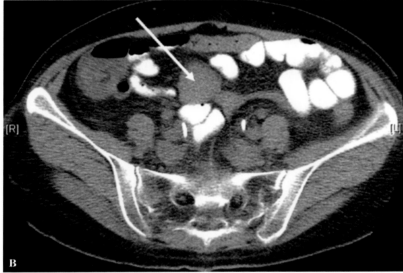

▲图 19-4　女性患者，63 岁，在 53 岁时被诊断为 Ⅲ 期低级别滤泡性淋巴瘤，她最初接受了化学治疗。4 年后，疾病在腹部复发，随后接受了利妥昔单抗治疗。疾病进展后，她接受放疗（4Gy×1 次），但没有缓解。病变部位再次活检证实为 2 级滤泡性淋巴瘤。因为她只有一个活跃性病变部位（8cm），所以进行了更长疗程的放疗（2Gy，每天 1 次，至 30Gy）（A，白箭）。她对放疗耐受良好，在 1 年中获得部分缓解（B，白箭）

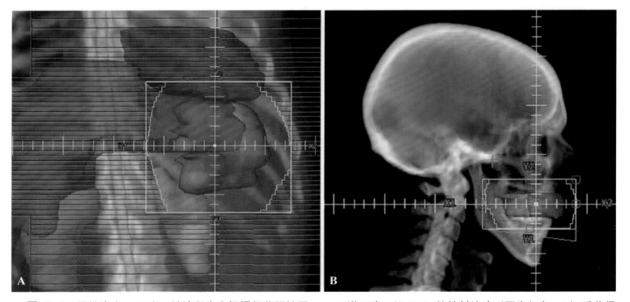

▲ 图 19-5　男性患者，68 岁，被诊断为幽门螺杆菌阴性胃 MALT 淋巴瘤，经 30Gy 的放射治疗（胃为红色，A）后获得长期的完全缓解。4 年后他在沿着下颌牙槽嵴长出 MALT 淋巴瘤。大部分病灶在活检时就被切除了。他接受 24Gy 的放射治疗（初始病变范围为红色，B），3 年后无复发迹象

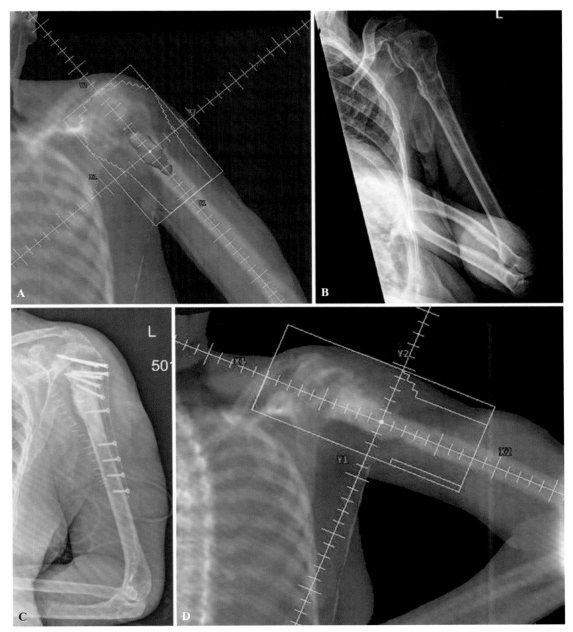

▲ 图 19-6　女性患者，86 岁，因疼痛性左肱骨溶骨性病变接受姑息性放疗后（20Gy，每次 4Gy）（A），疼痛有所缓解。但约 18 个月后，在她最初的溶骨性病变处发生了肱骨近端干骺端的非移位性病理性骨折（B）。对此她接受了切开复位和骨水泥重建内固定术（C），组织活检证实为骨髓瘤。由于持续疼痛，她接受了同一总剂量，但更高单次剂量（20Gy，每次 5Gy）的再程放疗，随后疼痛再次缓解（D）

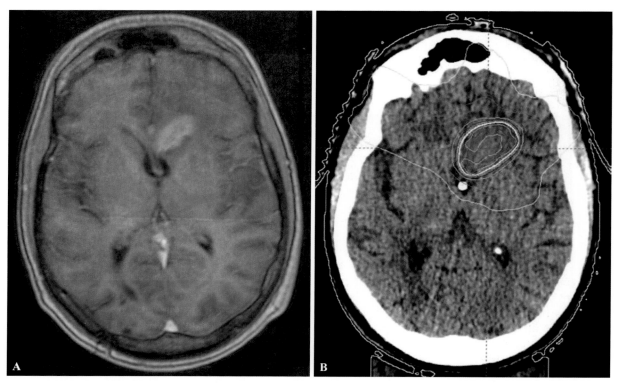

▲ 图 19-7 男性患者，26 岁，接受了 8 个周期的 R-CHOP 方案治疗 II 期弥漫性大 B 细胞淋巴瘤，但随后因颅内出现两个实质病变而治疗失败。他接受了进一步的化疗并进行了自体干细胞移植，作为移植前预处理的一部分，他接受了 13.5Gy 的全身放疗和 10Gy 的大脑加量放疗。约 1 年后，在远离他以往颅内病变处出现了一个新的实质病变（A）。考虑到之前给予了全脑放疗，他这次会接受立体定向放射外科治疗（B，黄轮廓为 15Gy 等剂量线）

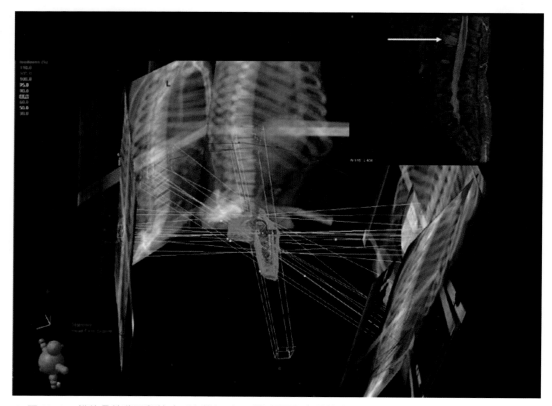

▲ 图 20-3 椎体骨转移再程放疗（白箭）时，或许需要复杂的放疗计划和高精确治疗技术如图像引导的立体定向和调强放疗，从而实现靶区外剂量快速跌落，以保证脊髓剂量在安全范围

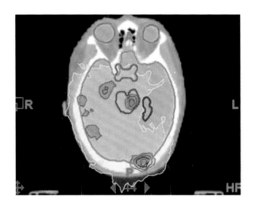

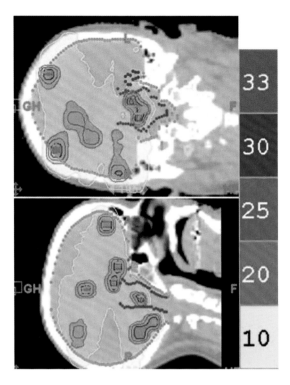

▲ 图 21-1　乳腺癌多发性复发脑转移的螺旋断层放疗病例

患者曾接受过 2 次 WBRT 治疗，最初分 10 次照射 30Gy，然后分 10 次照射 25Gy，均达到完全缓解；随后有 5 名患者接受 2 个疗程的个体化放射治疗，也均达到了完全缓解；9 个新病灶采用螺旋断层 IMRT 计划，剂量为分 15 次照射 30Gy；大多数正常的脑组织被保持在 10Gy 以下，患者在这个疗程后保持局部控制超过 8 个月，从最初表现为脑转移到现在已超过 42 个月

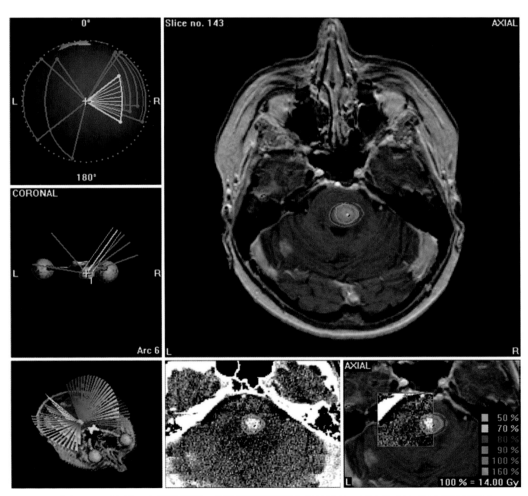

▲ 图 21-5　这是 1 个假设病例，在脑干发现相当大的转移灶，而立体定向放疗的比例很小

如图所示，边缘剂量为 14Gy 的长期肿瘤控制率并不令人满意。在这种情况下，可以考虑分步立体定向放疗

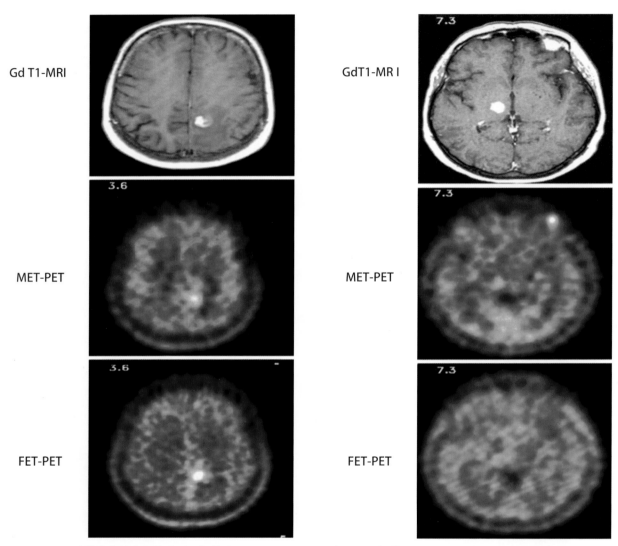

▲ 图 21-6 脑转移立体定向放疗后，氨基酸（MET 和 FET）正电子断层扫描（PET）可能有助于区分局部复发（左列）和辐射诱导毒性（右列）